QPASS

요양
보호사

실전모의고사
15회

박지원 저

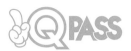 다락원

대한민국은 현재, 고령사회(전체 인구 대비 65세 이상의 노인인구가 14% 이상인 국가)로 진입하였으며, 2026년에는 초고령사회(전체 인구 대비 65세 이상의 노인인구가 20% 이상인 국가)로 진입할 것으로 보입니다.

노인인구 증가는 인간수명의 증가라는 긍정적인 면도 있지만, 사회적 역할의 상실, 수입의 감소, 건강악화로 인한 유병장수, 소외와 고독감이라는 부정적인 면의 사회적 문제를 가지고 있습니다.

이러한 사회적 환경변화에 대처하기 위해 2008년 7월 노인장기요양보험제도가 시행되었습니다. 이에 발맞추어 요양보호사는 새로운 직업으로 자리매김하게 되었으며, 현재 요양보호사는 노인장기요양보험제도에 있어 중요한 핵심요원이 되었습니다.

이와 같은 요양보호사가 되기 위해서는 소정의 교육기관에서 320시간을 이수하고 요양보호사 필기, 실기시험에 응시하면 됩니다. 요양보호사 필기, 실기시험은 관련 핵심 이론서와 실전모의고사 문제집을 반복학습한다면 합격할 수 있습니다. 이번에 출간하는 〈원큐패스 요양보호사 실전모의고사 15회〉의 특징은 다음과 같습니다.

〈원큐패스 요양보호사 실전모의고사 15회〉

■ **최신 출제 경향 반영한 요양보호사 실전모의고사 15회**

최신 출제 경향을 분석하여 각 영역별 꼭 알아두어야 할 문제, 그림문제, 치매요양 관련 문제 등을 수록하였습니다.

■ **문제별 상세한 설명을 수록하여 반복학습 가능**

문제별 상세한 설명이 수록된 〈원큐패스 요양보호사 실전모의고사 15회〉 한 권을 반복적으로 꾸준히 학습한다면 누구나 합격할 수 있도록 구성하였습니다.

■ **학습자를 위한 큰 글자 편집, 정답 및 해설 분리 구성**

큰 글자로 문제를 편집하고, 정답 및 해설을 분리 구성하여 학습의 편리함을 극대화시켰습니다.

아무쪼록 예비 요양보호사님들은 〈원큐패스 요양보호사 실전모의고사 15회〉를 통해 자신감 있게 시험에 임하시기를 바라며 수험생 여러분들의 합격을 기원합니다.

1 시험일정(CBT)

한국보건의료인국가시험원(국시원) https://www.kuksiwon.or.kr/ 공지사항 참조

2 시험시간

구분	입장시간	시험시간
오전 시험 (1사이클)	09:20~09:40	10:00~11:30(90분)
오후 시험 (2사이클)	12:50~13:10	13:30~15:00(90분)

※시험센터에 따라 시험일과 시험시간(오전/오후)이 다르게 운영될 수 있으므로, 해당 내용은 구간별 '시험일정 공개일'에 다시 한 번 확인하시기 바랍니다.

3 시험과목

구분	시험과목	시험문제수	배점	비고
1교시	1. (필기시험) 요양보호론 (요양보호와 인권, 노화와 건강증진, 요양보호와 생활지원 및 상황별 요양보호기술)	35문제	1점/1문제	객관식 (5지 선다형)
	2. 실기시험	45문제		

※ 모든 교육과정(이론강의·실기연습·현장실습)은 본인 시험일 전일까지 이수해야 한다.
※ 개정된 교육과정 교육 이수자가 아닌 경우에는 다시 교육을 이수해야 한다.

4 시험방식

1 시험방식
　① 원서 접수 시, 본인이 응시하고자 하는 시험일과 시험시간, 시험센터를 선택한다.
　② 기존 종이시험과 동일한 객관식 5지 선다형 문제유형으로, 데스크톱 PC(모니터, 마우스)를
　　 이용하여 답안을 클릭하여 선택한다.
2 유의사항
　① 응시자는 PC를 이용한 방식으로만 시험에 응시할 수 있으며, 별도의 종이문제지 및 OMR 답
　　 안카드를 제공하지 않는다.
　② 응시자는 PC 모니터의 문제를 읽고, 답안은 마우스로 클릭하여 선택한다.
　③ 응시자는 감독관의 지시에 따라 시험기기(PC)를 사용해야 한다.
　④ 컴퓨터시험 '응시자 안내 동영상'은 한국보건의료인국가시험(국시원) 홈페이지(www.
　　 kuksiwon.or.kr) 「시험정보-컴퓨터시험-CBT」에서, '튜토리얼(CBT를 사전 체험할 수 있는

프로그램)'은 「시험정보-컴퓨터시험-CBT 체험하기-요양보호사 상시 CBT 체험하기」에서 각각 확인이 가능하다.

※ 튜토리얼 프로그램은 모바일 환경에서는 구동되지 않을 수 있다.

5 교육시간

1 교육시간

구분		총시간	이론	실기	실습
신규자		320	126	114	80
경력자	기타일반	223	126	57	40
	요양/재가	203	126	57	20
국가자격 (면허)소지자	요양+재가	183	126	57	0
	간호사	40	26	6	8
	사회복지사	50	32	10	8
	물리치료사 작업치료사 간호조무사	50	31	11	8

2 자격취득절차

교육신청	자격취득희망자 → 요양보호사 교육기관 ※교육신청자격(학력, 나이) 제한 없음 ※교육대상자 확인(경력자, 국가자격(면허) 소지자) 후 등록
교육이수	교육기관(실습기관) 교육수료 증명서류 발급 ※ 발급서류 : 요양보호사 교육수료증명서
시험실시공고	한국보건의료인국가시험원(국시원) 홈페이지(https://www.kuksiwon.or.kr) 공고 참조
원서접수	한국보건의료인국가시험원(국시원) 요양보호사 바로가기(회원가입 후 온라인 접수)
시험시행	한국보건의료인국가시험원(국시원) 시험센터에서 컴퓨터 시험 시행
합격자	한국보건의료인국가시험원(국시원) 홈페이지 발표 및 문자 안내
자격증신청	한국보건의료인국가시험원(국시원) 요양보호사 자격증 발급 홈페이지(온라인 신청 및 증빙서류 우편 제출)
자격증 승인· 발급	시·도지사 명의의 요양보호사 국가자격증 발급
자격증 발급 사실 통보	자격증 발급 사실을 합격자가 수료한 요양보호사 교육기관 관할 시·도지사에게 통보

이 책의 특징

실전모의고사

• 최신 출제경향을 반영한 요양보호사 실전모의고사 15회분을 수록하였습니다.

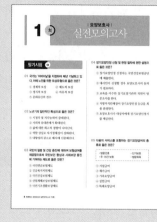 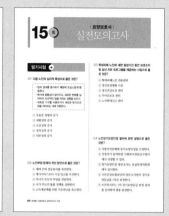

상세한 해설

• 상세한 해설을 수록하여 반복학습이 가능하도록 하였습니다.

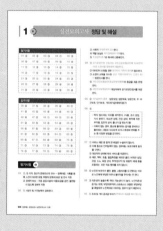 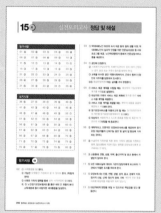

학습의 편리함

• 큰 글자로 문제를 편집하고, 정답 및 해설을 분리 구성하여 학습의 편리함을 극대화시켰습니다.

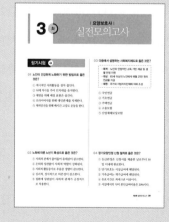 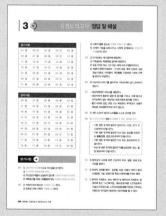

※ 2025년 출제범위에 추가되는 투약돕기 및 주거환경관리 문제를 별도로 수록함

| 요양보호사 |
실전모의고사

필기시험 →

01 국가는 '어버이날'을 지정하여 매년 기념하고 있다, 이에 노인을 위한 포상유형으로 옳은 것은?

① 경제적 보상   ② 제도적 보상
③ 정치적 보상   ④ 자유적 보상
⑤ 문화유산의 전수

02 노년기의 일반적인 특성으로 옳은 것은?

① 시청각 및 지각능력이 증대된다.
② 사회적 유대관계가 확대된다.
③ 삶에 대한 회고적 경향이 나타난다.
④ 역할 상실로 자기정체성이 강화된다.
⑤ 내향성의 감소로 매사에 신중해진다.

03 국민의 질병 및 건강 증진에 대하여 보험급여를 제공함으로써 국민보건 향상과 사회보장 증진에 기여하는 제도로 옳은 것은?

① 국민연금보험제도
② 긴급복지지원제도
③ 국민건강보험제도
④ 산업재해보상보험제도
⑤ 국민기초생활보장제도

04 장기요양인정 신청 및 판정 절차에 관한 설명으로 옳은 것은?

① 장기요양인정 신청서는 국민건강보험공단에 제출한다.
② 대리인이 신청할 경우 요양보호사의 동의가 필요하다.
③ 교육을 이수한 장기요양기관의 직원이 방문조사를 한다.
④ 지방자치단체장이 장기요양인정 등급을 최종 판정한다.
⑤ 요양보호사가 대상자에게 장기요양인정서를 제공한다.

05 다음의 서비스를 포함하는 장기요양급여의 종류로 옳은 것은?

• 방문간호	• 단기보호
• 주·야간 보호	• 방문목욕

① 시설급여
② 재가급여
③ 가족요양급여
④ 실업급여
⑤ 특례요양급여

06 다음 상황에서 요양보호사의 대처방법으로 옳은 것은?

> • 대상자 : (음식을 거부하며) 아유…… 밥을 못 먹겠어요.
> • 요양보호사 : _____
> _____

① "입맛이 너무 까다로우세요."
② "배고프실 때 말씀하세요."
③ "식탁에 둘 테니 드시고 싶을 때 드세요."
④ "위염이 있으신가봐요, 병원에 가요."
⑤ "입안에 상처가 있는지 확인해 볼게요."

07 방문요양 서비스 제공 시 요양보호사의 준수사항으로 옳은 것은?

① 서비스 제공 중 알게 된 비밀은 동료와 공유한다.
② 제공되는 서비스에 대해 치매 대상자에게 충분히 설명한다.
③ 대상자의 상태와 관계없이 서비스를 제공한다.
④ 체온, 맥박, 호흡, 혈압측정은 하지 않는다.
⑤ 대상자가 화상을 입은 경우 시설장에게 즉시 보고한다.

08 다음의 상황에서 시설생활노인의 보장받을 권리로 옳은 것은?

> • 동료노인 : 병원에 다녀온 사람이 왜 식은 밥을 먹고 있어요? 따뜻하게 해달라고 말하지 그래요.
> • 대상자 : 나도 그러고 싶은데, 유별나게 구는 것 같아 얘기를 꺼내 본 적이 없어요.

① 신체구속을 받지 않을 권리
② 시설 운영 전반에 관한 충분한 정보를 제공받을 권리
③ 사생활과 비밀보장에 대한 권리
④ 노인 스스로 입소를 결정하며, 공정한 입소 계약을 맺을 권리
⑤ 시설운영과 서비스에 대한 개인적 견해를 표현하고 해결을 요구할 권리

09 노인학대를 발생시킬 수 있는 요인에 해당하는 것은?

① 가족부양 부담 감소
② 가족관계 갈등 해소
③ 노인의 의존성 증가
④ 노인부양 의식 강화
⑤ 노인의 자아존중감 증가

10 「산업재해보상보험법」에서 규정한 산업재해근로자 보호 내용으로 옳은 것은?

① 보험급여에 일정한 공과금이 부과된다.

② 보험급여의 유효기간은 1년 미만이다.

③ 보험급여는 양도하거나 압류할 수 있다.

④ 산업재해를 당했다는 이유로 해고할 수 없다.

⑤ 산재로 요양 중에 사업장이 부도나면 지급받을 수 없다.

11 다음 내용과 같은 성희롱 유형으로 옳은 것은?

> • 음탕하고 상스러운 이야기
> • 회식자리에서 옆에 앉아 술을 따르라고 함

① 언어적 성희롱 　② 시각적 성희롱

③ 사회적 성희롱 　④ 육체적 성희롱

⑤ 물리적 성희롱

12 연말을 앞두고 보호자가 요양보호사에게 감사의 의미로 상품권을 주고자 할 때 요양보호사의 대처방법으로 옳은 것은?

① "모바일 상품권으로 주시면 더 좋을 텐데요."

② "고맙습니다." 라고 하며 받은 후 다음 날 돌려준다.

③ "이런 것 받으면 안 됩니다. 마음만 받겠습니다."

④ "다음에 좋아하는 음료수 사다 드릴게요." 라며 받는다.

⑤ "마침 센터에서 물품을 구입하려 했는데 잘 됐네요." 라며 받는다.

13 요양보호사가 지켜야 할 직업윤리 원칙으로 옳은 것은?

① 담배를 피우기 위해 근무지를 잠시 비운다.

② 동료 요양보호사와 상의하여 대상자를 서로 교체한다.

③ 업무수행을 위해 지속적으로 지식과 기술을 습득한다.

④ 장기요양등급을 높게 받는 방법을 가족에게 알려준다.

⑤ 본인부담금 면제를 요청받으면 관리책임자와 상의하여 조정한다.

14 방문요양 상황에서 요양보호사의 대처방법으로 옳은 것은?

> • 보호자 : 어머니가 거동이 불편하시니 관련 복지용구를 구매해 주세요.
> • 요양보호사 : _____
>   _____

① "제가 볼 때는 이 정도는 괜찮으세요."

② "저와 친한 복지용구업체 사장님을 소개해 드릴게요."

③ "제가 구매를 하면 추가비용이 발생 됩니다."

④ "경험이 많은 요양보호사한테 물어볼게요."

⑤ "저희 기관에 말씀드려 어려움을 해결해 드릴게요."

15 요양보호사가 업무를 수행할 때 근골격계 질환 발생 위험이 적은 경우로 옳은 것은?

① 피곤한 상태에서 작업하는 경우
② 갑자기 무리한 힘을 주게 되는 경우
③ 반복적으로 같은 동작을 하는 경우
④ 야간작업 시 조명을 어둡게 하는 경우
⑤ 미끄럽지 않고 편평한 바닥에서 작업하는 경우

16 감염성 질환인 머릿니 관리방법으로 옳은 것은?

① 요양보호사는 자신의 피부를 주의 깊게 관찰한다.
② 세탁물을 55℃ 이상에서 5분 이상 노출시켜 사멸시킨다.
③ 모자, 스카프, 코트 등을 공동으로 사용한다.
④ 치료하기 전에 2일 동안 착용한 의복은 일광소독 한다.
⑤ 대상자가 누운 바닥과 가구는 빗자루를 이용하여 청소한다.

17 업무로 인한 근로자의 능력, 자원 등이 자신의 바람과 일치하지 않을 때 나타나는 유해한 신체적·정서적 반응으로 옳은 것은?

① 직무 요구
② 직무 인식
③ 직무 문제
④ 직무 유기
⑤ 직무 스트레스

18 노인성 질환의 특성으로 옳은 것은?

① 경과가 짧다.
② 단독으로 발생하는 경우가 많다.
③ 합병증이 동반되기 쉽다.
④ 원인이 명확한 퇴행성 질환이다.
⑤ 정상적인 노화 과정과 구분하기 쉽다.

19 위궤양 대상자를 돕는 방법으로 옳은 것은?

① 훈제된 음식을 즐겨 먹는다.
② 흡연자이면 금연하게 한다.
③ 취침 전 커피를 마시게 한다.
④ 위출혈 증상이 있을 때 처방된 제산제를 복용한다.
⑤ 비스테로이드성 소염진통제를 자주 복용하게 한다.

20 만성기관지염으로 기도가 좁아져 숨쉬기 힘든 대상자를 돕는 방법으로 옳은 것은?

① 기침을 제한한다.
② 음식을 뜨겁게 하여 제공한다.
③ 방향제를 뿌려 실내를 정화한다.
④ 호흡곤란 시 앙와위 자세를 취하게 한다.
⑤ 처방대로 기관지 확장제를 사용하게 한다.

21 혈압에 관한 설명으로 옳은 것은?

① 혈압을 낮추기 위해 하루 10g 이상 염분을 섭취한다.

② 불포화 지방산이 적은(포화지방이 많은) 음식을 섭취하여 혈압을 조절한다.

③ 혈압은 측정 시간과 자세에 따라 다르다.

④ 고혈압이 조절되면 약물 복용을 중단하고 운동을 시작한다.

⑤ 대부분의 고혈압은 다른 질병이 원인이 되어 발생한다.

22 뼈세포가 상실되는 골다공증의 위험 요인으로 옳은 것은?

① 여성호르몬의 부족

② 일광욕

③ 칼슘섭취

④ 체중부하 운동

⑤ 비타민 D 섭취

23 전립선비대증의 발생 요인으로 옳은 것은?

① 여성호르몬의 감소

② 체중 감소

③ 소변 배설량 증가

④ 규칙적 도뇨 시행

⑤ 남성호르몬 불균형

24 피부건조증 대상자를 돕는 방법으로 옳은 것은?

① 모직물로 만들어진 의복을 입는다.

② 실내습도를 60~80% 정도로 유지한다.

③ 피부감각 감소로 뜨거운 물을 사용한다.

④ 때를 자주 밀어 피부를 청결하게 한다.

⑤ 샤워 후 물기가 남아 있을 때 보습제를 바른다.

25 녹내장 대상자의 바람직한 일상생활 습관으로 옳은 것은?

① 여름철에 일광욕을 즐긴다.

② 무거운 물건 드는 것을 피한다.

③ 물구나무서기로 상체 순환을 돕는다.

④ 집안의 조명을 어둡게 하여 생활 한다.

⑤ 목이 꽉 끼는 옷을 입어 체온을 유지한다.

26 급격히 발병하며, 기억력 장애를 호소하며, 매사관심이 없고, 수면장애가 생기는 질환으로 옳은 것은?

① 우울증

② 치매

③ 섬망

④ 뇌졸중

⑤ 파킨슨질환

27 치매에 관한 설명으로 옳은 것은?

① 노화로 인한 정상적인 과정이다.

② 경험의 일부 중 사소하고 덜 중요한 일을 잊는다.

③ 혈관성 치매 비율이 가장 높다.

④ 근래의 일보다 먼 과거의 일을 잘 기억해 내지 못한다.

⑤ 운동기능은 정상인데 운동 활동 수행능력이 손상되는 실행증이 나타난다.

28 소뇌가 손상되어 뇌졸중이 발생했을 때 나타나는 특징으로 옳은 것은?

① 기억력이 저하된다.

② 감정을 잘 조절하지 못한다.

③ 어지럼증으로 몸의 불균형을 보인다.

④ 말의 내용을 이해하지 못한다.

⑤ 시야의 한쪽 귀퉁이가 어둡게 보인다.

29 노화에 따른 체 수분량의 감소로 탈수의 원인이 되는 것은?

① 소화액의 감소

② 염분섭취의 증가

③ 타액분비 저하

④ 갈증에 대한 반응저하

⑤ 질환으로 인한 약물복용

30 편마비 대상자의 성생활을 돕는 방법으로 옳은 것은?

① 소량의 알코올을 섭취하게 한다.

② 완치될 때까지 성생활을 금하게 한다.

③ 통증완화를 위한 항염증 약물을 복용한다.

④ 체위변화에 도움이 되는 기구를 이용하게 한다.

⑤ 성생활 전에 항고혈압제를 추가로 복용하게 한다.

31 절주를 돕는 방법으로 옳은 것은?

① 암 예방을 위해 매일 1~2잔을 술을 마신다.

② 음주일지를 작성하여 점검하게 한다.

③ 여러 종류의 술을 섞어 마시게 한다.

④ 술을 마시지 않는 동료에게 도움을 받는다.

⑤ 절주에 대한 결심을 주변 사람에게 알리지 않게 한다.

32 방문요양 서비스를 제공한 후 작성한 기록지의 내용으로 옳은 것은?

① "실금을 여러 번 함"

② "오전에 물을 많이 마심"

③ "요즘에 기억력이 나빠짐"

④ "오랜만에 기분이 좋아 보임"

⑤ "오후 2시에 홍시 2개를 먹음"

33 요양보호사의 업무보고 방법으로 옳은 것은?

① 요양보호사가 한가할 때 보고한다.

② 내용은 중복되지 않게 한다.

③ 상황이 급박할 때 서면보고를 한다.

④ 요양보호사의 주관적인 판단을 포함한다.

⑤ 자료보존이 필요할 때는 구두보고를 한다.

34 임종을 앞둔 대상자가 죽음과 앞으로 일어날 일들에 대해 두려움을 가질 때 돕는 방법으로 옳은 것은?

① 대상자의 말을 가족에게는 알리지 않는다.

② 요양보호사가 알고 있는 죽음에 대해 설명한다.

③ 요양보호사 자신의 종교를 대상자에게 강요한다.

④ 현재 죽음 앞에 대상자 혼자임을 인지시킨다.

⑤ 종교 지도자와 만남을 통한 영성 지원을 요청할 수 있다.

35 임종 대상자의 가족을 돕는 방법으로 옳은 것은?

① 요양보호사만 대상자와 있을 수 있게 한다.

② 대상자가 의사소통이 있을 때 사진촬영 등을 금한다.

③ 분노 반응을 보이는 가족에게는 적대적으로 대한다.

④ 가족이 스스로 감정을 표현하도록 지지한다.

⑤ 1개월 이상의 애도반응은 자연스러운 일임을 알려준다.

36 대상자가 식사하는 동안 지켜야할 일반적인 원칙으로 옳은 것은?

① 가족들의 식사 습관과 소화능력을 고려한다.

② 식사방법, 속도, 음식의 온도는 요양보호사가 정해준다.

③ 식사 전 요양보호사와 대상자는 물티슈로 손을 닦는다.

④ 대상자가 스스로 할 수 있는 것들은 최대한 스스로 하게 한다.

⑤ 가족의 요구를 최대한 반영시킨다.

37 식사를 도울 때 사레 예방을 돕기 위한 방법으로 옳은 것은?

① 식전에 매실원액을 마셔 식욕을 돋운다.

② 입안에 음식이 있을 때 물을 충분히 마시도록 한다.

③ 식사 중에 숨을 쉬기 어려워하면 물을 제공한다.

④ 음식을 먹고 있을 때 다 먹었는지 수시로 확인한다.

⑤ 배와 가슴을 압박하지 않는 느슨한 옷을 입게 한다.

38 스스로 먹을 수 있는 대상자의 식사 돕기 방법으로 옳은 것은?

① 물기가 없는 끈적이는 음식을 준비한다.

② 눈높이를 맞추고 대상자와 나란히 앉는다.

③ 중간 중간 말을 걸어 속도를 조절한다.

④ 편식하지 않도록 반찬을 수저에 놓아준다.

⑤ 음식을 먹을 때 한입에 가득 넣도록 한다.

39 요실금 대상자의 배설 돕기 방법으로 옳은 것은?

① 차가운 물을 요도에 끼얹는다.

② 수분섭취를 제한하여 소변량을 줄인다.

③ 대상자가 수치심을 느낀다면 기저귀를 사용한다.

④ 치골상부를 눌러주어 방광을 완전히 비운다.

⑤ 더운 물주머니를 복부에 대어 준다.

40 침대에 누워 지내는 대상자의 침상 배설을 돕는 방법으로 옳은 것은?

① 소변이 튀지 않도록 회음부위에 화장지를 대어 준다.

② 배변 후 물티슈로 닦고 바로 옷을 입힌다.

③ 앙와위로 눕혀 배변하기 쉬운 자세가 되게 한다.

④ 찬 수건으로 항문 주위를 닦아 주어 변의를 자극한다.

⑤ 변의를 호소하면 한두 번 참게 한 후 변기를 대어 준다.

41 왼쪽 편마비 대상자의 이동변기 사용을 돕는 방법으로 옳은 것은?

① 이동변기를 침대 높이보다 낮게 한다.

② 이동변기는 하루에 한 번 세척한다.

③ 이동변기를 대상자의 왼쪽에 놓는다.

④ 이동변기 밑에 젖은 수건을 깔아둔다.

⑤ 소독약으로 세척할 수 있는 이동변기를 사용한다.

42 대상자가 몇 번의 실금 후 기저귀 사용을 원할 때 대처방법으로 옳은 것은?

① 대상자 결정을 존중하여 사용한다.

② 실금은 노화의 정상적인 과정이라고 설명한다.

③ 도뇨관을 이용하여 정기적으로 소변을 빼준다.

④ 병원 진료 후 기저귀 사용여부를 결정한다.

⑤ 기저귀 사용보다는 배뇨 간격에 맞추어 소변을 보도록 격려한다.

43 유치도뇨관을 삽입한 대상자의 소변주머니 관리 방법으로 옳은 것은?

① 유치도뇨관을 매일 새것으로 교환한다.

② 소변주머니가 가득차면 비워준다.

③ 소변 냄새가 심하게 나면 소독액으로 세척한다.

④ 소변주머니를 방광 위치보다 높게 두지 않는다.

⑤ 도뇨관과 소변주머니의 연결부위를 분리하여 소변을 비운다.

44 대상자의 입안 헹구기 돕기 방법으로 옳은 것은?

① 식사 전보다 식사 후에 더 중요하므로, 식사 전에는 생략한다.

② 대상자가 누워 있는 상태로 하여 물이 기도로 넘어가지 않게 한다.

③ 대상자의 머리를 약간 뒤로 젖혀 입안의 물이 흘러내리게 한다.

④ 대상자가 앉은 자세를 취하고, 머리를 앞으로 숙여 물을 뱉게 한다.

⑤ 입안 헹굼은 대상자의 구강 건강에 큰 영향을 주지 않는다.

45 침상에 누워 지내는 대상자의 머리를 손질하는 방법으로 옳은 것은?

① 모발 끝에서 두피 방향으로 빗질한다.

② 대상자가 원하는 날에만 빗질한다.

③ 거울을 제공하여 머리모양을 확인하게 한다.

④ 요양보호사의 기호에 따라 머리 모양을 정리한다.

⑤ 머리카락이 엉켰을 경우 잘라 낸다.

46 침상에 누워 지내는 대상자의 머리를 손질하는 방법으로 옳은 것은?

① 빗질은 머리카락이 엉켰을 경우에 한다.

② 모발 끝에서 두피 쪽으로 빗는다.

③ 탈모 예방을 위해 이틀에 한 번씩 빗질을 한다.

④ 거울을 제공하여 머리 모양을 확인하게 한다.

⑤ 머리카락을 잡아당겨 모근을 강화한다.

47 대상자의 세수를 돕는 방법으로 옳은 것은?

① 눈은 깨끗한 수건으로 바깥에서 안으로 닦는다.

② 콧방울과 코 안을 깨끗이 닦아 낸다.

③ 하루에 한 번 이상 주방세제로 안경을 닦는다.

④ 면봉으로 귀 안쪽의 귀지까지 닦아 낸다.

⑤ 입 → 코 → 귀 → 눈 → 목의 순서로 닦는다.

48 그림과 같이 수액을 맞고 있는 왼쪽 편마비 대상자의 단추가 달린 옷을 벗기는 순서로 옳은 것은?

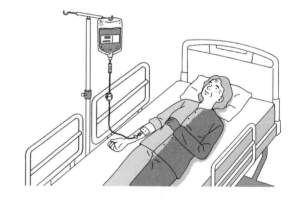

① 오른쪽 팔 → 수액 → 왼쪽 팔

② 오른쪽 팔 → 왼쪽 팔 → 수액

③ 수액 → 오른쪽 팔 → 왼쪽 팔

④ 왼쪽 팔 → 오른쪽 팔 → 수액

⑤ 왼쪽 팔 → 수액 → 오른쪽 팔

49 대상자의 체위 변경 시 요양보호사의 올바른 신체정렬 방법으로 옳은 것은?

① 대상자를 몸 가까이에서 잡고 보조한다.
② 대상자와 멀리하고 발의 지지면을 좁힌다.
③ 허리와 무릎을 펴고 몸의 중심을 높인다.
④ 손목이나 팔꿈치 등의 작은 근육을 움직여 사용한다.
⑤ 동작을 빠르게 한다.

50 침대에 누워있는 대상자를 옆으로 돌려 눕히는 순서로 옳은 것은?

> 가. 요양보호사가 돌려 눕히려고 하는 쪽에 선다.
> 나. 엉덩이를 움직여 뒤로 이동시킨다.
> 다. 엉덩이와 어깨에 손을 대고, 옆으로 돌려 눕힌다.
> 라. 양손을 가슴에 포개놓고, 돌려 눕는 방향과 반대쪽 발을 다른 쪽 발위에 놀려 놓는다.
> 마. 필요하다면 베개를 등과 필요 부위에 받쳐 준다.

① 가 → 나 → 마 → 라 → 다
② 가 → 다 → 나 → 라 → 마
③ 가 → 다 → 마 → 나 → 라
④ 가 → 라 → 다 → 나 → 마
⑤ 가 → 라 → 마 → 다 → 나

51 휠체어 기본 조작 시 접기 순서로 옳은 것은?

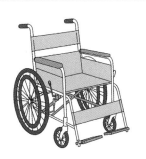

> 가. 잠금 장치를 잠근다.
> 나. 팔걸이를 모아 접는다.
> 다. 시트를 들어 올린다.
> 라. 발 받침대를 올린다.

① 가 → 나 → 다 → 라
② 가 → 라 → 다 → 나
③ 나 → 가 → 다 → 라
④ 나 → 다 → 라 → 가
⑤ 다 → 나 → 라 → 가

52 대상자를 자동차에서 휠체어로 이동시키는 방법으로 옳은 것은?

① 휠체어를 자동차와 마주보고 놓는다.
② 휠체어의 브레이크를 풀고 안전벨트를 풀어 준다.
③ 대상자의 건강한 손으로 휠체어를 잡고 자동차 밖으로 내린다.
④ 요양보호사의 한쪽 팔로 대상자의 엉덩이를 지지한다.
⑤ 요양보호사가 대상자의 마비된 쪽 무릎을 지지하여 휠체어에 앉힌다.

53 왼쪽 편마비 대상자가 바닥에서 휠체어로 이동할 때 돕는 방법으로 옳은 것은?

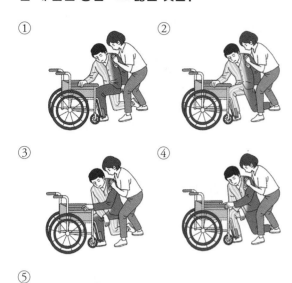

54 노인장기요양보험 복지용구 급여로 대여할 수 있는 품목으로 옳은 것은?

① 이동변기, 목욕리프트, 욕창예방 매트리스
② 수동침대, 수동휠체어, 안전손잡이
③ 목욕리프트, 전동침대, 목욕의자
④ 이동욕조, 전동침대, 수동침대
⑤ 자세변환용구, 간이변기, 욕창예방 매트리스

55 저작·연하곤란이 있는 대상자의 식사관리 방법으로 옳은 것은?

① 밥은 물에 말아 섭취한다.
② 떠먹는 형태의 유제품을 먹인다.
③ 과일은 건더기 없이 주스로 먹인다.
④ 식사 중간에 물을 자주 마시게 한다.
⑤ 숟가락보다는 젓가락을 사용한다.

56 식재료를 관리할 때 식중독 발생 우려가 높은 경우로 옳은 것은?

① 달걀은 씻지 않은 상태로 용기에 담아 냉장 보관한다.
② 조개류는 수돗물에 씻은 후 냉장·냉동 보관한다.
③ 냉동된 육류를 전자레인지로 해동시킨다.
④ 개봉 후 남은 생선 통조림은 랩을 씌워 냉장 보관한다.
⑤ 냉장실은 완전히 채우지 않고 용기 사이를 띄워 놓는다.

57 치매노인이 생활하는데 안전한 주거 환경으로 옳은 것은?

① 혼란을 줄이기 위해 공간입구에 이름표 등을 없앤다.
② 외부의 경치가 보이지 않도록 블라인드 등으로 가린다.
③ 낙상예방을 위해 요양보호사들이 일상생활 활동을 대신한다.
④ 새소리, 음식 끓는 소리 등의 환경적 자극은 제한한다.
⑤ 불쾌한 악취 등의 냄새는 조정한다.

58 치매가족이 느끼는 정서적 부담의 설명으로 옳은 것은?

① 치매진단을 받을 주어진 현실에 분노를 느낀다.
② 슬픔, 낙담, 무기력, 신경쇠약, 불면증 같은 신체적 피로감을 느낀다.
③ 치매 대상자를 방치하여 또 다른 사고를 일으키는 원인이 된다.
④ 심장질환, 고혈압, 소화기 질환과 같은 질환을 앓고 있다.
⑤ 부양 부담으로 인한 우울 수면부족이 나타난다.

59 치매 대상자의 안전사고를 예방하기 위한 방법으로 옳은 것은?

① 방안에 전신 거울을 둔다.
② 욕실 세제는 세면대 위에 둔다.
③ 달리는 차 안에 있을 때는 문을 잠근다.
④ 과일 모양의 자석을 냉장고에 부착한다.
⑤ 온수 수도꼭지는 투명 테이프로 표시한다.

60 아들이 외국으로 이민 가있는 치매 대상자가 "오늘따라 아들이 왜 이렇게 안 오지?"라며 반복적으로 물으며 밖으로 나가려고 할 때 돕기 방법으로 옳은 것은?

① 아들을 기다리는 이유를 물어본다.
② 조용해질 때까지 하던 일을 모른 척 한다.
③ 아들이 외국으로 이민 갔다는 사실을 알려준다.
④ 좋아하는 가요 프로그램을 함께 보자고 한다.
⑤ 아들이 내일이면 올 거라며 기다리지 말라고 설득한다.

61 치매 대상자가 식사를 거부할 때 돕기 방법으로 옳은 것은?

① 시설장과 의논하여 위관영양을 할 수 있도록 한다.
② 대상자 몸의 상태를 충분히 살펴본다.
③ 가볍게 먹을 수 있는 컵밥 등을 준비해준다.
④ 다른 일에 지나치게 몰두하고 있다면 그대로 둔다.
⑤ 기분 전환을 할 수 있도록 산책 후 식사하게 한다.

62 치매 대상자의 수면장애 증상으로 옳은 것은?

① 밤·낮 없이 일어나서 돌아다닌다.
② 초저녁에 자고 새벽에 일어난다.
③ 밤·낮으로 자다 깨다를 반복한다.
④ 밤에 잠을 자고 낮 동안에 활동이 많아진다.
⑤ 2~3일간 잠을 자지 않고 2~3일 뒤에 계속 잠을 잔다.

63 치매 대상자가 다음과 같은 행동을 할 때 돕는 방법으로 옳은 것은?

- 구석진 곳을 찾아다닌다.
- 서성이면서 안절부절못한다.
- 사람들 앞에서 바지를 벗으려 한다.

① 위·아래가 붙은 옷을 입혀준다.
② 기저귀를 채워준다.
③ 화장실로 데리고 간다.
④ 야외 산책을 나간다.
⑤ 좋아하는 간식을 제공한다.

64 치매 대상자가 "여보, 어디가요, 저 여기 있어요." 하며 뛰쳐나가려고 할 때 대처방법으로 옳은 것은?

① 배우자를 같이 찾아보자며 산책한다.
② 음악을 들려주며 진정할 때까지 기다린다.
③ 아무도 없다고 부정하고 설득한다.
④ 방문을 잠그고 나가지 못하게 한다.
⑤ 보호자에게 연락하여 통화하게 한다.

65 치매 대상자의 파괴적 행동의 특징으로 옳은 것은?

① 치매 초기에 나타나 말기에 지속된다.
② 난폭한 행동이 자주 일어난다.
③ 난폭한 행동이 오래 지속된다.
④ 고집스러움과 심술을 부리려는 의도가 있다.
⑤ 에너지가 소모되면 지쳐서 파괴적 행동을 중지한다.

66 치매 대상자가 해 질 녘이 되면 불안하고 우울 증상을 보일 때 돕는 방법으로 옳은 것은?

① 낮 동안 충분한 수면을 취하게 한다.
② 텔레비전을 끄고 소음을 차단한다.
③ 조용히 혼자 있도록 배려한다.
④ 복잡한 소일거리를 제공한다.
⑤ 따뜻한 음료수를 제공한다.

67 치매 대상자와의 의사소통 기본 원칙으로 옳은 것은?

① 한 번에 한가지씩만 질문한다.
② 막연하게 "어디가 아프세요?" 라며 물어본다.
③ "왜"라는 질문을 하여 대화를 지속시킨다.
④ TV를 켜고 화면에 나오는 내용으로 대화한다.
⑤ 목소리의 톤을 높여 집중하게 한다.

68 바람직한 비언어적 의사소통 기법으로 옳은 것은?

① 반가움의 들뜬 목소리
② 이해를 돕기 위한 느린 목소리
③ 대상자로부터 비껴 앉은 자세
④ 대상자의 정서에 반응하는 어조
⑤ 공감하는 지나친 머리 끄덕임

69 다음의 대화를 읽고 요양보호사의 공감적 반응으로 옳은 것은?

> • 대상자 : (팔다리를 만지며) "온 몸이 안 아픈 곳이 없어"
> • 요양보호사 : _____
> _____

① "당연히 그 나이가 되시면 아픈 곳이 많아져요"

② "여성 호르몬인 에스트로겐이 저하되어 아픈 곳이 많아져요."

③ "먹는 약은 잘 챙겨 드시고 계시죠?"

④ "온몸이 아프셔서 정말 힘드시겠어요. 저도 정말 걱정이 돼요."

⑤ "어머 퇴행성관절염이 심해지셨나 봐요, 병원진료를 받아보세요."

70 다음 상황에서 요양보호사가 '나–전달법'으로 반응한 것으로 옳은 것은?

> • 대상자 : 오늘 점심은 먹기 싫어서 안 먹었어요.
> • 요양보호사 : "어르신이 좋아하시는 고추장찌개 끓였으니 드셔보세요."
> • 대상자 : 싫은데…….
> • 요양보호사 : _____
> _____

① "제가 오기 전에 간식 드셨어요?"

② "고추장찌개 싫어하세요?"

③ "그럼 어떤 음식이 좋으세요?"

④ "얼큰한 고추장찌개 맛 좀 보세요."

⑤ "식사를 안 하셨다니 마음이 안 좋네요."

71 처음 입소한 시각 장애 대상자에게 편의시설에 대해 설명하는 방법으로 옳은 것은?

① 요양보호사를 중심으로 방향을 설명한다.

② 설명가능한 물건만 만져보도록 한다.

③ 사물의 위치를 정확히 시계 방향으로 설명한다.

④ 대상자를 만나면 어깨를 두드린 후 말을 건다.

⑤ 대상자를 마주 보고 눈짓으로 신호를 주며 대화한다.

72 다음의 대화를 읽고 지남력 증진을 위한 요양보호사의 표현으로 옳은 것은?

> • 대상자 : (눈 내리는 창가를 보며) "벚꽃이 지기 전에 빨리 벚꽃 구경하러 갑시다.
> • 요양보호사 : _____
> _____

① "눈이 와서 미끄러워요, 다음에 가요."

② "놀러가고 싶으신가 봐요?"

③ "지금은 겨울이에요. 벚꽃 구경은 봄에 가요."

④ "지금은 꽃핀 데가 없어요."

⑤ "화전이 드시고 싶으신가 봐요."

73 구토를 하며 쓰러진 대상자 주변에 약병 안의 내용물이 쏟아져 있고 이상한 화학약품 냄새가 날 때 응급처치 방법으로 옳은 것은?

① 하임리히법을 적용한다.

② 심폐소생술을 시행한다.

③ 119대원에게 약병을 전달한다.

④ 우유를 먹여 구토하게 한다.

⑤ 창문을 열어 환기를 시킨다.

74 요양보호사가 감염예방의 원칙을 준수한 경우로 옳은 것은?

① 보건복지부의 방역지침을 따른다.

② 기침, 콧물, 인후통이 있더라도 민감한 대상자와 접촉한다.

③ 대상자를 살피기 전 손을 씻고 마스크를 착용한다.

④ 감염이 의심되는 물건은 폐기하여 소각한다.

⑤ 건강한 대상자는 예방접종을 하지 않아도 된다고 상담한다.

75 유과 간식을 먹던 중 질식이 발생한 대상자에게 나타나는 증상으로 옳은 것은?

① 구토를 심하게 한다.

② 깊고 빠르게 호흡한다.

③ 배를 움켜쥐는 자세를 한다.

④ 가슴이 두근거린다고 말한다.

⑤ 자신의 목을 조르며 괴로운 표정을 짓는다.

76 의학적 위기 상황에 대한 대처방법으로 옳은 것은?

① 기관장에게 즉시 보고한다.

② 대상자의 의식이 돌아올 때까지 기다린다.

③ 대상자의 호흡불안정, 심한통증이 있다면 119에 신고한다.

④ 뚜렷한 위기 징후가 없더라도 반드시 119에 신고한다.

⑤ 상황이 종료되면 요양보호사의 주관적 느낌도 기록한다.

77 의식을 잃고 쓰러진 대상자에게 시행하는 심폐소생술 단계로 옳은 것은?

① 반응 확인 → 가슴압박 → 기도유지 → 호흡확인 → 도움요청

② 반응 확인 → 가슴압박 → 호흡확인 → 기도유지 → 도움요청

③ 반응 확인 → 도움요청 → 호흡확인 → 가슴압박 → 회복자세

④ 반응 확인 → 기도유지 → 호흡확인 → 도움요청 → 가슴압박

⑤ 반응 확인 → 호흡확인 → 도움요청 → 가슴압박 → 기도유지

78 가슴압박 소생술을 시행하던 중 대상자가 호흡이 회복되었을 때 취하게 하는 회복자세로 옳은 것은?

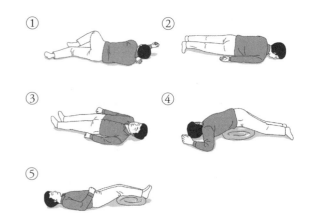

79 자동심장충격기 사용법으로 옳은 것은?

① 전문 의료진이 사용한다.

② 패드 1은 왼쪽 빗장뼈 아래, 패드 2는 오른쪽 젖꼭지 아래 중간 겨드랑이선에 부착한다.

③ "심장리듬 분석 중"이라는 음성이 나오면 가슴 압박을 시행한다.

④ 심장충격 버튼을 누르기 전에 모두 물러나게 하고 버튼을 누른다.

⑤ 심장충격기는 2초 간격으로 심장리듬을 분석한다.

80 주어진 사례를 읽고 요양보호사가 치매 대상자의 일상생활 돕기 방법으로 옳은 것은?

> • 치매 대상자인 80세 A씨는 식사를 할 때 한 가지 반찬만 주로 먹으며 수저를 사용하지 않고 손으로 음식을 집어 먹으려 한다.
> • 요양보호사가 수저로 먹으라고 하면 알았다고 한 후 몇 번 서툴게 수저로 먹지만 금방 다시 손으로 음식을 집는다.
> • 식사 후 물을 컵에 따라주면 손으로 잡아 입에 대긴 하지만 제대로 마시지 못하고 대부분 흘린다.
> • 요양보호사의 도움을 받아 물을 다 마시고 나면 컵을 테이블에 놓지 못하고 바닥에 떨어뜨린다.

① 숟가락을 사용하여 음식을 떠서 입안에 넣어 준다.

② 수저를 손에 쥐어 "수저로 드셔야지요."하며 부드럽게 말한다.

③ 젓가락으로 음식을 집어 입안에 넣어 준다.

④ 스스로 컵을 사용 후 탁자 위에 놓을 수 있도록 격려한다.

⑤ 물을 많이 흘리므로 컵 사용을 제한한다.

필기시험 →

01 노화의 긍정적인 측면으로 옳은 것은?

① 노인은 일상적인 균형을 유지하기 어렵다.
② 수준 높은 동기부여 직무를 수행하기 어렵다.
③ 의사결정을 하는 데 어렵고 실수가 많다.
④ 젊은 세대에 비해 중요한 정보를 추출하기 어렵다
⑤ 젊은 세대에 비해 신중하고 조심스러워 실수가 적다.

02 다음에서 설명하는 노년기의 심리적 특성으로 옳은 것은?

> • 일의 결과를 중시한다.
> • 자신감이 감퇴하여 결단이 신중해 진다.

① 조심성의 증가
② 애착심의 증가
③ 의존성의 증가
④ 유산을 남기려는 경향
⑤ 생에 대한 회고의 경향

03 요양보호사가 실업한 경우 생활에 필요한 급여를 제공하여 요양보호사의 구직활동을 촉진하는 사회보험으로 옳은 것은?

① 고용보험
② 국민건강보험
③ 국민연금보험
④ 산업재해보상보험
⑤ 노인장기요양보험

04 노인장기 요양보험 등급 인정에 관한 설명으로 옳은 것은?

① 장기요양인정은 지방자치단체에 신청한다.
② 장기요양인정 점수에 따라 8등급으로 나뉜다.
③ 보건복지부는 1차 장기요양등급판정을 심의하여 최종 판정한다.
④ 노인성 질병 대상자는 의사소견서 없이 장기요양 등급을 판정받는다.
⑤ 국민건강보험공단은 장기요양인정표에 따라 작성된 조사결과서를 등급판정위원회에 제출한다.

05 가족이 부득이한 사유로 노인을 돌보기 어려울 때, 일정 기간 입소시켜 서비스를 지원하는 장기요양급여로 옳은 것은?

① 방문요양
② 방문목욕
③ 방문간호
④ 단기보호
⑤ 주·야간 보호

06 다음 상황에서 요양보호사가 적절하게 반응한 것으로 옳은 것은?

> • **보호자** : 요양보호사가 바뀐 후 어머니의 인지 기능이 나빠진 것 같아요.
> • **요양보호사** : _____
> _____

① "이전 요양보호사가 참 잘 하셨나봐요?"
② "어머님의 상태 변화를 시설장님께 전달할게요."
③ "어머님이 나빠진 게 제 탓이라는 말씀이신가요?"
④ "제가 볼 때는 인지기능이 이전하고 똑같아요."
⑤ "치매증상이 좋아졌다가 나빠졌다가 그래요."

07 요양보호서비스 제공 시 요양보호사의 준수 사항으로 옳은 것은?

① 대상자가 인지능력이 없는 경우 보호자의 동의를 받는다.
② 서비스의 추가 및 변경 사항은 보호자와 의논한다.
③ 대상자가 욕창관리를 원하면 시설장과 의논하여 제공한다.
④ 응급상황이 발생 시 가족에게 우선 알린다.
⑤ 치매 대상자의 돌발상황 시 가족과 의논한다.

08 다음에 해당하는 시설생활노인의 보장받을 권리로 옳은 것은?

> • 노인의 이성교제는 타인의 불편을 초래하지 않는 범위 내에서 존중되어야 한다.
> • 흡연, 음주 등 특정 기호품 사용에 대해 시설환경 내에서 해결할 수 있는 방안을 마련한다.

① 신체구속을 받지 않을 권리
② 시설 운영 전반에 관한 충분한 정보를 제공받을 권리
③ 사생활과 비밀보장에 대한 권리
④ 이성교제, 성생활, 기호품 사용에 관한 자기 결정의 권리
⑤ 시설운영과 서비스에 대한 개인적 견해를 표현하고 해결을 요구할 권리

09 노인학대가 발생할 수 있는 요인으로 옳은 것은?

① 노인의 사회적 관계망 확대
② 부양자의 사회적 고립
③ 노인의 자아존중감 증진
④ 부양자의 부양 부담 완화
⑤ 노인학대 예방 서비스의 확대

10 「산업재해보상보험법」에 따른 근로자 보호의 내용으로 옳은 것은?

① 보험급여는 채권자가 압류할 수 있다.
② 보험급여를 받을 권리는 10년간 유효하다.
③ 산업재해를 당했다는 이유로 해고할 수 없다.
④ 보험급여는 조세로 적용되어 세금을 부과한다.
⑤ 사업장이 폐업된 경우는 장해급여를 받지 못한다.

11 언어적 성희롱에 해당하는 행위로 옳은 것은?

① 음란출판물을 게시함
② 엉덩이를 밀착시킴
③ 신체 부위를 노출함
④ 음란한 사진을 보냄
⑤ 성적 사실관계를 물어봄

12 요양보호사가 지켜야 할 직업윤리로 옳은 것은?

① 대상자의 인권을 존중한다.
② 약소한 보상은 비밀리에 받는다.
③ 서비스 제공 시 대상자 자녀의 욕구를 반영한다.
④ 개인적 선호에 따라 대상자를 선택한다.
⑤ 타 직종과의 협력보다 업무의 신속성을 우선시한다.

13 요양보호사가 지켜야 할 직업윤리 원칙으로 옳은 것은?

① 시설의 물품을 자신의 집으로 가져간다.
② 동료에게 자신의 근무를 대신해 달라고 한다.
③ 업무 중 알게 된 동료의 학대행위를 신고한다.
④ 대상자에게 자신의 힘든 상황에 대해 이야기한다.
⑤ 대상자 생일날 권하는 술을 마신다.

14 재가 대상자의 자녀가 일회용 마스크 재사용을 요청했을 때 요양보호사의 대처방법으로 옳은 것은?

① 고민해 본다며 대답을 회피한다.
② 대상자의 건강에 해롭다고 설명한다.
③ 뜨거운 물에 삶아 재사용한다.
④ 다른 대상자의 마스크를 사용하겠다고 말한다.
⑤ 다른 가족과 더 의논해 보라고 요청한다.

15 업무를 수행할 때 요양보호사에게 근골격계 질환이 발생할 수 있는 상황으로 옳은 것은?

① 무거운 물건을 여러 번 옮기는 경우
② 몸의 무게 중심을 낮추고 물건을 드는 경우
③ 물기가 없는 편평한 바닥에서 일을 하는 경우
④ 물건을 최대한 몸에 가깝게 하여 들어 올리는 경우
⑤ 무릎을 굽혀 물건을 잡고 무릎을 펴면서 들어 올리는 경우

16 감염예방을 위한 요양보호사의 자기관리 방법으로 옳은 것은?

① 예방적으로 항생제를 복용한다.
② 감염 증상이 있으면 예방접종을 받는다.
③ 임신한 경우 풍진 대상자와 접촉하지 않는다.
④ 머릿니 감염 대상자와 수건을 공동으로 사용한다.
⑤ 분비물이 묻은 손은 휴지로 닦는다.

17 요양보호사의 직무스트레스에 관한 설명으로 옳은 것은?

① 스트레스는 정신적 반응만 나타난다.
② 스트레스는 모두 나쁜 상황으로 나타난다.
③ 스트레스로 인한 신체적 손상은 발생하지 않는다.
④ 업무수행 능력이 향상되어 책임감을 갖게 된다.
⑤ 정신건강의 저하로 자살과 같은 행동으로 발전한다.

18 노인성 질환의 특징으로 옳은 것은?

① 질병의 경과가 짧다.
② 질병의 초기진단이 쉽다.
③ 질병 발생의 원인이 명확하다.
④ 가벼운 질환에도 의식장애를 일으키기 쉽다
⑤ 약성분이 체외로 빨리 배출되어 치료가 쉽다.

19 다음과 같은 상황에서 나타날 수 있는 소화기계 질환으로 옳은 것은?

> 노인은 매일 알코올을 섭취하고 고기반찬을 즐긴다. 어느 날부터 체중감소와 함께 변비가 심하고, 선홍색의 혈액과 점액이 섞인 변을 본다며 걱정하고 있다.

① 위염
② 위궤양
③ 대장암
④ 변비
⑤ 설사

20 바이러스 등에 의해 폐 조직에 염증이 생겨 기관지가 두껍고 섬유화 되어 호흡곤란, 화농성의 가래 등이 나타나는 질병으로 옳은 것은?

① 독감
② 만성기관지염
③ 천식
④ 결핵
⑤ 폐렴

21 동맥혈관 안쪽 벽에 지방덩어리로 인해 혈관이 막히고, 혈관 내부가 좁아지고 혈관벽이 굳어지는 증상으로 옳은 것은?

① 고혈압
② 동맥경화증
③ 신부전
④ 심부전
⑤ 빈혈

22 골다공증 대상자의 비타민D 생성에 도움이 되는 방법으로 옳은 것은?

① 흡연, 음주를 한다.
② 햇볕을 쪼인다.
③ 칼슘을 섭취한다.
④ 염분섭취를 줄인다.
⑤ 체중 부하운동을 한다.

23 전립선 비대증 대상자에게 나타날 수 있는 증상으로 옳은 것은?

① 소변에 당이 섞여 나온다.
② 배뇨 후 시원하다.
③ 배뇨횟수가 감소한다.
④ 소변 줄기가 굵어진다.
⑤ 소변이 마려울 때 참기 힘들어 진다.

24 피부건조증 대상자를 돕는 방법으로 옳은 것은?

① 샤워를 자주하여 피부를 청결히 한다.
② 뜨거운 물로 목욕하게 한다.
③ 목욕 후 충분한 보습제를 바른다.
④ 건조한 날씨에는 제습기를 사용하게 한다.
⑤ 샤워를 자주 하여 피부 각질을 없앤다.

25 오른쪽 눈에 녹내장이 있는 대상자가 일상생활에서 준수해야 할 사항으로 옳은 것은?

① 녹내장이 있는 한쪽 눈만 검사 받는다.
② 복압이 올라가는 운동을 꾸준히 한다.
③ 눈이 침침한 경우 돋보기를 사용한다.
④ 작업을 할 때는 고개를 숙인 자세를 취한다.
⑤ 추운 겨울에는 외출을 삼간다.

26 우울증 발생 가능성이 높은 대상자의 상황으로 옳은 것은?

① 지역봉사활동을 활발히 하고 있다.
② 복지관 프로그램에 참여한다.
③ 낮에 햇빛을 쐬며 운동을 한다.
④ 두통, 소화불량 등의 신체적 증상을 호소한다.
⑤ 식욕과 정상 체중을 유지하고 있다.

27 초기 단계의 경증 치매에서 나타나는 특징적인 증상으로 옳은 것은?

① 배회 등의 정신행동 증상이 심해진다.
② 대·소변 실금 조절이 어렵다.
③ 최근 시사문제를 잘 기억하지 못한다.
④ 보행 등 신체활동 능력이 떨어진다.
⑤ 말이 없고 단순히 알아들을 수 없는 소리만 낸다.

28 후두엽에 뇌졸중이 발생했을 때 나타나는 특징으로 옳은 것은?

① 사물이 선명하게 보인다.
② 감정을 잘 조절하지 못한다.
③ 한 개의 물체가 두 개로 보인다.
④ 말의 내용을 이해하지 못한다.
⑤ 비틀거리고 한쪽으로 쓰러진다.

29 노인에게 영양 문제가 발생하는 요인으로 옳은 것은?

① 칼슘 흡수력 증가
② 소화액 분비 증가
③ 삼키는 능력 증가
④ 치료식사로 섭취량 증가
⑤ 미각저하로 염분 섭취 증가

30 뇌졸중 대상자가 성생활에 대해 고민할 때 요양보호사의 반응으로 옳은 것은?

① "뇌졸중이 재발될 수 있으니 안 돼요."
② "성생활로 뇌졸중이 악화되지 않아요."
③ "윤활제는 사용하지 않는 것이 좋아요."
④ "노인들의 성생활은 건강에 해로워요."
⑤ "체위변화를 위한 기구는 성생활에 도움이 되지 않아요."

31 금연과 금주의 금단 증상 대처 및 스트레스 관리로 옳은 것은?

① 적절한 식단보다 건강보조식품으로 공급한다.
② 금단증상이 심하더라도 약물치료는 피한다.
③ 술 생각이 유발되는 상황을 피한다.
④ 스트레스 해소를 위해 적당한 음주와 흡연을 한다.
⑤ 불규칙한 생활습관을 통해 스트레스를 관리한다.

32 요양보호사가 관찰한 내용을 올바르게 기록한 것은?

① 엉덩이에 욕창이 심함
② 며칠 전부터 소화불량이 있음
③ 최근에 기분이 더 우울해 보임
④ 점심식사 후 물을 250ml 마심
⑤ 오후 5시에 간식을 많이 먹음

33 요양보호 업무보고의 기본 원칙으로 옳은 것은?

① 일주일 단위로 핵심 내용을 보고한다.

② 내용이 중복되지 않도록 간결하게 보고한다.

③ 추가 서비스를 제공한 경우 보고를 생략한다.

④ 요양보호사가 느낀 점을 요약하여 전달한다.

⑤ 응급 상황 시 사고의 원인을 분석한 후 보고한다.

34 임종을 앞둔 대상자가 음식을 섭취하는 데 어려움이 많아 질 때 돕기 방법으로 옳은 것은?

① 억지로라도 먹을 수 있게 한다.

② 오심, 구토가 있다면 소화제를 준다.

③ 대상자가 좋아하는 따뜻한 차를 준비하여 준다.

④ 구토가 심할 때는 작은 얼음조각을 입안에 넣어준다.

⑤ 위관영양으로 음식을 대체하도록 한다.

35 임종이 임박한 대상자를 돕는 방법으로 옳은 것은?

① 조명을 밝게 유지한다.

② 무의식 대상자는 하루 두 번 구강관리를 한다.

③ 대상자의 기저귀를 제거한다.

④ 보온을 위해 전기담요를 사용한다.

⑤ 상체와 머리를 높여주어 호흡을 편하게 한다.

36 식사를 제공할 할 때 영양부족이 발생할 수 있는 대상자로 옳은 것은?

① 녹내장 대상자

② 인지장애 대상자

③ 빈혈 대상자

④ 언어장애 대상자

⑤ 편마비 대상자

37 대상자의 식사를 도울 때 사레를 예방하는 방법으로 옳은 것은?

① 마른 멸치 반찬을 먼저 제공한 후 국을 먹인다.

② 등이 구부정한 상태에서 밥을 먹인다.

③ 대상자보다 높은 곳에서 음식을 입에 넣어준다.

④ 숟가락 끝에 음식을 올려 입안 깊숙이 넣어준다.

⑤ 등받이가 있는 의자 안쪽으로 깊숙하게 등을 펴고 앉게 한다.

38 왼쪽 편마비 대상자에게 침상에서 식사를 제공하는 방법으로 옳은 것은?

① 대상자의 왼쪽에서 음식을 넣어준다.

② 왼손에 식사 보조도구를 끼워준다.

③ 오른쪽 상체를 베개로 지지한다.

④ 숟가락 끝을 왼쪽 입술 옆에 대어 넣어준다.

⑤ 식후 입안의 왼쪽에 음식물 찌꺼기가 남아 있는지 확인한다.

39 휠체어를 사용하는 왼쪽 편마비 대상자의 화장실 이용을 돕는 방법으로 옳은 것은?

① 침대에서 휠체어로 옮길 때 대상자의 왼쪽에 휠체어를 놓는다.

② 변기에 앉힌 후 바지를 벗긴다.

③ 여성의 음부는 앞쪽에서 뒤쪽으로 닦도록 알려준다.

④ 대상자의 두 발이 바닥에 닿지 않게 앉힌다.

⑤ 용무를 마치면 왼쪽 다리를 축으로 삼아 방향을 바꾼다.

40 거동이 불편한 대상자가 침상에서 자주 배변 실수를 할 때 돕는 방법으로 옳은 것은?

① 변기에 앉아 있는 시간을 늘린다.

② 낮 동안에 기저귀를 채워준다.

③ 간이변기를 침대에 두고 사용하게 한다.

④ 대상자가 변의를 호소할 때 즉시 배설할 수 있도록 한다.

⑤ 기저귀를 깔고 하의를 벗긴 후 이불을 덮어준다.

41 대상자가 밤에는 움직이기 힘들어 화장실 가기가 싫다며 기저귀 사용을 원할 때 대처방법으로 옳은 것은?

① 원하는 대로 기저귀를 대어준다.

② 간이변기를 의자 옆에 놓아둔다.

③ 힘들어도 움직여야 한다고 격려한다.

④ 이동식 변기를 침대 옆에 놓아둔다.

⑤ 대상자를 설득하여 화장실을 사용한다.

42 대상자가 몇 번의 실금을 했어도 기저귀를 바로 사용하지 않는 이유로 옳은 것은?

① 수치심을 느낄 수 있으므로

② 불필요한 노출을 피하기 위해서

③ 기저귀 사용 비용이 부담되기 때문에

④ 비뇨기계 감염이 발생할 수 있기 때문에

⑤ 스스로 배설하던 습관이 사라지기 때문에

43 유치도뇨관을 삽입한 대상자의 소변주머니를 관리하는 방법으로 옳은 것은?

① 소변주머니가 가득 차면 비운다.

② 소변주머니를 방광 위치보다 높게 두지 않는다.

③ 소변주머니에서 냄새가 나면 주머니를 세척한다.

④ 소변주머니는 매일 새것으로 교환한다.

⑤ 도뇨관과 소변주머니의 연결 부위를 분리하여 소변을 버린다.

44 식전에 입안을 헹구는 이유로 옳은 것은?

① 세균 증식을 억제한다.

② 식욕을 증진한다.

③ 충치를 예방한다.

④ 소화력을 증진시킨다.

⑤ 입안의 냄새를 제거한다.

45 대상자의 머리손질을 돕는 방법으로 옳은 것은?

① 손톱으로 두피를 마사지한다.

② 빗질은 두피에서 모발 끝 쪽으로 한다.

③ 두피 손상이 있으면 연고를 발라준다.

④ 두피건강을 위해 잡아당기며 손질한다.

⑤ 엉킨 머리카락은 두발세정제를 발라 빗긴다.

46 피부가 건조한 대상자의 발을 관리하는 방법으로 옳은 것은?

① 모직 양말을 제공한다.

② 발톱을 둥글게 깎는다.

③ 손톱깎이를 이용해 각질을 제거한다.

④ 오일이 함유된 로션을 발라준다.

⑤ 하루에 세 번 뜨거운 물에 족욕을 해준다.

47 대상자의 세수를 돕는 방법으로 옳은 것은?

① 코 안을 제외하고 콧볼, 둘레를 닦는다.

② 면봉으로 귀 입구의 귀지를 제거한다.

③ 시원한 물수건으로 눈의 안쪽부터 닦는다.

④ 입술과 그 주변을 알코올 솜으로 닦는다.

⑤ 빠른 진행을 위해 요양보호사가 전적으로 돕는다.

48 정맥주사를 맞고 있는 왼쪽 편마비 대상자에게 단추 달린 옷을 입히는 순서로 옳은 것은?

① 수액주머니 → 오른쪽 팔 → 왼쪽 팔

② 오른쪽 팔 → 수액주머니 → 왼쪽 팔

③ 오른쪽 팔 → 왼쪽 팔 → 수액주머니

④ 왼쪽 팔 → 수액주머니 → 오른쪽 팔

⑤ 왼쪽 팔 → 오른쪽 팔 → 수액주머니

49 다음 그림과 같이 휠체어를 자동차의 트렁크로 옮기는 방법으로 옳은 것은?

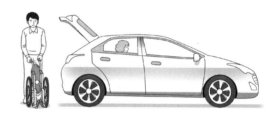

① 팔을 앞으로 뻗어 들어 올린다.

② 두 다리를 모아 지지면을 좁힌다.

③ 허리는 펴고 무릎을 굽혔다 펴면서 들어 올린다.

④ 다리와 몸통의 작은 근육을 사용한다.

⑤ 발을 고정하고 허리를 돌려 들어 올린다.

50 노인장기요양보험 복지용구 급여로 구입할 수 있는 품목으로 옳은 것은?

① 전동침대   ② 매트용 배회감지기

③ 목욕리프트   ④ 수동휠체어

⑤ 간이변기

51 휠체어의 발판 높낮이 조절하기 순서로 옳은 것은?

> 가. 볼트를 오른쪽으로 돌려 조인다.
> 나. 발판 밑에 있는 볼트를 왼쪽으로 돌려 푼다.
> 다. 발 받침대를 좌우로 움직여 다리길이에 맞춘다.

① 가 → 나 → 다
② 가 → 다 → 나
③ 나 → 가 → 다
④ 나 → 다 → 가
⑤ 다 → 나 → 가

52 침대에 걸터앉아 있는 오른쪽 편마비 대상자를 휠체어로 이동시키는 순서로 옳은 것은?

> 가. 왼다리를 축으로 삼아 휠체어 쪽으로 몸을 돌려준다.
> 나. 발 받침대를 내리고 발을 올려준다.
> 다. 건강한 손으로 침대 바닥을 지지하도록 한다.
> 라. 발 간격을 충분히 벌리고 자세가 안정적인지 확인한다.
> 마. 휠체어를 대상자의 왼쪽에 비스듬히 놓는다.

① 가 → 마 → 다 → 나 → 라
② 나 → 가 → 다 → 마 → 라
③ 다 → 라 → 나 → 가 → 마
④ 라 → 나 → 가 → 다 → 마
⑤ 라 → 다 → 마 → 가 → 나

53 보행 돕기의 목적으로 옳은 것은?

① 신체기능과 의존도에 도움이 된다.
② 지팡이 → 보행차 → 혼자 걷기 순서로 보행한다.
③ 침대에 걸터앉은 상태에서 급하게 일어난다.
④ 부축하며 걸을 때 건강한 쪽 다리를 먼저 내딛는다.
⑤ 따라 걷기를 할 때에는 50cm 뒤에서 속도를 맞춘다.

54 왼쪽 편마비 대상자를 오른쪽으로 돌려 눕히는 방법으로 옳은 것은?

① 대상자의 양쪽팔을 허리 옆에 붙인다.
② 대상자의 머리를 왼쪽으로 돌린다.
③ 오른쪽 발을 왼쪽 발 위에 놓고 몸통을 돌린다.
④ 왼쪽 어깨와 엉덩이에 손을 대고 옆으로 돌려 눕힌다.
⑤ 돌려 눕힌 후 엉덩이를 앞으로 이동시킨다.

55 저작·연하곤란이 있는 대상자의 식사관리 방법으로 옳은 것은?

① 식욕을 돕기 위해 식전 운동을 한다.
② 30분 이상 천천히 식사하도록 한다.
③ 식후 20~30분 정도 바로 눕지 않는다.
④ 대상자가 원하는 한 가지 음식을 제공한다.
⑤ 상체를 높이고 턱을 든 자세를 취하게 한다.

56 대상자가 유효기간이 지난 영양제를 버리지 못하게 할 때 요양보호사의 대처방법으로 옳은 것은?

① 가능한 빨리 드시라고 말한다.
② 대상자가 없을 때 폐기처분한다.
③ 영양제 대신 다른 약을 넣어 둔다.
④ 보호자에게 설명 후 앞에서 정리한다.
⑤ 가족에게 새로운 영양제 구입비용을 청구한다.

57 재가 방문 시 쾌적한 주거환경을 조성하기 위한 방법으로 옳은 것은?

① 겨울철 실내 온도를 15℃ 이하로 조절한다.
② 환기는 하루 2~3시간 간격으로 한다.
③ 식당 출입구에 문턱을 두어 거실과 구분한다.
④ 욕실의 안전 손잡이는 불편한 쪽에 설치한다.
⑤ 절전을 위해 야간에는 계단의 조명을 소등한다.

58 다음의 대화를 읽고 치매가족에 대한 요양보호사의 의사소통 기법으로 옳은 것은?

> • **보호자** : 어제 밤에 아버님께서 잠을 안자고 밤새 돌아다니셨어요. 한숨을 못 자서 너무 힘드네요. 남편은 코를 골며 잘 자더라고요.
> • **요양보호사** : 한숨도 못 자서 너무 힘이 드시겠어요!
> • **보호자** : 남편은 다른 집도 다 그렇게 산다며 제가 예민하데요.
> • **요양보호사** : 남편분이 힘든 것을 몰라 주셔서 서운하시겠어요!

① 공감
② 관심 전달
③ 조언
④ 희망 부여하기
⑤ 힘 돋우기

59 재가 치매 대상자의 부엌을 안전하게 관리하는 방법으로 옳은 것은?

① 채소 모양의 자석은 냉장고에 붙인다.
② 유리그릇은 보관장에 넣고 자물쇠로 채워 둔다.
③ 부엌과 거실이 구분되도록 문턱을 설치한다.
④ 노출된 온수파이프는 주방용 랩으로 감싸 둔다.
⑤ 음식물이 담긴 쓰레기봉투는 부엌 안쪽에 둔다.

60 주간보호센터에서 치매어르신이 집에 가겠다고 반복적으로 말할 때 대처방법으로 옳은 것은?

① 창밖을 보여주며 낮이니 어두워지면 집에 가자고 한다.

② 시계를 보여주며 아직 시간이 안 되었다고 한다.

③ 악기연주에 맞추어 좋아하는 노래를 부르자고 한다.

④ 규칙적으로 시간과 장소를 알려준다.

⑤ 보호자에게 연락하여 모셔가게 한다.

61 치매 대상자가 식사도구를 사용하지 않고 손으로 집어 먹을 때 대처방법으로 옳은 것은?

① 식사도구 사용법을 가르쳐 준다.

② 식사하는 방법을 자세히 가르쳐 준다.

③ 식사도구를 사용하지 않으면 식사할 수 없음을 알린다.

④ 손으로 집어 먹을 수 있는 식사를 만들어 준다.

⑤ 손으로 먹으면 손을 때려서라도 안 된다고 알려준다.

62 최근에 입소한 치매 대상자가 2~3일간 밤에 잠을 자지 않을 때 돕는 방법으로 옳은 것은?

① 경쾌한 음악을 듣게 한다.

② 따뜻한 녹차를 대접한다.

③ 밤에 충분히 운동하게 한다.

④ 낮 동안의 수면상태를 관찰한다.

⑤ 저녁식사 후 포만감 있는 간식을 준다.

63 프로그램에 참여하던 치매 대상자가 갑자기 초조한 표정으로 돌아다니며 안절부절 못할 때 돕는 방법으로 옳은 것은?

① 대·소변이 보고 싶은지 물어본다.

② 소음을 없애고 실내를 소등한다.

③ 아무 일 없는 듯 프로그램을 진행한다.

④ 조용한 방으로 데려가 혼자 있게 한다.

⑤ 해가 되지 않는 행동이라면 지켜본다.

64 치매 대상자가 자장면 냄새가 난다며 자장면을 달라고 할 때 요양보호사의 반응으로 옳은 것은?

① "왜 자장면 냄새가 난다고 그러세요?"

② "아니에요, 저희는 자장면 안 먹었어요."

③ "자장면 냄새가 어디서 난다는 거예요.?"

④ "어제도 그러시더니 오늘 또 그러시네요."

⑤ "자장면 드시고 싶으세요? 함께 먹으러 나가봐요."

65 시설에서 생활하고 있는 치매 대상자가 다음과 같은 행동을 할 때 대처방법으로 옳은 것은?

> 악기 연주하기 활동 중
> • **치매 대상자** : "여기 있는 물건들은 다 내 거야. 아무도 만지지마."라며 울면서 분통을 터트리고 있다.

① 온화하게 이야기 하고 관심을 돌린다.

② 다 함께 사용하는 악기라고 설명한다.

③ 행동이 진정된 후 왜 그랬는지 물어본다.

④ 활동을 중지시키지 말고 노래를 부르게 한다.

⑤ 대상자를 침대에 눕히고 억제대로 묶어 놓는다.

66 치매 대상자가 해 질 녘이 되면 불안해하며 밖으로 나가려고 할 때 돕는 방법으로 옳은 것은?

① 혼자 쉴 수 있는 시간을 준다.
② 애완동물과 즐거운 시간을 갖게 한다.
③ 커튼을 걷어 밖을 볼 수 있게 한다.
④ 조명을 어둡게 하여 마음을 진정시킨다.
⑤ 낮 시간에 프로그램 참여를 제한 한다.

67 식사준비 중에 치매 대상자가 전을 부치겠다고 고집을 부릴 때 요양보호사의 대처방법으로 옳은 것은?

① "저하고 함께 전을 부쳐보세요."
② "제가 해 드릴 테니 기다리세요."
③ "어떻게 해야 하는지 먼저 생각해 보세요."
④ "화상 때문에 위험해요. 안 돼요."
⑤ "그럼 밀가루를 풀고, 달걀을 풀고, 기름 바르고 해보세요."

68 대상자와 바람직한 비언어적 의사소통을 하는 방법으로 옳은 것은?

① 대상자를 배려하여 비켜 앉는다.
② 계속해서 손을 움직인다.
③ 대상자보다 낮은 눈높이로 한다.
④ 대화 중간에 긴 침묵을 갖는다.
⑤ 대상자를 향해 몸을 약간 기울인다.

69 다음의 대화를 읽고 요양보호사의 공감적 반응으로 옳은 것은?

> • 대상자 : 내가 어린애도 아니고, 귀찮아 죽겠네. 허구 한 날 씻어라, 닦아라, 입어라, 먹어라 명령만 하고…….
> • 요양보호사 : _____
>   _____

① "그런 식으로 말씀하시면 저도 너무 서운해요."
② "어린애처럼 스스로 잘 못하니까 제가 잔소리를 하지요."
③ "깨끗하게 지내시라고 챙겨 드리는 게 싫으세요?"
④ "사실은 저도 이렇게까지 챙기기 힘들었어요. 이제부터 가족분들께 부탁하세요."
⑤ "어르신의 개인위생에 대해 일일이 간섭하는 것 같아 성가시고 화가 나셨나 봐요."

70 동료 요양보호사가 대상자에게 식사를 제공하다 중단한 후 사적인 통화를 오래할 때 '나-전달법'으로 반응한 것으로 옳은 것은?

① "밥이 식으니까 빨리 끊어주세요."
② "이제 통화 좀 그만 하시면 안 될까요?"
③ "개인적으로 급한 일이 있으신가 보군요."
④ "어르신이 기다리고 계셔서 보기에 안쓰럽네요."
⑤ "내가 대신 어르신을 돌보고 있을 테니 편히 통화해요."

71 언어장애가 있는 대상자와 의사소통 하는 방법으로 옳은 것은?

① 질문에 빨리 답하게 한다.
② 대상자의 말이 끝나기 전에 답변한다.
③ 대상자 얼굴 앞에서 큰 소리로 말한다.
④ 시간, 장소, 사람, 날짜 등을 자주 인식시킨다.
⑤ 손에 힘을 주거나 고개를 끄덕여 의사를 표현하게 한다.

72 한여름에 겨울코트를 입고 외출하려는 치매 대상자와 의사소통하는 방법으로 옳은 것은?

① "안 돼요. 이러고 나가시면 땀띠 나요."
② "지금이 어느 계절인지는 알고 계신 거예요?"
③ "예예, 원하시는 대로 겨울코트 입고 나가세요."
④ "여름옷 위에 두꺼운 외투를 껴입고 함께 나가요."
⑤ "그 옷 입고 나가시면 시설장님께 혼나요."

73 가스레인지에 불 끄는 것을 자주 잃어버리는 대상자를 위한 돕기 방법으로 옳은 것은?

① 휴대용 가스레인지를 사용한다.
② 배달음식 메뉴로 식단표를 작성한다.
③ 휴대전화기를 보면서 조리한다.
④ 음식을 조리하는 중에 주방을 떠나지 않는다.
⑤ 미리 얼려둔 음식을 전자레인지에 해동한다.

74 감염예방을 위한 6가지 연결고리(A)와 설명(B)으로 옳은 것은?

① A : 질병을 일으키는 세균, 미생물, 곰팡이 등
  B : 미생물
② A : 사람의 몸, 동물, 음식물, 토양
  B : 침입구
③ A : 손, 침구, 드레싱 공기
  B : 탈출구
④ A : 기침, 재채기, 분비물, 대변
  B : 전파방법
⑤ A : 노인, 영유아, 면역결핍자
  B : 저장소

75 대상자가 간식을 먹다가 갑자기 자신의 목을 조르는 자세를 하며 괴로운 표정을 짓고, 갑작스러운 기침을 하며 호흡곤란을 보이고 있다. 대상자가 숨을 쉬고 의식이 있을 때 요양보호사가 할 수 있는 행동으로 옳은 것은?

① 목 뒤를 강하게 두드린다.
② 물을 천천히 먹이도록 한다.
③ 손가락을 넣어 이물질을 빼낸다.
④ 강하게 기침을 하여 뱉어 내도록 한다.
⑤ 손가락을 넣어 무리하게 구토를 유발한다.

76 대상자가 한꺼번에 많은 약물을 복용한 뒤 구토를 했을 때 대처방법으로 옳은 것은?

① 구토를 억제하는 약물을 제공한다.
② 남은 약을 119 대원에게 전달한다.
③ 옷을 느슨하게 하고 따뜻한 물을 먹인다.
④ 구토물을 즉시 치워 주위를 깨끗하게 한다.
⑤ 엎드려 고개를 옆으로 돌린 자세로 눕힌다.

77 심정지 대상자에게 심폐소생술을 하는 일차적인 목적으로 옳은 것은?

① 쇼크 예방
② 뇌 손상 최소화
③ 면역 기능 향상
④ 신장 기능 향상
⑤ 근골격 손상 회복

78 의식을 잃은 대상자에게 심폐소생술을 할 때 순서로 옳은 것은?

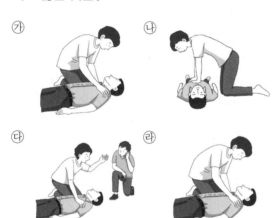

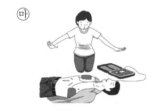

① 가 → 다 → 나 → 라 → 마
② 가 → 다 → 라 → 나 → 마
③ 다 → 가 → 나 → 라 → 마
④ 다 → 가 → 라 → 나 → 마
⑤ 라 → 가 → 다 → 나 → 마

79 심정지 대상자에게 자동심장 충격기를 사용하는 방법으로 옳은 것은?

① 반응과 정상적인 호흡이 없는 심정지 대상자에게만 사용한다.
② 심장충격이 전달될 때 대상자를 붙잡아 지지 한다.
③ 심장충격이 전달되고 1분 후 가슴압박을 다시 한다.
④ "분석 중……." 이라는 음성지시가 나오면 가슴압박을 한다.
⑤ 자동심장 충격기가 도착하면 심폐소생술을 5회 시행하고 적용한다.

80 주어진 사례를 읽고 치매 대상자가 스스로 할 수 있도록 지속적인 행동과 도움이 필요한 경우로 옳은 것은?

> • 73세 치매 대상자 B씨는 가족들이 설득하지만 양치질을 거부하고 있다.
> • 요양보호사가 치약을 묻힌 칫솔을 치매 대상자의 손에 쥐어주자, 칫솔을 입안에 넣고 문지르고 물로 입안을 헹구기도 하였다.
> • 칭찬을 한 후 요양보호사가 칫솔을 헹구고 B씨에게 칫솔을 제자리에 놓도록 유도하였으나 B씨는 세면대에 아무렇게나 던져 버리고 욕실을 나가버렸다.

① 치약 뚜껑을 열어 스스로 치약을 칫솔에 짜게 한다.
② 요양보호사가 칫솔을 입안으로 넣어준다.
③ 요양보호사가 물로 입안을 헹구어 준다.
④ 칫솔을 헹구어 제자리에 놓으라고 지시한다.
⑤ 입안의 치아를 닦도록 지시한다.

3회 실전모의고사

필기시험 →

01 노인이 건강하게 노화하기 위한 방법으로 옳은 것은?

① 적극적인 사회활동을 점차 줄인다.
② 뇌에 자극을 주어 인지력을 유지한다.
③ 체면을 위해 애정 표현은 삼간다.
④ 프라이버시를 위해 대인관계를 자제한다.
⑤ 체력증진을 위해 매시간 고강도 운동을 한다.

02 노화에 따른 노년기 특성으로 옳은 것은?

① 사회적 관계가 줄어들어 유대감이 감소한다.
② 은퇴와 상관없이 사회적 역할이 강화된다.
③ 사회적 활동증가로 우울증 경향이 감소한다.
④ 심리적, 정서적으로 의존성이 감소한다.
⑤ 질환에 상관없이 사회적 관계가 긍정적으로 작용한다.

03 다음에서 설명하는 사회복지제도로 옳은 것은?

- **목적** : 노인의 안정적인 소득 기반 제공 및 생활 안정 지원
- **대상** : 65세 이상의 노인에게 매월 25만 원의 연금을 지급
- **재원** : 국가와 지방자치단체에 의해 조성

① 국민연금
② 기초연금
③ 주택연금
④ 고용보험
⑤ 산업재해보상보험

04 장기요양인정 신청 절차로 옳은 것은?

① 등급판정은 신청서를 제출한 날로부터 30일 이내에 완료한다.
② 단기보호는 시설급여에 해당된다.
③ 가족급여는 재가급여에 해당된다.
④ 유효기간은 최대 5년 이상이다.
⑤ 시설에서의 식비 본인급여비용은 20%이다.

05 다음과 같은 서비스를 제공하는 노인장기요양보험 급여의 유형으로 옳은 것은?

> • 수급자의 일상생활신체활동 지원 및 인지기능의 유지향상에 필요한 용구
> • 가정을 방문하여 재활에 관한 지원 등을 제공하는 장기요양급여

① 재활급여
② 가족요양급여
③ 기타 재가급여
④ 단기보호
⑤ 주·야간보호 급여

06 다음의 상황에서 요양보호사의 대처방법으로 옳은 것은?

> 이혼한 아들과 며느리에 대해 험담을 하고, 방문 할 때마다 하소연을 하고 있다.

① 이혼의 이유가 무엇인지 물어본다.
② 더 이상 듣고 싶지 않다고 단호히 말한다.
③ 며느리에 대해 함께 험담을 한다.
④ 이야기를 들어주되, 옳고 그름에 대해 판단하지 않는다.
⑤ 가족관계에 깊이 관여하여 며느리에게 연락을 한다.

07 요양보호서비스 제공 시 요양보호사의 준수 사항으로 옳은 것은?

① 모든 서비스는 가족 중심의 서비스로 제공한다.
② 대상자와 의견이 상충될 때에는 가족에게 설명과 동의를 구한다.
③ 인지능력이 없는 치매 대상자라도 충분히 설명하고 동의를 구한다.
④ 대상자의 성격, 습관을 파악한 후 요양보호서비스를 제공한다.
⑤ 대상자가 관장해 주기를 원하면 서비스를 제공한다.

08 다음과 같은 사례에서 시설생활노인을 위한 권리 방안으로 옳은 것은?

> 치매 대상자인 김씨 노인은 큰아들의 부탁으로 시설에서 통장을 맡아서 관리하고 있다.
> 어느 날 둘째 아들이 찾아와 가족들의 합의하에 김씨 노인의 재산을 자신이 맡아 관리하기로 했다며 통장을 돌려 달라고 요청하였다.
> 시설에서는 특별한 의심 없이 통장을 내주고 확인서를 받아두었다. 얼마 후 큰아들이 찾아와서 김씨 노인의 통장을 가족들의 확인도 없이 내주었다며 시설에 강하게 항의하였다.

① 서비스 제공 과정에서 노인의 이익이 최대한 보장되도록 한다.
② 생활양식의 차이를 최대한 존중하여 프로그램을 기획한다.
③ 불가피한 경우 전원 또는 퇴소시킨다.
④ 노인과 보호자의 불평을 즉각적으로 해결해 주어야 한다.
⑤ 분기별 또는 수시로 재정 사용에 대한 결과를 알려 주어야 한다.

09 자녀가 일방적으로 가스, 전기, 수도를 단절시켜 노인의 생존을 위협하는 노인학대 유형으로 옳은 것은?

① 신체적 학대

② 정서적 학대

③ 성적 학대

④ 경제적 학대

⑤ 방임

10 요양보호사가 「산업재해보상법」에 따라 보상받을 수 있는 경우로 옳은 것은?

① 안전상의 이유로 작업을 중지

② 출산 및 육아로 인한 휴직

③ 계약종료에 따른 퇴사

④ 가구원 실직으로 인한 경제적 빈곤

⑤ 서비스 제공 중 상해로 인한 입원

11 다음에 해당하는 성희롱 유형으로 옳은 것은?

> • 신체특정부위를 만지는 행위
> • 안마나 애무를 함

① 시각적 성희롱

② 언어적 성희롱

③ 육체적 성희롱

④ 사회적 성희롱

⑤ 위계적 성희롱

12 다음의 상황에서 요양보호사가 직업윤리 원칙을 준수한 경우로 옳은 것은?

> 재가급여 대상자가 수고비를 줄 테니 당뇨약을 대리처방 받아 달라고 요청하였다.

① 서비스를 수행할 수 없음을 알린다.

② 다른 요양보호사에게 부탁한다.

③ 다른 대상자의 당뇨약을 제공한다.

④ 보호자에게 병원예약을 부탁한다.

⑤ 개인적으로 별도의 서비스 계약을 체결한다.

13 요양보호사가 직업윤리 원칙을 준수한 사례로 옳은 것은?

① 자신의 종교를 선교의 목적으로 강요한다.

② 대상자의 의견을 물은 후에 서비스를 제공한다.

③ 필요한 복지용구를 직접 판매 또는 대여한다.

④ 별도의 서비스를 대상자와 개인적으로 계약하였다.

⑤ 대상자 부재중에 서비스를 제공한 후 메모를 남겼다.

14 다음의 상황에서 요양보호사의 대처방법으로 옳은 것은?

> • 요양보호사 : 어르신 1회용 마스크가 젖었으니 교환해 드릴게요.
> • 보호자 : 하루 이틀도 아니고, 매일 몇 번이나 교환하는 거예요? 아까우니까 버리지 말고, 삶아서 재사용하세요.
> • 요양보호사 : _____
> _____

① 못 들은척하고 하던 업무를 계속한다.
② "기관장님과 의논해 볼게요."
③ "어르신의 의견은 어떠세요."
④ "젖으면 필터링 능력이 떨어져 효과가 없어요."
⑤ "제 사비로 구매할 테니 걱정하지 마세요."

15 요양보호사의 근골격계 질환 발생 가능성을 줄이는 작업 환경으로 옳은 것은?

① 평평하지 않은 바닥에서 휠체어 이동을 돕는다.
② 문턱을 설치하여 공간을 구분한다.
③ 거실 중앙에 얇은 매트를 깐다.
④ 비좁은 통로에서 불편하게 작업한다.
⑤ 야간 근무 시 조명을 밝게 한다.

16 옴에 감염된 대상자의 관리방법으로 옳은 것은?

① 공용 휠체어를 사용한다.
② 맨손으로 마사지를 해준다.
③ 가려운 부위만 약을 바른다.
④ 침구류를 분리하여 찬물에 세탁한다.
⑤ 대상자와 접촉한 사람은 증상 유무와 상관없이 함께 동시에 치료받는다.

17 요양보호사의 직무 스트레스 요인으로 옳은 것은?

① 돌봄 노동 강도에 비해 정서적 돌봄의 감정 노동은 강도가 적은 편이다.
② 재가 요양보호사에게 성희롱 상황이 일어나기도 한다.
③ 요양보호사의 업무범위는 명확하게 구분된다.
④ 가사도우미와는 다른 역할을 수행한다.
⑤ 재가 요양보호사의 경우 관리감독이 체계적으로 이루어진다.

18 노인성 질병의 특성으로 옳은 것은?

① 재발이 빈번하게 일어난다.
② 질환의 원인이 명확하다.
③ 단독 질병으로 발생한다.
④ 정상 노화과정과 구분하기 쉽다.
⑤ 수분과 전해질의 균형이 잘 이루어진다.

19 대장암을 예방하기 위한 식이요법으로 옳은 것은?

① 지방함유량이 많은 음식을 제공한다.
② 통 곡식으로 만든 음식을 제공한다.
③ 고칼로리 음식을 제공한다.
④ 훈연된 동물성 식품을 제공한다.
⑤ 야식으로 가공된 음식을 제공한다.

20 폐렴 대상자의 치료 및 예방을 돕기 위한 방법으로 옳은 것은?

① 세균성 폐렴은 항 바이러스제로 치료한다.
② 규칙적으로 환기하고 적절한 습도를 유지한다.
③ 금기사항이 아니라면 수분섭취를 삼간다.
④ 외출 후 손발은 물티슈로 닦는다.
⑤ 환절기 이전에 대상포진 예방접종을 한다.

21 협심증, 심근경색 등 관상동맥질환으로 나타나는 주요 특징적인 증상으로 옳은 것은?

① 언어장애
② 흉통
③ 반신불수
④ 의식장애
⑤ 현기증

22 골다공증으로 인한 골절을 예방할 수 있는 방법으로 옳은 것은?

① 자외선 차단크림을 바른다.
② 혈전예방 약물을 복용한다.
③ 카페인 음료를 즐겨 마신다.
④ 비타민C를 복용한다.
⑤ 체중부하 운동을 한다.

23 전립선비대증의 증상에 관한 설명으로 옳은 것은?

① 단백뇨가 검출된다.
② 소변 줄기가 굵어진다.
③ 배뇨 후 잔뇨감이 있다.
④ 배뇨 횟수가 감소한다.
⑤ 요의를 느끼지 못한다.

24 과거 수두 앓았던 사람에게 주로 생기며, 바이러스에 의해 피부와 신경에 염증이 생기는 질환으로 옳은 것은?

① 욕창
② 피부 건조증
③ 대상포진
④ 지루성 피부염
⑤ 간찰진

25 수정체가 혼탁해져 빛이 들어가지 못하고 사물이 뿌옇게 보이게 되는 질환으로 옳은 것은?

① 결막염
② 녹내장
③ 백내장
④ 망막염
⑤ 안구 건조증

26 노인 우울증에 관한 설명으로 옳은 것은?

① 타인에 대한 관심이 증가한다.
② 식욕과 체중에 변화가 나타난다.
③ 인지기능은 그대로 유지된다.
④ 불면증이나 불안 증상이 나타나지 않는다.
⑤ 일상생활에서 즐거움을 느끼는 정도에 변화가 없다.

27 알츠하이머병에 관한 설명으로 옳은 것은?

① 초기에 새로 외우고 배우는 것은 불가능하다.
② 초기에는 독립적인 생활을 할 수 있다.
③ 중기에는 우울, 짜증 등의 증상이 나타난다.
④ 말기에는 언어적 의사소통을 할 수 있다.
⑤ 말기에는 과거에 대해 힌트를 주면 기억을 해 낸다.

28 술에 취한사람처럼 비틀거리고, 자꾸 한쪽으로 쓰러질 때 의심할 수 있는 뇌졸중의 주요 증상으로 옳은 것은?

① 복시
② 운동 실조증
③ 반신마비
④ 어지럼증
⑤ 의식장애

29 영양 문제 발생 위험이 가장 높은 대상자로 옳은 것은?

① 인지기능이 저하된 대상자
② 배변활동이 양호한 대상자
③ 활동량을 늘린 대상자
④ 틀니가 잘 맞는 대상자
⑤ 식사시간이 규칙적인 대상자

30 자궁적출술을 받은 노인이 "나는 더 이상 여자가 아니야."라고 할 때 요양보호사의 반응으로 옳은 것은?

① "나이도 많으시니 그런 걱정 하지 마세요."
② "다른 불편한 느낌은 없으세요?"
③ "건강을 되찾으셔서 다행이에요."
④ "실제 성기능이 변하지는 않아요."
⑤ "우울증 치료를 받으시는 게 좋겠어요."

31 65세 이상 노인에게 권장되는 예방접종에 관한 설명으로 옳은 것은?

① 폐렴구균은 10년마다 1회 접종한다.

② 독감은 10년마다 1회 접종한다.

③ 백일해는 10년마다 접종한다.

④ 파상풍은 1회 접종했다면 10년마다 추가로 접종한다.

⑤ 대상포진은 과거에 홍역을 앓았다면 접종할 필요가 없다.

32 방문요양서비스 기록 내용으로 옳은 것은?

① "점심 식사 후 물을 많이 마셨다."

② "점심 때 여러 사람이 방문했다."

③ "옆집에 마실 갔다 한참 만에 오셨다."

④ "오후 1시부터 30분 동안 낮잠을 주무셨다."

⑤ "오랜만에 방문한 아드님과 이야기를 나누었다."

33 요양보호 업무보고의 중요성으로 옳은 것은?

① 기관의 비용 결정

② 대상자의 사적 정보 공유

③ 기관 중심의 서비스 제공

④ 요양보호서비스의 질 향상

⑤ 사고에 따른 피해보상액 결정

34 임종을 앞둔 대상자가 시간, 장소, 주위 사람에 대해 혼돈을 느낄 때 돕기 방법으로 옳은 것은?

① 손을 잡아 흔들어 깨운다.

② 움직이지 못하게 한다.

③ 큰 소리로 반복하여 질문한다.

④ 조용히 혼자 있는 시간을 준다.

⑤ 평소 좋아하는 사진을 머리맡에 둔다.

35 호스피스 완화의료 서비스를 받을 수 있는 대상자로 옳은 것은?

① 자가면역 희귀질환자

② 급성폐쇄성 호흡기 질환자

③ 췌장암 말기 대상자

④ 말기인지장애 치매 대상자

⑤ 뇌졸중으로 의식이 없는 대상자

실기시험 →

36 음식을 삼키기 힘든 대상자의 식사 돕기 방법으로 옳은 것은?

① 식전 입맛을 돋우기 위해 따뜻한 매실차를 제공한다.

② 음식을 부드럽게 조리하거나 잘게 썰어 제공한다.

③ 비위관을 통하여 액상 상태로 제공한다.

④ 머리와 목을 약간 뒤로 젖혀 음식을 삼키게 한다.

⑤ 액체는 증점제를 첨가하여 점도를 높여 제공한다.

37 대상자의 식사 돕기 방법으로 옳은 것은?

① 음식을 먹을 때 딸꾹질을 하면 등을 두드려 준다.

② 간식으로 수분이 적은 찹쌀떡을 제공한다.

③ 누워있는 대상자는 침대머리를 30~60° 올리고 등에 베개를 대어 안정된 자세를 취한다.

④ 앉을 수 있는 대상자는 침대머리를 최대한 올리고 머리 뒤에 베개를 대어 안정된 자세를 취한다.

⑤ 대상자가 오른손잡이라면 오른쪽에서 밥을 먹여준다.

38 침상에 누워 있는 왼쪽 편마비 대상자의 식사를 돕는 방법으로 옳은 것은?

① 입안 왼쪽에 음식물을 넣어 준다.

② 쿠션으로 오른쪽 상체를 지지해 준다.

③ 왼쪽 밑으로 하는 자세를 취하게 한다.

④ 침상을 30~60° 높여 주고 턱이 당겨지는 자세를 취한다.

⑤ 물이 흐르지 않도록 빨대를 입안 깊이 넣어 준다.

39 휠체어를 탄 오른쪽 편마비 대상자를 화장실 변기에 앉히는 방법으로 옳은 것은?

① 양팔로 대상자 바지의 허리부분을 잡고 돌린다.

② 오른쪽 손으로 안전 손잡이를 잡고 앉는다.

③ 오른쪽 다리에 힘을 주게 하여 엉덩이를 이동시켜 앉힌다.

④ 양팔을 대상자의 겨드랑이에 넣어 등을 감싸 몸을 일으킨 후에 90°회전시켜 앉힌다.

⑤ 변기에 앉힌 후 바지를 내린다.

40 침상에서 생활하는 대상자의 배설돕기 방법으로 옳은 것은?

① 배뇨를 실수하는 경우 기저귀를 채운다.

② 변기는 차갑게 하여 준비한다.

③ 배변시 조용한 환경을 유지한다.

④ 변의를 호소할 때 업무가 끝난 후 돕는다.

⑤ 밖에서 기다리면서 중간 중간 말을 걸어 상태를 살핀다.

41 이동변기를 사용하여 배변 중인 대상자가 배설을 어려워 할 때 돕기 방법으로 옳은 것은?

① 차가운 우유를 마셔 장운동을 돕는다.

② 조용한 음악을 틀어 집중할 수 있도록 한다.

③ 배변할 때까지 변기에 앉아 있게 한다.

④ 이동변기 대신 기저귀를 채워준다.

⑤ 미지근한 물을 항문에 끼얹어 변의를 자극한다.

42 기저귀가 젖었을 때 즉시 갈아 주어야 하는 이유로 옳은 것은?

① 침구 청결
② 욕창 예방
③ 치질 예방
④ 변실금 예방
⑤ 요실금 완화

43 유치도뇨관의 소변주머니를 관리하는 방법으로 옳은 것은?

① 요양보호사가 유치도뇨관을 교환, 세척한다.
② 소변주머니는 허리보다 높게 위치시킨다.
③ 소변량과 소변 색깔은 2~3시간마다 확인한다.
④ 의료진과 상의하여 수분섭취를 줄인다.
⑤ 하복부가 불편하다고 할 때 소변주머니를 비워준다.

44 의식이 없거나, 치아가 없고 연하장애가 있는 대상자의 구강 관리로 옳은 것은?

① 눕힌 상태에서 양치액을 충분히 삼키게 한다.
② 양치액을 사용한 후 입안을 헹구지 않고 남겨둔다.
③ 치매 대상자가 입을 열지 않으려 거부할 때는 강제로 입을 열게 한다.
④ 마비된 쪽은 본인이 느끼지 못하므로 점검할 필요가 없다.
⑤ 미지근한 물로 입안을 적신 후, 물받이 그릇에 뱉도록 한다.

45 머리카락이 엉켰을 경우 머리 손질 방법으로 옳은 것은?

① 머리를 짧게 이발하도록 권유한다.
② 빗으로 부드럽게 잡아당긴다.
③ 젖은 빗으로 손질한다.
④ 머리에 물을 적신 후 빗는다.
⑤ 엉켜있는 머리카락을 자른다.

46 발의 혈액 순환을 촉진하는 방법으로 옳은 것은?

① 보습을 고려한 클렌저를 사용한다.
② 오일이 함유된 로션을 발라준다.
③ 낮 시간 동안 자외선에 노출시킨다.
④ 따뜻한 물에 15분 동안 담가 준다.
⑤ 따뜻한 물에 식초를 0.9% 섞어 담가준다.

47 침상에서 세수하는 대상자를 돕는 방법으로 옳은 것은?

① 침대를 수평으로 하여 똑바로 눕힌다.
② 코 → 뺨 → 눈 → 귀 → 목 순으로 닦는다.
③ 알코올이 함유된 로션을 발라준다.
④ 매일 반복하는 일이므로 무리 없이 돕고 습관화시킨다.
⑤ 수건에 비누를 묻혀 눈의 안쪽에서 바깥쪽으로 닦아 준다.

48 누워있는 편마비 대상자의 하의를 갈아입힐 때 순서로 옳은 것은?

> 가. 발꿈치를 지지하여 한쪽씩 바지를 벗긴다.
> 나. 건강한 쪽 발을 바지에 넣도록 돕는다.
> 다. 마비된 쪽 발의 하의를 끼운다.
> 라. 무릎을 세워 둔부를 들게 한다.

① 다 → 가 → 라 → 나
② 다 → 라 → 가 → 나
③ 나 → 라 → 가 → 다
④ 라 → 가 → 다 → 나
⑤ 라 → 가 → 나 → 다

49 휠체어에 앉아 있는 대상자를 침대위로 옮길 때 요양보호사의 신체 손상을 예방하는 방법으로 옳은 것은?

① 빠르게 반동을 이용하여 이동시킨다.
② 두 발을 모아 지지면을 좁혀 들어 올린다.
③ 척추의 안정성을 위해 몸통의 작은 근육을 사용한다.
④ 대상자와 일정한 거리를 두고 들어 이동시킨다.
⑤ 무릎을 굽히고 양다리에 체중을 실어 들어 올린다.

50 다음 그림과 같이 침대에 누워있는 왼쪽 편마비 대상자를 일으켜 앉히는 방법으로 옳은 것은?

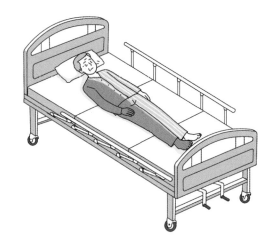

① 양손으로 어깨를 지지하여 앉힌다.
② 양손으로 어깨 옷자락을 잡아 당겨 앉힌다.
③ 한손은 머리, 반대 손은 목 밑을 받쳐 앉힌다.
④ 한손은 등과 어깨, 반대 손은 대퇴(넙다리)를 지지하여 앉힌다.
⑤ 양손으로 건강한 오른쪽 팔을 당겨 앉힌다.

51 문턱이나 도로 턱을 오를 때 휠체어 이동방법으로 옳은 것은?

① 휠체어를 뒤쪽을 발로 살짝 눌러 뒤쪽으로 기울인다.
② 앞바퀴를 들어 올린 상태로 뒤로 빼면서 앞바퀴를 내려놓는다.
③ 앞바퀴를 들어 올려 뒤로 젖힌 상태에서 이동한다.
④ 가급적 자세를 낮추고 다리에 힘을 주어 밀고 올라간다.
⑤ 휠체어를 뒤로 돌려 뒷걸음으로 내려간다.

52 침대에 걸터앉아 있는 오른쪽 편마비 대상자를 휠체어로 이동시키는 순서로 옳은 것은?

> 가. 건강한 다리를 축으로 삼아 휠체어 쪽으로 몸을 돌려준다.
> 나. 대상자를 일으켜 건강한 손으로 침대 바닥을 지지하도록 한다.
> 다. 바퀴를 고정하고 발 받침대를 접는다.
> 라. 대상자의 건강한 손으로 휠체어 팔걸이를 잡게 한다.
> 마. 겨드랑이 밑으로 손을 넣어 몸을 끌어 올려 깊숙이 앉힌다.

① 가 → 다 → 나 → 라 → 마
② 나 → 가 → 다 → 라 → 마
③ 다 → 나 → 라 → 가 → 마
④ 라 → 나 → 가 → 다 → 마
⑤ 라 → 다 → 가 → 나 → 마

53 오른쪽 편마비 대상자를 부축하며 걷는 방법으로 옳은 것은?

① 대상자 옆에서 팔로 양 어깨를 껴안듯 잡는다.
② 대상자의 오른쪽 어깨를 감싸고, 오른손을 잡고 걷는다.
③ 서로 같은편 발을 앞으로 내밀어 보조를 맞춰 걷는다.
④ 대상자의 왼쪽팔로 요양보호사의 허리를 감싸게 하여 이동한다.
⑤ 대상자의 오른쪽 다리를 먼저 내딛도록 한다.

54 화장실까지 이동하기 어려운 대상자의 배설을 돕기 위한 이동변기 선정 시 고려 사항으로 옳은 것은?

① 등받이가 없어야 한다.
② 침대에 부착되어 있어야 한다.
③ 본체와 변기통이 일체형이다.
④ 변기의 높낮이를 조절할 수 없다.
⑤ 물로 세척할 수 있는 재질이어야 한다.

55 변비 대상자의 식사관리로 옳은 것은?

① 자몽주스, 칼슘보충제
② 무화과 샐러드, 열무김치
③ 흰쌀밥, 찐 달걀
④ 요구르트, 카스테라
⑤ 생크림케이크, 우유

56 감자에 싹이 나지 않도록 신선하게 보관하는 방법으로 옳은 것은?

① 통풍이 잘되며 서늘하고 어두운 곳에 보관한다.
② 밀폐봉투에 담아 냉동실에 보관한다.
③ 표면에 식용유를 발라 냉장실에 보관한다.
④ 물을 뿌린 신문지에 싸서 냉장고 채소실에 보관한다.
⑤ 껍질을 벗긴 후 적당히 잘라 밀폐용기에 보관한다.

57 안전하고 쾌적한 주거환경 관리로 옳은 것은?

① 밝기가 낮은 조명을 사용한다.

② 주기적인 소음으로 수면을 돕는다.

③ 실내 습도를 60~80%로 유지한다.

④ 하루에 1시간 간격으로 10분간 창문을 열어 환기한다.

⑤ 야간에 화장실에 조명을 켜둔다.

58 치매가족과의 대화에서 관심을 전달하는 자세로 옳은 것은?

① 마주보고 적절한 눈 맞춤을 한다.

② 작은 목소리로 대화한다.

③ 다리를 꼬고, 팔짱을 낀다.

④ 얼굴이 닿을 듯 가까운 거리를 유지한다.

⑤ 단호하고 딱딱한 말투를 유지한다.

59 치매 대상자의 환경을 안전하게 조성하기 위한 방법으로 옳은 것은?

① 욕실 안에 전신거울을 걸어 둔다.

② 밤에는 화장실 전등을 소등한다.

③ 욕실세정제는 눈에 띄는 곳에 보관한다.

④ 온수 파이프는 절연체로 감싸둔다.

⑤ 온수기의 온도는 40℃ 이상 유지한다.

60 치매어르신이 집에 가야 한다며 차비를 달라고 반복적으로 요구할 때 대처 반응으로 옳은 것은?

① "어르신 여기가 집이에요."

② "어르신 우리 함께 콩 고르기 해요."

③ 빈 지갑을 보여주며 "보세요! 돈이 없어요."

④ "집에 가실 때 어떻게 가실 거예요?"

⑤ "아드님께 연락할게요."

61 치매 대상자가 제공된 음식을 먹지 않고 쳐다만 보고 있을 때 대처방법으로 옳은 것은?

① 요양보호사가 직접 입안에 넣어준다.

② 계속 거부하면 음식을 치운다고 말한다.

③ 식사하는 방법을 순서대로 가르쳐 준다.

④ 식사를 거르면 건강에 해롭다고 설명한다.

⑤ 스스로 먹을 때까지 음식을 그대로 둔다.

62 치매 대상자의 수면을 돕는 방법으로 옳은 것은?

① 취침 전에 격렬한 운동을 하게 한다.

② 취침 전 좋아하는 커피를 제공한다.

③ 저녁 식사 후 바로 잠자리에 들게 한다.

④ 매일 아침 일정한 시간에 일어나게 한다.

⑤ 낮 동안 졸고 있다면 낮잠을 충분히 자게 한다.

63 치매 대상자가 잠옷을 벗으려 하며 초조하게 복도를 배회하고 있을 때 돕는 방법으로 옳은 것은?

① 옷을 벗으면 안 된다고 설득한다.

② 요양보호사가 함께 돌아다닌다.

③ 잠옷이 젖었는지 확인한다.

④ 복도 조명을 밝게 한다.

⑤ 방문을 열어 환기를 시킨다.

64 다음과 같은 상황에서 요양보호사의 적절한 반응으로 옳은 것은?

> • **치매 대상자** : 어디서 고기냄새가 나네......, 너희끼리만 나 몰래 고기 먹었지? 나도 얼른 구워 줘!
> • **요양보호사** : _____
> _____

① "무슨 고기 냄새가 난다고 그러세요?"
② "조금 전에 고기반찬 드셨잖아요."
③ "고기가 드시고 싶으세요? 같이 사러가요."
④ "어르신은 치아가 나빠서 못 드세요."
⑤ "무슨 말씀이세요? 아무도 고기 먹지 않았어요."

65 시설 치매 대상자가 다음과 같은 문제행동을 보일 때 돕는 방법으로 옳은 것은?

> • 거실에 있는 텔레비전을 가로 막고 아무도 보지 못하게 한다.
> • 텔레비전 리모컨을 빼앗기지 않으려고 주먹으로 치고 꼬집는다.

① 텔레비전 전원을 끄고 아무도 보지 못하게 한다.
② 거실에 있는 텔레비전을 모두 없애버린다.
③ 대상자를 거실에 오지 못하게 한다.
④ 공동생활규칙에 대해 자세히 설명한다.
⑤ 좋아하는 텃밭에 가자며 관심을 돌린다.

66 치매 대상자가 해 질 녘이 되면 신발을 신고 집에 가려고 할 때 돕는 방법으로 옳은 것은?

① 대상자를 밖으로 데려가 산책을 한다.
② 신발을 찾을 수 없는 곳에 숨겨둔다.
③ 커튼을 걷어서 저녁이 되었음을 알게 한다.
④ 따뜻한 녹차를 제공하여 마음을 진정시킨다.
⑤ 억제대를 사용하여 돌아다니지 못하도록 한다.

67 요양보호사가 치매말기 대상자에게 "어르신 안녕하세요, 아침은 맛있게 드셨어요?" 라고 했을 때 대상자의 반응으로 옳은 것은?

① "네, 맛있게 잘 먹었어요." 라며 대답한다.
② "어제 먹었어." 라며 부정확한 시제 사용이 늘어난다.
③ "그거 있잖아. 아니 그것 말이야." 라며 같은 말의 사용이 증가한다.
④ "요양보호사님도 아침 먹었어요?" 라며 묻는다.
⑤ "안녕하세요, 좋은 아침입니다." 라고 하면 앵무새처럼 따라한다.

68 대상자와 비언어적으로 의사소통하는 방법으로 옳은 것은?

① 몸을 앞뒤로 흔들며 긍정을 표현한다.
② 대상자보다 눈높이를 낮춘다.
③ 눈썹을 치켜세우며 듣는다.
④ 대화하는 내내 머리를 끄덕인다.
⑤ 간간이 적절하게 미소를 짓는다.

69 다음과 같은 상황에서 요양보호사의 효과적인 말하기를 방해한 경우는?

> - **대상자** : 지난번 요양보호사는 내가 이런 저런 약을 많이 먹는다고 잔소리를 했어.
> - **요양보호사** : _____
> _____

① "지난 번 요양보호사님이 잘못하셨네요, 그런데 저는 약에 대해서 아는 게 없어요."

② "어떤 점에서 그렇게 느끼셨는지 말씀해 주세요."

③ "아……. 많은 약을 드시는 것이 걱정되어서 말씀하신 모양이에요."

④ "어떤 약을 드시는지 말씀해 주시겠어요?"

⑤ "병원을 방문하실 때 드시는 약을 챙겨가서 선생님께 보여 드리는 것은 어떨까요?"

70 재가 어르신의 집에 가보니 식탁위에 밥 먹은 그릇을 그대로 두어 밥풀이 말라붙어 있을 때 '나-전달법'으로 적절하게 반응한 것은?

① "식사를 하신 지 오래되었나 봐요."

② "밥풀이 하나도 안 남게 깨끗이 좀 드세요."

③ "그릇이 그대로 있네요. 제가 일하러 온 아줌마인줄 아세요?"

④ "밥풀이 말라붙어 있는 것을 보니 맛있게 드셨나봐요."

⑤ "식탁위에 밥그릇을 그대로 두시면 밥풀이 말라 설거지하기가 힘들어요."

71 다음과 같은 방법으로 의사소통해야 하는 대상자로 옳은 것은?

> - 실물, 그림판, 문자판을 이용한다.
> - 눈을 깜빡이거나 손짓, 고개 끄덕임 등으로 의사표현하게 한다.
> - 말로 잘 표현했을 때 칭찬과 더불어 긍정적 공감을 비언어적으로 표현해 준다.

① 청각장애

② 언어장애

③ 시각장애

④ 지남력장애

⑤ 주의력결핍

72 다음과 같은 상황에서 효과적으로 의사소통하는 방법으로 옳은 것은?

> - **치매 대상자** : 아이고 나 죽네……. 배 아파 죽겠어.
> - **요양보호사** : _____
> _____

① "어디가, 어떻게 불편하세요?"

② "(배를 짚으며) 여기가 아프세요?"

③ "많이 아프시군요. 장염인가 봐요?"

④ "간식으로 무엇을 먹었는지 말해보세요."

⑤ "속이 쓰리세요? 더부룩하세요? 콕콕 쑤시나요?"

73 실내에서 화재가 발생했을 때 소화기를 사용하는 순서로 옳은 것은?

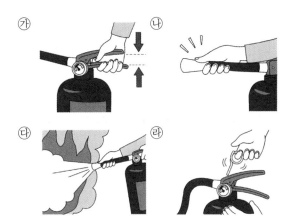

㉮   ㉯
㉰   ㉱

① 가 → 나 → 다 → 라
② 가 → 다 → 나 → 라
③ 나 → 가 → 라 → 다
④ 나 → 다 → 가 → 라
⑤ 라 → 나 → 가 → 다

74 감염의 6가지 연결고리에 대한 설명으로 옳은 것은?

① 대상자의 감염성 질환이 요양보호사에게 전염되지 않는다.
② 미생물이 사람의 몸 안에서 증식하는 장소는 모두 같다.
③ 몸 밖으로 탈출한 미생물은 직접적인 접촉에 의해서만 이루어진다.
④ 미생물의 침입을 막기 위해 상처는 완전 멸균 방식으로 드레싱 한다.
⑤ 민감한 대상자는 현재 시점에서 감염된 대상자이다.

75 인절미를 먹던 대상자가 자신의 목을 움켜잡고 괴로운 표정을 지을 때 요양보호사의 돕는 방법으로 옳은 것은?

① 대상자의 목뒤를 두드린다.
② 따뜻한 물을 먹여 이물질이 내려가도록 한다.
③ 손가락을 입에 넣어 무리하게 구토를 유발한다.
④ 119에 신고하기 위해 자리를 비운다.
⑤ 대상자 스스로 이물질을 뱉어내서 호흡곤란이 없어질 때까지 곁에 있는다.

76 치매 대상자가 과량의 약을 복용하고 의식을 잃고 쓰러졌을 때 응급대처방법으로 옳은 것은?

① 물을 많이 먹여 희석시킨다.
② 손가락을 넣어 구토를 유발한다.
③ 즉시 시설장에게 연락한다.
④ 토사물이 나오면 고개를 옆으로 돌린다.
⑤ 복용한 물질의 용기는 가족에게 전달한다.

77 산책하던 대상자가 넘어져 발목을 움직이지 못하고 심한 통증을 호소하지만 골절인지 구분하기 어려울 때 돕는 방법으로 옳은 것은?

① 부목을 대어 준다.
② 발목 부위를 붕대로 압박한다.
③ 발목을 스스로 돌려 보게 한다.
④ 손상부위를 관찰하고 병원진료를 받는다.
⑤ 진통제를 주고 며칠간 지켜본다.

78 심폐소생술을 위한 가슴압박 시행 방법으로 옳은 것은?

① 흉골아래 명치부위에 손바닥 뒤꿈치를 댄다.
② 가슴이 약 3cm 깊이로 눌릴 수 있게 한다.
③ 매번 압박의 위치와 강도를 바꾼다.
④ 양팔을 굽은 상태로 체중을 싣는다.
⑤ 분당 100~120회 속도로 압박한다.

79 대상자에게 심폐소생술을 할 때 자동심장충격기를 사용하는 방법으로 옳은 것은?

① 심장리듬 분석 중에는 심폐소생술을 멈추고 손을 뗀다.
② 심장충격이 전달될 때 대상자를 붙잡아 지지한다.
③ 자동심장충격기는 10분 간격으로 심장리듬을 분석한다.
④ 전원 켜기 → 심장리듬 분석 → 두개의 패드부착 → 심장충격시행 순서로 사용한다.
⑤ 심장충격을 실시하고 나서 2분 후에 심폐소생술을 다시 실시한다.

80 주어진 사례를 읽고 요양보호사의 돕기 방법으로 옳은 것은?

> 보호자는 치매 대상자를 욕실로 데려가 옷을 갈아입히거나 샤워기로 물을 뿌릴 때마다 설명 없이 끌고 가거나 옷을 벗기려한다.
> 이럴 때마다 노인은 화를 내며 손을 뿌리치고 보호자를 밀치며 목욕을 거부하고 있다.

① 인지기능이 저하된 치매 대상자는 충분한 설명을 이해하기 어렵다.
② 협조가 어려울 때는 강압적인 행동으로 목욕을 마무리 한다.
③ 목욕을 하는 이유와 과정을 설명하고 목욕 후 좋아하는 일을 하자며 유도한다.
④ 목욕물의 온도, 옷 갈아입을 준비하기는 스스로 하도록 격려한다.
⑤ 목욕을 자주할 수 없으므로 가능한 오랜 시간동안 목욕한다.

4 회

| 요양보호사 |

실전모의고사

필기시험 →

01 건강한 노년기를 보내기 위한 방법으로 옳은 것은?

① 생산적인 사회활동을 제한한다.
② 적극적인 애정 표현을 삼간다.
③ 혼자 보내는 시간을 늘린다.
④ 뇌를 자극하는 독서 활동을 늘린다.
⑤ 영양보조식품 중심으로 식단을 구성한다.

02 에릭슨이 주장한 생애주기에서 노년기에 해당하는 특성으로 옳은 것은?

① 신뢰감 – 불신감
② 자율성 – 의심
③ 정체감 – 고립감
④ 생산성 – 자아침체
⑤ 자아통합 – 절망감

03 대상자가 부양의무자로부터 부양을 받지 못하고 최저생활을 유지하기 어려울 때, 도움을 받을 수 있는 공적부조제도로 옳은 것은?

① 국민연금제도
② 고용보험제도
③ 국민건강보험제도
④ 국민기초생활보장제도
⑤ 산업재해보상보험제도

04 노인장기요양보험제도에 대한 설명으로 옳은 것은?

① 장기요양보험사업의 보험자는 근로복지 공단이다.
② 장기요양보험사업은 보건복지부장관이 관장한다.
③ 장기요양인정 여부 및 등급은 방문조사자가 판정한다.
④ 장기요양급여에서 주·야간 보호는 시설급여에 해당한다.
⑤ 재가급여를 이용하면 급여비용의 20%를 본인이 부담한다.

05 다음의 상황에서 이용할 수 있는 재가급여로 옳은 것은?

> 보호자가 뇌경색으로 장기요양등급 판정을 받은 어머니를 낮 동안 보호할 수 있는 시설을 찾고 있다.

① 방문요양
② 방문간호
③ 노인요양시설
④ 주·야간 보호
⑤ 노인요양공동생활가정

06 다음의 상황에서 요양보호사의 대처방법으로 옳은 것은?

> 최근 대상자에게 이혼하고 함께 살고 있는 아들에 대해 부끄럽게 여기며 기관에는 말하지 말 것을 요청하였다.

① 이혼의 이유가 무엇인지 물어본다.
② 대상자 모르게 기관장에게 보고한다.
③ 가족에게 전화해서 사실인지 확인한다.
④ 개인정보는 비밀이 보장된다고 말한다.
⑤ 부끄러운 일이 아니라고 판단하여 반응하지 않는다.

07 요양보호서비스 제공시 요양보호사의 준수 사항으로 옳은 것은?

① 필요한 경우 요양보호사가 판단하여 서비스를 변경한다.
② 응급 상황 시 우선순위에 따라 의료 행위를 한다.
③ 대상자의 잔존능력을 고려하여 서비스를 제공한다.
④ 상태 변화가 있어도 계획대로 서비스를 제공한다.
⑤ 대상자의 생활방식을 요양보호사의 기준에 맞춘다.

08 시설 내·외부 활동 및 사회적 관계에 참여할 권리에 침해 받은 것은?

① 노인의 정치적 이념을 존중한다.
② 특정 인물에 투표하도록 영향력을 행사한다.
③ 노인의 종교적 신념을 인정한다.
④ 종교적 신념의 변화를 목적으로 영향력을 행사하지 않는다.
⑤ 노인의 문화적 다양성을 인정한다.

09 다음과 같은 노인학대 유형으로 옳은 것은?

> • 집에 들어오지 못하게 함
> • 심장관련, 당뇨, 고혈압에 필요한 약물을 단절시킴

① 신체적 학대
② 정서적 학대
③ 성적 학대
④ 경제적 학대
⑤ 방임

10 다음을 읽고 요양보호사의 권리를 보장하는 법으로 옳은 것은?

> 재가 서비스 중 수급자에게 폭언 및 성희롱의 위협을 받았을 때, 기관장은 가해자가 받을 수 있는 불이익과 향후 대처 계획을 명확히 설명한다.

① 고용보험법
② 근로기준법
③ 산업안전보건법
④ 노인장기요양보험법
⑤ 산업재해보상보험법

11 다음과 같은 대상자의 행위 중 시각적 성희롱에 해당하는 것으로 옳은 것은?

① 음란한 농담
② 가슴, 엉덩이를 만짐
③ 외모에 대한 성적인 평가
④ 음란한 내용의 편지보내기
⑤ 옆에 앉으며 허리 잡아당기기

12 요양보호사가 지켜야 할 직업윤리 원칙으로 옳은 것은?

① 자신이 믿는 종교를 갖도록 강요한다.
② 서비스에 대한 물질적 보상을 요구한다.
③ 업무효율을 위해 권위적인 태도를 유지한다.
④ 요양보호사와 대상자가 대등한 관계임을 인식한다.
⑤ 예의 바른 태도는 거리감을 유발하므로 자제한다.

13 요양보호사의 윤리적 태도로 옳은 것은?

① 대상자 부재 시 들어가지 말고, 다음 방문일을 메모로 남긴다.
② 친숙하게 유아어나 반말을 사용한다.
③ 요양보호사와 같은 종교를 가진 대상자에게 더 잘해준다.
④ 업무상 알게 된 대상자의 비밀을 시설장과 공유한다.
⑤ 대상자의 동의 없이 오래된 물건은 버린다.

14 기저귀 사용량이 많다며 줄여 달라고 요청하는 보호자에 대한 대처방법으로 옳은 것은?

① 시설장에게 보고하고 재사용한다.
② 오염이 덜한 기저귀는 재사용하겠다고 한다.
③ 노인학대로 노인보호전문기관에 신고한다.
④ 기저귀를 자주 갈지 않으면 대상자에게 해롭다고 설명한다.
⑤ 보호자의 요청대로 기저귀 사용량을 줄이겠다고 한다.

15 요양보호사에게 근골격계 질환 발생 위험이 높은 상황으로 옳은 것은?

① 바닥에 물건을 정리하여 놓는다.
② 물건을 최대한 몸에서 멀리 놓고 들어 올린다.
③ 이동용 장비를 이용하여 물건을 옮긴다.
④ 밤 근무 중 밝은 조명에서 대상자의 이동을 돕는다.
⑤ 물건을 들고 몸의 큰 근육을 사용하여 돌린다.

16 다음 중 요양보호사가 감염 예방에 유의하면서 행동한 경우로 옳은 것은?

① 손으로 입과 코를 가리고 기침을 하였다.
② 요양보호사가 잠복결핵 상태에서 손을 씻고 대상자를 돌보았다.
③ 옴에 감염된 요양보호사의 옷을 찬물로 세탁하였다.
④ 임신한 요양보호사가 장갑을 끼고 수두 대상자를 돌보았다.
⑤ 노로바이러스에 감염된 요양보호사가 마스크를 착용하고 대상자를 돌보았다.

17 다음과 같은 요양보호사의 직무스트레스의 요인으로 옳은 것은?

> 요양보호사가 대상자의 목욕 돕기를 하다가 미끄러져 손목이 염좌되었다.

① 직무요구
② 감정노동
③ 성희롱
④ 역할 모호
⑤ 조직체계

18 노인성 질병의 특성에 관한 설명으로 옳은 것은?

① 질병의 예후가 명확하다.
② 치료 후 재발률이 낮다.
③ 전형적이지 않은 증상이 빈번하게 나타난다.
④ 원인이 명확하여 초기 진단이 쉽다.
⑤ 정상적인 노화 과정과 구분하기 쉽다.

19 설사를 하는 대상자를 돕기 위한 방법으로 옳은 것은?

① 시원한 탄산음료를 마시게 한다.
② 물을 포함한 음식을 먹지 않는다.
③ 기생충이 원인일 경우 진정제를 투약한다.
④ 약국에서 지사제를 구매하여 복용한다.
⑤ 몸을 따뜻하게 하고 수분섭취량을 늘린다.

20 고양이털에 노출된 대상자가 기침과 쌕쌕거리는 호흡음을 내쉬며 호흡곤란을 호소할 때 의심되는 질환으로 옳은 것은?

① 독감
② 만성기관지염
③ 천식
④ 결핵
⑤ 폐렴

21 심장의 수축력이 저하되어 나타나는 질환의 주요 증상으로 옳은 것은?

① 측위자세 호흡
② 식욕이 좋아짐
③ 명료한 의식
④ 지속적인 기침과 객담
⑤ 간헐적인 흉통

22 골다공증을 예방할 수 있는 방법으로 옳은 것은?

① 오전 10시~2시 사이에 걷기 운동을 한다.

② 체중의 10% 이상 다이어트를 한다.

③ 3개월 이상 혈전 예방 약물을 복용한다.

④ 운동 시 자외선 차단크림을 바른다.

⑤ 낙상예방을 위해 외출을 삼간다.

23 전립선비대증을 관리하는 방법으로 옳은 것은?

① 빈뇨로 힘들어하면 기저귀를 사용한다.

② 소변량을 증가시키기 위해 맥주를 마신다.

③ 고지방과 고콜레스테롤 음식 섭취를 피한다.

④ 소변을 참을 수 있을 때까지 참는다.

⑤ 약화된 근육을 강화하기 위해 체중을 늘린다.

24 대상포진에 관한 설명으로 옳은 것은?

① 홍역 바이러스에 의해 감염되는 질환이다.

② 장기간 항생제를 복용해야 한다.

③ 치료 후 신경통이 사라질 때까지 격리한다.

④ 피부에 올라온 수포를 터트려 건조시킨다.

⑤ 과거에 수두를 앓았던 사람에게서 주로 발생한다.

25 백내장의 주요 증상으로 옳은 것은?

① 뿌옇게 혼탁한 각막

② 안구의 통증

③ 두통, 구역질

④ 색의 구별능력 증가

⑤ 통증이 없으면서 점차 흐려지는 시력

26 우울증이 있는 대상자를 돕는 방법으로 옳은 것은?

① 대상자의 느낌이나 분노를 수용하지 않는다.

② 막연히 괜찮아질 것이라고 위로한다.

③ 혼자 생각할 시간을 갖도록 배려한다.

④ 관심을 드러내기보다 조용히 관찰한다.

⑤ 햇볕을 받으며 규칙적으로 운동을 하게 한다.

27 뇌졸중은 뇌혈관이 막힌 경우를 ☐A☐ (이)라고 하고, 뇌혈관이 터진 경우를 ☐B☐ (이)라고 한다. ☐☐ 안에 들어갈 질환으로 옳은 것은?

	(A)	(B)
①	뇌경색	뇌출혈
②	뇌출혈	뇌경색
③	중풍	동맥경화
④	동맥경화	중풍
⑤	동맥경화	뇌출혈

28 다음 상황에서 대상자의 반응으로 확인할 수 있는 질환으로 옳은 것은?

> • "말해보세요." – 발음이 정확한지 확인한다.
> • "웃어보세요." – 입의 좌우 모양이 대칭인지 확인한다.
> • "걸어 보세요." – 비틀거리고 한쪽으로 쓰러지는지 확인한다.

① 뇌졸중
② 퇴행성관절염
③ 파킨슨병
④ 기립성저혈압
⑤ 알츠하이머병

29 대상자의 영양관리 방법으로 옳은 것은?

① 음식이 뜨거울 때 간을 맞춘다.
② 과일류는 1회 1~2회로 섭취한다.
③ 철분흡수를 돕기 위해 비타민 D를 섭취한다.
④ 음식을 한꺼번에 많이 만들어 놓고 섭취한다.
⑤ 동물성 단백질 위주로 하루 세끼 식사를 한다.

30 노년기 성적활동으로 옳은 것은?

① 노화로 인해 성 능력이 감퇴된다.
② 질병이 성행위의 제한 요인이 된다.
③ 남녀 간 빈도차이는 없다.
④ 연령이 증가되더라도 수행능력 차이가 없다.
⑤ 노인이 성생활을 안 한다는 인식은 맞다.

31 이전 백일해와 예방접종 후 10년 마다 추가 접종해야 하는 백신으로 옳은 것은?

① 폐렴구균 – 백일해
② 파상풍 – 디프테리아
③ 독감 – 백일해
④ 폐렴구균 – 디프테리아
⑤ 대상포진 – 독감

32 장기요양 급여기록지에 관한 기록으로 옳은 것은?

① 오전 9시에 사과 1개를 드셨다.
② 기분이 우울해 보인다.
③ 변을 며칠 만에 보셨다.
④ 사과를 다 드셨다.
⑤ 복부 통증이 있었다.

33 요양보호사의 업무보고가 중요한 이유로 옳은 것은?

① 미납된 장기요양보험료 청구
② 대상자 가족의 책임을 부여
③ 요양보호사 중심의 서비스를 제공
④ 기관의 수익증대를 위한 방안을 제시
⑤ 사고에 대한 신속한 대응으로 피해를 최소화

34 임종단계에서 마지막까지 남아 있는 감각을 고려하여 돕는 방법으로 옳은 것은?

① 손을 잡아 준다.

② 조명을 밝게 켜 둔다.

③ 가족사진을 보여 준다.

④ 좋아하는 음악을 들려준다.

⑤ 즐겨 쓰던 아로마 향을 맡게 한다.

35 별도의 독립된 병동이나 시설에서 소정의 훈련 과정을 이수한 전문인력에 의해 임종 관리 서비스가 제공되는 것으로 옳은 것은?

① 입원형

② 가정형

③ 자문형

④ 방문형

⑤ 통합형

실기시험 →

36 안전하고 적절한 식사관리를 위한 올바른 식사 자세로 옳은 것은?

① 의자를 충분히 당겨주어 의자 끝에 앉는다.

② 등받이와 팔걸이가 없는 의자에 앉는다.

③ 식탁의 윗부분이 가슴과 배꼽사이에 위치한다.

④ 대상자의 발끝이 바닥에 닿게 한다.

⑤ 침대에 걸터앉을 때는 발밑에 받침을 놓아 넘어지지 않게 한다.

37 편마비 대상자의 식사 돕기 방법으로 옳은 것은?

① 건강한 쪽을 밑으로 하여 옆으로 눕힌다.

② 대상자의 얼굴을 요양보호사가 없는 방향으로 돌린다.

③ 숟가락 끝부분을 입술 중앙에 대고 음식을 넣어준다.

④ 음식을 다 삼키기 전에 더 넣어준다.

⑤ 식사가 끝난 직후 똑바로 누워 쉬게 한다.

38 스스로 식사할 수 없는 대상자의 경관영양 돕기 방법으로 옳은 것은?

① 대상자를 앉히거나 침상머리를 올린다.

② 의식이 없다면 말없이 경관 돕기를 한다.

③ 영양주머니는 하루에 한번만 세척한다.

④ 역류예방을 위해 천천히 주입한다.

⑤ 콧속 분비물 제거를 위해 흡인을 해준다.

39 휠체어를 사용하는 대상자가 화장실을 안전하게 다녀오도록 돕는 방법으로 옳은 것은?

① 대상자는 헐렁하고 편안한 옷을 입고 휠체어를 사용한다.

② 휠체어 의자 끝에 걸터앉게 하여 이동한다.

③ 휠체어에 앉을 때 반드시 잠금장치를 걸어둔다.

④ 휠체어 이동시 대상자의 두 발이 바닥에 닿도록 한다.

⑤ 배설 전·후 뒤처리를 전적으로 도와준다.

40 침대에 누워 지내는 대상자의 침상 배설을 돕는 방법으로 옳은 것은?

① 바지를 내리고 무릎덮개를 덮는다.
② 짓무른 피부는 물티슈로 닦아준다.
③ 항문이 변기 중앙에 위치하도록 대어 준다.
④ 배에 힘을 주기 쉽도록 침대 머리를 낮춰준다.
⑤ 배설물에 피가 섞여 나오면 대상자에게 확인시킨 후 버린다.

41 이동변기를 사용하여 배설하는 편마비 대상자를 돕는 방법으로 옳은 것은?

① 배설물을 모아서 1일 1회 버린다.
② 이동변기 높이는 침대보다 높게 한다.
③ 침대난간에 이동변기를 빈틈없이 붙인다.
④ 배설 후 물티슈로 닦아준다.
⑤ 옆에서 지켜보며 전적으로 돕는다.

42 대상자의 기저귀를 교환할 때 둔부를 가볍게 두드려 마사지하는 이유로 옳은 것은?

① 욕창 예방
② 근육 이완
③ 변의 자극
④ 심리적 안정
⑤ 장운동 촉진

43 유치도뇨관을 삽입하고 있는 대상자를 돕는 방법으로 옳은 것은?

① 취침 중에는 연결관을 잠가 둔다.
② 소변주머니는 매 식사 전에 비워 준다.
③ 자유로이 보행할 수 있음을 알려준다.
④ 소변주머니는 방광 위치보다 높게 둔다.
⑤ 유치도뇨관이 고정되어 있는지 수시로 당겨 본다.

44 의식이 없는 대상자의 구강청결 돕기 방법으로 옳은 것은?

① 앙와위 자세를 취한다.
② 목젖을 자극하여 깊숙이 닦는다.
③ 미지근한 물로 입안을 헹군다.
④ 일회용 스펀지 브러시를 물에 적셔 사용한다.
⑤ 아랫니와 잇몸을 닦고 윗니와 잇몸순서로 닦는다.

45 대상자의 두발 청결을 위해 드라이샴푸를 사용하는 방법으로 옳은 것은?

① 드라이샴푸 후에 린스로 헹군다.
② 드라이샴푸를 젖은 수건에 묻혀 사용한다.
③ 물과 드라이샴푸를 2:1로 섞어서 사용한다.
④ 모발을 물로 적신 후에 드라이샴푸를 발라준다.
⑤ 드라이샴푸를 사용 후에 마른 수건으로 모발을 충분히 닦아낸다.

46 대상자의 손발 청결 돕기 방법으로 옳은 것은?

① 알코올이 함유된 클렌저나 비누를 선택한다.
② 미지근한 물에 5분간 담가 둔다.
③ 손톱은 일자, 발톱은 둥글게 자른다.
④ 로션을 바르며 부드럽게 마사지 한다.
⑤ 발톱 주위의 염증은 항생제 연고를 발라준다.

47 침상에 누워 있는 대상자의 면도 돕기 방법으로 옳은 것은?

① 면도날은 피부와 90° 정도의 각도를 유지한다.
② 수염이 자란 반대방향으로 깎아준다.
③ 면도 후 피부진정을 위해 냉찜질을 한다.
④ 면도 전에 차가운 물수건으로 덮어 둔다.
⑤ 가능하면 전기면도기를 사용하는 것이 안전하다.

48 편마비 대상자의 하의를 갈아입히는 방법으로 옳은 것은?

① 다리를 모아 무릎을 세운 후 벗긴다.
② 똑바로 누운 상태에서 한꺼번에 벗긴다.
③ 앉은 상태에서 몸을 좌우로 움직여 한쪽씩 벗긴다.
④ 침상머리를 높여 앉힌 후 입힌다.
⑤ 의자에 앉힌 상태에서 바지를 완전히 입힌다.

49 휠체어에 타고 있는 대상자를 일으킬 때 요양보호사의 허리 손상을 예방하기 위한 자세로 옳은 것은?

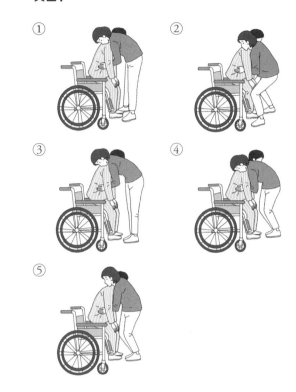

50 침상에 누워있는 편마비 대상자를 일으켜 앉히는 순서로 옳은 것은?

가. 대상자의 건강한 쪽에 선다.
나. 상체를 밀어 올려 대상자를 일으킨다.
다. 요양보호사의 팔로 대상자의 목과 등, 어깨 밑을 받쳐 지지한다.
라. 마비된 손을 가슴 위에 올려놓는다.
마. 대상자가 건강한 손으로 짚고 일어날 수 있게 한다.

① 가 → 나 → 라 → 다 → 마
② 가 → 나 → 다 → 라 → 마
③ 가 → 다 → 나 → 라 → 마
④ 가 → 라 → 다 → 나 → 마
⑤ 가 → 라 → 나 → 다 → 마

51 그림과 같이 문턱에서 내려갈 때 휠체어 이동 방법으로 옳은 것은?

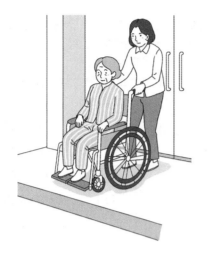

① 휠체어의 앞바퀴를 들고 앞으로 내려간다.
② 휠체어를 뒤로 돌려 뒷걸음으로 한 번에 내려간다.
③ 휠체어바퀴를 한쪽씩 지그재그로 앞으로 내려간다.
④ 휠체어를 뒤로 돌려 바퀴 한쪽씩 지그재그로 내려간다.
⑤ 휠체어를 뒤로 돌려 뒷바퀴를 먼저 내리고 앞바퀴를 들어 내려간다.

52 간이변기 복지용구의 선정 시 고려할 사항으로 옳은 것은?

① 소변색을 볼 수 없도록 검은 색이나 불투명해야 한다.
② 물 세척이나 소독약으로 소독할 수 있는 재질이어야 한다.
③ 열탕으로 소독할 수 있도록 충분한 내열성이 있어야 한다.
④ 녹이 슬지 않고 미끄러지지 않는 재질이 좋다.
⑤ 표면에 도장이 되어 있어야 한다.

53 오른쪽 편마비 대상자를 부축하여 걷는 방법으로 옳은 것은?

① 오른쪽 편마비 쪽에서 지지하며 걷는다.
② 오른쪽 손으로 지팡이를 쥐고 왼쪽에서 지지하며 걷는다.
③ 요양보호사가 대상자의 뒤에 서서 따라 걷는다.
④ 대상자의 왼쪽 팔로 요양보호사의 허리를 감싸며 걷는다.
⑤ 요양보호사가 대상자의 왼쪽에 서서 지팡이 역할을 한다.

54 휠체어에 타고 있는 오른쪽 편마비 대상자를 침대로 옮기는 순서로 옳은 것은?

> 가. 대상자의 발을 바닥에 붙이고 둔부를 휠체어 의자 앞으로 이동한다.
> 나. 휠체어를 45° 각도로 침대 옆에 놓고, 브레이크를 잠근다.
> 다. 대상자의 왼쪽 손으로 침대를 지지한다.
> 라. 요양보호사의 무릎으로 대상자의 오른쪽 무릎을 눌러 일으켜 세운다.
> 마. 무릎을 구부려 침대에 걸터앉힌다.

① 가 → 나 → 다 → 라 → 마
② 가 → 나 → 라 → 다 → 마
③ 가 → 다 → 나 → 라 → 마
④ 나 → 가 → 라 → 다 → 마
⑤ 나 → 다 → 가 → 라 → 마

55 변비로 고생하는 대상자의 식사 원칙으로 옳은 것은?

① 현미, 완두콩, 미역줄기를 섭취한다.
② 생과일 대신 과일 통조림을 섭취한다.
③ 비타민 D와 칼슘보충제를 함께 복용한다.
④ 가급적 도정을 많이 한 곡류를 섭취한다.
⑤ 식이섬유의 흡수를 위해 수분 섭취를 제한한다.

56 수확한 뒤 상온에서 일정기간이 경과한 뒤 먹으면 영양가가 더 좋아지는 과일로 옳은 것은?

① 사과
② 수박
③ 무화과
④ 딸기
⑤ 블루베리

57 대상자의 일상 업무를 대행하는 방법으로 옳은 것은?

① 보호자에게 필요한 서비스가 있는지 확인한다.
② 물품 구매 시에 요양보호사의 물품도 함께 구입한다.
③ 대상자의 요구가 있을 때에는 업무 관계자와 연결한다.
④ 업무 대행을 완료한 후에 경과를 시설장에게 설명한다.
⑤ 서류 발급 업무 대행 전에 요양보호사의 인감 증명서를 발급받는다.

58 치매 대상자의 병원 방문을 도울 때 의사소통하는 방법으로 옳은 것은?

① 대상자 스스로가 치매 대상자임을 인식시킨다.
② 요양보호사가 동행한다고 말해주어 안심시킨다.
③ 대상자가 병원 방문이유를 알고 있는지 확인한다.
④ 병원에서 검사 후 진료를 받고 약을 탈 것이라고 설명한다.
⑤ 치매의 정도가 심해졌을 수도 있다고 분명하게 말해 둔다.

59 시설 치매 대상자를 위해 화장실의 환경을 안전하게 조성하는 방법으로 옳은 것은?

① 건조할 때는 화장실 바닥에 물을 뿌려 놓는다.
② 대상자의 눈높이에 맞추어 '화장실' 표시를 한다.
③ 프라이버시를 위해 화장실 안에 잠금장치를 설치한다.
④ 펌프식 세정제보다 고체 비누를 이용한다.
⑤ 세면대 위에 큰 거울을 설치하여 자신의 모습을 보게 한다.

60 치매 대상자가 시설에서 반복적으로 "집에 언제 가요?" 라고 할 때 대처방법으로 옳은 것은?

① 못 들은 척 하고 업무를 한다.
② 집에 갈 수 없음을 설명한다.
③ 텃밭에 물을 주러 나가자고 한다.
④ 복잡한 일거리를 제공한다.
⑤ 문 앞에 의자를 놓고 앉아 기다리게 한다.

61 치매 대상자가 아침 식사 후 얼마 지나지 않아 밥을 계속 달라고 할 때 요양보호사의 반응으로 옳은 것은?

① "여기 빈 그릇이 어르신이 드신 게 맞나요?"
② "몇 시에 아침 드셨는지 잘 생각해 보세요."
③ "여기 빈 그릇이 어르신이 드신 거예요, 조금 있다가 간식 드릴게요."
④ "이렇게 계속 음식을 드시면 살쪄서 안 돼요."
⑤ "오늘 아침에 무엇을 먹었는지 말씀해보세요."

62 최근에 입소한 치매 대상자가 밤에 일어나 돌아다니다가 낮 동안에는 잠을 잘 때 돕는 방법으로 옳은 것은?

① 좋아하는 음식을 제공한다.
② 잠에 깨어 외출하려고 하면 지켜본다.
③ 누구에게나 적응 기간이 필요함을 이해시킨다.
④ 취침 전에 따뜻한 녹차를 충분히 마시게 한다.
⑤ 침대에 눕게 한 후에 가족에 대해 이야기를 나눈다.

63 치매 대상자가 배를 부여잡고 안절부절못하며 밖으로 나가려 할 때 우선적으로 돕는 방법으로 옳은 것은?

① 화장실로 데리고 간다.
② 창문, 출입문의 문을 잠근다.
③ 소음을 없애고 실내를 어둡게 한다.
④ 단순한 일거리를 주어 관심을 돌린다.
⑤ 고향이나 가족에 대한 대화를 나눈다.

64 다음과 같은 상황에서 요양보호사의 대처방법으로 옳은 것은?

> 시설 치매 대상자가 화장실로 도망가 "누군가 나를 잡으러 왔어."라며 문을 닫고 숨는다.

① 무슨 일이 있었는지 말해달라고 한다.
② 누가 잡으러 왔는지 물어본다.
③ 화장실 안은 위험하다고 차분히 설명한다.
④ 시설에는 아무도 못 들어온다고 말한다.
⑤ 이제 가고 없다며 안심시키고 같이 있어 준다.

65 치매 대상자가 식당에서 흥분하여 수저로 탁자를 계속 치는 행동을 할 때 돕는 방법으로 옳은 것은?

① 수저를 빼앗아 문제행동을 제지한다.
② 흥분이 가라앉을 때까지 지켜본다.
③ 흥분이 가라앉은 후 왜 그랬는지 물어본다.
④ 조용한 장소로 옮겨 안정시킨다.
⑤ 안 되는 이유를 자세하게 설명한다.

66 시설 대상자가 해 질 녘이 되면 "오늘 수고하셨습니다. 저는 이만 돌아가겠습니다."라고 하면서 밖으로 나가려고 할 때 돕는 방법으로 옳은 것은?

① 빠른 리듬의 음악을 들려준다.
② 이곳 요양시설이 집이라며 설득한다.
③ 조명을 어둡게 하여 밤이라는 것을 알린다.
④ 아직 할 일이 끝나지 않았다고 말한다.
⑤ 시장에 가서 반찬거리를 사오자며 산책을 나간다.

67 치매 대상자를 위한 인지자극 훈련에 관한 설명으로 옳은 것은?

① 가족의 수발 부담이 증가된다.
② 치매의 진행 속도를 늦추는 약물요법에 해당된다.
③ '맨손체조하기'는 지남력을 향상시킨다.
④ 인지자극훈련 대상자는 일상기능에 문제가 없어야 한다.
⑤ 인지기능에 대한 기본적인 인식이 있는 숙련된 요양보호사가 담당한다.

68 대상자와 의사소통하는 방법으로 옳은 것은?

① 입술을 깨물고 시선을 한곳에 고정한다.
② 팔짱을 끼고 머리를 끄덕이며 이야기한다.
③ 적절하게 희미한 미소를 짓는다.
④ 큰소리가 아닌 온화한 목소리로 이야기한다.
⑤ 정면이 아닌 뒤에서 어깨를 두드리며 말을 건넨다.

69 다음의 대화에서 요양보호사의 공감적 반응으로 옳은 것은?

> • 대상자 : 못 보던 요양보호사님이네, 지난번 요양보호사가 참 잘했는데……
> • 요양보호사 : _____

① "어르신, 저도 잘한다는 애기 많이 들었으니 걱정 마세요."
② "그렇게 말씀하시니 많이 서운하네요, 그런 말씀은 안하셨으면 좋겠어요."
③ "제가 그 사람보다 경력이 많아 더 잘할 수 있어요."
④ "제가 맘에 들지 않으시면 기관장님께 연락하시면 돼요."
⑤ "지난번 요양보호사님이 일을 참 잘하셨나봐요, 저도 열심히 할게요."

70 동료 요양보호사가 반복적으로 사적인 부탁을 할 때 '나-전달법'의 의사소통 방법으로 옳은 것은?

① "이번에는 다른 분에게 부탁하는 게 좋겠어요."
② "오늘은 안 돼요, 다른 날 부탁하세요."
③ "이건 규칙에 어긋나는 일이라고 생각해요."
④ "자꾸 이러면 내 생활에 지장이 있고 같이 일하기 불편해요."
⑤ "한두 번도 아니고 자꾸 사람을 힘들게 하시면 안 되죠."

71 치매로 인한 장애가 있을 때 지켜야 할 의사소통의 원칙으로 옳은 것은?

① 요양보호사의 일정에 맞춰 페이스를 맞춘다.
② 먼저 말로 지시하고 행동을 지시한다.
③ 상식을 강요하고 설득한다.
④ 치매에 걸리면 아무것도 모르고, 잊어버리기 쉽다.
⑤ 치매노인과 같은 눈높이에서 시선을 맞춘다.

72 치매 대상자가 환각증상을 보이며 "문밖에 우리 딸이 와있어, 딸한테 가야겠어." 라고 할 때 요양보호사의 의사소통 방법으로 옳은 것은?

① "문밖에 아무도 없는데요."
② "따님이 많이 그리운가 봐요."
③ "식사하시면 따님께 연락드릴게요."
④ "거짓말 하시면 간식 안 드릴 거예요."
⑤ "원래 따님 없으시잖아요?"

73 화재를 예방하기 위해 지켜야 하는 안전 수칙으로 옳은 것은?

① 요리가 끝날 때까지 주방을 떠나지 않는다.
② 소화기 위치장소를 자주 바꾸어 놓는다.
③ 세탁물은 난로 바로 옆에 널어 말린다.
④ 냄새를 제거하기 위해 거실에 향초를 켜둔다.
⑤ 옥상의 문은 항상 닫혀 있어야 한다.

74 대상자를 도울 때 감염이 전파될 수 있는 상황은?

① 장갑을 벗은 직후 손을 씻었다.
② 배설물이 묻은 의류를 분리하여 세탁하였다.
③ 분비물에 오염된 일회용 장갑을 깨끗이 씻어 재사용하였다.
④ 일회용 방수가운을 입고 대상자의 분비물을 처리하였다.
⑤ 혈액이 묻은 물품을 찬물로 씻어 낸 후 더운 물로 헹구었다.

75 식사를 하던 대상자가 갑자기 목을 움켜잡으며 비정상적인 숨소리를 낼 때 돕는 방법으로 옳은 것은?

① 가슴압박과 인공호흡을 한다.
② 손가락을 입에 넣어 구토를 시킨다.
③ 편평한 바닥에 눕히고 머리를 뒤로 젖힌다.
④ 옷을 단추를 풀어주고 머리를 옆으로 돌려준다.
⑤ 대상자를 뒤에서 안아 배꼽과 명치 사이 중간부위를 후상방으로 밀어 올린다.

76 치매 대상자가 알 수 없는 약물을 먹고 의식이 없을 때 응급대처방법으로 옳은 것은?

① 즉시 가족에게 사실을 알린다.
② 우유를 먹여 구토하게 한다.
③ 천장을 바라보는 자세로 눕히고 고개를 옆으로 돌린다.
④ 복용한 것으로 의심되는 용기는 시설장에게 전달한다.
⑤ 약병 안의 내용물이 쏟아진 것은 청소하여 버린다.

77 대상자가 화분에 걸려 넘어져 출혈은 없으나 손목에 통증이 있고 외형상 변형이 관찰될 때 응급처치 방법으로 옳은 것은?

① 튀어나온 뼈를 압박한다.

② 손목 부위를 마사지 한다.

③ 손목을 반복적으로 털어보게 한다.

④ 시계를 벗겨내고 움직이지 않는다.

⑤ 의자에 앉히고 팔을 심장 아래로 내려 준다.

78 심폐소생술시 가슴압박을 실시하는 방법으로 옳은 것은?

① 환자 등에 푹신한 베개를 대어준다.

② 압박된 가슴은 50%만 이완되게 한다.

③ 대상자의 골반에 걸터앉아 압박한다.

④ 경동맥이 뛰는 것을 확인하고 압박한다.

⑤ 가슴압박은 분당 100~120회 속도로 실시한다.

79 대상자에게 심폐소생술을 할 때 자동심장충격기를 사용하는 방법으로 옳은 것은?

① 왼쪽 빗장뼈 밑과 오른쪽 중간겨드랑이선에 패드를 붙인다.

② 땀을 제거하지 말고 패드를 부착 후 전원을 켠다.

③ 심장리듬 분석 중에는 인공호흡을 한다.

④ 심장충격기가 스스로 충전을 시작하면 가슴압박을 한다.

⑤ 충격이 전달된 즉시 대상자의 반응과 호흡을 재확인 한다.

80 주어진 사례를 읽고 치매 대상자가 스스로 할 수 있도록 지속적인 행동과 도움이 필요한 경우로 옳은 것은?

> 5년째 치매를 앓아온 80세 D씨는 최근 옷에 소변을 보는 경우가 가끔 있다. 근래 잘 걷지 못하고 넘어지고, 화장실 문을 열려고 하지만 잘 되지 않아 요양보호사가 문을 열어 준다.
> 도움을 받아 화장실에 가면 안전손잡이를 잡고 변기에 앉아 혼자 대·소변은 볼 수가 있다. 하지만 가끔은 휴지로 닦지 않거나 닦은 휴지를 아무데나 버리기도 하였다.
> 요양보호사가 지도를 해주면 휴지를 변기 속에 버리고 바지를 올리고 안전손잡이를 잡고서 화장실 밖으로 나왔다.

① 낙상예방을 위해 기저귀를 채워준다.

② 낙상예방을 위해 방안에 이동식 변기를 놓아준다.

③ 스스로 화장실 문을 열도록 격려한다.

④ 대·소변을 본 후 요양보호사가 닦아준다.

⑤ 스스로 휴지를 변기 속에 버리도록 지시한다.

5회 | 요양보호사 | 실전모의고사

필기시험 →

01 노년기를 건강하게 보내는 방법으로 옳은 것은?

① 지역사회 참여 등 사회활동을 제한한다.
② 가공식품 위주로 식사를 한다.
③ 만성질환의 유무를 정기적으로 확인한다.
④ 인지력 유지를 위해 단조로운 생활을 한다.
⑤ 만성질환자는 고강도 근력운동을 한다.

02 노년기의 바람직한 가족관계로 옳은 것은?

① 자녀에게 의존하는 생활을 한다.
② 가족관계는 경직된 상태로 유지한다.
③ 형제자매와 경쟁적 관계를 유지한다.
④ 배우자와 성적욕구를 자제한다.
⑤ 손자·손녀가 긍정적인 자아를 형성하도록 돕는다.

03 노인을 위한 유엔의 5원칙 중 '독립의 원칙'으로 옳은 것은?

① 개인의 선호와 능력에 맞추어 안전한 환경에서 살 수 있어야 한다.
② 노인들을 위한 사회운동과 단체를 조직할 수 있어야 한다.
③ 자율과 보호를 높이는 사회적, 법률적인 서비스를 이용할 수 있어야 한다.
④ 노인의 잠재력을 계발할 수 있는 기회가 있어야 한다.
⑤ 존엄과 안전 속에서 살 수 있어야 한다.

04 노인장기요양인정 절차에 관한 설명으로 옳은 것은?

① 지방자치단체에 장기요양인정을 신청한다.
② 신청자가 동의하면 치매안심센타 장이 대신 신청할 수 있다.
③ 장기요양인정 방문조사는 등급판정위원회에서 실시한다.
④ 국민건강보험공단의 방문조사원이 장기요양등급을 1차로 판정한다.
⑤ 보건복지부는 1차 장기요양등급 판정 결과를 심의하여 최종 판정한다.

05 장기요양급여 중 재가급여의 장점으로 옳은 것은?

① 가족 중심의 서비스를 제공한다.
② 응급상황에서 신속하게 대응할 수 있다.
③ 사생활이 존중되고 개인 중심 생활을 할 수 있다.
④ 종합적인 재활치료 서비스가 제공될 수 있다.
⑤ 건강검진을 통해 질병을 조기에 발견할 수 있다.

06 다음 상황에서 요양보호사가 적절하게 반응한 것으로 옳은 것은?

> • **보호자** : 부모님 두 분 모두 서비스를 받고 있으니 제 빨래도 해주세요. 이전의 요양보호사도 다 해주었어요.
> • **요양보호사** : _____
> _____

① "규정을 어기는 일이라 해 드릴 수 없어요."
② "저는 이전의 요양보호사와는 달라요."
③ "그럼요, 하는 김에 같이 해 드릴게요."
④ "시설장님과 상의해 볼게요."
⑤ "저와 개인적으로 계약하면 추가 서비스를 받으실 수 있어요."

07 요양보호서비스 제공시 요양보호사의 준수 사항으로 옳은 것은?

① 요양보호사가 추가 서비스를 결정한다.
② 대상자와의 심각한 갈등은 직접 해결한다.
③ 서비스 계획 시 대상자의 습관을 반영한다.
④ 대상자의 상태에 따라 처방약의 용량을 조절한다.
⑤ 대상자의 인지능력이 악화된 경우에는 서비스를 중단한다.

08 다음 사례에서 시설 대상자가 요구할 수 있는 권리로 옳은 것은?

> 친구와 전화 통화를 하며
> • **친구** : 봄이라 그런지 벚꽃이 너무 예쁘게 피었어…… 휠체어라도 타고 나가서 구경해 봐...
> • **대상자** : 이놈의 다리가 문제여, 휠체어야 탈 수가 있지만, 여기는 기껏 해야 넓은 거실에서 텔레비전이나 보는 정도지. 그것 말고는 없어, 없다니까!

① 안락하고 안전한 생활환경을 제공받을 권리
② 존엄한 존재로 대우받을 권리
③ 사생활과 비밀보장에 대한 권리
④ 신체구속을 받지 않을 권리
⑤ 건강한 생활을 위한 질 높은 생활서비스 및 보건의료서비스를 받을 권리

09 다음에 해당하는 노인학대 유형으로 옳은 것은?

> 치매증상이 심해진 노모에게 '시설로 보낸다',
> '집에서 나가라' 등의 위협·협박을 한다.

① 신체적 학대
② 정서적 학대
③ 경제적 학대
④ 유기
⑤ 방임

10 다음을 읽고 요양보호사의 권리를 보장하는 법으로 옳은 것은?

> 재가 서비스 중 보호자에게 폭언 및 신체폭력의 위협을 받아 업무를 중단하였을 때, 기관장은 요양보호사에게 해고를 하거나 그밖에 불리한 처우를 하여서는 안 된다.

① 고용보험법
② 근로기준법
③ 산업안전보건법
④ 노인장기요양보험법
⑤ 산업재해보상보험법

11 성희롱 유형(A)과, 행위(B)가 올바르게 연결된 것은?

	유형(A)	행위(B)
①	언어적 성희롱	머리향이 좋다며 머리카락을 만짐
②	육체적 성희롱	"나는 젊은 영계 요양보호사가 좋더라."
③	육체적 성희롱	"가슴을 만지고 싶어."라며 자신의 가슴을 만지는 행위
④	시각적 성희롱	게임 등을 빙자해 가슴이나 엉덩이를 만지는 행위
⑤	시각적 성희롱	남성의 성기가 드러난 동영상을 보여주는 행위

12 요양보호사가 지켜야 할 직업윤리 원칙으로 옳은 것은?

① 대상자와 상호 대등한 관계임을 인식한다.
② 상황에 따라 시간을 줄여 서비스를 제공한다.
③ 대상자의 경제적 지위에 따라 서비스 내용을 달리한다.
④ 대상자 부재 시에 서비스를 제공하고 메모를 남긴다.
⑤ 타 직종과의 협력보다 업무의 신속성을 중요시 한다.

13 요양보호사가 직업인으로서 윤리적 태도를 취한 사례로 옳은 것은?

① 표준서비스 이외의 추가적인 서비스를 제공한다.
② 서비스 제공기록지는 업무수행 직후 제공한다.
③ 보호자에게 알리고 근무지를 비운다.
④ 대상자로부터 서비스에 대한 감사 사례금을 받는다.
⑤ 서비스 시간 변경 요청 시 조정할 수 없음을 알린다.

14 보호자가 사용했던 기저귀를 말려서 재사용을 강요할 때 대처방법으로 옳은 것은?

① 가족의 요구대로 다시 사용한다.
② 다시 쓸 수 없는 이유를 설명한다.
③ 오염정도가 적으면 말려서 사용한다.
④ 대상자에게 알리고 서비스를 중단한다.
⑤ 보호자의 요구사항을 기록한다.

15 손목관절이 좁아지거나 내부 압력이 증가하여 신경이 자극되고 손목에 통증이 유발되는 질환으로 옳은 것은?

① 골다공증
② 손목 골절
③ 수근관증후근
④ 테니스 엘보
⑤ 류마티스관절염

16 다음에서 설명하는 감염성 질환으로 옳은 것은?

> • 질환에 걸린 대상자의 구토물에 의한 감염
> • 증상이 회복되더라도 2~3일간 음식을 조리하지 않는다.

① 옴
② 결핵
③ 독감
④ 머릿니
⑤ 노로바이러스 감염

17 다음과 같은 요양보호사의 직무스트레스의 요인으로 옳은 것은?

> 치매 등의 원인으로 대상자의 필요와 요구에 따라 자신의 감정을 조절해야 한다.

① 직무요구
② 감정노동
③ 성희롱
④ 역할 모호
⑤ 조직체계

18 노인성 질병의 특성에 관한 설명으로 옳은 것은?

① 질병의 경과가 짧다.
② 급성 질환이 대부분이다.
③ 질환의 증상이 뚜렷하게 나타난다.
④ 질환이 단독으로 발생하는 경우가 많다.
⑤ 일상수행능력 저하로 의존상태가 지속된다.

19 설사를 하는 대상자를 돕는 방법으로 옳은 것은?

① 차가운 커피를 마시게 한다.
② 물을 충분히 마시게 한다.
③ 우유 섭취량을 늘린다.
④ 섬유질이 많은 나물을 먹게 한다.
⑤ 설사 초기부터 지사제를 복용하게 한다.

20 천식 대상자의 호흡곤란을 예방하는 방법으로 옳은 것은?

① 거실에 커튼, 카펫, 천 소파를 사용한다.
② 차고 건조한 공기로 환기시킨다.
③ 뜨거운 물로 침구류를 세탁한다.
④ 해마다 폐렴구균을 추가 접종한다.
⑤ 운동 시작 전에는 기관지확장제 흡인을 금한다.

21 심부전 대상자를 돕는 방법으로 옳은 것은?

① 매일 체중을 측정한다.
② 식사량을 늘려 제공한다.
③ 빠르게 걷기 운동을 격려한다.
④ 결핵 예방접종을 권장한다.
⑤ 온·냉탕을 오가며 목욕하게 한다.

22 골다공증이 있는 노인이 현기증으로 낙상했을 때 발생할 가능성이 높은 질환으로 옳은 것은?

① 고관절염좌
② 추간판탈출
③ 고관절골절
④ 척추협착증
⑤ 퇴행성관절염

23 전립선비대증 대상자의 방광염 예방을 돕는 방법으로 옳은 것은?

① 매번 유치도뇨관을 삽입한다.
② 노화의 변화이므로 약물은 복용하지 않는다.
③ 맥주를 마시게 하여 소변량을 증가 시킨다.
④ 낮에는 시간을 정해 규칙적으로 배뇨하게 한다.
⑤ 식이섬유가 풍부한 음식을 섭취하게 한다.

24 옴에 감염된 대상자를 돕는 방법으로 옳은 것은?

① 음식섭취로 인한 알레르기 증상이다.
② 가려운 부위에만 연고를 도포한다.
③ 아침에 약을 바르고 잠자기 전에 씻어 낸다.
④ 감염 부위를 만져서 열감이 있는지 확인한다.
⑤ 대상자의 동거 가족은 증상이 없어도 함께 치료받는다.

25 녹내장으로 자아개념이 떨어진 대상자에게 요양보호사 돕기 방법으로 옳은 것은?

① "TV 보실 때 조명을 끄고 보세요."
② "병원 가셔서 수술하셔야겠어요."
③ "어쩔 수 없죠. 어르신만 그런 게 아니에요."
④ "안압을 잘 유지하면 악화를 늦출 수 있어요."
⑤ "담배나 술은 드셔도 돼요."

26 우울증 대상자를 돕는 방법으로 옳은 것은?

① 주변사람들과의 교류를 줄인다.
② 햇볕을 쬐며 걷기운동을 하게 한다.
③ 곧 괜찮아질 것이라고 위로한다.
④ 지속적인 관심은 갖지 않는다.
⑤ 항우울제 용량을 늘려야 한다고 말한다.

27 뇌졸중에 대한 설명으로 옳은 것은?

① 심장의 수축력 저하로 발생한다.
② 도파민의 부족으로 발생한다.
③ 뇌에 베타아밀로이드 단백이 침착하여 생긴다.
④ 소뇌가 손상되면 행동이 느려진다.
⑤ 뇌로 혈액을 공급하는 혈관이 막히거나 터져서 발생한다.

28 다음을 읽고 예측할 수 있는 질환으로 옳은 것은?

> • 말을 해보게 하여 발음이 정확한지 확인한다.
> • 웃어보게 하여 입 모양이 좌우 대칭인지 확인한다.

① 파킨슨병
② 뇌졸중
③ 신부전증
④ 알츠하이머병
⑤ 기립성 저혈압

29 노인이 운동을 꺼려하는 신체적 변화로 옳은 것은?

① 심장근육의 수축력 증가
② 폐활량의 증가
③ 관절 가동범위의 감소
④ 근육의 피로도 감소
⑤ 자극에 대한 반응 증가

30 시설에서의 노인의 성생활과 관련된 권리로 옳은 것은?

① 노인 개인의 성 상담은 하지 않는다.
② 시설규정상 부부는 한방을 쓸 수 없도록 한다.
③ 성적욕구를 해소할 프로그램은 개발하지 않는다.
④ 부부노인의 성생활을 흥밋거리로 다룬다.
⑤ 노인도 성적 존재임을 인정한다.

31 노인 예방접종 중, 매년 접종해야 하는 것으로 옳은 것은?

① 파상풍
② 백일해
③ 디프테리아
④ 폐렴구균
⑤ 독감

32 요양보호 기록에 관한 설명으로 옳은 것은?

① 일주일 단위로 핵심 내용만 기록, 보고한다.
② 공식화된 용어를 사용하여 기록한다.
③ 기록을 정정할 때는 수정 펜으로 덧칠한 후 작성한다.
④ 요양보호사가 느낀 점을 중심으로 기록한다.
⑤ 서비스는 내용을 우회적으로 표현하여 기록한다.

33 요양보호사가 관찰한 내용을 바르게 기록한 것으로 옳은 것은?

① "실금을 여러 번 함"
② "요즘에 건망증이 더 심해짐"
③ "가족이 방문해서 그런지 기분이 좋아 보임"
④ "오후 간식인 바나나 섭취를 거부함"
⑤ "이른 아침에 운동을 간단하게 함"

34 임종을 앞둔 대상자에게 죽음이 임박하였음을 예측할 수 있는 상태로 옳은 것은?

① 시력이 유지된다.
② 호흡이 규칙적이다.
③ 피부가 붉고 따뜻하다.
④ 근육 긴장도가 증가한다.
⑤ 대소변 실금이 나타난다.

35 치료가 어려운 말기질환을 가진 환자와 가족을 대상으로 통증 및 신체적 심리적, 사회적, 영적 고통을 완화하여 삶의 질을 향상시키는 전문적 의료서비스로 옳은 것은?

① 사전연명의료
② 호스피스·완화의료
③ 항암치료
④ 연명의료결정 서비스
⑤ 호스피스 간호·간병서비스

실기시험 →

36 대상자의 올바른 식사 자세로 옳은 것은?

① 균형을 잡을 수 없다면 침대에 걸터 앉는다.
② 팔 받침과 등받이가 없는 의자를 사용한다.
③ 식탁 높이는 배꼽아래 치골 높이로 한다.
④ 발이 바닥에 닿지 않으면 발 받침대를 받쳐 준다.
⑤ 의자에 앉을 때 턱을 들고 앉는다.

37 편마비 대상자에게 식사를 제공할 때 사레를 예방하는 방법으로 옳은 것은?

① 구역질을 하면 물을 마시게 한다.
② 입 밖으로 음식이 흐르면 턱받이를 대어준다.
③ 국수는 적당한 크기로 잘라서 준다.
④ 음식을 삼킨 후 재채기를 하면 마스크를 씌운다.
⑤ 트림을 하면서 음식물이 나오면 다시 삼키게 한다.

38 경관영양 시 비위관이 새고 있을 때 돕기 방법으로 옳은 것은?

① 비위관을 잠그고 밀어 넣는다.
② 오른쪽으로 눕혀 구토를 예방한다.
③ 요양보호사가 비위관을 제거한다.
④ 비위관을 잠그고 간호사에게 즉시 연락한다.
⑤ 청색증이 나타나면 비위관을 잠그고 관찰한다.

39 휠체어로 이동하여 화장실을 사용하는 오른쪽 편마비 대상자를 돕는 방법은?

① 대상자의 오른쪽에 휠체어를 놓고 옮긴다.
② 이동할 때는 휠체어 의자 끝에 걸터앉게 한다.
③ 휠체어 잠금장치를 풀고 발 받침대를 접은 후 변기에 옮긴다.
④ 요양보호사의 한 손은 허리를 지지하고 다른 손은 바지를 내린다.
⑤ 변기에 앉았을 때 발바닥이 바닥에 닿지 않게 한다.

40 침상배설 돕기 방법으로 옳은 것은?

① 침상머리 올리고 아랫배에 힘이 들어갈 수 있게 한다.
② 배설하는 동안 피부 상태를 확인한다.
③ 똑바로 누운 상태에서 엉덩이를 들게 한다.
④ 물티슈로 닦고 자연건조 시킨다.
⑤ 점액변이 관찰되면 지켜본다.

41 이동변기 사용 시 돕기 방법으로 옳은 것은?

① 변의를 말로 표현하지 못하면 기저귀를 채운다.
② 회음부 및 둔부를 위에서 아래로 닦는다.
③ 수건을 어깨부터 덮어준다.
④ 배설물을 한꺼번에 모았다가 처리한다.
⑤ 대상자가 원하지 않을 때 밖에서 다른 업무를 본다.

42 기저귀를 사용하는 대상자의 욕창을 예방하는 방법으로 옳은 것은?

① 둔부 주변을 알코올 솜으로 닦아준다.
② 기저귀는 정해진 시간에 교환한다.
③ 피부 발적 있는 경우 더운 물주머니를 대어준다.
④ 기저귀가 뭉치지 않도록 잘 펴서 마무리 한다.
⑤ 둔부에 도넛 모양의 베개를 대어 준다.

43 유치도뇨관을 삽입한 대상자를 돕는 방법으로 옳은 것은?

① 혈액이 섞인 소변이 나오면 방광을 세척한다.
② 소변량이 적은 경우 연결관의 꼬임 여부를 확인한다.
③ 소변주머니를 비운 후 배출구를 비눗물로 세척한다.
④ 유치도뇨관이 빠지면 즉시 다시 밀어 넣는다.
⑤ 침상에서 움직이거나 보행을 삼가도록 한다.

44 치아가 없는 대상자의 입안을 깨끗이 닦아 내는 방법으로 옳은 것은?

① 상반신을 낮추고 고개를 든다.
② 마른 거즈를 사용하여 닦는다.
③ 먼저 윗니와 잇몸을 닦고 아래쪽 이와 잇몸을 닦는다.
④ 똑바로 누운 자세를 취하게 한 후 닦는다.
⑤ 입안의 상처가 있다면 구강연고를 발라준다.

45 드라이샴푸를 사용하는 방법으로 옳은 것은?

① 드라이샴푸와 린스를 섞어 사용한다.
② 드라이샴푸 사용 후에 린스로 헹군다.
③ 드라이샴푸를 젖은 수건에 묻혀 사용한다.
④ 거품이 나지 않게 주의하며 두피를 마사지한다.
⑤ 모발이 많이 더러우면 드라이샴푸를 반복하여 사용한다.

46 대상자의 손발 청결 돕기로 옳은 것은?

① 이불이 젖지 않도록 목욕수건을 깔아준다.
② 살을 파고드는 발톱은 짧게 깎아준다.
③ 씻기를 싫어하는 대상자는 수면 중에 닦는다.
④ 건조함을 예방하기 위해 오일이나 로션을 발라준다.
⑤ 발가락 사이는 알코올로 꼼꼼하게 닦는다.

47 목욕을 하는 동안 대상자의 체온이 떨어지지 않도록 돕는 방법으로 옳은 것은?

① 미끄럼방지매트 위에 앉아 있도록 한다.
② 담요를 덮어 노출부위를 가려준다.
③ 목욕 후 몸의 물기는 자연 건조 되게 한다.
④ 목욕물의 온도는 50℃ 이상이 되도록 한다.
⑤ 시원한 주스를 마셔 수분을 보충해 준다.

48 오른쪽 편마비 대상자에게 단추가 없는 상의를 벗기는 순서로 옳은 것은?

① 머리 → 왼쪽 팔 → 오른쪽 팔
② 왼쪽 팔 → 오른쪽 팔 → 머리
③ 왼쪽 팔 → 머리 → 오른쪽 팔
④ 오른쪽 팔 → 머리 → 왼쪽 팔
⑤ 오른쪽 팔 → 왼쪽 팔 → 머리

49 대상자를 침대에서 일으켜 이동시킬 때 안면창백, 어지러움, 식은땀 등의 증상이 나타날 때 대처방법으로 옳은 것은?

① 청심환을 먹인 후 관찰한다.
② 수건으로 식은땀을 닦아준다.
③ 담요를 덮고 미지근한 물을 준다.
④ 원래 자세로 다시 눕힌다.
⑤ 도움을 요청하고 심폐소생술을 한다.

50 대상자를 침대 끝으로 이동하여 걸터앉는 순서로 옳은 것은?

> 가. 돌려 눕힌 자세에서 목과 어깨, 무릎을 지지한다.
> 나. 신체를 정렬하고 어깨에 힘을 주어 일으켜 앉힌다.
> 다. 양쪽 발이 바닥에 닿도록 지지한다.
> 라. 다리를 침대 아래로 내리면서 어깨를 들어 올린다.

① 가 → 나 → 다 → 라
② 가 → 나 → 라 → 다
③ 가 → 다 → 나 → 라
④ 가 → 라 → 나 → 다
⑤ 가 → 라 → 다 → 나

51 휠체어로 문턱을 내려갈 때 휠체어 조작 방법으로 옳은 것은?

① 휠체어 뒤쪽을 발로 살짝 눌러 내려간다.
② 뒤로 돌려 한 번에 밀고 내려간다.
③ 앞바퀴를 들고 앞으로 내려간다.
④ 뒤로 돌려 바퀴 한쪽씩 지그재그로 내려간다.
⑤ 뒤로 돌려 뒷바퀴를 내린 후 앞바퀴를 조심히 내려놓는다.

52 왼쪽 편마비 대상자를 침대로 이동시킬 때 휠체어를 놓는 위치로 옳은 것은?

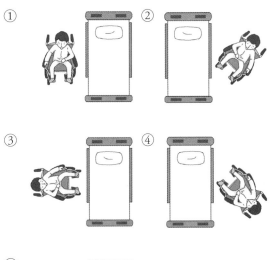

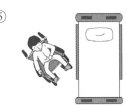

53 오른쪽 편마비 대상자를 부축할 때 요양보호사의 어깨에 걸치는 대상자의 팔(A)과 대상자의 신체부위(B)로 옳은 것은?

	대상자의 팔(A)	대상자의 신체부위(B)
①	왼쪽 팔	왼쪽 손목
②	왼쪽 팔	오른쪽 손목
③	오른쪽 팔	허리
④	오른쪽 팔	왼쪽 손목
⑤	오른쪽 팔	오른쪽 손목

54 복지용구 중에서 요실금 팬티를 사용하는 방법으로 옳은 것은?

① 세탁 후 반복 사용이 가능해 경제적이다.
② 여성용 요실금 팬티만 판매하고 있다.
③ 흘림량이 500ml 이상인 대상자에게 사용한다.
④ 적은량의 실금은 세탁하지 않아도 된다.
⑤ 흡수량이 많아 소변량이 많은 대상자에게 사용한다.

55 재가 대상자의 식기 및 주방을 위생적으로 관리하는 방법으로 옳은 것은?

① 기름기가 많이 묻은 그릇은 물로 세척한다.
② 유통기한이 지난 음식은 높은 열에 조리한다.
③ 그물모양 수세미보다 스펀지로 된 수세미를 사용한다.
④ 일반쓰레기와 음식물 쓰레기통을 함께 사용한다.
⑤ 삶을 수 없는 수세미는 소독제를 희석한 물에 담근다.

56 식사를 준비하면서 재가 대상자에게 설명한 것으로 옳은 것은?

① "일주일 동안 드실 반찬을 냉장실에 보관해 두었어요."
② "야채 사고 남은 돈은 아들에게 주었어요."
③ "어르신은 편찮으시니까 죽만 드시는 것이 좋겠어요."
④ "냉장고에 있던 과일은 오래된 것 같아서 버렸어요."
⑤ "혈당이 높으니 어르신이 좋아하는 잡곡밥을 해드릴게요."

57 재가 대상자의 관공서 방문을 대신해 주는 방법으로 옳은 것은?

① 대상자의 서류 발급비를 시설장에게 청구한다.
② 대상자의 협조가 필요한 부분은 사전에 협의한다.
③ 대상자의 업무를 대행하면서 요양보호사의 사적업무를 병행한다.
④ 동일한 관공서 업무가 있는 동료 요양보호사에게 부탁한다.
⑤ 업무 대행 결과에 불만족해하는 경우는 대상자가 스스로 처리하게 한다.

58 치매 대상자의 약물 복용을 돕는 방법으로 옳은 것은?

① 인지개선제는 병의 완치를 목적으로 한다.
② 낙상예방을 위해 약물 복용 후 침상에서 안정시킨다.
③ 증상의 변화에 따라 약의 양을 조절한다.
④ 약물 부작용이 나타나면 메모하여 병원 진료 시 알린다.
⑤ 복용량을 줄이고자 할 때는 기관장의 허락을 받는다.

59 재가 치매 대상자의 생활공간을 안전하게 조성하는 방법으로 옳은 것은?

① 대상자의 방은 가족과 멀리 배치한다.
② 난간에는 비슷한 색의 테이프를 붙여 놓는다.
③ 큰 유리창에는 눈높이에 맞춰 그림스티커를 붙인다.
④ 단열을 위해 양탄자, 깔개를 깔아둔다.
⑤ 시력약화로 낮에는 어둡고, 밤에는 밝게 한다.

60 시설 치매 대상자가 "우리 할아버지가 데리러 오기로 했는데 언제 와?" 라며 반복적으로 물을 때 대처방법으로 옳은 것은?

① 물을 때마다 가족과 통화하게 한다.
② 어제 왔다 갔다며 기억해 보라고 한다.
③ 할아버지가 언제 오면 좋겠는지 되물어 본다.
④ 여기가 집이니 할아버지를 기다리지 말라고 한다.
⑤ 달력에 적힌 가족의 방문 일정을 보이며 알려준다.

61 시설 치매 대상자가 방금 식사를 마친 후 "며느리가 밥을 안줘서 배가 고파." 라고 할 때 요양보호사의 적절한 반응으로 옳은 것은?

① "어르신 며느님은 여기 안 계세요."
② "설마 며느님이 밥을 안 주시겠어요."
③ "식사를 준비하고 있으니 조금만 기다려 주세요."
④ "계속해서 식사를 달라고 하시니 제가 너무 힘들어요."
⑤ "식사량이 충분하지 않으셨군요. 점점 식사량이 느는 것 같아요."

62 치매 대상자가 밤에 깬 후 다시 잠을 이루지 못할 때 수면할 수 있도록 돕는 방법으로 옳은 것은?

① 단순한 일거리를 제공한다.
② 운동기구로 운동을 하게 한다.
③ 따뜻한 우유를 제공한다.
④ 거부했던 목욕을 시도한다.
⑤ 좋아하는 TV프로그램을 보게 한다.

63 시설 치매 대상자가 실내에서 배회할 때 돕는 방법으로 옳은 것은?

① 2~3시간마다 창문을 열어 환기를 시킨다.
② 집 밖에 배회코스를 만들어 준다.
③ 현관이나 출입문에 비상벨을 달아 출입을 관찰한다.
④ 라디오를 크게 틀어 놓고 소리에 집중하게 한다.
⑤ 침대 주변에 옷을 흩트려 놓고 정리하게 한다.

64 치매 대상자가 '저 노인네가 내 반지를 훔쳐갔어.'라며 자주 화를 낼 때 돕는 방법으로 옳은 것은?

① 잠시 다른 사람의 반지를 빌려서 준다.
② 훔쳐갔다고 주장한 노인의 물건을 함께 찾아본다.
③ 화가 가라앉을 때 까지 모르는 척한다.
④ 같은 반지를 여러 개 사두었다가 대체한다.
⑤ 반지를 훔쳐가지 않았다고 차분히 설득한다.

65 치매 대상자가 갑자기 흥분하여 고함을 지르며 동료 대상자를 때리려고 할 때 돕는 방법으로 옳은 것은?

① 팔을 잡아 행동을 멈추게 한다.
② 왜 때리려고 했는지 물어본다.
③ 화가 난 것을 이해한다고 다독거린다.
④ 행동이 멈출 때까지 그 자리를 피한다.
⑤ 다른 자극을 주어 행동을 멈추게 한다.

66 치매 대상자가 해 질 녘만 되면 함께 생활하는 대상자의 사물함에서 옷을 꺼내려 한다. 요양보호사의 돕는 방법으로 옳은 것은?

① "어르신 옷을 같이 찾아봐요."라며 손을 이끈다.
② "왜 남의 옷을 가지고 가세요!" 라며 훈계한다.
③ "옷은 내일 찾고 주무세요."라고 하며 조명을 어둡게 한다.
④ "남의 옷에 손을 대면 안 돼요." 라며 옷을 정리한다.
⑤ "자꾸 이러시면 퇴소하셔야 해요." 라며 보호자에게 연락한다.

67 '빗소리, 개구리 울음소리' 등 청각적 자극을 활용한 인지자극 훈련으로 기대할 수 있는 효과로 옳은 것은?

① 공감능력 향상
② 지남력 자극
③ 친화력 확대
④ 집행기능 향상
⑤ 계산능력 향상

68 장기요양서비스에서 의사소통의 원칙으로 옳은 것은?

① 대상자의 신체, 심리, 생활환경의 특성을 이해한다.
② 대상자가 다양한 감정을 억제하도록 한다.
③ 요양보호사의 편견에 따라 대상자를 파악한다.
④ 대상자의 부적절한 행동에 대해 질책한다.
⑤ 대상자의 비밀을 제3자에게 제공한다.

69 재가 대상자가 식사를 한 후 다음과 같이 말할 때 요양보호사의 공감적 반응으로 적절한 것은?

- 대상자 : 지난번 요양보호사님이 만든 음식은 내 입맛에 딱 맞았는데….
- 요양보호사 : _____

① "전 그 요양보호사와 달라요."
② "그럼 그 요양보호사에게 연락해 드릴까요?"
③ "이젠 제가 담당이니 그런 말씀은 하지 마세요."
④ "그 요양보호사님의 음식솜씨가 좋았나 봐요. 저도 열심히 할게요."
⑤ "다른 어르신은 제가 만든 반찬이 맛있다고 하시던데요."

70 대화를 하는데 나의 말에 반응이 없는 동료 요양보호사에게 '나-전달법'으로 의사소통하는 방법으로 옳은 것은?

① "나는 당신과 친하게 지내고 싶은데 당신은 싫은가 봐요."

② "당신은 저와 대화를 나누고 싶지 않은가 봐요?"

③ "당신은 소통하기 어려운 사람이군요! 다음에 다시 이야기해요."

④ "많이 바쁘신가 봐요. 다른 일을 하시면서라도 제 이야기에 집중해 주세요."

⑤ "내가 말할 때 반응이 없으면 듣고 있는지 알 수 없어 답답하네요."

71 치매 대상자와 의사소통할 때 기본원칙을 지켜 반응한 것으로 옳은 것은?

① "왜 과일을 안 드셨어요.?"

② "집 앞에 산책 나가려는데 어떠세요?"

③ "아까 그 사람은 누구예요?"

④ "어디 불편한 곳은 없으세요?"

⑤ "점심 드시고 나서 바나나를 간식으로 드세요."

72 치매 대상자가 군밤 냄새가 난다며, 군밤을 달라고 할 때 요양보호사의 의사소통 방법으로 옳은 것은?

① "배고프세요? 좀 전에 간식 드셨잖아요."

② "왜 갑자기 군밤 생각이 나셨는지 말씀해 보세요."

③ "무슨 말씀이세요. 저는 냄새가 안 나는데요."

④ "군밤이 드시고 싶군요. 함께 사러 나가요."

⑤ "어제도 그 말씀을 하시더니 오늘도 그러시네요."

73 시설에서 화재가 발생했을 때 대처방법으로 옳은 것은?

① 엘리베이터를 이용하여 대피한다.

② 최대한 허리를 세워 움직인다.

③ 실내에 불이 나면 전화를 걸어 알린다.

④ 아래층으로 이동할 수 없다면 옥상으로 이동한다.

⑤ 방향을 알기 힘들 때에는 양쪽 손으로 벽을 번갈아 짚으며 나간다.

74 가래가 묻은 물품을 처리할 때 감염을 예방하기 위한 방법으로 옳은 것은?

① 물품을 처리한 후 흐르는 물에 손을 닦는다.

② 사용한 장갑은 말려 두었다가 다시 사용한다.

③ 소변통을 비우고 손에 낀 장갑은 벗지 않는다.

④ 심하게 오염된 침구는 살균 표백제를 사용한다.

⑤ 체액이 묻은 깨진 유리는 일반쓰레기로 버린다.

75 하임리히법에 관한 설명으로 옳은 것은?

① "숨이 안 쉬어지세요? 물어보며 인공호흡을 한다.

② 등 두드리기와 복부압력 높이는 방법을 30:2로 한다.

③ 머리를 뒤로 젖히고 턱을 들어 올리게 한다.

④ 음식물이 보이지 않으면 손가락을 입에 넣어 음식물을 찾는다.

⑤ 대상자의 등 뒤에 서서 배꼽과 명치 사이 중간부위에 주먹 쥔 손을 감싸 양손으로 복부를 후상방으로 밀어 올린다.

76 치매 대상자가 약물을 과량 복용하여 쓰러졌을 때 응급처치 방법으로 옳은 것은?

① 겉으로 드러난 증상이 없다면 지켜본다.

② 복용하고 남은 약을 119대원에게 전달한다.

③ 손가락을 넣어 구토를 유발한다.

④ 의식이 없더라도 물을 조금씩 먹인다.

⑤ 입에서 거품이 나오면 깨끗이 닦아준다.

77 산책하던 대상자가 넘어져 스스로 움직이기 어려울 정도로 손목 통증을 호소하고 외형상 변형이 관찰되었을 때 돕는 방법으로 옳은 것은?

① 얼음물에 통증이 없어질 때까지 담근다.

② 압박붕대를 이용해 꽉 조여 준다.

③ 반지와 시계를 제거해 준다.

④ 시설장에게 연락하여 응급조치를 요청한다.

⑤ 손목이 움직이는지 돌려 보게 한다.

78 심폐소생술을 할 때 가슴을 압박하는 방법으로 옳은 것은?

① 분당 200회 속도로 가슴을 압박한다.

② 가슴뼈의 아래쪽 명치부위에 직접 압박한다.

③ 매 압박 시 압박 위치가 바뀌지 않게 한다.

④ 가슴이 2cm 정도 눌리도록 약하게 압박한다.

⑤ 압박과 이완의 기간비율은 70:30이 되게 한다.

79 심폐소생술을 할 때 자동심장충격기를 사용하는 방법으로 옳은 것은?

① 자동심장충격기가 도착하면 지체 없이 전원을 켠다.

② 오른쪽 중간 겨드랑선, 왼쪽 빗장뼈 밑에 패드를 붙인다.

③ 심장리듬 분석 중에는 심장충격 버튼을 누른다.

④ 심장충격버튼을 누르고 2분 후에 다시 버튼을 누른다.

⑤ 심장리듬은 5분마다 반복하여 자동분석한다.

80 주어진 내용을 읽고 치매 대상자에 대한 요양보호사의 돕기 방법으로 옳은 것은?

> • 치매 어르신에게 인사를 해도 멍하니 반응이 없다.
> • 이야기를 해도 반응이 없다.
> • 그냥 가만히 의자에 앉아만 있다.
> • 텔레비전도 산책도 아무런 소용이 없다.

① 갑자기 뒤에서 안으며 이름을 부른다.

② 대답을 하지 않으면 큰소리로 물어본다.

③ 과거에 좋아했던 활동을 하도록 유도한다.

④ 반응이 없으면 화를 내어 관심을 갖도록 한다.

⑤ 방으로 들어가 편히 쉬게 한다.

6회

| 요양보호사 |
실전모의고사

필기시험 →

01 노년기를 건강하게 보내는 방법으로 옳은 것은?

① 자원봉사 및 야외활동을 제한한다.
② 영양보조 식품 위주로 건강을 유지한다.
③ 정기적인 건강검진으로 질병을 확인한다.
④ 기억력 유지를 위해 단조로운 생활을 한다.
⑤ 매일 2시간 이상 고강도 근력운동을 한다.

02 노년기 가족관계 변화에서 노인이 가장 적응하기 어려운 상황으로 옳은 것은?

① 자녀의 이혼
② 성적관심의 감소
③ 손자녀 세대와의 갈등
④ 형제간의 유대감 감소
⑤ 배우자 사별에 대한 상실감

03 국제연합(UN)이 채택한 '노인을 위한 원칙'의 내용으로 옳은 것은?

① 사회적 배경과 지위에 따라 지원을 달리한다.
② 가능한 한 오랫동안 가정에서 살 수 있게 한다.
③ 노인의 건강을 돌보는 비용은 국가가 전담한다.
④ 시설에서는 안전을 위해 기본적 인권을 제한한다.
⑤ 경제활동의 지속 여부는 보호자의 결정에 따른다.

04 다음 중 노인장기요양급여의 대상자로 옳은 것은?

① 뇌경색으로 병원에 입원한 55세 여성
② 만성기관지염으로 일상생활이 어려운 50세 남성
③ 알츠하이머병으로 일상생활이 어려운 60세 남성
④ 고혈압이 있고 일상생활이 가능한 65세 여성
⑤ 뇌경색에서 회복되어 일상생활이 가능한 70세 남성

05 장기요양급여 중 시설급여에 해당하는 것으로 옳은 것은?

① 단기보호
② 복지용구
③ 가족요양비
④ 주·야간 보호
⑤ 노인요양공동생활가정

06 목욕서비스를 위해 방문하였는데 대청소를 부탁할 경우 요양보호사의 대처 방안으로 옳은 것은?

① 서비스 계약 종료를 통보한다.
② 추가 서비스 비용을 개별적으로 요구한다.
③ 급여내용에 없는 서비스는 제공할 수 없음을 알린다.
④ 시간이 남으면 요구를 들어준다고 말한다.
⑤ 청소를 하러 온 것이 아니라고 단호하게 말한다.

07 요양보호서비스 제공시 요양보호사의 준수 사항으로 옳은 것은?

① 대상자가 원할 때 관장을 해준다.
② 필요에 따라 서비스 비용을 청구한다.
③ 대상자의 선호보다 시설의 규칙을 우선시한다.
④ 응급 상황에서는 응급처치 우선순위에 따라 처치한다.
⑤ 치매 대상자의 돌발 행동 시 서비스를 중단한다.

08 다음 사례에서 대상자가 요구할 수 있는 권리로 옳은 것은?

> • 대상자 : (화를 내며) 나이 먹고 시설에서 남의 도움으로 생활하고 있지만, 여기에서 파마를 하면 머리카락이 많이 상하고 가려워. 약이 안 좋은가 봐. 못돼 먹은 봉사자야.
> • 봉사자 : 파마약 값은 시설장이 내는데 가장 싼 약으로 하라고 해서 어쩔 수 없어요. 저도 마음이 아파요.

① 안락하고 안전한 생활환경을 제공받을 권리
② 존엄한 존재로 대우 받을 권리
③ 사생활과 비밀보장에 대한 권리
④ 신체구속을 받지 않을 권리
⑤ 건강한 생활을 위한 질 높은 생활서비스 및 보건의료서비스를 받을 권리

09 다음의 노인학대 유형 중 정서적 학대에 해당하는 것으로 옳은 것은?

① 위임장에 서명을 허위로 변조한다.
② 친지들과 연락하는 것을 방해한다.
③ 약물을 강제로 복용하게 한다.
④ 신체를 빗대어 수치심을 주는 언행을 한다.
⑤ 생존에 필요한 생활비 지급을 중단한다.

10 요양보호사의 임금구성 항목과 업무사항을 명시하도록 규정해 놓은 법으로 옳은 것은?

① 근로기준법
② 고용보험법
③ 산업안전보건법
④ 사회보장기본법
⑤ 산업재해보상보험법

11 수급자로부터 요양보호사가 성희롱을 당했을 때 장기요양기관장의 대처 방안으로 옳은 것은?

① 수사기관에 신고한다.

② 수급자에게 서비스를 중단한다.

③ 요양보호사를 조리 업무에 배치시킨다.

④ 수급자에게 성희롱 예방교육을 2년마다 1회 이상 제공한다.

⑤ 요양보호사에게 심리치료가 필요하다고 판단되면 기관장이 직접 치료한다.

12 요양보호사가 준수해야 할 직업윤리 원칙으로 옳은 것은?

① 성별에 따라 대상자를 선택한다.

② 오래된 대상자의 본인부담금을 할인해 준다.

③ 의사소통을 거부하는 대상자와 거리를 둔다.

④ 대상자가 지속적으로 방임된 사실을 알게 되면 신고한다.

⑤ 대상자의 개인정보를 다른 요양보호사와 공유한다.

13 다음 사례에서 요양보호사가 준수한 직업윤리로 옳은 것은?

> 재가서비스 수급자가 본인을 돌보는 대신 자녀의 가게에서 음식준비를 부탁하였을 때, 급여내용에 없어 서비스를 제공할 수 없다고 정중히 거절하였다.

① 협력하려는 태도

② 자기계발을 하려는 태도

③ 인권을 옹호하려는 태도

④ 전문상담가로서의 태도

⑤ 정해진 원칙과 절차에 따르려는 태도

14 같은 처지에 있는 동료 요양보호사에게 상대방의 시어머니를 교차서비스 하는 것으로 처리하여 급여를 더 받자고 제안할 때 대처방법으로 옳은 것은?

① 마찰을 피하기 위해 대응하지 않는다.

② 윤리원칙에 어긋난다고 말하며 거부한다.

③ 제안을 수용할 만한 다른 요양보호사를 소개한다.

④ 어머니에게 교차서비스를 미리 설명한다.

⑤ 교차서비스에 대해 주변에 비밀로 해 줄 것을 부탁한다.

15 요양보호사에게 나타날 수 있는 수근관증후군에 관한 주요 증상으로 옳은 것은?

① 이른 아침에 통증이 악화된다.(밤중에 통증이 완화된다.)

② 팔을 들고 내릴 때 팔꿈치에 통증이 있다

③ 손목에서 팔꿈치까지 경직이 나타난다.

④ 손을 털면 저림과 통증이 완화될 수 있다.

⑤ 새끼손가락과 연결된 손바닥 감각이 둔해진다.

16 감염 예방을 위한 요양보호사의 자가 관리 방법으로 옳은 것은?

① 손으로 입을 가리고 기침을 한다.

② 독감 예방접종은 6개월마다 받아야 한다.

③ 결핵 진단검사는 3개월마다 받아야 한다.

④ 임신한 경우 풍진 감염 대상자와 접촉하지 않는다.

⑤ 노로바이러스에 감염되면 가운을 입고 업무를 계속 한다.

17 다음과 같은 요양보호사의 직무스트레스의 요인으로 옳은 것은?

> • **시설장** : 요양보호사님 요즘 힘드신 일은 없으세요?
> • **요양보호사** : 장보기와 식사대접, 청소를 할 때마다 제가 요양보호사인가? 가사도우미인가? 라는 생각이 들 때가 있어요.

① 직무요구   ② 감정노동
③ 성희롱   ④ 역할 모호
⑤ 조직체계

18 노인성 질환의 특성으로 옳은 것은?

① 질병의 재발이 드물다.
② 질병 발생의 원인이 명확하다.
③ 정상적인 노화 과정과 구분하기 쉽다.
④ 약 성분이 체외로 빨리 배출되어 치료가 어렵다.
⑤ 골격근의 수축력 감소로 관절의 구축이 발생한다.

19 노인 변비의 유발 요인으로 옳은 것은?

① 저작능력의 증가
② 수분섭취의 증가
③ 배변반사의 증가
④ 마약성 진통제 사용
⑤ 고섬유질 음식 섭취의 증가

20 천식 대상자가 그림과 같은 흡인용 기관지 확장제를 사용할 때의 순서로 옳은 것은?

> 가. 사용 전 뚜껑을 열고 흔든다.
> 나. 마개를 열고 입으로 문다.
> 다. 10초간 숨을 참은 다음 천천히 내쉰다.
> 라. 3~5초간 천천히 깊게 숨을 들이쉰다.
> 마. 입으로 숨을 들이쉬면서 흡인기를 누른다.

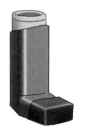

① 가 → 나 → 다 → 라 → 마
② 가 → 나 → 마 → 라 → 다
③ 가 → 다 → 나 → 라 → 마
④ 가 → 라 → 나 → 다 → 마
⑤ 가 → 라 → 나 → 마 → 다

21 적혈구 부족으로 몸에 필요한 산소를 충분히 공급하지 못하여 발생하는 질환으로 옳은 것은?

① 빈혈
② 심부전
③ 고혈압
④ 신부전
⑤ 동맥경화증

22 골다공증으로 고관절 골절의 위험이 높은 대상자에게 행동 교정이 필요한 경우로 옳은 것은?

① 연어, 버섯, 달걀을 자주 섭취한다.
② 규칙적으로 하지근력 강화운동을 한다.
③ 거실에 널려 있는 물건이 없도록 청소한다.
④ 안경도수가 맞지 않아 안경을 새로 맞추었다.
⑤ 저체중 상태를 유지하기 위해 다이어트를 한다.

23 노화에 따른 피부계의 변화로 옳은 것은?

① 손발톱이 얇아져 잘 찢어진다.
② 머리카락이 굵어진다.
③ 피하지방 증가로 기온에 둔감하다.
④ 입가와 뺨에 털이 증가한다.
⑤ 모근에 멜라닌세포가 증가한다.

24 기저귀피부염이 있는 대상자의 돕기 방법으로 옳은 것은?

① 회음부 접촉부위에 생긴다.
② 경계가 분명한 병변이 있다.
③ 멍자국 같은 푸른 병변이다.
④ 기저귀를 자주 갈아준다.
⑤ 항생제를 처방받아 바른다.

25 노화로 나타날 수 있는 내분비계 변화로 옳은 것은?

① 공복 혈당이 감소한다.
② 인슐린에 대한 민감성이 감소한다.
③ 기초대사율이 증가한다.
④ 근육의 질량이 증가한다.
⑤ 갑상샘 호르몬 분비가 증가한다.

26 다음에서 설명하는 질병으로 옳은 것은?

> • 활동하지 않고 침상에서만 생활할 때 촉진된다.
> • 수 시간 내지 수일에 걸쳐 급격히 발생한다.
> • 증상의 기복이 심한 것이 특징이다.

① 섬망
② 파킨슨병
③ 알츠하이머병
④ 척추질환
⑤ 추간판탈출

27 뇌졸중의 증상 중 손상된 뇌의 반대쪽 팔다리, 갑작스런 안면하부의 마비가 오는 후유증으로 옳은 것은?

① 반신마비
② 전신마비
③ 반신감각장애
④ 언어장애
⑤ 운동실조증

28 뇌졸중을 의심할 수 있는 전구증상은?

① 전신 떨림증상이 있다.
② 가슴이 답답한 흉통이 있다.
③ 새벽에 속쓰림 증상이 있다.
④ 갑자기 벼락치는 듯 한 두통이 있다.
⑤ 목이 말라서 물을 자주 마신다.

29 노인이 운동을 기피하는 원인으로 옳은 것은?

① 심장근육 두께 감소
② 균형 및 조정 능력 감소
③ 흉곽 탄력성 증가
④ 관절 운동 범위 증가
⑤ 심장의 수축력 증가

30 편의점에서 구입할 수 있는 상비약으로 옳은 것은?

① 스테로이드 연고, 해열제
② 항생제, 감기약
③ 해열진통제, 파스
④ 신경안정제, 소화제
⑤ 기관지 확장제, 고혈압약

31 만 65세 면역결핍증 대상자에게 권장되는 예방접종에 대해 대상자에게 바르게 설명한 것으로 옳은 것은?

① "건강상태에 따라 폐렴구균을 1~2회 맞으셔야 해요."
② "디프테리아는 3년마다 1회 접종해야 합니다."
③ "백일해는 10년마다 접종해야 합니다."
④ "대상포진은 과거에 수두를 앓으셔서 대상자가 아니에요."
⑤ "독감은 1년에 2회 접종해야 합니다."

32 요양보호서비스 기록에 관한 설명으로 옳은 것은?

① 대상자와 보호자의 변화에 초점을 두어 작성한다.
② 기록지는 열람하기 쉬운 곳에 비치한다.
③ 서비스 내용을 간결하고 명확하게 작성한다.
④ 회의자료 배포한 후 요양보호사는 개인 소장한다.
⑤ 사적인 내용은 우회적인 표현으로 기록한다.

33 요양보호사의 업무보고 방법으로 옳은 것은?

① 대상자의 비밀을 알았을 때 보고한다.
② 서비스 과정과 결과를 정확히 보고한다.
③ 보고 내용이 복잡할 때 구두로 보고한다.
④ 상황이 급박할 때 원인부터 전산망으로 보고한다.
⑤ 예기치 않은 사고 발생 시 서면으로 먼저 보고한다.

34 임종이 임박한 대상자에게 나타나는 신체적 변화로 옳은 것은?

① 혈압 상승
② 변실금 증가
③ 소변량 증가
④ 근긴장도 증가
⑤ 촉각의 증가

35 다음 중에서 사전연명의료의향서의 효력이 발생하는 경우로 옳은 것은?

① 18세 청소년이 자발적 의사로 직접 작성한 경우

② 30세 위암 환자의 부탁으로 가족이 작성한 경우

③ 65세 간암 환자가 자발적 의사로 직접 작성한 경우

④ 70세 노인이 담당 의사에게 의뢰하여 의사가 작성한 경우

⑤ 80세 뇌졸중 환자의 요양보호사가 대리로 작성한 경우

실기시험 ➡

36 식탁에 앉아 식사하는 대상자를 돕는 방법으로 옳은 것은?

① 등받이가 없는 의자에 앉게 한다.

② 의자 앞쪽 끝부분에 걸터앉게 한다.

③ 팔꿈치를 의자의 팔 받침대에 올려놓게 한다.

④ 대상자의 발바닥이 바닥에 닿지 않게 한다.

⑤ 식탁 가까이 의자를 충분히 당겨준다.

37 거동이 불편한 대상자의 식사를 돕는 방법으로 옳은 것은?

① 침상머리를 낮추고 머리를 약간 들어 올린다.

② 음식을 삼키지 않고 머금고 있으면 물을 마시게 한다.

③ 발바닥이 바닥에 닿도록 의자 높이를 조절한다.

④ 대상자의 가슴 위치로 식탁 상판의 높이를 조절한다.

⑤ 휠체어에 앉아서 식사할 때는 식탁과 충분한 간격을 둔다.

38 경관영양 시 대상자를 오른쪽으로 눕히는 이유로 옳은 것은?

① 기도로의 역류 가능성을 줄일 수 있다.

② 비위관이 막히는 것을 예방한다.

③ 비위관이 빠지는 것을 줄일 수 있다.

④ 설사, 구토를 예방 한다.

⑤ 소화를 돕기 위한 자세이다.

39 편마비 대상자의 화장실 이용을 돕는 방법으로 옳은 것은?

① 대상자의 편마비 다리를 축으로 삼아 방향을 바꿔준다.

② 이동하기에 편리한 슬리퍼를 신긴다.

③ 마비된 쪽 손으로 안전 손잡이를 잡게 한다.

④ 두 발이 바닥을 올바로 딛고 있는지 확인한다.

⑤ 배설 중에도 도움을 요청할 수 있도록 화장실 문을 열어 둔다.

40 간이변기를 사용하여 배설하는 대상자를 돕는 방법으로 옳은 것은?

① 변기를 찬물로 닦은 후 대어 준다.

② 변기 놓을 자리에 젖은 수건을 깔아 준다.

③ 배설하지 못했으면 변의가 생길 때 다시 대어 준다.

④ 침대를 평평하게 하여 힘주기 쉬운 자세를 취하게 한다.

⑤ 바지를 내린 후 허리 아래쪽에 무릎덮개를 덮어 준다.

41 이동변기를 사용하여 배설하는 대상자 돕기 방법으로 옳은 것은?

① 침대 높이와 이동변기의 높이가 같도록 맞춘다.

② 이동변기 앞에 미끄럼 방지 매트를 깔아준다.

③ 이동변기는 침대와 90°가 되도록 놓은 후 앉힌다.

④ 이동변기는 앉힌 후 어깨를 수건으로 감싸준다.

⑤ 두 발이 바닥에서 떨어져 있는지 확인한다.

42 대상자의 기저귀 사용 돕기로 옳은 것은?

① 몇 번의 실금이 있으면 기저귀를 사용한다.

② 방문과 창문을 열고 기저귀를 교환한다.

③ 면 덮개를 덮은 후 방수포를 깐다.

④ 기저귀를 접어 배설물을 안으로 말아 넣는다.

⑤ 둔부 및 항문 부위, 회음부는 알코올 솜으로 닦아낸다.

43 유치도뇨관을 삽입하고 있는 대상자를 돕는 방법으로 옳은 것은?

① 소변이 새면 강제로 도뇨관을 잡아당긴다.

② 보행할 때는 연결관을 잠가 둔다.

③ 소변기의 소변은 세면대에 버린다.

④ 소변량이 적으면 연결관을 잠가 둔다.

⑤ 아랫배가 아프다고 하면 연결관이 꺾여 있는지 확인한다.

44 칫솔질을 할 때 유의사항으로 옳은 것은?

① 칫솔 위에 치약을 두툼하게 올린다.

② 치약을 묻힌 칫솔을 90° 각도로 치아에 댄다.

③ 칫솔을 옆으로 강하게 문지른다.

④ 구토예방을 위해 혀 닦기는 생략한다.

⑤ 혈액응고 대상자는 치실은 사용하지 않는다.

45 드라이샴푸를 사용하여 머리를 청결하게 하는 방법으로 옳은 것은?

① 거품을 내어 머리에 바른 후 손끝으로 마사지한다.

② 마사지 후 비닐 덮개를 30분 정도 씌워둔다.

③ 세정 후 마른 수건으로 머리를 충분히 닦아 말려준다.

④ 마른 빗으로 거품을 충분히 빗어준다.

⑤ 모발이 많이 더러운 경우 드라이샴푸를 물에 타서 사용한다.

46 대상자의 손과 발을 관리하는 방법으로 옳은 것은?

① 보온을 위해 양털 양말을 신긴다.

② 0.9% 베타딘 소독액에 담가 씻는다.

③ 심하게 파고든 발톱은 간호사에게 보고한다.

④ 손·발톱은 둥근 모양으로 자른다.

⑤ 발톱 주변에 염증은 연고를 발라준다.

47 목욕을 하는 동안 대상자의 체온이 유지되도록 돕는 방법으로 옳은 것은?

① 창문과 문을 열어 습기기 제거한다.

② 목욕 중 자주 따뜻한 물을 뿌려준다.

③ 만일에 대비해 욕실문은 잠가둔다.

④ 몸 씻기 시간은 5분 이내로 한다.

⑤ 시원한 우유를 마셔 수분을 보충해 준다.

48 왼쪽 편마비 대상자에게 단추가 없는 상의를 벗기는 순서로 옳은 것은?

① 머리 → 왼쪽 팔 → 오른쪽 팔

② 왼쪽 팔 → 오른쪽 팔 → 머리

③ 왼쪽 팔 → 머리 → 오른쪽 팔

④ 오른쪽 팔 → 머리 → 왼쪽 팔

⑤ 오른쪽 팔 → 왼쪽 팔 → 머리

49 다음과 같이 누워서 엉덩이를 들어 올리고, 배와 허리에 힘을 주는 운동 효과로 옳은 것은?

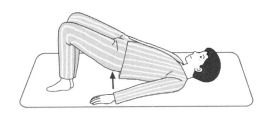

① 복부둘레 감소

② 기관지 확장

③ 감각기능 향상

④ 인지능력 향상

⑤ 보행 시 신체 안정

50 그림과 같이 옆으로 누워 있는 오른쪽 편마비 대상자를 침대에 걸터앉힐 때 지지하는 방법으로 옳은 것은?

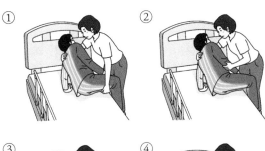
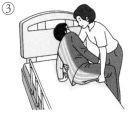
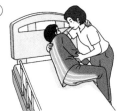
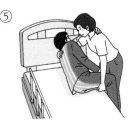

51 대상자가 타고 있는 휠체어를 지그재그로 이동해야 하는 경우로 옳은 것은?

① 문턱을 넘을 때
② 엘리베이터를 탈 때
③ 도로 턱을 내려갈 때
④ 울퉁불퉁한 길을 갈 때
⑤ 경사가 급한 오르막을 갈 때

52 다음의 대화에서 요양보호사의 반응으로 옳은 것은?

> • 대상자 : 내 빨간 구두 어디 있어? 왜 못 신게 자꾸 숨겨 놔!
> • 요양보호사 : ＿＿＿＿＿＿＿＿＿
> ＿＿＿＿＿＿＿＿＿

① "제가 빨간 구두 숨기지 않았어요, 함부로 의심하지 마세요."
② "오늘은 빨간 구두가 없어서 산책을 못 나가시겠네요."
③ "새로 구입한 신발이 있어요……. 대신 이걸로 신으세요."
④ "잘 안 신으셔서 지난번에 제가 아드님 편에 보냈어요."
⑤ "빨간 구두가 신고 싶으신가 봐요. 우리 가지러 가요."

53 다음 그림과 같이 오른쪽 편마비 대상자를 부축하여 걸을 때 요양보호사의 위치와 잡아 주어야 하는 대상자의 신체부위로 옳은 것은?

①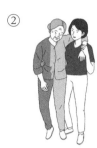

②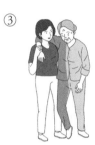

③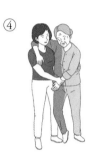

④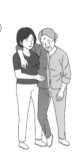

⑤

54 밤낮이 바뀌어 낮에 꾸벅꾸벅 졸고 있는 치매 대상자를 돕는 방법으로 옳은 것은?

① 실내조명을 어둡게 한다.
② 침대로 가서 눕게 한다.
③ 조용한 음악을 틀어준다.
④ 말을 걸어 자극을 준다.
⑤ 어깨를 흔들며 큰소리로 깨운다.

55 재가 대상자의 식사를 준비하는 방법으로 옳은 것은?

① 음식의 온도가 높을 때 간을 맞춘다.

② 무, 버섯으로 만든 채수로 국물을 만든다.

③ 생선은 오래 굽고 육류는 기름에 튀긴다.

④ 엿과 설탕 같은 단당류로 음식을 조리한다.

⑤ 음식은 한꺼번에 만들어 두고 조금씩 제공한다.

56 재가 대상자의 주방을 위생적으로 관리하는 방법으로 옳은 것은?

① 그릇세척은 흐르는 물로 헹구고 건조 후 소독 보관한다.

② 냉장고 청소 시 식품은 상온에 보관한다.

③ 그물형 수세미보다 스펀지형 수세미를 사용한다.

④ 찬장 조리대는 건조 후 희석한 알코올로 닦는다.

⑤ 배수구는 뜨거운 물을 부어 세척한다.

57 대상자의 은행 업무를 대행하는 방법으로 옳은 것은?

① 장기요양급여 제공기록지를 지참하게 한다.

② 대상자가 요구하면 은행 업무 담당자와 연계하여 준다.

③ 요양보호사가 판단하여 필요한 금융정보를 제공한다.

④ 업무 처리 결과에 불만족해하면 대상자가 처리하게 한다.

⑤ 업무 대행 중 요양보호사의 사적 용무를 병행한다.

58 치매약물 변경 후 손 떨림, 초조, 불안과 같은 증상이 나타날 때 요양보호사의 대처방법으로 옳은 것은?

① 약물의 복용 용량을 줄여서 제공한다.

② 약물 복용을 중단한다.

③ 증상을 메모하여 병원 갈 때 가지고 간다.

④ 대상자에게 부작용의 증상을 물어본다.

⑤ 약이 바뀌면 흔하게 나타나는 증상이라고 말한다.

59 치매 대상자의 운동을 돕는 방법으로 옳은 것은?

① 대상자가 즐거워하는 운동을 서서히 늘린다.

② 운동하는 시간을 매일 바꾼다.

③ 산책로는 자주 바꾸어 지루하지 않게 한다.

④ 다리 운동에서 목 운동으로 진행하게 한다.

⑤ 팔다리 관절을 빠르게 움직이며 운동하게 한다.

60 시설 치매 대상자가 요양보호사를 따라다니며 다음과 같이 반복적으로 질문할 때 요양보호사의 적절한 반응으로 옳은 것은?

> • 대상자 : 내가 집에 가기로 했는데 날이 얼마나 남았어요?
> • 요양보호사 : _____
> _____

① "어르신은 며칠 남은 것 같으세요?"

② "저와 달력을 보면서 확인해 봐요."

③ "조금 전에도 말씀드렸잖아요. 몇 번째예요?"

④ "집에 가셔도 돌볼 사람이 아무도 없어요."

⑤ "제가 일한 지 얼마 안 되어 잘 모릅니다."

61 방금 식사를 마친 치매 대상자가 계속해서 배고픔을 호소할 때 대처 반응으로 옳은 것은?

① "과식하면 건강에 해로워요."
② "방금 드셨는데 무슨 말씀이세요?"
③ "아까 드셨잖아요. 기억이 안 나세요?."
④ "식사를 준비하고 있으니 조금만 기다리세요."
⑤ "밥 대신 바나나, 사과, 떡 중에 무엇을 드릴까요?"

62 휠체어의 잠금장치가 고정되지 않는 문제가 발생했을 때 점검해야 하는 곳으로 옳은 것은?

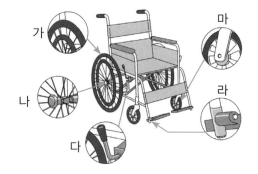

① 가 – 나
② 가 – 다
③ 나 – 마
④ 다 – 라
⑤ 라 – 마

63 낮 동안 집안 여기저기를 기웃거리며 배회하고 있는 치매 대상자를 돕는 방법으로 옳은 것은?

① 출입문을 열고 함께 청소를 한다.
② 좋아하는 텔레비전을 크게 틀어 놓는다.
③ 집안의 가구를 새것으로 바꿔 준다.
④ 복잡한 퍼즐 맞추기를 한다.
⑤ 먹고 싶은 것이 있는지 확인한다.

64 치매 대상자가 '가족에게 선물 받은 지갑을 잃어버렸다'며 주위 사람을 의심할 때 돕는 방법으로 옳은 것은?

① 지갑을 어디서 잃어버렸는지 물어본다.
② 다른 대상자에게 지갑을 가져갔는지 확인한다.
③ 지갑을 잃어버린 것이 사실인지 재차 확인한다.
④ 가족에게 연락하여 더 좋은 지갑을 사 오게 한다.
⑤ 평소에 지갑을 두는 장소로 가서 함께 찾아본다.

65 프로그램에 참여 중이던 치매 대상자가 안절부절 못하며 요양보호사에게 욕설을 할 때 돕는 방법으로 옳은 것은?

① 온화한 태도로 대상자가 화가 나있음을 표현한다.
② 심한 욕설을 들으니 기분이 상한다고 설명한다.
③ 스스로 화가 풀릴 때까지 그대로 둔다.
④ 욕설을 들은 요양보호사에게 사과하게 한다.
⑤ 프로그램 진행 중이니 조용히 하라고 말한다.

66 치매 대상자가 해 질 녘만 되면 다른 대상자를 따라다니며 "여보, 무서워요 함께 있어요." 라고 할 때 돕는 방법으로 옳은 것은?

① "여기는 집이에요, 뭐가 무서우세요?"

② "자꾸 따라다니면 어르신을 싫어하세요."

③ "저분이 할머니로 보이세요? 사진 속 할머니와 다르네요"

④ "할머니는 돌아가셔서 여기 없어요."

⑤ "할머니를 많이 의지하셨나 봐요. 할머니 얘기 좀 해 주세요"

67 오른쪽 편마비 대상자를 침대로 이동시킬 때 휠체어를 놓는 위치로 옳은 것은?

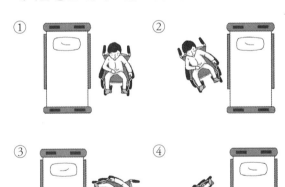

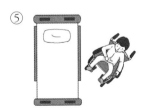

68 경증 치매 대상자의 건망증을 예방하고 일상생활 활동을 지속해 나갈 수 있는 가정환경 수정 프로그램 활동으로 옳은 것은?

① 기념일을 달력에 표기하는 습관 만들기

② 물건에 이름표를 붙여서 단어에 대한 학습하기

③ 일상생활을 같은 패턴으로 생활하기

④ 불필요한 소음은 제거해주기

⑤ 자주 사용하는 곳은 화살표로 위치 표시하기

69 효과적인 의사소통을 위한 요양보호사의 공감적 반응으로 옳은 것은?

> • 대상자 : 우리 아들이 왔다 간지 너무 오래 된 거 같아, 다른 사람들은 손주까지 데리고 자주 오던데.
> • 요양보호사 : _____

① "아드님 가족이 많이 보고 싶으신가 봐요."

② "그동안 그런 말씀 안하시더니, 오늘 따라 왜 그러세요."

③ "나이가 들수록 이것저것, 서운한 게 많으시죠."

④ "그러게요 아드님이 너무 안 오시네요, 전화라도 해볼까요?"

⑤ "옆방 어르신은 가족이 아예 안 오시잖아요."

70 다음 상황에서 요양보호사의 반응으로 적절한 것은?

> • 대상자 : 나이를 먹을수록 후회되는 일도 많고, 사는게 재미도 없고, 외롭네….
> • 요양보호사 : _____
>   _____

① "우울증인 것 같으니 검사를 받으셔야겠어요."
② "요즘 많이 외롭고 힘드신가 봐요."
③ "재미있는 프로그램에 참여하시겠어요?"
④ "부정적인 감성은 건강에 해로워요."
⑤ "나이가 들면 대부분 다 그렇게 느껴요."

71 치매 대상자와 신체적 언어를 사용하여 의사소통하는 방법으로 옳은 것은?

① 긴 문장으로 빠르게 대화한다.
② 팔짱을 끼고 대화한다.
③ 손짓, 발짓을 피하며 대화한다.
④ 눈높이를 맞추기 위한 자세를 취한다.
⑤ 뒤에서 어깨를 감싸며 부드럽게 다가간다.

72 치매 대상자가 짧게 파마한 요양보호사만 보면 "여보!"라고 부르며 따라다닐 때 대처방법으로 옳은 것은?

① "여보 아니라고 말씀드렸잖아요."
② "그렇게 부르지 마세요, 기분 나빠요."
③ "할머니가 많이 보고 싶은가 봐요."
④ "어르신. 증상이 악화되니 걱정되네요."
⑤ "따라오지 마세요. 저는 할머니가 아니에요."

73 홍수로 인해 수해가 발생했을 때 대처방법은?

① 양초에 불을 붙여 실내를 밝게 한다.
② 물이 집 안으로 밀려들어오는 경우 모래주머니로 막는다.
③ 밀려온 물이 집 안에서 빠진 직후 전기차단기를 올린다.
④ 홍수로 밀려온 물에 몸이 젖은 경우 수건으로 닦는다.
⑤ 집 안의 물이 빠지고 나면 라이터를 사용하여 불을 켠다.

74 감염전파를 막기 위한 분비물 처리 방법으로 옳은 것은?

① 가장 먼저 알코올로 손을 닦는다.
② 혈액이 묻은 침구류는 표백제 원액을 사용한다.
③ 가정에서는 배설물이 묻은 의류나 물건을 함께 세탁한다.
④ 장갑을 착용하고 배설물 처리 후 장갑을 벗고 손을 씻는다.
⑤ 혈액이나 체액이 바닥에 쏟아진 경우 따뜻한 물수건으로 닦는다.

75 식사를 하던 대상자가 갑자기 기침을 하며, 숨을 쉴 때 이상한 소리가 들리더니 의식을 잃고 더 이상 말을 하지 못하고 숨을 쉬지 않을 때 돕는 방법으로 옳은 것은?

① 하임리히법을 시행한다.

② 손가락을 입에 넣어 구토를 시킨다.

③ 편평한 바닥에 눕히고 머리를 뒤로 젖힌다.

④ 옷을 단추를 풀어주고 심호흡을 하게 한다.

⑤ 즉시 119에 신고하고 심폐소생술을 시행한다.

76 대상자가 쓰러져 경련을 할 때 대처방법으로 옳은 것은?

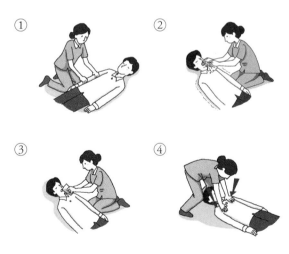

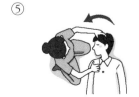

77 발가락 골절이 의심되는 대상자를 돕는 방법으로 옳은 것은?

① 발가락을 붕대로 압박한다.

② 부종 예방을 위해 파스를 뿌려 준다.

③ 혈액순환이 잘 되도록 온찜질을 한다.

④ 손상 부위에 외형상 변형이 있는지 관찰한다.

⑤ 크기가 넉넉한 신발을 신기고 걸어보게 한다.

78 다음과 같은 상황에서 치매 대상자의 돕기 방법으로 옳은 것은?

> 6년 전 치매진단을 받은 A씨는 한여름에 옷을 여러 겹 껴입고 며칠 동안 갈아입지 않고 있다.
>
> • **보호자** : (옷을 잡아당기고, 냄새를 맡으며) 엄마 옷 갈아입어요!!
> • **대상자** : (짜증을 내며) 싫어!!
> • **보호자** : (옷을 강제로 벗기려하며) 냄새 나잖아요 옷 갈아입어야 해요!! 벗어! 벗으라고요, 왜 옷을 안 갈아입어요?
> • **대상자** : (갈아입을 옷을 집어 던지고,때리며, 욕을 한다.) 싫어, 싫어, 싫다고 했잖아! XX야!!

① 스스로 벗을 때 까지 기다리라고 한다.

② 대상자가 자는 동안 갈아입힌다.

③ 옷을 벗지 않으면 좋아하는 것을 할 수 없다고 한다.

④ 마시던 물을 쏟아 갈아입어야 되겠다고 유도한다.

⑤ 섬유탈취제를 옷에 뿌려 준다.

79 대상자에게 심폐소생술을 할 때 가슴을 압박하는 방법으로 옳은 것은?

① 손가락이 가슴에 닿도록 압박한다.

② 양쪽 팔을 45° 정도 굽혀 압박한다.

③ 분당 100~120회의 속도로 압박한다.

④ 등 밑에 낮은 베개를 고인 후 압박한다.

⑤ 최대 3Cm 정도의 깊이로 가슴이 눌리게 압박한다.

80 심정지 대상자에게 자동심장충격기 사용 순서로 옳은 것은?

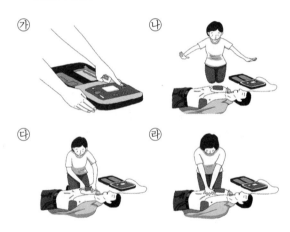

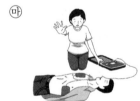

① 가 → 다 → 나 → 마 → 라

② 가 → 다 → 마 → 나 → 라

③ 다 → 가 → 나 → 라 → 마

④ 다 → 가 → 마 → 나 → 라

⑤ 라 → 가 → 다 → 나 → 마

| 요양보호사 |
실전모의고사

필기시험 →

01 노년기를 건강하게 보내는 방법으로 옳은 것은?

① 건강보조 식품에 의존한다.

② 혼자 보내는 시간을 늘린다.

③ 가공식품 위주로 식단을 구성한다.

④ 매시간 고강도 운동으로 체력을 증진한다.

⑤ 지속적인 학습활동을 할 수 있는 환경을 조성한다.

02 다음 중 노인이 적응하기 어렵고 심한 스트레스를 느끼게 되는 상황으로 옳은 것은?

① 전원생활

② 자녀의 취업

③ 친한 친구의 죽음

④ 손자녀 출생

⑤ 노인일자리사업 참여

03 다음에서 설명하는 노인복지 원칙으로 옳은 것은?

> • 노인의 잠재력을 계발할 수 있는 기회가 있어야 한다.
> • 사회의 교육적, 문화적 정신적 자원과 여가서비스를 이용할 수 있어야 한다.

① 독립의 원칙

② 평등의 원칙

③ 보호의 원칙

④ 존엄의 원칙

⑤ 자아실현의 원칙

04 노인장기요양보험의 대상자로 옳은 것은?

① 만성폐쇄성 폐질환으로 신체활동이 어려운 70세 남성

② 기초생활수급자로 백내장을 앓고 있는 80세 여성

③ 간암 2기 판정을 받고 자연휴양림에서 요양 중인 65세 남성

④ 혈관성 치매를 앓고 있는 거동이 불편한 60대의 여성

⑤ 뇌혈관 후유증으로 병원에서 재활치료 중인 75세 여성

05 장기요양급여 중 시설급여의 장점으로 옳은 것은?

① 개인중심의 생활을 할 수 있다.
② 친숙한 환경에서 지낼 수 있다.
③ 긴급한 상황에서 대응하기 어렵다.
④ 종합적인 서비스를 받을 수 있다.
⑤ 본인일부부담금이 재가급여보다 저렴하다.

06 기저귀를 차고 있는 대상자가 기저귀 안으로 자주 손을 넣을 때 대처 방안으로 옳은 것은?

① 단호하게 하지 말라고 말한다.
② 손을 억제대로 묶어 놓는다.
③ 음부에 습진이 있는지 확인한다.
④ 장갑보호대를 껴준다,
⑤ 손에 고무공을 쥐어 준다.

07 요양보호서비스 제공 원칙으로 옳은 것은?

① 효율적인 업무를 위해 권위적인 태도를 유지한다.
② 불필요한 마찰이 있다면 서비스를 중단한다.
③ 대상자의 잔존능력을 고려하여 서비스를 제공한다.
④ 대상자의 생활방식을 요양보호사의 기준에 맞춘다.
⑤ 대상자의 사적 정보를 동료 요양보호사와 공유한다.

08 다음의 내용과 같은 시설대상자의 기본권리로 옳은 것은?

• 다양한 영양급식을 개별화된 식단으로 운영해야 한다.
• 기저귀 케어가 불필요한 노인에게 일괄적으로 기저귀를 사용하지 않는다.
• 시설은 종사자에게 직무훈련과 교육기회를 충분히 부여한다.

① 건강한 생활을 위한 질 높은 생활서비스 및 보건의료서비스를 받을 권리
② 존엄한 존재로 대우받을 권리
③ 사생활과 비밀보장에 대한 권리
④ 신체구속을 받지 않을 권리
⑤ 안락하고 안전한 생활환경을 제공받을 권리

09 다음 사례에 해당하는 학대 유형으로 옳은 것은?

판단능력이 부족한 노인을 요양보호사는 목욕탕 문을 열어 놓고 알몸으로 목욕을 시키고 있었다.

① 신체적 학대　　② 정서적 학대
③ 성적 학대　　　④ 경제적 학대
⑤ 자기방임

10 요양보호사의 근로계약서에 명시해야 할 사항으로 옳은 것은?

① 최저시급계산서
② 직원 채용의 과정
③ 임금의 구성 항목
④ 표준서비스의 분류
⑤ 장기요양 인정번호

11 요양보호사가 수급자로부터 성희롱을 당했을 때 기관장의 대처 방안으로 옳은 것은?

① 피해 사실을 비밀로 한다.
② 요양보호사를 타 기관으로 이직 시킨다.
③ 향후 대처 계획을 수급자에게 알린다.
④ 수급자의 가족과 요양보호사가 합의하게 한다.
⑤ 요양보호사에게 서비스를 중단 없이 제공하게 한다.

12 다음 상황에서 요양보호사가 지켜야 할 직업윤리 원칙으로 옳은 것은?

> 서비스 제공 중 전화통화 내용을 우연히 듣게 된 요양보호사는 대상자 자녀의 이혼 사실을 알게 되었다.

① 대상자를 공감하며 위로한다.
② 다른 대상자에게 이야기한다.
③ 동료요양보호사에게 전달한다.
④ 대상자에게 이혼 사유를 묻는다.
⑤ 비밀을 유지하고 내색하지 않는다.

13 요양보호사의 윤리적 태도로 옳은 것은?

① 서비스 제공 중 물품 파손 시 즉시 관리책임자에게 보고한다.
② 대상자에게 등급판정 신청을 유도한다.
③ 동일성별이 아니라는 이유로 근무를 거부한다.
④ 업무상 알게 된 대상자의 비밀을 모임에서 발설한다.
⑤ 대상자의 동의 없이 오래된 물건은 버린다.

14 다음 상황에서 요양보호사의 대처방법으로 옳은 것은?

> 보호자가 고장 난 침대를 바꾸고 싶은데 형편이 어렵다고 호소한다.

① 직접 구입해 가져다준다.
② 침대를 대여해 주고 사례금을 받는다.
③ 선택할 수 있는 정보를 제공해 준다.
④ 중고로 나온 침대를 구매해 준다.
⑤ 평소 알고 있는 업체에서 구매하도록 권유한다.

15 수근관증후군을 의심할 수 있는 증상으로 옳은 것은?

① 주먹을 쥐면 손목과 팔이 저린다.
② 손목을 굴곡 시키면 통증이 감소된다.
③ 손목을 돌리면 손가락 통증이 있다.
④ 손목을 구부려 양쪽 손등을 맞대고 밀 때 손가락과 손바닥이 저리다.
⑤ 팔을 펴고 손목을 손등 쪽으로 젖힐 때 팔꿈치 안쪽이 저리다.

16 인플루엔자에 관한 설명으로 옳은 것은?

① 혈액매개감염 질환이다.
② 항바이러스제로 치료한다.
③ 회복되더라도 2-3일간 대상자를 돌보지 않는다.
④ 감염자와 접촉한 사람은 증상이 없어도 치료해야 한다.
⑤ 감염 후 회복 중에 다시 열이 나고 누런 가래가 생기는 것은 정상이다.

17 다음 사례에 해당하는 스트레스 평가로 옳은 것은?

> 요양보호사 A씨는 시설장 및 보호자들의 요구 등으로 스트레스가 지속되자, 이번 기회에 일을 그만두고 자신이 오랫동안 생각해 왔던 개인사업을 하라는 신호로 받아들여 사직하기로 결정하였다.

① 합리화
② 무시하기
③ 극복하기
④ 의미 바꾸기
⑤ 의미 약화시키기

18 노인성 질환의 특성으로 옳은 것은?

① 질병의 경과가 짧다.
② 완치 후에는 재발하지 않는다.
③ 젊은 사람보다 약물에 둔감하다.
④ 노인성 질환은 신체적인 측면만 살핀다.
⑤ 하나의 질병에 걸리면 다른 질병을 동반하기 쉽다.

19 대상자가 변비를 일으킬 수 있는 상황으로 옳은 것은?

① 매일 우유를 섭취하고 있다.
② 식물성 식이섬유 음식을 섭취한다.
③ 편안한 환경에서 배변을 보았다.
④ 변비가 있을 때마다 하제를 남용하였다.
⑤ 변의가 느껴질 때 바로 화장실로 갔다.

20 폐결핵에 관한 설명으로 옳은 것은?

① 바이러스성 감염질환이다.
② 스테로이드 약물 복용으로 예방할 수 있다.
③ 약물 복용 중 주기적인 간 기능 검사가 필요하다.
④ 치료 기간 중 증상이 사라지면 약물 복용을 중단한다.
⑤ 오전에 고열이 나고 오후에 열이 내리는 증상이 반복된다.

21 심장질환 대상자가 복도를 걷다가 어지럼증을 호소할 때 우선적으로 해야 할 행동으로 옳은 것은?

① 따뜻한 꿀물을 마시게 한다.
② 바로 바닥에 주저앉힌다.
③ 저혈당인지 혈당을 확인한다.
④ 손으로 입을 가리고 숨을 빨리 쉬라고 한다.
⑤ 도움을 요청하러 동료 요양보호사에게 간다.

22 노화에 따른 여성 생식기계 변화로 옳은 것은?

① 질벽 두께의 증가
② 질의 윤활작용 감소
③ 난소 크기 증가
④ 질의 분비물 증가
⑤ 여성호르몬 분비 증가

23 노화에 따른 피부계 변화로 옳은 것은?

① 표피가 두꺼워 탄력성이 증가한다.

② 손발톱이 두꺼워 잘 부서진다.

③ 멜라닌 감소로 피부가 하얗게 된다.

④ 각질층의 수분 함량이 증가한다.

⑤ 모근의 멜라닌 생성이 증가한다.

24 노화에 따른 신경계 변화로 옳은 것은?

① 신경세포기능의 향상

② 근 긴장 반응성 향상

③ 정서 조절의 안정

④ 운동부족으로 인한 숙면

⑤ 단기기억의 감퇴

25 노화로 인한 내분비계 변화로 옳은 것은?

① 기초대사율이 감소한다.

② 에스트로겐 분비가 증가한다.

③ 인슐린에 대한 민감성이 증가한다.

④ 쉽게 저혈당이 된다.

⑤ 갑상선 크기가 커진다.

26 섬망의 주요 증상으로 옳은 것은?

① 의식 수준의 변화가 없다.

② 지남력 장애가 있다.

③ 천천히 진행된다.

④ 주의력 감퇴가 없다.

⑤ 정서적으로 안정적이다.

27 뇌졸중의 증상 중 손상된 뇌의 반대쪽의 시각, 촉각, 청각 등의 장애, 남의 살 같은 불쾌한 느낌의 후유증을 남기는 것으로 옳은 것은?

① 반신마비

② 전신마비

③ 반신감각장애

④ 언어장애

⑤ 운동실조증

28 혈관성 치매 대상자를 돕기 위한 요양보호사의 활동으로 옳은 것은?

① 망상장애가 왔다며 가족과 상의하여 병원에 입원시킨다.

② 이상행동을 보일시 부정, 설득보다 보호, 수용, 지지한다.

③ 가능한 재활치료보다 침상에서 안정을 취하게 한다.

④ 보호자의 정서적 지도 및 상담비용을 청구한다.

⑤ 적절한 의사소통이 불가능하므로 인내심을 가지고 지도한다.

29 대상자의 안전한 운동관리 방법으로 옳은 것은?

① 추운 날씨에는 준비운동을 생략한다.

② 낮 운동 시 마무리 운동 시간을 줄인다.

③ 여름철에는 야외에서 운동의 강도를 높인다.

④ 현재 복용 중인 약물을 확인한 후 운동하게 한다.

⑤ 고강도 운동으로 시작하여 저강도 운동으로 마무리한다.

30 노인의 올바른 약물 복용 방법으로 옳은 것은?

① 약물의 부작용과 효과는 알려주지 않는다.

② 노인이 원하는 시간에 약물을 복용한다.

③ 건강기능식품도 의사와 상담한다.

④ 증상이 같다면 다른 사람의 약을 복용한다.

⑤ 과거 약물의 부작용은 비밀로 한다.

31 여름철 폭염에 대응하는 안전수칙으로 옳은 것은?

① 외출 시 챙이 좁은 모자를 쓴다.

② 지방이 많은 음식을 섭취한다.

③ 실내보다 실외에서 운동한다.

④ 물을 평소보다 많이 마신다.

⑤ 두통이 있으면 뜨거운 차를 마신다.

32 재가급여전자관리스템 업무 절차로 ☐ 안에 들어갈 순서로 옳은 것은?

┌─────────────────────────────────┐
│ 태그신청 및 부착 → [A] → 스마트장기요양 │
│ 앱(APP) 설치 → [B] → 청구 및 심사 │
└─────────────────────────────────┘

	(A)	(B)
①	사용자 등록	급여내용 전송
②	사용자 등록	재가시설 등록
③	서비스 내용	급여내용 전송
④	서비스 내용	사용자 등록
⑤	급여내용 전송	사용자 등록

33 방문요양서비스를 제공하는 중에 관리책임자에게 신속히 보고해야 할 상황으로 옳은 것은?

① 관리비 명세서를 발견했을 때

② 현기증과 함께 두통을 호소 할 때

③ 근처에 사는 가족이 방문했을 때

④ 대상자가 가족의 옷 세탁을 요구할 때

⑤ 전날 식사한 그릇을 식탁 위에 놨을 때

34 임종에 대한 요양보호사의 상담기술 방법으로 옳은 것은?

① 임종 경험 유·무에 상관없이 획일적인 상담을 지원한다.

② 임종에서 마주하는 보호자의 감정표현을 자제시킨다.

③ 평소 신뢰하는 종교 지도자와 만남을 주선한다.

④ 죽음을 앞둔 모든 사람은 죽음에 대해 "좋은 죽음"이라고 생각한다.

⑤ 대상자와 가족이 임종에 이르는 다음 단계로의 진입에 강요한다.

35 시설 대상자가 요양보호사에게 자신을 대신하여 '사전연명의료의향서'를 작성해 달라고 할 때 반응으로 옳은 것은?

① "한 번 작성하면 수정·변경 할 수 없습니다."
② "시설장과 상의해서 작성해야 합니다."
③ "시설에 오기 전에 작성했어야 합니다."
④ "어르신이 직접 작성하는 것이 원칙입니다."
⑤ "자녀의 동의가 없으면 작성할 수 없습니다."

실기시험 →

36 식탁에서 의자에 앉아 식사하는 동안 대상자를 돕는 방법으로 옳은 것은?

① 음식물은 대상자로부터 50cm 이상 거리에 배치한다.
② 의자 앞쪽 끝부분에 걸터앉게 한다.
③ 식탁의 윗부분이 대상자의 가슴에 오게 한다.
④ 식탁의 윗부분이 대상자의 배꼽 높이에 오게 한다.
⑤ 대상자의 발가락 끝이 바닥에 닿게 의자 높이를 조절한다.

37 침상에 누워있는 오른쪽 편마비 대상자의 식사를 돕는 방법으로 옳은 것은?

① 오른쪽으로 눕혀 왼쪽을 베개로 지지한다.
② 얼굴을 요양보호사가 없는 방향으로 돌린다.
③ 숟가락 끝부분을 입술 오른쪽에 대어 준다.
④ 오른쪽에 음식을 넣어 준다.
⑤ 오른쪽 뺨 부위에 음식이 남아 있는지 확인한다.

38 거동이 어려운 대상자의 경관영양 돕기 방법으로 옳은 것은?

① 식사 시간임을 알리고 대상자를 오른쪽으로 눕힌다.
② 영양액은 체온보다 낮은 온도로 준비한다.
③ 역류를 예방하기 위해 천천히 주입한다.
④ 주입 중 영양액이 역류되면 비위관을 제거한다.
⑤ 입안 건조를 예방하기 위해 가습기를 켜둔다.

39 화장실을 이용하는 편마비 대상자를 돕는 방법으로 옳은 것은?

① 수면에 방해되지 않도록 화장실 표시등을 꺼둔다.
② 요양보호사가 밖에서 기다려주기를 원하면 다른 용무를 본다.
③ 여성의 음부는 뒤에서 앞쪽으로 닦는다.
④ 점액변을 확인했다면 변기물을 내리고 보호자에게 연락한다.
⑤ 배뇨 후 도움이 필요한 부분만 도와준다.

40 간이변기를 사용하여 침상에서 배설하는 대상자를 돕는 방법으로 옳은 것은?

① 항문이 변기 중앙에 오게 한다.
② 조용한 환경에서 배설할 수 있게 한다.
③ 변기를 침대 난간과 30~45°가 되게 붙인다.
④ 바지를 내린 후에 허리 아래 부분을 가려 준다.
⑤ 대상자가 협조할 수 있으면 옆으로 돌려 눕혀 변기를 대어 준다.

41 대상자가 이동변기에 배설할 때 돕는 방법으로 옳은 것은?

① 배설시 텔레비전이나 음악을 틀어준다.
② 환기를 위해 창문과 방문을 열고 배설하게 한다.
③ 호출 벨을 대상자로부터 먼 곳에 놓아 누르지 않게 한다.
④ 침대 난간을 올리고 이동변기에 이동하게 한다.
⑤ 두 발이 바닥에 닿지 않게 이동변기에 앉힌다.

42 기저귀를 사용하는 대상자의 돕기 방법으로 옳은 것은?

① 침상에서는 2시간마다 기저귀를 갈아준다.
② 큰 수건으로 덮은 후 윗도리와 바지를 탈의한다.
③ 무릎을 세우고 기저귀의 테이프를 떼어준다.
④ 피부상태 변화 및 상처를 살피고 가볍게 두드린다.
⑤ 여성의 경우 회음부는 뒤에서 앞으로 닦는다.

43 유치도뇨관을 삽입한 대상자가 아랫배 통증을 호소할 때 대처방법으로 옳은 것은?

① 전열패드를 복부에 대어준다.
② 통증이 없어질 때까지 아랫배를 마사지한다.
③ 요양보호사의 진통제를 나누어 준다.
④ 소변이 잘 배출되고 있는지 자주 확인한다.
⑤ 유치도뇨관을 잡아당겨 위치를 조정한다.

44 대상자의 칫솔질 돕기 방법으로 옳은 것은?

① 잇몸에서 치아 쪽으로 닦는다.
② 치매 대상자는 요양보호사가 꼼꼼하게 닦아준다.
③ 머리를 뒤로 젖히고 칫솔질을 한다.
④ 앞니는 칫솔모와 90°가 되도록 닦는다.
⑤ 입안의 청량감을 위해 치약을 두툼하게 짠다.

45 드라이샴푸를 이용하여 대상자의 머리를 청결하게 하는 방법으로 옳은 것은?

① 머리를 물로 적신 후 드라이샴푸를 충분히 발라준다.
② 드라이샴푸를 바른 후 거품이 나게 마사지한다.
③ 따뜻한 물로 머리때와 기름기를 씻어 낸다.
④ 드라이샴푸를 사용한 후 린스로 헹군다.
⑤ 뜨거운 젖은 수건으로 충분히 닦아낸다.

46 손·발 청결 돕기 방법으로 옳은 것은?

① 따뜻한 물에 30분 이상 담가 각질을 제거한다.
② 발가락 사이는 소독 액으로 씻긴다.
③ 무좀을 예방하기 위해 모직 양말을 신긴다.
④ 각질을 제거하기 위해 따뜻한 물로 씻긴다.
⑤ 부서지는 발톱은 자른 후에 물에 담근다.

47 치매 대상자가 목욕을 거부할 때 돕기 방법으로 옳은 것은?

① 거부감을 줄이기 위해 원할 때 씻는다.
② 규칙적인 시간에 정해진 순서에 따라 실시한다.
③ 프로그램 활동이 끝난 오후에 한다.
④ 가능한 목욕과정을 복잡하게 한다.
⑤ 왜 싫어하는지 이유를 물어본다.

48 편마비 대상자에게 단추가 없는 상의를 입히는 순서로 옳은 것은?

> 가. 마비된 쪽 팔을 소매에 끼운다.
> 나. 건강한 쪽 팔을 소매에 끼운다.
> 다. 옷의 몸통과 목 부분을 움켜잡아 머리를 끼운다.

① 가 → 다 → 나
② 나 → 가 → 다
③ 나 → 다 → 가
④ 다 → 가 → 나
⑤ 다 → 나 → 가

49 침상에서 주로 생활하는 대상자가 그림과 같이 누워서 엉덩이를 들어 올리는 근력 운동을 할 때 효과로 옳은 것은?

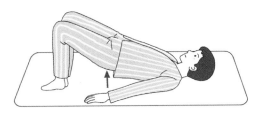

① 복부비만을 예방한다.
② 낙상을 예방한다.
③ 등 통증을 예방한다.
④ 호흡부전을 예방한다.
⑤ 고관절변형을 예방한다.

50 그림과 같은 자세로 장시간 누워 있을 때 나타날 수 있는 부작용으로 옳은 것은?

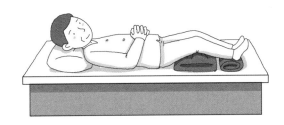

① 엉덩관절 구축
② 무릎관절 염증
③ 발목관절 마비
④ 어깨관절 마모
⑤ 허리관절 수축

51 체중이 많이 나가는 대상자가 타고 있는 휠체어를 지그재그로 이동해야 하는 경우로 옳은 것은?

① 도로 턱을 넘을 때
② 엘리베이터를 탈 때
③ 문턱을 내려갈 때
④ 울퉁불퉁한 길을 갈 때
⑤ 경사가 큰 내리막길을 갈 때

52 휠체어에 앉아 있는 대상자를 침대로 옮길 때 두 명의 요양보호사가 각각 지지해야 하는 부위로 옳은 것은?

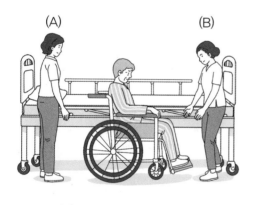

(A)   (B)

① 겨드랑이와 가슴   종아리와 발목
② 겨드랑이와 가슴   대퇴(넙다리)와 발목
③ 겨드랑이와 팔   대퇴(넙다리)와 종아리
④ 등과 허리   종아리와 발목
⑤ 등과 허리   대퇴(넙다리)와 발목

53 치매 대상자가 요양보호사에게 다음과 같이 반복적으로 질문할 때 적절한 반응으로 옳은 것은?

- 대상자 : 아주머니는 누구세요? 응? 우리 집에 왜 있어요?
- 요양보호사 : _____
  _____

① "누구긴요, 어머니 딸이잖아요."
② "매일 보는 사람이니 잘 기억해 보세요."
③ "기억력이 계속 나빠지시니 걱정되네요."
④ "자꾸 물어보시니 매번 대답하기 힘드네요."
⑤ "○○○어르신! 저는 어르신을 도와드리러 온 ○○○요양보호사예요."

54 다음 그림과 같이 휠체어를 사용할 때 대상자의 다리 길이에 맞게 조절하여야 하는 방법으로 옳은 것은?

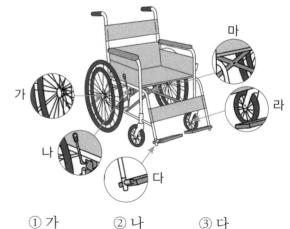

① 가   ② 나   ③ 다
④ 라   ⑤ 마

55 대상자의 식사를 준비하기 위해 장을 볼 때 고려할 사항으로 옳은 것은?

① 요리하기 쉬운 식재료를 구입한다.

② 장을 본 후 결과에 만족하는지를 확인한다.

③ 장보기 후 경비 결산은 시설장에게 한다.

④ 가족이 먹고 싶은 음식을 확인하여 구입한다.

⑤ 요양보호사 자신에게 필요한 물품을 함께 구입한다.

56 대상자의 침구를 관리하는 방법으로 옳은 것은?

① 양모 이불은 햇볕에 말린다.

② 매트리스는 푹신한 소재를 선택한다.

③ 재봉선이 없는 시트를 사용한다.

④ 습기를 흡수하는 베갯속을 선택한다.

⑤ 침대 커버는 한 달에 한 번 세탁한다.

57 재가 대상자의 일상 업무를 대행하는 방법으로 옳은 것은?

① 보호자에게 필요한 서비스가 있는지 확인한다.

② 동일한 업무를 재요청할 때는 가족에게 하게 한다.

③ 대상자에게 필요한 경비를 시설장에게 요구한다.

④ 대상자에게 업무대행 경과를 수시로 확인시켜준다.

⑤ 업무대행에 불만족하면 다른 요양보호사에게 재요청하게 한다.

58 치매 대상자의 가족이 약물복용의 중요성에 대해 물었을 때 설명한 것으로 옳은 것은?

① "치매약은 부작용이 전혀 없어요."

② "치매약 복용은 늦게 시작할수록 좋아요."

③ "치매약은 인지증상 개선에 도움이 되요."

④ "치매약은 한 가지 종류를 꾸준히 드셔야 해요."

⑤ "증상이 호전되지 않으면 용량을 두 배로 늘려야 해요."

59 치매예방을 위한 운동 및 신체활동의 필요성으로 옳은 것은?

① 고혈압과 당뇨병의 발병은 치매 위험도와 관계가 없다.

② 심장에서 가깝고, 작은 근육인 팔다리 운동으로 마무리한다.

③ 매일 다른 시간대 다양한 곳에서 운동을 한다.

④ 규칙적인 신체활동은 숙면과 위장운동에 도움이 된다.

⑤ 신입 요양보호사와 운동을 시작한다.

60 그림과 같은 지팡이를 사용할 때 안전을 위하여 점검해야 하는 것은?

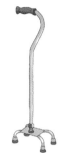

① 내구연한
② 지팡이의 길이
③ 손잡이 마모 정도
④ 페인트 도장 상태
⑤ 지팡이 끝의 고무

61 치매 대상자가 방금 식사한 것을 잊어버리고 계속 음식을 달라고 할 때 대처방법으로 옳은 것은?

① 과식이 건강에 해롭다고 설득시킨다.
② 배가 고픈지, 먹고 싶은 간식이 있는지 물어본다.
③ 함께 식사한 다른 대상자로부터 확인을 받게 한다.
④ 지금 준비하고 있다며 친절하게 말한다.
⑤ 먹고 싶은 음식을 직접 만들어 보라고 한다.

62 치매 대상자가 밤낮이 바뀌어 프로그램 활동 중 졸고 있을 때 돕는 방법으로 옳은 것은?

① 주변 소음을 최대한 없앤다.
② 실내조명을 어둡게 한다.
③ 말을 걸어 함께 산책을 나간다.
④ 따뜻한 우유를 제공하여 숙면하게 한다.
⑤ 조용한 장소에서 혼자 쉬게 한다.

63 낮 동안에 거실에서 배회하는 치매 대상자를 돕는 방법으로 옳은 것은?

① 배변할 때까지 화장실 변기에 앉혀 둔다.
② 무와 칼을 주고 깍두기 썰기를 한다.
③ 창문을 열어 거실을 환기시킨다.
④ 포만감을 느낄 수 있도록 간식을 제공한다.
⑤ 단순한 일거리를 제공하며 고향에 관한 이야기를 나눈다.

64 치매 대상자가 자신의 신분증을 잃어버렸다며 불안해 할 때 대처방법으로 옳은 것은?

① 함께 주민센터에 가서 재발급을 받자고 한다.
② 원래부터 신분증은 없었다고 인식시킨다.
③ 요양보호사가 신분증을 찾아 대상자에게 건네준다.
④ 평소에 신분증을 두는 장소로 가서 함께 찾아본다.
⑤ 잃어버린 신분증은 우편으로 돌아온다고 말한다.

65 프로그램에 참여하고 있던 치매 대상자는 A 대상자를 만날 때마다 화내며 욕을 한다. 요양보호사의 돕는 방법으로 옳은 것은?

① 그때마다 즉시 사과하게 한다.
② 단호한 어조로 욕을 멈추게 한다.
③ 진정시킨 후 화가 난 이유를 물어본다.
④ 프로그램에 참여할 수 없다고 경고한다.
⑤ 서로 대면하지 않도록 프로그램을 달리한다.

66 다음 상황에서 요양보호사의 돕기 방법으로 옳은 것은?

> 시설 치매 대상자가 해 질 녘이 되면 "죽어야 하는데......, 죽지도 않는다."라며 가슴을 치면서 운다.

① 눈물을 닦아주며 옆에 있어 준다.
② 왜 죽고 싶은지 자세히 설명해 달라고 한다.
③ 나이 들면 누구나 드는 생각이라고 말한다.
④ 다른 대상자가 듣는다며 조용히 하라고 한다.
⑤ 시간이 지나면 괜찮아질 거라고 위로한다.

67 치매 대상자의 인지를 자극하기 위한 '일기쓰기' 프로그램에 관한 설명으로 옳은 것은?

① 중증 치매 대상자에게 적용한다.
② 작성한 일기내용에 대해 대화한다.
③ 형식 없는 빈 종이에 쓰게 해야 한다.
④ 요양보호사의 관심사를 주제로 쓰게 한다.
⑤ 언어의 유창성을 높이는 데에 초점을 둔다.

68 의사소통할 때 '라포가 형성되었다'고 볼 수 있는 대상자의 반응으로 옳은 것은?

① 눈의 시선은 다른 곳을 응시한다.
② 시선은 한 곳을 고정한다.
③ 손으로 입을 가린다.
④ 무슨 일이라도 털어놓고 말한다.
⑤ 마음에 들지 않으면 슬쩍 넘어가 피한다.

69 대상자가 "독감이 유행해서 애들이 못 오니까......, 입맛도 없고 외롭네."라고 이야기 할 때 공감적 반응으로 옳은 것은?

① "당연히 이런 상황에서는 오면 안 되죠."
② "우울해지니까 다른 이야기 할까요?"
③ "저도 입맛이 없고 힘들고 외로워요."
④ "그동안도 잘 참으셨으니 조금만 더 참으세요."
⑤ "매주 오시던 가족 분들이 못 오니까 마음이 외로우신가 봐요."

70 다음의 대화를 읽고 요양보호사의 공감적 표현으로 옳은 것은?

> 김○○ 어르신이 열이 나는데도 외출을 하겠다고 고집한다.
> • 대상자 : "내일이 손자 생일이라서 옷을 사주고 싶은데, 나를 ○○ 백화점으로 데려가줘요."
> • 요양보호사 : _____

① "어떤 선물을 받고 싶은지 전화해 보세요."
② "손자 선물을 사주고 싶으세요?"
③ "손자가 아주 좋아할 것 같네요."
④ "아~ 네 그렇군요."
⑤ "열이 나서 외출하시면 안돼요."

71 '송편 만들기' 프로그램에 참여한 치매 대상자가 설명을 이해하지 못하여 머뭇거릴 때 돕는 방법으로 옳은 것은?

① 대신 만들어 준다.
② 큰소리로 반복하여 설명한다.
③ 천천히 시범을 보이며 함께 만든다.
④ 스스로 만들 때까지 시간을 두고 기다린다.
⑤ 다른 대상자와 비교하여 경쟁심을 자극한다.

72 치매 대상자가 요양보호사의 얼굴을 잡고 "우리 딸 일하고 왔어?" 라고 할 때 요양보호사의 반응으로 옳은 것은?

① "어머니 저 왔어요."

② "제가 누군지 알아보시겠어요.?"

③ "어르신 제가 따님하고 많이 닮았나요?"

④ "제가 따님이 아니라고 몇 번이나 말씀드렸 잖아요."

⑤ "저는 어르신을 돌보는 김○○ 요양보호사 입니다."

73 장구를 연주하던 대상자가 쓰러지면서 몸이 뻣뻣해지고 침을 흘릴 때 돕는 방법으로 옳은 것은?

① 장구를 치우고 얼굴을 옆으로 돌려 눕힌다.

② 장구채를 손수건으로 싸서 입에 물려준다.

③ 안전한 곳으로 옮겨 항 경련제를 먹인다.

④ 경련이 일어나지 않게 몸을 눌러준다.

⑤ 똑바로 눕히고 목 아래에 베개를 받쳐 기도를 유지시킨다.

74 감염발생 가능성이 높은 요양보호사의 행위에 해당하는 것으로 옳은 것은?

① 손톱을 둥글고 짧게 자른다.

② 정기적으로 건강검진을 받는다.

③ 목욕 후 피부 보습제를 바른다.

④ 비닐장갑을 끼고 흡인병을 비운다.

⑤ 손으로 입과 코를 가리고 기침한다.

75 다음 중 질식이 의심되어 하임리히법이 필요한 대상자로 옳은 것은?

①   ②

③   ④

⑤

76 수해가 발생한 직후 전기 사고와 가스 누출 사고를 예방하는 방법으로 옳은 것은?

① 가스밸브를 열어 개통상태를 점검한다.

② 창문을 닫아 외부공기를 차단 후 가스레인지 불을 켠다.

③ 물에 젖지 않은 하나의 콘센트에 여러 전기기구를 사용한다.

④ 작동 중인 전열 기구에서 냄새가 나면 창문을 열고 사용한다.

⑤ 정전 복구 후 가전제품은 시간 간격을 두고 하나씩 사용한다.

77 손목골절이 의심되는 대상자를 위한 응급처치 방법으로 옳은 것은?

① 반지나 팔찌를 미리 벗겨낸다.
② 손목을 움직여 보게 한다.
③ 튀어나온 뼈를 눌러 준다.
④ 구부러진 손목관절은 펴 준다.
⑤ 손상부위는 심장보다 낮게 한다.

78 심폐소생술을 할 때 시행하는 방법으로 옳은 것은?

① 대상자의 양쪽 어깨를 흔들어 확인한다.
② 반응이 없고 호흡이 없다면 119에 신고한다.
③ 대상자의 경동맥을 10초 동안 촉진한다.
④ 대상자의 골반 위에 걸터앉아 압박한다.
⑤ 가슴압박은 분당 200회의 속도로 한다.

79 자동심장충격기를 사용할 때 가슴압박을 반드시 중단해야 하는 경우로 옳은 것은?

① 자동심장충격기의 전원을 켤 때
② 자동심장충격기의 패드를 부착할 때
③ 자동심장충격기에서 심장리듬을 분석할 때
④ 자동심장충격기가 에너지를 충전하는 동안
⑤ 자동심장충격기의 쇼크 버튼을 누른 후 2분 동안

80 다음과 같이 식사하기 싫어하는 치매 대상자에 대한 요양보호사의 반응으로 옳은 것은?

> 3년 전 치매진단을 받은 B씨는 밥에 독을 넣었다며 식사를 하지 않으려 하고 있다.
> - **요양보호사** : 어르신 식사하세요.
> - **치매 대상자** : 밥에 독이 들었잖아.
> - **요양보호사** : 무슨 말씀이세요, 절대 독이 들어있지 않아요.
> - **치매 대상자** : (수저를 던지며) 안 먹어!
> - **요양보호사** : (설득을 하며) 아니에요, 안 들었어요.
> - **치매 대상자** : (화를 내며 밥상을 엎어 버린다.) 안 먹어!

① 함께 식사하며 "제가 먼저 먹어볼게요, 음~~ 맛있다."
② "그럼 혼자서 따로 식사하세요."
③ "제가 도와드릴 테니 음식을 직접 만들어 드세요."
④ "원하는 음식을 배달 시켜드릴게요."
⑤ "저를 못 믿으세요? 서운해요."

8회

회

| 요양보호사 |
실전모의고사

01 건강한 노화를 위한 방법으로 적절한 것은?

① 시설서비스에 의존하는 생활을 한다.
② 사회적 관계망을 점차 줄인다.
③ 가부장적인 가족관계를 유지한다.
④ 생산적인 여가활동에 참여한다.
⑤ 만성질환을 민간요법으로 관리한다.

02 노인 부모가 인근 아파트에 따로 거주하고 있는 성인자녀로부터 필요할 때 돌봄을 받고 있는 가족의 형태로 옳은 것은?

① 핵가족
② 대가족
③ 다문화 가족
④ 편부모 가족
⑤ 수정확대가족

03 다음 사례에서 노인이 실천한 노인복지 원칙으로 옳은 것은?

> 교사로 은퇴한 노인이 지역아동센터에서 지역 아동을 대상으로 봉사활동을 하고 있다.

① 독립의 원칙
② 평등의 원칙
③ 보호의 원칙
④ 참여의 원칙
⑤ 존엄의 원칙

04 노인장기요양급여 대상자로 인정받을 수 있는 노인성 질환으로 옳은 것은?

① 뇌진탕
② 고혈압
③ 파킨슨병
④ 전립선비대
⑤ 퇴행성관절염

05 가족요양비가 포함된 장기요양급여의 종류로 옳은 것은?

① 시설급여
② 재가급여
③ 간병급여
④ 장해급여
⑤ 특별현금급여

06 치매 대상자가 한 가지 옷만 입으려고 고집할 때 대처 방안으로 옳은 것은?

① 거울을 보여 주며 더러워진 옷이라고 한다.

② 옷에서 냄새가 심하게 난다고 설득한다.

③ 옷을 대상자의 이불 밑에 넣어 채취가 스며들게 한다.

④ 물을 엎질러 갈아입어야 한다며 다른 옷을 입게 한다.

⑤ 좋아하는 음식을 주며 다른 옷을 입게 한다.

07 요양보호서비스에 대한 지식과 기술로 대상자의 불편함을 경감하기 위한 요양보호사의 역할로 옳은 것은?

① 숙련된 수발자

② 정보 전달자

③ 관찰자

④ 말벗과 상담자

⑤ 동기유발자

08 다음 사례에서 대상자가 요구할 수 있는 권리로 옳은 것은?

> "아버님이 배회하시다가 넘어져 골절이 되었는데 면회를 갈 때마다 손과 발이 묶여져 있는 것을 보니 너무 속상하고 화가 났어요."

① 존엄한 존재로 대우 받을 권리

② 사생활과 비밀보장에 대한 권리

③ 신체구속을 받지 않을 권리

④ 안락하고 안전한 생활환경을 제공받을 권리

⑤ 건강한 생활을 위한 질 높은 생활서비스 및 보건의료서비스를 받을 권리

09 다음 사례에 해당하는 학대 유형으로 옳은 것은?

> 보호자는 대상자가 받고 있는 국민기초생활보장 급여를 몰래 인출해 가는 것을 요양보호사가 목격하였다.

① 유기   ② 자기방임

③ 경제적 학대   ④ 정서적 학대

⑤ 신체적 학대

10 요양보호사가 고용기관으로부터 업무상 부당한 대우를 받았을 때 대처방법으로 옳은 것은?

① 고용상태를 유지하기 위해 참는다.

② 장기요양요원지원센터에 상담을 신청한다.

③ 대상자의 가족에게 해결해 달라고 요청한다.

④ 국민건강보험법에 따른 구제 방법을 알아본다.

⑤ 근로복지공단에 상담을 신청한다.

11 요양보호사가 상습적으로 성희롱을 당했을 때 대처방법으로 옳은 것은?

① 대상자 및 그 가족에게 1년에 한 번씩 성폭력 예방교육을 한다.

② 몰래 녹취하여 증거 일지를 작성한다.

③ 요양보호사는 외부 전문기관에 문의 및 상담을 한다.

④ 보호자에게 연락하고 서비스를 중단한다.

⑤ 요양보호사의 업무를 주방보조로 변경한다.

12 요양보호사가 지켜야 할 직업윤리 원칙으로 옳은 것은?

① 업무수행에 상관없이 화려한 복장과 외모를 관리한다.

② 동일한 종교와 성별이 동일한 대상자를 선호한다.

③ 대상자의 개인정보에 대한 비밀을 보장한다.

④ 동료 요양보호사와 경쟁하는 자세를 갖는다.

⑤ 기관의 지침을 우선시하여 서비스를 제공한다.

13 요양보호사의 윤리적 태도로 옳은 것은?

① 수급자 부재 시 들어가지 말고, 다음 방문일을 메모해둔다.

② 가족이 원하는 대로 서비스를 해준다.

③ 요양보호사와 같은 종교를 가진 대상자에게 더 잘해준다.

④ 업무상 알게 된 대상자의 비밀을 시설장과 공유한다.

⑤ 대상자의 동의 없이 오래된 물건은 버린다.

14 대상자가 복지용구가 필요하다고 할 때 대처방법으로 옳은 것은?

① 복지용구를 대여해 준다.

② 직접 구입하여 가져다준다.

③ 대신 구입하고 사례금을 받는다.

④ 복지용구 구입 및 관련 정보를 제공한다.

⑤ 친분이 있는 업체에 구매하도록 권유한다.

15 수근관증후군에 관한 설명으로 옳은 것은?

① 낮 동안 통증이 심해 일상생활이 힘들다.

② 손목을 구부려 양측의 손등을 맞대면 증상이 심해진다.

③ 팔을 들어 올릴 때 어깨 저린 감각이 있다.

④ 손바닥을 서로 맞대면 팔꿈치에 통증이 있다.

⑤ 새끼손가락에 통증이 있다.

16 요양보호사의 결핵 감염 예방을 위한 관리방법으로 옳은 것은?

① 잠복결핵 대상자와 접촉하지 않는다.

② 6개월마다 결핵 진단검사를 받는다.

③ 결핵 대상자의 침구류는 소각한다.

④ 결핵 대상자를 돌보기 전 항결핵제를 복용한다.

⑤ 결핵이 의심되는 대상자를 돌볼 때는 마스크와 장갑을 착용한다.

17 다음의 활동을 통해 요양보호사가 직무스트레스를 예방할 수 있는 것으로 옳은 것은?

> • 동료 간의 정기적인 만남을 주선하여 배우고 경험을 공유한다.
> • 어려운 일이 있을 때 서로 지지가 이루어지도록 한다.

① 휴식시간과 공간제공

② 업무지침제공

③ 정기회의와 의사소통체계 확보

④ 동료 지지체계 지원

⑤ 근로조건 개선

18 노인에게 약물중독 위험을 높이는 신체적 변화로 옳은 것은?

① 신장의 소변농축 저하
② 소변의 배설능력 증가
③ 간의 대사기능 증가
④ 위산 분비 증가
⑤ 인지기능 증가

19 시설대상자가 아침에 속이 쓰리다고 말할 때 요양보호사의 반응으로 옳은 것은?

① "위염이나 병원에 가야 해요"
② "위장약을 먹어야 할 것 같네요."
③ "괜찮아요. 저는 아침마다 그래요."
④ "제가 현재 상태를 간호사에게 전할게요."
⑤ "위가 쉬어야 하니까 아침식사를 거르세요."

20 천식으로 호흡곤란을 경험한 대상자가 산책을 거부하며 불안감을 호소할 때 요양보호사의 돕기 방법으로 옳은 것은?

① "폐렴구균 예방접종을 했으니 걱정하지 마세요"
② "처방된 기관지확장 흡인기를 가지고 갈 테니 걱정마세요."
③ "호흡곤란이 있을 때 똑바로 누우면 도움이 돼요."
④ "심폐소생술을 하면 되니까 걱정마세요."
⑤ "너무 걱정되시면 집에만 계세요."

21 노화에 따른 근골격의 변화로 옳은 것은?

① 인대의 탄력성 감소
② 추간판 두께 증가
③ 뼈 질량의 증가
④ 다리의 지방 증가
⑤ 근육의 긴장도 증가

22 노화로 인한 비뇨생식기계 변화로 옳은 것은?

① 잔뇨량의 증가
② 방광용적 증가
③ 방광 근력의 증가
④ 방광기능의 증가
⑤ 골반근육 조절능력 증가

23 대상자의 피부계 변화가 다음과 같을 때 보고해야 하는 상황으로 옳은 것은?

① 손등에 노인성 반점이 생겼다.
② 눈가에 주름이 생겼다.
③ 얼굴 피부의 탄력성이 떨어졌다.
④ 밤마다 소양증으로 잠을 이루지 못한다.
⑤ 피부 궤양의 회복이 빠르게 진행된다.

24 노화에 따른 눈의 변화로 옳은 것은?

① 동공의 지름이 커진다.

② 눈물의 양이 증가한다.

③ 각막 반사가 증가한다.

④ 수정체 황화현상이 나타난다.

⑤ 가까운 사물에 초점을 잘 맞춘다.

25 노화에 따른 내분비계 변화로 옳은 것은?

① 기초대사율이 증가

② 갑상선 호르몬 분비량이 증가

③ 뇌하수체 크기 증가

④ 인슐린 민감성 감소

⑤ 공복 시 혈당수치 감소

26 섬망에 관한 설명으로 옳은 것은?

① 만성으로 진행된다.

② 회복이 불가능하다.

③ 증상이 서서히 나타난다.

④ 호전과 악화가 반복된다.

⑤ 수면양상은 규칙적이다.

27 좌측뇌가 손상되어 우측마비와 함께 말을 못하거나 남의 말을 이해하지 못하는 실어증의 후유증으로 옳은 것은?

① 반신마비

② 전신마비

③ 반신감각장애

④ 언어장애

⑤ 운동실조증

28 다음에서 설명하는 퇴행성 신경질환으로 옳은 것은?

- 도파민이라는 물질의 분비 장애로 발생한다.
- 주로 가만히 있을 때 떨림 증상이 나타난다.
- 단추 끼우기, 글씨 쓰기 등이 어렵다.

① 혈관성치매

② 알츠하이머병

③ 파킨슨병

④ 뇌졸중

⑤ 건망증

29 노인대상자의 운동을 돕는 방법으로 옳은 것은?

① 빠르게 방향을 바꾸는 운동으로 시작한다.

② 현재의 운동 수준을 확인하게 한다.

③ 강도가 높은 동작으로 시작하게 한다.

④ 휴식 없이 운동을 마무리 한다.

⑤ 취침 전에 규칙적인 고강도 운동을 하게 한다.

30 노인의 약물 복용 방법으로 옳은 것은?

① 부작용이 나타나면 정해진 양보다 적게 복용한다.

② 약 처방이 변경되면 변경된 처방약을 복용한다.

③ 약을 술과 함께 복용하여 약물의 흡수를 돕는다.

④ 중복 처방을 받아 약물을 보관한다.

⑤ 맛이 쓴 약은 유제품과 함께 먹는다.

31 여름철 폭염에 노출되어 현기증을 호소하는 대상자를 돕는 방법으로 옳은 것은?

① 따뜻한 녹차를 마시게 한다.
② 지방이 많은 음식을 제공한다.
③ 시원한 물을 천천히 마시게 한다.
④ 따뜻한 물수건을 머리에 대어 준다.
⑤ 실외에서 가벼운 운동을 하게 한다.

32 요양보호사의 재가급여제공 내용을 국민건강보험공단에 실시간으로 전송하고 이를 급여비용 청구와 자동으로 연계하는 관리체계로 옳은 것은?

① 24시간 방문요양 시스템
② 스마트장기요양 시스템
③ 급여제공계획 관리 시스템
④ 재가급여전자관리 시스템(RFID)
⑤ 장기요양급여제공 기록관리 시스템

33 방문요양서비스를 제공할 때 관리책임자에게 신속하게 보고해야 하는 상황으로 옳은 것은?

① 대상자가 반려 동물의 산책을 요구할 때
② 계절이 지난 옷이 정리되어 있지 않을 때
③ 대상자가 하루 종일 침상에서 TV만 볼 때
④ 대상자가 함께 살고 있는 며느리의 험담을 할 때
⑤ 냉장고 문을 열고 배뇨 중인 대상자를 처음 발견했을 때

34 임종을 맞이하는 대상자의 임종 적응단계의 순서로 옳은 것은?

가. "나는 아니야", "왜 하필이면 나야. 왜 지금이야." 등을 말한다.
나. "아니야, 나는 믿을 수 없어" 라는 표현을 자주한다.
다. "그래, 내게 이런 일이 벌어졌어, 하지만......" 등으로 말한다.
라. 최소한의 말하기, 먹기, 움직이기 등을 하지 않기도 한다.
마. 어떤 이는 평화로운 마음속에서 마지막 정리의 시간을 보내기도 한다.

① 가 → 나 → 다 → 라 → 마
② 나 → 가 → 다 → 라 → 마
③ 나 → 가 → 라 → 다 → 마
④ 다 → 가 → 나 → 라 → 마
⑤ 다 → 나 → 가 → 라 → 마

35 사전연명의료의향서 작성 및 등록에 관한 설명으로 옳은 것은?

① 대상자의 요청에 따라 담당 의사가 작성한다.
② 작성한 사전연명의료의향서는 철회할 수 있다.
③ 사전연명의료의향서를 등록하면 의료기관에 연동된다.
④ 사전연명의료의향서는 모든 의료기관에서 등록할 수 있다.
⑤ 의식이 없는 경우 사전연명의료의향서는 직계가족이 작성한다.

36 대상자가 안전하게 식사하도록 돕는 방법으로 옳은 것은?

① 팔을 잘 움직이도록 팔 받침이 없는 의자에 앉힌다.

② 휠체어에 앉을 때도 의자 끝에 걸터 앉는다.

③ 식탁의 높이는 대상자의 배꼽보다 낮게 위치한다.

④ 의자에 앉을 수 없다면 침상머리를 30~60°가량 높인다.

⑤ 균형을 잡을 수 없는 대상자는 등받이와 팔걸이가 있는 의자에 앉는다.

37 침상에 누워있는 오른쪽 편마비 대상자의 식사 돕기로 옳은 것은?

① 오른쪽을 밑으로 하여 옆으로 눕힌다.

② 오른쪽에서 음식을 넣어준다.

③ 똑바로 누운 채 고개를 요양보호사 쪽으로 돌린다.

④ 숟가락 끝을 왼쪽 입술에 대고 음식물을 넣어준다.

⑤ 식사 후 바로 누울 수 있게 돕는다.

38 경관영양을 하는 대상자를 돕는 방법으로 옳은 것은?

① 비위관 삽입 부위에 윤활제를 발라준다.

② 비위관이 빠지면 천천히 밀어 넣는다.

③ 구토를 하면 영양액 주머니를 높여준다.

④ 영양액은 체온 온도보다 낮게 준비한다.

⑤ 콧속 분비물 제거를 위해 흡인을 해준다.

39 거동이 불편한 대상자가 화장실을 안전하게 사용하도록 돕는 방법으로 옳은 것은?

① 응급벨을 설치하고 사용법을 알려준다.

② 대소변을 마칠 때까지 다른 업무를 본다.

③ 화장실은 눈이 부시지 않도록 조명을 어둡게 한다.

④ 화장실 앞에 화분을 놓아 화장실 위치를 표시한다.

⑤ 밤에는 수면에 방해되지 않도록 화장실 표시등을 꺼둔다.

40 간이 변기를 사용하여 침상에서 배설하는 대상자를 돕는 방법으로 옳은 것은?

① 대상자가 스스로 변기 위에 앉게 한다.

② 변기는 따뜻한 물로 데워 침대 옆에 놓는다.

③ 변기 놓을 자리에 젖은 수건을 깔아 놓는다.

④ 침대를 평평하게 하여 배에 힘을 주기 쉽게 한다.

⑤ 변기를 침대 난간과 90°가 되게 놓은 후 대상자를 앉힌다.

41 이동변기를 사용하는 대상자가 변의를 말로 표현하지 못할 때 돕기 방법으로 옳은 것은?

① 요양보호사가 시간이 날 때마다 변의를 물어본다.

② 실금을 예방하기위해 기저귀를 사용한다.

③ 배설할 때까지 변기에 앉아 있게 한다.

④ 대상자의 비언어적 의도를 파악하여 도와준다.

⑤ 처음부터 끝까지 대상자를 돕는다.

42 대상자의 기저귀 사용 돕기 방법으로 옳은 것은?

① 꼬리뼈에 피부 발적이 있는지 살펴본다.

② 암모니아 냄새가 나면 책임자에게 보고한다.

③ 사용한 기저귀는 안쪽 면이 보이도록 말아서 버린다.

④ 기저귀를 뺀 후 건강한 쪽으로 돌려 눕힌다.

⑤ 허리를 들 수 없으면 윗옷을 가슴까지 올리고 바지를 벗긴다.

43 유치도뇨관을 삽입하고 있는 대상자가 복부의 팽만감과 불편감을 호소할 때 대처방법으로 옳은 것은?

① 요양보호사와 함께 산책을 한다.

② 소변주머니를 비워준다.

③ 침대 난간에 도뇨관이 눌려 있는지 확인한다.

④ 따뜻한 물주머니를 복부에 대어 준다.

⑤ 대상자를 측위자세로 취해준다.

44 대상자의 칫솔질을 돕는 방법으로 옳은 것은?

① 치약이 솔 사이에 끼어 들어가게 눌러 짠다.

② 머리를 뒤로 젖히고 칫솔질을 한다.

③ 식사 후 3분 이내 3분 동안 하도록 습관화한다.

④ 앞니는 칫솔모와 90°가 되게 하여 닦는다.

⑤ 치약의 청량감이 유지되도록 입안을 물로 한 번만 헹군다.

45 침상에서 대상자의 머리를 감기는 방법으로 옳은 것은?

① 눈과 귀를 수건으로 덮어 보호한다.

② 남아 있는 물기는 자연 건조되게 한다.

③ 베개를 침대 중앙에 놓고 머리를 올린다.

④ 머리를 감긴 후 면봉으로 귓속까지 닦아 준다.

⑤ 머리 밑에 샴푸패드를 펴고 물이 흘러내리는 쪽에 양동이를 놓는다.

46 대상자의 손톱·발톱 깎기 모양으로 옳은 것은?

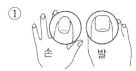 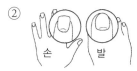

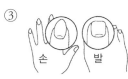 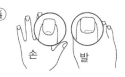

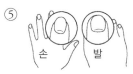

47 치매 대상자가 목욕을 거부하며 요양보호사를 꼬집고, 고함을 지를 때 대처방법으로 옳은 것은?

① 청결을 위해 무리를 해서라도 목욕을 시킨다.
② 좋아하는 놀이 등을 통해 기분을 좋게 하고 다시 시도한다.
③ 대상자가 원할 때까지 기다렸다가 목욕한다.
④ 물수건을 이용하여 몸을 닦아준다.
⑤ 목욕의 중요성을 설명하고 설득하고 이해시킨다.

48 다음 그림과 같이 휠체어에 앉아 있는 대상자를 침대로 옮길 때 두 명의 요양보호사가 각각 지지해야 하는 부위로 옳은 것은?

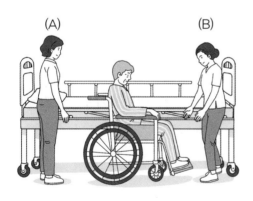

	(A)	(B)
①	등과 허리	종아리와 발목
②	등과 허리	대퇴(넙다리)와 발목
③	겨드랑이와 팔	대퇴(넙다리)와 종아리
④	겨드랑이와 가슴	종아리와 발목
⑤	겨드랑이와 가슴	대퇴와 발목

49 대상자가 침대 밑으로 내려가 있을 때 두 명의 요양보호사가 대상자를 침대위로 이동시키는 순서로 옳은 것은?

① 무릎을 세워 발바닥을 침대 닿게 하기 → 침대를 수평으로 하기 → 양쪽에 서서 이동하기 → 베개정리 및 침대난간 내리기
② 무릎을 세워 발바닥을 침대 닿게 하기 → 베개정리 및 침대난간 내리기 → 양쪽에 서서 이동하기 → 침대를 수평으로 하기
③ 침대를 수평으로 하기 → 양쪽에 서서 이동하기 → 무릎을 세워 발바닥을 침대 닿게 하기 → 베개정리 및 침대난간 내리기
④ 침대를 수평으로 하기 → 무릎을 세워 발바닥을 침대 닿게 하기 → 양쪽에 서서 이동하기 → 베개정리 및 침대난간 내리기
⑤ 양쪽에 서서 이동하기 → 무릎을 세워 발바닥을 침대 닿게 하기 → 침대를 수평으로 하기 → 베개정리 및 침대난간 내리기

50 편마비 대상자의 단추 없는 옷 입히기 방법으로 옳은 것은?

① 마비된 팔 → 머리 → 건강한 팔
② 마비된 팔 → 건강한 팔 → 머리
③ 건강한 팔 → 머리 → 마비된 팔
④ 건강한 팔 → 마비된 팔 → 머리
⑤ 머리 → 건강한 팔 → 마비된 팔

51 다음과 같은 상황에서 치매 대상자에 대한 돕기 방법으로 옳은 것은?

> 치매 대상자의 보호자는 요즘 들어 어머니가 지속적으로 같은 곳을 왔다 갔다 반복하고, 쓰레기를 아무 곳에 숨겨 놓거나 침을 계속해서 뱉고 있다고 한다. 한두 번도 아니고 자꾸 되풀이되는 반복행동 때문에 힘들다고 하소연을 하고 있다.

① 처방된 약은 잘 먹고 있는지 확인한다.
② 관심을 돌리기 위해 라디오나 텔레비전을 켜 놓는다.
③ 문제 행동이 일어나지 않도록 방문을 잠근다.
④ 부드러운 말로 배가 고픈지 확인하고 간식을 준비한다.
⑤ 다른 가정의 어르신들도 똑같다며 달래준다.

52 침대에 걸터앉아 있는 대상자를 일으켜 세우는 순서로 옳은 것은?

> 가. 대상자의 발을 무릎보다 살짝 안쪽으로 옮겨준다.
> 나. 양 무릎을 펴고 선 자세를 취한다.
> 다. 어깨로 대상자의 가슴을 지지하여 상체를 펴준다.
> 라. 대상자의 상체를 앞으로 숙이며 일으켜 세운다.

① 가 → 나 → 다 → 라
② 가 → 나 → 라 → 다
③ 가 → 다 → 나 → 라
④ 가 → 라 → 나 → 다
⑤ 가 → 라 → 다 → 나

53 그림에서 오른쪽 편마비 대상자의 지팡이 보행을 도울 때 지팡이 끝을 놓는 위치로 옳은 것은?

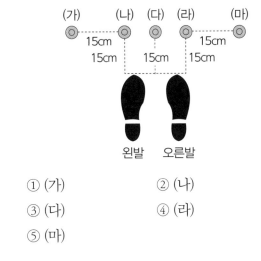

① (가)　　　　② (나)
③ (다)　　　　④ (라)
⑤ (마)

54 다음 그림과 같은 보행보조차를 안전하게 사용할 수 있는 대상자로 옳은 것은?

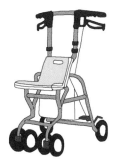

① 가장 안정적인 보행기이다.
② 균형감각과 보행능력이 있는 대상자가 사용한다.
③ 뇌졸중으로 인한 편마비 대상자가 사용한다.
④ 손잡이에 체중을 지지한다.
⑤ 휴식이 필요할 때 보행보조차에 기대어 쉰다.

55 당뇨병 대상자의 혈당 관리에 도움이 되는 혈당지수가 낮은 식품으로 옳은 것은?

① 미역
② 찐 감자
③ 수박
④ 흰 식빵
⑤ 떡

56 대상자의 침구류(A)와 선택 시 고려 사항(B)으로 옳은 것은?

	침구류(A)	고려 사항(B)
①	이불	따뜻하고 가벼우며 보습성이 있는 것
②	이불커버	보온성이 좋은 모직물로 된 것
③	베개	습기를 잘 흡수하는 소재
④	시트	풀을 먹이고 재봉선이 있는 것
⑤	매트리스	푹신하고 습기를 흡수하는 것

57 시설대상자가 요양보호사의 차를 이용하여 외출하고자 할 때 대처방법으로 옳은 것은?

① 외출은 할 수 없다고 말한다.
② 외출하기 전에 주유비를 미리 청구한다.
③ 시설장에게 직접 허락을 받아 달라고 한다.
④ 요양보호사의 차를 이용할 수 없다고 말한다.
⑤ 요양보호사가 운전하는 옆 좌석(보조석)에 앉혀 이동한다.

58 치매 대상자의 비약물치료에 대한 설명으로 옳은 것은?

① 비약물치료는 치매 대상자의 증상을 악화시킨다.
② 대상자 가족의 삶의 질을 높이지는 못한다.
③ 약물치료보다 효과가 떨어져 증상이 심한 대상자는 사용할 수 없다.
④ 치매 대상자와 가족의 정신적 부담을 경감시킬 수 있다.
⑤ 아리셉트, 엑셀론 등이 비약물 치료에 속한다.

59 치매 대상자의 옷 입기 돕기 방법으로 옳은 것은?

① 색깔이 요란하고 장식이 많은 옷을 선택한다.
② 시간이 걸리면 요양보호사가 입혀준다.
③ 옷 입기를 거부하면 목욕시간을 이용하여 갈아입힌다.
④ 단추가 많이 달린 옷을 제공한다.
⑤ 자신의 옷이 아니라고 하면 다른 옷을 구입한다.

60 치매 대상자가 초조해하며 서랍안의 옷을 넣었다 뺐다 하는 행동을 반복할 때 대처방법으로 옳은 것은?

① 행동이 멈출 때까지 기다린다.
② 왜 그런 행동을 하는지 물어본다.
③ 서랍안의 물건을 숨겨 놓는다.
④ 정리하기 어려우니 그만하라고 설득한다.
⑤ 콩나물 다듬는 일을 도와달라고 부탁한다.

61 방금 식사한 것을 잊어버리고 계속 음식을 요구하는 치매 대상자를 돕는 방법으로 옳은 것은?

① 요구할 때마다 음식을 준다.
② 먹고 난 식기를 보이는 곳에 그대로 둔다.
③ 음식을 큰 그릇에 담아 한 번에 많이 준다.
④ 치매 증상이므로 개의치 않고 용무를 본다.
⑤ 함께 식사한 다른 대상자로부터 확인을 받게 한다.

62 밤낮이 바뀐 치매 대상자의 수면을 돕는 방법으로 옳은 것은?

① 낮잠을 자는 동안 블라인드를 쳐 준다.
② 저녁 식사 후 좋아하는 커피를 제공한다.
③ 낮에 졸고 있을 때 주변을 조용히 한다.
④ 수면 상태를 관찰하여 원인을 파악한다.
⑤ 밤에 깨어있을 때 야식을 제공한다.

63 시설 치매 대상자가 목적 없이 각방의 문을 열며 이곳저곳을 배회할 때 돕는 방법으로 옳은 것은?

① 주변을 새로운 물건으로 채운다.
② 창문을 열어 환기를 시킨다.
③ 가족사진을 보며 대화를 한다.
④ 취침 전에 만보 걷기를 한다.
⑤ 실외에 배회코스를 만들어 준다.

64 치매 대상자가 "아들이 내 퇴직금을 통장에서 다 뺏어갔어."라며 반복적으로 화를 낼 때 대처 방법으로 옳은 것은?

① 아들에게 연락하여 다시 입금하라고 한다.
② 아들을 경제적 학대로 신고한다.
③ 원래부터 통장이 없었다고 설득한다.
④ 함께 CCTV를 확인하여 보여준다.
⑤ 이야기를 들어 주며 속상하겠다고 다독인다.

65 치매 대상자가 비 오는 날에는 베개를 안고 울고, 분통을 터뜨릴 때 돕는 방법으로 옳은 것은?

① 왜 비만 오면 그러는지 물어본다.
② 베개를 빼앗아 진정시킨다.
③ 방안에 혼자 있게 하여 행동을 수정한다.
④ 커튼을 닫고 좋아하는 활동을 하게 한다.
⑤ 계속 울면 퇴소시킨다고 경고한다.

66 시설 치매 대상자가 해 질 무렵이 되면 옷 보따리를 들고 아들 집에 가겠다고 할 때 돕는 방법으로 옳은 것은?

① 들고 있는 보따리를 보이지 않는 곳으로 치운다.
② 침실 조명을 어둡게 하고 조용한 음악을 들려준다.
③ 아끼는 인형을 주며 안아달라고 부탁한다.
④ 아들이 출장을 가서 집에 아무도 없다고 한다.
⑤ 지금은 늦었으니 내일 아들을 만나러 가자고 한다.

67 다음의 대화에서 요양보호사의 적절한 공감 반응으로 옳은 것은?

> 기관에서 당뇨병이 있는 대상자가 동료 대상자와 식사가 다르다고 불만을 호소하고 있다.
>
> • 대상자 : 내가 며칠 전부터 관찰을 했는데 옆에 있는 사람은 고기를 주는데, 나는 고기도 없고 음식량도 적고, 채소만 주고 있어.
> • 요양보호사 : _____

① "어르신은 인슐린이 안 나와서 식사를 많이 하시면 혈당이 높아져요."
② "당뇨병 때문에 어쩔 수가 없어요, 참으세요."
③ "옆에 계신 어르신과 식사 차이가 나서 많이 화가 나셨나 봐요. 다른 이유를 설명해 드릴게요."
④ "입소할 때 보호자분하고 함께 설명 들으셨잖아요."
⑤ "당뇨병이 좋아지면 고기 드실 수 있으니 기다리세요."

68 효과적인 의사소통 방법으로 옳은 것은?

① 말을 반박하고 논쟁을 통해 설득한다.
② 단어 이외에 대상자의 표정도 살핀다.
③ 충분히 듣지 않고 조언한다.
④ 미리 대답을 준비한다.
⑤ 상대방의 말을 요양보호사의 경험에 맞춘다.

69 인지자극을 위해 다음과 같은 질문을 할 때 향상될 수 있는 것은?

> • "조금 전에 누가 다녀가셨나요?"
> • "오늘 몇 시에 일어나셨어요?"
> • "아침 식사로 무엇을 드셨어요?"

① 창의력
② 순응력
③ 계산력
④ 공감능력
⑤ 단기기억력

70 다음과 같은 상황에서 요양보호사의 공감반응으로 옳은 것은?

> • 대상자 : 우리 영감 기일도 다가오고……. 요 며칠 잠을 설치고 있어. 영감이 늘 내 잠자리를 살펴 주었는데…….
> • 요양보호사 : _____

① "세월이 지나면 괜찮아 진대요."
② "다른 가족이 기일을 챙기실 테니 걱정마세요."
③ "걱정하지 마세요. 제가 대신 잠자리를 봐 드릴까요?"
④ "할아버지가 자상한 분이셨네요. 그래서 더 보고 싶은가 봐요."
⑤ " 의사에게 수면제 처방을 받을까요?"

71 치매 대상자와 의사소통할 때에 지켜야 하는 기본원칙으로 옳은 것은?

① 큰소리로 이야기한다.
② '네', '아니요'로 답할 수 있게 질문한다.
③ 긍정형 질문보다 부정형 질문을 한다.
④ 여러 사람이 함께 대화에 참여한다.
⑤ 심리적 안정을 위해 최근의 일로 현실을 자각하게 한다.

72 대상자의 상태에 따라 권장할 수 있는 여가 활동에 관한 설명으로 옳은 것은?

① 섬망 대상자에게 영화를 보게 한다.
② 편마비 대상자에게 그림을 그리게 한다.
③ 관절염 대상자에게 배드민턴을 치게 한다.
④ 심부전 대상자에게 등산을 하게 한다.
⑤ 치매 대상자와 함께 새로운 산책길을 간다.

73 태풍 예보를 듣고 대비하는 방법으로 옳은 것은?

① 침수우려 지역에서는 방파제 옆으로 이동한다.
② 오염에 대비해 욕조에 물을 미리 받아둔다.
③ 지하 주차장에 주차한다.
④ 전기 차단기를 내린다.
⑤ 통신 기기는 꺼 놓는다.

74 올바른 손 씻기 방법으로 옳은 것은?

① 요양보호사는 정해진 시간에 손을 씻는다.
② 흐르는 물로만 손을 씻는다.
③ 근무 중 반지나 팔찌를 착용하지 않는다.
④ 손톱은 길고 뾰족하게 다듬는다.
⑤ 대상자의 집을 떠난 후 씻는다.

75 질식대상자에게 하임리히법을 적용할 때 구조자 손의 위치로 옳은 것은?

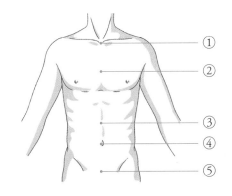

76 산책을 하던 대상자가 쓰러지면서 몸이 뻣뻣해지고 침을 흘릴 때 돕는 방법으로 옳은 것은?

① 처방약을 먹인다.
② 입안의 손가락을 넣어 혀를 보호한다.
③ 위험한 물건이 없는 곳으로 옮긴다.
④ 고개를 옆으로 돌려주고 옆에서 관찰한다.
⑤ 119구급대원이 도착 전 음식을 준다.

77 대상자가 넘어져 발목에 통증이 있고 골절이 의심될 때 응급처치 방법으로 옳은 것은?

① 발목을 압박한다.

② 다리에 온찜질을 한다.

③ 압박붕대를 꽉 조이게 감아준다.

④ 발목을 절대로 움직이지 않게 한다.

⑤ 부축하여 병원에 진료를 보러 간다.

78 심정지 대상자에게 심폐소생술을 할 때 가슴을 압박하는 방법으로 옳은 것은?

① 명치아래를 압박한다.

② 요양보호사의 체중을 이용하여 가슴을 압박한다.

③ 가슴압박은 분당 70~90회 속도로 한다.

④ 가슴이 최대 3cm 눌릴 정도의 강도로 압박한다.

⑤ 질문에 반응이 없고 호흡이 없다면 회복자세를 취한다.

79 자동심장충격기를 사용할 때 반드시 대상자에게서 떨어져야 하는 경우로 옳은 것은?

① 전원을 켤 때, 패드를 부탁할 때

② 패드를 부착할 때, 심장리듬을 분석할 때

③ 심장리듬을 분석할 때, 심장충격을 시행할 때

④ 에너지를 충전하는 동안, 심장충격을 시행할 때

⑤ 자동심장충격기의 쇼크 버튼을 누른 후 2분 동안

80 가파른 내리막길에서 휠체어를 타고 있는 대상자의 이동을 돕는 방법으로 옳은 것은?

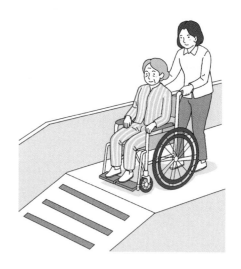

① 휠체어를 앞으로 하여 직선으로 내려간다.

② 휠체어를 뒤로 돌려 지그재그로 내려간다.

③ 휠체어를 앞으로 하여 지그재그로 내려간다.

④ 휠체어를 뒤로 돌려 앞바퀴를 들고 내려간다.

⑤ 휠체어를 앞으로 하여 앞바퀴를 들고 내려간다.

| 요양보호사 |

실전모의고사

필기시험 →

01 노년기의 신체적 특성으로 옳은 것은?

① 잠재하고 있던 질병이 감소한다.
② 신체 조직의 잔존능력이 증가된다.
③ 일상생활수행능력이 향상된다.
④ 노화가 가역적으로 진행된다.
⑤ 사소한 원인으로도 중증에 이를 수 있다.

02 대상자와 의사소통 할 때 편안하게 대면하는 방법으로 옳은 것은?

① 대상자와 눈을 맞추고 가까운 거리에서 말을 건넨다.
② 대상자를 위에서 내려다보며 짧게 힐끗 쳐다본다.
③ 잠에서 덜 깬 대상자에게는 옆으로 조용히 다가간다.
④ 대상자가 벽 쪽으로 돌아누워 있으면 등 뒤에서 말한다.
⑤ 반응이 없는 대상자는 말을 건네지 않고 하던 일을 계속한다.

03 다음 사례에 해당하는 노인복지 원칙으로 옳은 것은?

> 건강한 노인이 은퇴 후 일자리지원 교육프로그램을 이수하고 소득을 얻을 수 있는 직장을 구하였다.

① 독립의 원칙
② 존엄의 원칙
③ 평등의 원칙
④ 보호의 원칙
⑤ 통합성의 원칙

04 장기요양기관이 청구한 급여비용을 심사하고 지급하는 기관으로 옳은 것은?

① 보건복지부
② 국민건강보험공단
③ 건강보험심사평가원
④ 한국노인인력개발원
⑤ 한국사회보장정보원

05 노인장기요양보험 일반 급여 대상자가 재가급여를 이용할 때 본인일부부담금의 비율로 옳은 것은?

① 장기요양급여비용의 10%
② 장기요양급여비용의 15%
③ 장기요양급여비용의 20%
④ 장기요양급여비용의 25%
⑤ 장기요양급여비용의 30%

06 노인장기요양보험 표준서비스 중 개인활동 지원서비스 내용에 해당하는 것으로 옳은 것은?

① 의사전달 대행
② 편지 대필
③ 구강관리 돕기
④ 의복세탁 및 관리
⑤ 관공서 방문 시 동행

07 배우자와의 사별로 우울증상을 겪는 대상자의 신체·심리적 정보를 의료진에게 알리는 요양보호사의 역할로 옳은 것은?

① 숙련된 수발자
② 정보전달자
③ 관찰자
④ 말벗과 상담자
⑤ 옹호자

08 다음 사례에서 대상자가 요구할 수 있는 권리로 옳은 것은?

> "저 노인 자식들이 자주 오고, 직원들한테 선물도 해서 그런가 요양보호사들이 한마디를 해도 나한테 하는 것보다 더 잘해주고 친절하게 대하는 것 같아서 기분이 좋지는 않아."

① 신체구속을 받지 않을 권리
② 시설 운영 전반에 관한 충분한 정보를 제공받을 권리
③ 개인 소유의 재산과 소유물을 스스로 관리할 권리
④ 존엄한 존재로 대우받을 권리
⑤ 차별 및 노인학대를 받지 않을 권리

09 노인학대 사례 중 '방임'에 해당하는 것은?

① 희망하는 재산 사용을 이유 없이 제한한다.
② 이성교제를 방해한다.
③ 집 밖으로 나가지 못하게 통제한다.
④ 병원에 입원시키고 연락을 두절한다.
⑤ 생존에 필요한 생활비 지급을 중단한다.

10 다음과 같은 역할을 담당하는 곳으로 옳은 것은?

> 요양보호사의 권리 침해에 관한 상담 및 지원, 역량 강화를 위한 교육, 건강검진 등의 사업 지원을 하고 있다.

① 고용보험센터
② 일자리지원센터
③ 재가복지봉사센터
④ 민원종합지원센터
⑤ 장기요양요원지원센터

11 대상자가 손가락으로 얼굴을 찌르며, 입을 모아 내밀며 뽀뽀하자는 제스처를 할 때 요양보호사의 대처 방안으로 옳은 것은?

① 큰 소리를 치며 수치심을 준다.

② 하지 말라고 단호하게 거부한다.

③ 마무일 없었던 듯 하던 일을 계속한다.

④ 음란한 성적 농담을 듣고 웃으며 받아친다.

⑤ 대상자를 이해하는 마음으로 조용히 자리를 피한다.

12 요양보호사가 윤리적 책임을 준수한 사례로 옳은 것은?

① 대상자가 없어서 방에 들어가 기다렸다.

② 대상자를 대신하여 서비스 계약을 체결하였다.

③ 대상자의 비밀을 동료 요양보호사와 공유하였다.

④ 업무수행에 방해가 되지 않는 복장을 착용했다.

⑤ 편하게 관리하려고 대상자의 머리를 짧게 잘랐다.

13 재가 대상자와 신뢰감을 형성하기 위한 방법으로 옳은 것은?

① 방문시간이 늦으면 급여비용을 감면한다.

② 시선을 맞추며 대상자와 대화한다.

③ 대상자 부재중에도 서비스를 진행한다.

④ 과장된 신체접촉으로 친밀감을 표현한다.

⑤ 계획된 시간보다 연장해서 서비스를 제공한다.

14 다음의 상황에서 요양보호사의 대처방법으로 옳은 것은?

> 보호자가 다른 대상자를 소개해 줄 테니 아버님의 본인부담금을 감면해 달라고 요청하였다.

① 부담금 감면은 불법이라고 명확하게 말한다.

② 면제해 줄 수 있는 기관을 소개한다.

③ 복지용구를 할인해 주겠다고 한다.

④ 등급 상향 판정을 받아오라고 한다.

⑤ 추가 서비스를 제공하여 서비스 시간을 늘린다.

15 요통을 예방하면서 물건을 이동하는 방법으로 옳은 것은?

① 물건을 몸에서 최대한 멀리 둔다.

② 두 발을 모아 지지면을 좁힌다.

③ 몸의 무게중심을 높인다.

④ 무릎을 굽혀 자세를 낮춘다.

⑤ 방향을 바꿀 때는 허리를 돌린다.

16 결핵 감염 예방을 위해 요양보호사가 알고 있어야 하는 내용으로 옳은 것은?

① 잠복결핵 대상자는 전염력이 있다.

② 결핵균은 강한 산성이나 알칼리에 약하다.

③ 결핵은 폐에만 침범하는 감염성 질환이다.

④ 결핵은 주로 오염된 음식 섭취로 감염된다.

⑤ 결핵대상자가 사용한 침구류는 일광소독한다.

17 요양보호사가 직무스트레스를 예방할 수 있는 활동으로 옳은 것은?

① 근무시간을 초과하여 일한다.
② 성희롱 예방 교육을 받지 않는다.
③ 업무의 어려운 사항은 동료들과 해결한다.
④ 동료 간의 정기적인 만남으로 경험을 공유한다.
⑤ 관리책임자는 요양보호사 문제에 개입하지 않는다.

18 노인에게 약물을 사용할 때 젊은 사람에 비해 신중해야하는 이유로 옳은 것은?

① 대상자의 의존상태의 감소
② 심장 근육의 수축력 증가
③ 신경전달물질의 분비 증가
④ 신장의 배설능력 감소
⑤ 신장의 소변농축 능력 증가

19 재가 대상자가 식사량이 감소하고 콜라색의 대변을 본다고 말할 때 요양보호사의 반응으로 옳은 것은?

① "대장암일 수 있으니 검사를 받아보세요."
② "소화제를 먹어야 할 것 같네요."
③ "괜찮아요. 어제 고기 많이 드셔서 그래요."
④ "제가 현재 상태를 간호사에게 전할게요."
⑤ "장염이니 아침식사를 거르세요."

20 노화에 따른 심혈관계 변화로 옳은 것은?

① 심박동수 증가
② 심장으로의 혈액 순환 증가
③ 심근의 탄력성 증가
④ 최대 심박출량 감소
⑤ 하지정맥류 발생 감소

21 노화에 따른 근골격계 변화로 옳은 것은?

① 어깨는 넓어지고 골반이 좁아진다.
② 추간판이 얇아져 키가 줄어진다.
③ 근육량이 늘어 운동능력이 증가한다.
④ 인대 등의 탄력성이 증가된다.
⑤ 엉덩이의 피하지방이 감소한다.

22 노화에 따른 여성 노인의 생식기계 변화로 옳은 것은?

① 난소의 크기 감소
② 성교 시 통증 감소
③ 질의 길이 증가
④ 질벽의 두께 증가
⑤ 에스트로겐 분비 증가

23 욕창의 발생요인으로 옳은 것은?

① 자세변경의 어려움

② 피부마찰 감소

③ 적절한 체중유지

④ 화장실을 이용함

⑤ 단백질의 충분한 공급

24 노화에 따른 시각계 변화에 관한 설명으로 옳은 것은?

① 결막이 얇아져 누렇게 변한다.

② 안압의 상승으로 수정체가 투명해진다.

③ 눈물의 양이 증가하여 시력이 저하된다.

④ 각막 반사가 증가하여 감염에 민감해진다.

⑤ 동공의 지름이 커져 빛을 잘 받아들인다.

25 당뇨병의 주요 증상으로 옳은 것은?

① 체중증가

② 질 분비물 감소

③ 소변량 감소

④ 상처치유 지연

⑤ 감각기능 증가

26 섬망 대상자의 치료 및 대처방법으로 옳은 것은?

① 낮 동안에 커튼을 닫아 외부 환경을 차단한다.

② 절대 안정을 위해 능동적인 관절운동은 피한다.

③ 접촉하는 사람의 수를 늘린다.

④ 밤에는 커튼을 치고 방안을 어둡게 한다.

⑤ 야간 섬망에는 방을 밝게 하고 따뜻하게 한다.

27 대상자가 삼키는 것이 어렵고 발음이 어눌해지고 자꾸 한쪽으로 넘어지려고 할 때 의심할 수 있는 질환으로 옳은 것은?

① 고지혈증

② 고혈압

③ 심부전증

④ 뇌졸중

⑤ 파킨슨병

28 신경세포가 파괴되어 안정시 떨림이 있고 자세의 불안정으로 약간의 체위변화에도 쉽게 넘어져 골절이 되는 질환으로 옳은 것은?

① 고관절 골절

② 골다공증

③ 뇌졸중

④ 파킨슨 질환

⑤ 치매

29 수면부족과 수면장애로 나타날 수 있는 증상으로 옳은 것은?

① 정신적으로 안정감을 준다.
② 판단력이 빨라진다.
③ 혈압이 높아진다.
④ 뇌졸중을 예방한다.
⑤ 아침의 피로감이 줄어든다.

30 노인의 약물 복용 방법으로 옳은 것은?

① 분할선이 있는 약은 물에 녹여 투약한다.
② 서방제는 분쇄하여 투약한다.
③ 장용코팅제는 분할하여 투약한다.
④ 삼키기 힘든 대상자는 처방 변경을 요청한다.
⑤ 약 복용시간을 잊었다면 2배로 복용한다.

31 열사병이 있을 때 대응하는 안전수칙으로 옳은 것은?

① 소수포가 난 부위는 건조시키고 살포제를 사용한다.
② 시원한 장소에서 발은 높인 자세로 휴식한다.
③ 젖은 수건으로 몸을 적신 후 선풍기 바람을 쐬어준다.
④ 경련이 일어난 근육을 마시지 한다.
⑤ 스포츠 음료나 주스 등을 마시게 한다.

32 요양보호사가 급여제공기록지에 작성하는 내용으로 옳은 것은?

① 상담 내용 및 결과
② 대상자의 욕구평가
③ 서비스 목표, 내용, 횟수
④ 서비스 제공내용 및 시간
⑤ 대상자 방문시 각종 상담 내용

33 재가방문 후 요양보호사가 시설장에게 신속하게 보고를 해야 하는 경우로 옳은 것은?

① 냉장고 음식에 곰팡이가 생겼을 때
② 병원 진료일이 미루어졌을 때
③ 화장실 전등이 깜박일 때
④ 대상자의 방문에 자물쇠가 설치되어 있을 때
⑤ 대상자가 주말마다 전화를 걸어 부탁할 때

34 임종을 맞이하는 대상자의 임종 적응단계의 순서로 옳은 것은?

가. 분노	나. 부정	다. 우울
라. 타협	마. 수용	

① 가 → 나 → 다 → 라 → 마
② 나 → 가 → 다 → 라 → 마
③ 나 → 가 → 라 → 다 → 마
④ 다 → 가 → 나 → 라 → 마
⑤ 다 → 나 → 가 → 라 → 마

35 요양보호사가 사전연명의료의향서에 대해 바르게 이해한 것은?

① 작성한 후 병·의원 어디서나 등록할 수 있다.

② 작성된 사전연명의료의향서는 변경할 수 없다.

③ 연명의료 중단 이후에도 물과 영양분은 공급된다.

④ 사전연명의료의향서 작성 후 등록하지 않아도 효력이 있다.

⑤ 연명의료 중단은 의사의 도움을 받아 사망하도록 하는 적극적 안락사와 같다.

실기시험 →

36 대상자가 안전하게 식사하도록 돕는 방법으로 옳은 것은?

① 등받이가 없는 의자는 벽에 기대어 앉는다.

② 휠체어의 잠금장치를 풀고 앉는다.

③ 식탁의 상판이 대상자의 배꼽 높이에 오게 한다.

④ 등이 구부정한 자세로 식사하게 한다.

⑤ 대상자의 눈높이보다 높은 위치에서 음식을 넣어준다.

37 오른쪽 편마비 대상자의 식사를 돕는 방법으로 옳은 것은?

① 식사 중 사레가 들리면 미지근한 물을 먹인다.

② 요양보호사는 일어서서 음식을 제공한다.

③ 오른쪽을 밑으로 하여 누운 자세를 취하게 한다.

④ "아. 에. 이. 오. 우" 구강운동을 한다.

⑤ 빨대를 사용할 경우 요양보호사가 전적으로 돕는다.

38 경관영양을 하는 대상자를 돕는 방법으로 옳은 것은?

① 비위관이 빠졌을 경우 요양보호사가 임의로 밀어 넣는다.

② 청색증이 나타나면 주입속도를 늦춘다.

③ 영양액 주머니를 위장보다 높은 위치에 건다.

④ 영양액을 1시간에 50ml이상 주입하도록 한다.

⑤ 경관영양이 끝나면 즉시 침대 머리를 내려준다.

39 거동이 불편한 대상자의 화장실 이용 돕기 방법으로 옳은 것은?

① 이동을 하는 동안 슬리퍼를 신긴다.

② 화장실까지 가는 길에 작은 화분을 놓아둔다.

③ 변기 옆에 안전손잡이를 잡게 한다.

④ 옷을 입고 벗기 쉽게 속옷을 입히지 않는다.

⑤ 낙상사고를 위해 처음부터 끝까지 대상자를 돕는다.

40 장기간 침대에 누워 있는 대상자의 침상 배변을 돕는 방법으로 옳은 것은?

① 변기를 뺀 뒤 건강한 쪽으로 돌려 눕힌다.
② 시계 반대 방향으로 복부 마사지를 해 준다.
③ 배에 힘을 주기 쉽도록 침대 머리를 낮춘다.
④ 변의가 생기도록 찬물로 항문 주위를 자극한다.
⑤ 점액질변이 섞여 나오면 대상자에게 확인시킨 후 버린다.

41 이동변기를 사용하여 배설하는 대상자를 돕는 방법으로 옳은 것은?

① 배설 중에는 하반신을 수건으로 덮어 준다.
② 배설 후에는 물티슈로 손을 닦는다.
③ 변기를 차갑게 하여 변의를 자극한다.
④ 변기 앞에 미끄럼방지매트를 깔아 준다.
⑤ 배설 후 뒤처리는 항문에서 회음부 방향으로 닦는다.

42 기저귀를 사용하는 대상자를 돕는 방법으로 옳은 것은?

① 대상자가 원할 때 기저귀를 교환 한다.
② 물집이 잡힌 욕창을 발견하면 드레싱 한다.
③ 욕창예방을 위해 옷과 침구의 주름을 정돈한다.
④ 바지를 내린 후 면 덮개를 덮고 기저귀를 교환 한다.
⑤ 허리를 들 수 없으면 엎드린 채로 기저귀를 교환 한다.

43 다음 중 유치도뇨관을 사용하는 대상자의 감염 예방을 위한 올바른 관리 방법으로 옳은 것은?

> 가. 소변주머니를 주기적으로 비우고, 비울 때마다 배출구를 소독한다.
> 나. 소변주머니를 아랫배보다 높게 위치시켜 소변의 역류를 방지한다.
> 다. 소변주머니의 배출구가 바닥에 닿지 않도록 한다.
> 라. 소변주머니를 세척하여 재사용한다.
> 마. 소변주머니를 하루에 한 번만 비운다.

① 가, 나
② 가, 다
③ 나, 다
④ 나, 라
⑤ 다, 라

44 혈액응고장애가 있는 대상자의 칫솔질을 돕는 방법으로 옳은 것은?

① 칫솔모가 단단한 칫솔로 닦게 한다.
② 치아에서 잇몸 방향으로 칫솔질을 한다.
③ 칫솔로 치아뿐 아니라 혀의 깊숙한 데까지 닦게 한다.
④ 치실로 음식물 찌꺼기를 제거하지 않는다.
⑤ 요양보호사가 매번 닦으며 출혈을 확인한다.

45 침상에서 대상자의 머리를 감기는 방법으로 옳은 것은?

① 솜으로 귀를 막고, 눈을 수건으로 덮는다,
② 손가락이 아닌 손톱으로 두피를 마사지한다.
③ 두피에 염증이 있으면 두피보호제를 바른다.
④ 대상자의 어깨가 침대 모서리에 오도록 한다.
⑤ 머리를 감긴 후 남은 물기는 자연 건조시킨다.

46 대상자가 회음부 청결관리를 할 때 수치심을 느끼며 거부할 때 대처방법으로 옳은 것은?

① 대상자의 의견을 존중하고 받아드린다.
② 보호자에게 도움을 요청한다.
③ 청결을 위해 대상자의 의견을 무시하고 씻긴다.
④ 청결의 목적과 효과를 알려 협조와 동의를 구한다.
⑤ 목욕할 때까지 기다렸다가 씻긴다.

47 대상자가 체온이 높은데도 목욕을 시켜 달라고 고집을 부릴 때 대처방법으로 옳은 것은?

① 시원한 물로 목욕시킨다.
② 해열제 복용 후 체온이 내려가면 목욕시킨다.
③ 목욕 대신 좋아하는 물놀이를 하게 한다.
④ 미지근한 물수건으로 몸을 닦아 준다.
⑤ 고열의 위험성에 대해 자세히 설명한다.

48 편마비 대상자에게 앞이 막힌 상의를 입히는 순서로 옳은 것은?

① 머리 → 마비된 팔 → 건강한 팔
② 마비된 팔 → 머리 → 건강한 팔
③ 마비된 팔 → 건강한 팔 → 머리
④ 건강한 팔 → 머리 → 마비된 팔
⑤ 건강한 팔 → 마비된 팔 → 머리

49 협조할 수 없는 대상자를 침대 위쪽으로 이동할 때 두 명의 요양보호사의 돕기 방법으로 옳은 것은?

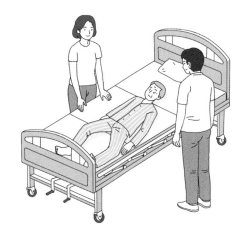

① 어깨와 등 밑, 둔부와 대퇴(넙다리) 밑을 지지하여 올린다.
② 어깨와 팔, 다리를 잡고 잡아 당겨 올린다.
③ 목과 겨드랑이, 무릎 밑을 지지하여 올린다.
④ 대상자가 난간을 잡고, 상의와 바지를 잡고 들어 올린다.
⑤ 양쪽 겨드랑이를 잡고 당겨 올린다.

50 그림과 같이 앉아 있는 오른쪽 편마비 대상자를 앞에서 일으킬 때 요양보호사의 지지 방법으로 옳은 것은?

①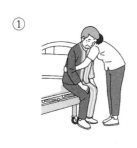

②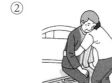

③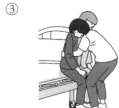

④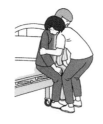

⑤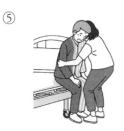

51 오른쪽 편마비 대상자가 지팡이를 짚고 평지를 걸을 때 순서로 옳은 것은?

① 지팡이 → 왼쪽 다리 → 오른쪽 다리
② 지팡이 → 오른쪽 다리 → 왼쪽 다리
③ 오른쪽 다리 → 왼쪽 다리 → 지팡이
④ 오른쪽 다리 → 지팡이 → 왼쪽 다리
⑤ 왼쪽 다리 → 지팡이 → 오른쪽 다리

52 고혈압 대상자의 식단으로 옳은 것은?

① 잡곡밥, 시금치 된장국, 갈치구이
② 카스테라, 녹차 한 잔, 참외
③ 흰쌀밥, 삼겹살 구이, 과일샐러드
④ 현미밥, 육개장, 오징어젓갈
⑤ 보리밥, 참치김치찌개, 무 간장조림

53 다음 그림과 같이 경사가 큰 내리막길에서 휠체어를 타고 있는 대상자를 이동시키는 방법으로 옳은 것은?

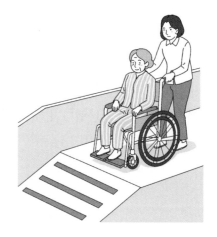

① 휠체어를 뒤로 돌려 지그재그로 내려간다.
② 휠체어의 앞바퀴를 들어 내려간다.
③ 휠체어를 뒤로 돌려 앞바퀴를 들고 내려간다.
④ 휠체어를 앞으로 하여 지그재그로 내려간다.
⑤ 휠체어를 약간 뒤로 젖힌 상태로 이동한다.

54 거동이 불편한 대상자의 안전을 위해 선택해야 할 목욕의자로 옳은 것은?

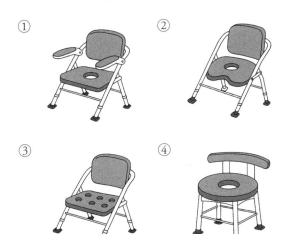

55 오른쪽 편마비 대상자를 휠체어에서 방바닥으로 옮기는 순서로 옳은 것은?

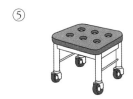

> 가. 휠체어에서 바닥으로 이동하는 방법에 대해 설명한다.
> 나. 휠체어의 잠금장치를 잠그고 발 받침대를 올려 발을 바닥에 내려놓는다.
> 다. 왼쪽 다리에 힘을 주어 바닥에 내려앉게 한다.
> 라. 대상자의 오른쪽 옆에서 어깨와 몸통을 지지해 준다.
> 마. 왼손으로 바닥을 짚게 한다.

① 가 → 나 → 다 → 라 → 마
② 가 → 나 → 라 → 마 → 다
③ 기 → 다 → 마 → 라 → 나
④ 가 → 라 → 나 → 다 → 마
⑤ 가 → 라 → 마 → 나 → 다

56 대상자의 세탁물을 처리하는 방법으로 옳은 것은?

① 수선이 필요한 경우 세탁 후 수선한다.
② 오염이 심한 세탁물은 드라이클리닝을 한다.
③ 립스틱은 클렌징 폼으로 얼룩을 살살 문질러 따뜻한 물에 헹군다.
④ 혈액얼룩은 더운물로 닦고 찬물에 헹군다.
⑤ 속옷은 뚜껑을 열고 삶는다.

57 재가 대상자에게 병원동행서비스를 제공할 때 지켜야 할 원칙으로 옳은 것은?

① 요양보호사의 차량을 이용한다.
② 평소 이용하던 이동보조기구의 사용을 제한한다.
③ 대상자가 이용하는 병원과 복약상태를 미리 확인한다.
④ 요양보호사의 일정에 맞춰 병원 예약날을 조정한다.
⑤ 진료 결과로 알게 된 대상자의 상태를 기관장에게 비밀로 한다.

58 다음 중 치매 대상자의 일상생활 돌봄 방법을 설명한 것으로 옳은 것은?

① 할 수 있는 일은 스스로 하여 남아있는 기능을 유지한다.
② 어려운 동작을 하여 일상생활의 능력을 높이도록 한다.
③ 대상자의 증상에 따라 주변 환경을 바꿔 준다.
④ 요양보호사의 일과에 따라 생활하게 한다.
⑤ 습관적으로 해오던 일은 하지 않게 한다.

59 치매 대상자를 목욕시키는 방법으로 옳은 것은?

① 목욕을 싫어해도 개인위생을 위해 억지로 시킨다.
② 부드럽게 유도하거나 시간을 미루어 다시 시도한다.
③ 피부의 탄력을 위해 통 목욕을 자주한다.
④ 목욕시간은 1시간 이상 꼼꼼히 한다.
⑤ 지루하지 않게 목욕과정을 길고 복잡하게 한다.

60 치매 대상자가 반복적으로 옷을 접었다 폈다 하며 노래를 부르고 있을 때 요양보호사의 대처방법으로 옳은 것은?

① 수건을 숨겨 놓는다.
② 조용히 하라고 말한다.
③ 그만 접으라고 중단 시킨다.
④ 중단시키지 말고 조용히 지켜본다.
⑤ 왜 그런 행동을 하는지 물어본다.

61 치매 대상자가 방금 식사한 것을 잃어버리고 밥을 또 달라고 할 때 돕는 방법으로 옳은 것은?

① 요구할 때마다 좋아하는 음식을 준다.
② 먹고 난 빈 식기를 그대로 둔다.
③ 다음 식사 시간까지 기다리라고 한다.
④ 자꾸 먹으면 살이 찐다고 설득한다.
⑤ 다른 요양보호사를 데려와 확인시켜 준다.

62 시설 치매 대상자가 밤낮이 바뀌어 낮 동안 꾸벅꾸벅 조는 경우 돕는 방법으로 옳은 것은?

① 말을 걸어 자극을 준다.
② 시원한 냉커피를 제공한다.
③ 침상에서 편하게 수면하도록 한다.
④ 주변의 소음을 최대한 없앤다.
⑤ 수면에 적정한 온도를 유지한다.

63 야간에 집안에서 목적 없이 이곳저곳 배회하는 치매 대상자를 돕는 방법으로 옳은 것은?

① 라디오를 켜고 실내를 어둡게 한다.
② 현관문을 열어 공기를 환기 시킨다.
③ 함께 자리에 누워 가족에 관한 이야기를 한다.
④ 배회를 차단하여 낙상 위험을 줄인다.
⑤ 대상자의 방을 새로운 물건으로 채워준다.

64 치매 대상자가 자신의 목걸이를 누군가 훔쳐갔다고 말하며 며느리를 의심할 때 요양보호사의 적절한 반응으로 옳은 것은?

① "어르신, 며느리가 목걸이를 왜? 훔쳐갔을까요?"
② "어르신, 귀한 목걸이를 잃어버려서 많이 속상하시겠어요."
③ "어르신, 다른 데다 두시고 잊어버리신 것 아니에요?"
④ "어르신, 또 엉뚱한 사람 의심하고 그러세요."
⑤ 동료 요양보호사에게 귓속말을 하며 하소연을 한다.

65 시설 치매 대상자가 활동 중 소파에 앉아 있는 대상자에게 화를 내며 끌어 내리려 할 때 대처 방법으로 옳은 것은?

① 소파에 앉고 싶은지 물어본다.

② 다른 소파를 갖다 주겠다며 찾으러 간다.

③ 더 좋은 소파에 앉으러 가자며 데리고 나간다.

④ 위험한 행동을 하면 퇴소 당할 수 있음을 설명한다.

⑤ 두 사람이 모두 다칠 수 있다며 힘으로 제압한다.

66 치매 대상자가 프로그램 활동 중 자주 옷을 벗는 행동을 할 때 돕는 방법으로 옳은 것은?

① 편안한 옷으로 갈아입게 한다.

② 보호자에게 알리겠다고 말한다.

③ 옷을 입으라고 단호하게 말한다.

④ 스스로 옷을 입을 때까지 기다린다.

⑤ 시설장과 의논하여 가족에게 퇴소를 권고한다.

67 다음 같은 치매 대상자의 활동을 통해 향상될 수 있는 인지자극 훈련으로 옳은 것은?

- 오늘 날짜를 양력으로 적어보세요.
  ( )년 ( )월 ( )일
- 연도, 양력 날짜, 음력 날짜를 해당란에 적고 덧셈, 곱셈을 표기된 대로 하세요.

① 지남력, 의사표현

② 계산력, 기억력

③ 주의집중력, 억제력

④ 독립성, 활동수행능력

⑤ 언어의 유창성, 자발성

68 효과적인 의사소통 방법으로 옳은 것은?

① 논쟁에서는 상대방의 주장을 먼저 들어준다.

② 듣고 싶지 않은 말은 반박한다.

③ 대상자가 말하는 동안 대답을 준비한다.

④ 의견이 다를 때는 대화 주제를 바꾼다.

⑤ 요양보호사의 경험에 맞추어 판단한다.

69 다음의 대화에서 요양보호사의 적절한 공감 반응으로 옳은 것은?

> 뇌졸중으로 왼쪽 팔·다리에 편마비가 있는 대상자가 아들집에 가겠다며 요양보호사의 차량으로 아들집에 데려다 달라고 요구하고 있다.
>
> - **대상자** : 못 본지가 한참이 되었는데 아들이 바쁘다고 올 수가 없는데, 내가 가면 볼 수가 있을 거야, 요양보호사 선생이 데려다 주면 안 될까?
> - **요양보호사** : ＿＿＿＿＿＿＿＿＿＿＿＿＿＿
>   ＿＿＿＿＿＿＿＿＿＿＿＿＿＿＿＿＿

① "위험해서 안 돼요, 모셔다 드릴 수가 없어요."

② "아드님 가족과 손자가 많이 보고 싶으시군요?"

③ "네, 제가 모셔다 드릴테니, 수고비는 주셔야해요."

④ "제가 아드님께 전화해서 오늘 오시라고 할게요."

⑤ "연락도 없이 가시면, 싫어할 거예요."

70 치매 대상자가 김치전을 부치겠다고 고집을 부릴 때 요양보호사의 반응으로 적절한 것은?

① "조금 전에 식사하셨잖아요."

② "부침가루를 사러 함께 마트에 가요."

③ "위험해서 안돼요, 제가 해드릴게요."

④ "요리하는 것을 좋아하시는군요. 한 번 해보세요."

⑤ "김치전이 생각나시는 것을 보니 오늘 비가 오려나 봐요."

71 다음과 같은 상황에서 요양보호사의 돕기 방법으로 옳은 것은?

> 김○○ 어르신은 돌아가신 배우자 때문에 잠을 못 주무셨다고 아침부터 기분이 저조하다.
>
> - **대상자** : 영감님이 돌아가신 후엔 도둑이 들까봐 겁도 나고……. 잠을 잘 못자.
> - **요양보호사** : ＿＿＿＿＿＿＿＿＿＿＿
>   ＿＿＿＿＿＿＿＿＿＿＿＿＿＿＿＿＿

① 불안해하는 어르신의 손을 잡아 주며 공감을 표현한다.

② 영감님의 사진을 보고 싶다고 적극적인 관심을 표현한다.

③ 심리적 안정을 위해 전문가의 상담치료를 권한다.

④ 함께 산책을 하면서 숙면에 도움이 되는 정보를 제공한다.

⑤ 지문인식 도어락에 대한 정보를 제공한다.

72 다음을 읽고 요양보호사가 추천하는 여가활동 유형으로 옳은 것은?

> - **대상자** : 내가 소싯적에는 글을 잘 써서 학교 다닐 때 상도 받고 그랬는데.....
> - **요양보호사** : 글짓기 프로그램이 있는데 참여해 보시는 건 어떠세요?

① 자기계발 활동

② 가족중심 활동

③ 사교오락 활동

④ 운동 활동

⑤ 소일 활동

73 지진발생시 대처방법으로 옳은 것은?

① 신속히 엘리베이터로 이동한다.

② 건물 바로 밑에서 주위를 살핀다.

③ 운동장이나 공원 등은 피한다.

④ 탁자 아래로 들어가 몸을 보호한다.

⑤ 전기와 가스를 차단하고 출구를 차단한다.

74 대상자가 고구마를 먹다가 목에 걸려 호흡곤란을 일으켰다. 요양보호사의 응급처치 방법으로 옳은 것은?

① 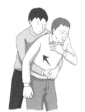 ②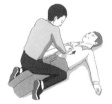

③   ④

⑤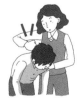

75 신종 호흡기 감염이 유행하는 시기에 요양보호사의 안전을 위한 가장 경제적이며, 효과적인 감염예방법으로 옳은 것은?

① 올바른 손 씻기 6단계를 실천한다.

② 보습제를 충분히 바른다.

③ 종류와 주기별로 예방접종을 한다.

④ 면역력을 위해 비타민을 복용한다.

⑤ 채소. 육류. 어패류는 반드시 익혀 먹는다.

76 산책하던 대상자가 쓰러져 경련을 일으킬 때 응급처치 방법으로 옳은 것은?

① 머리를 뒤로 젖혀 기도를 유지한다.

② 머리 밑에 딱딱한 받침대를 대어준다.

③ 안정을 위해 인적이 드문 곳으로 옮긴다.

④ 경련이 멈출 때까지 양쪽 팔을 잡아준다.

⑤ 옷의 단추를 풀고 옆에서 조용히 관찰한다.

77 대상자가 산책 중 넘어져 움직이기 어려울 정도로 심한 손목 통증을 호소할 때 응급처치 방법으로 옳은 것은?

① 손목을 움직여 보게 한다.

② 온찜질을 한다.

③ 붕대를 압박하며 감아준다.

④ 손목 부위를 마사지 한다.

⑤ 팔찌를 미리 벗겨낸다.

78 반응이 없고 정상적인 호흡이 없는 대상자에게 심폐소생술을 할 때 가슴 압박하는 방법으로 옳은 것은?

① 10초 이내로 대상자의 호흡을 확인한다.

② 대상자의 양쪽 어깨를 강하게 흔든다.

③ 대상자의 호흡을 1분 동안 관찰한다.

④ 분당 100회 이하로 가슴을 압박한다.

⑤ 회복자세 후 호흡이 없어지면 하임리히법을 한다.

79 심폐소생술을 할 때 자동심장충격기를 사용하는 방법으로 옳은 것은?

① 패드를 부착 후 전원을 켠다.

② 심장리듬 분석 중에도 가슴압박을 지속한다.

③ 충격이 전달된 즉시 대상자의 반응과 호흡을 확인한다.

④ 자동심장충격기가 도착하면 지체 없이 전원을 켠다.

⑤ 공공의료기관 등의 자동심장충격기의 점검일은 3개월마다 점검한다.

80 치매 대상자의 딸은 어머니가 식사를 할 때 반찬은 먹지 않고 밥만 드신다고 속상해 하고 있다. 치매 대상자가 부적절한 식사행동을 보일 때 요양보호사의 적절한 대처방법으로 옳은 것은?

① 스스로 생선가시나 뼈를 바를 수 있도록 지시한다.

② 순서에 따라 어르신 앞에 반찬 그릇을 놓아드실 수 있게 한다.

③ 가족의 식사 속도에 따라 빨리 먹을 수 있게 재촉한다.

④ 대상자가 원하는 시간에 따라 혼자서 드시게 한다.

⑤ 한 가지 메뉴로 아침, 점심, 저녁, 종류를 다르게 한다.

| 요양보호사 |

실전모의고사

01 다음과 관련된 노년기의 신체적 증상으로 옳은 것은?

> • 잠재되어 있던 질병이 나타남
> • 질병이 발생할 경우 급격하게 악화되어 죽음을 맞이함

① 세포의 노화
② 잔존능력의 저하
③ 면역능력의 저하
④ 회복능력의 저하
⑤ 기초대사율의 증가

02 노년기 가족관계의 변화로 옳은 것은?

① 1인 가구가 점점 줄어들고 있다.
② 예전과 달리 고부 갈등이 해소된다.
③ 은퇴로 인해 부부관계가 수직적으로 변한다.
④ 조부모는 손자녀의 자아 형성에 기여한다.
⑤ 배우자의 상실로 빈둥지증후군을 경험한다.

03 나이, 성별, 인종이나 배경, 장애, 지위와 상관없이 공정하게 대우 받아야 하는 노인복지 원칙으로 옳은 것은?

① 독립의 원칙
② 참여의 원칙
③ 보호의 원칙
④ 자아실현의 원칙
⑤ 존엄의 원칙

04 노인장기요양보험 기본 구조 및 절차에서 국민건강보험공단의 역할로 옳은 것은?

① 의사소견서 발급
② 장기요양등급 판정
③ 국고 및 지방자치 단체 지원
④ 요양보호사의 자격증 발급
⑤ 장기요양서비스 비용 청구

05 장기요양 비용 청구 및 재원 조달에 관한 설명으로 옳은 것은?

① 국가는 장기요양보험료 예상 수입액의 15%를 부담한다.
② 장기요양기관은 본인부담금을 보건복지부에 청구한다.
③ 국민건강보험공단은 급여비용을 지방자치단체에 지급한다.
④ 장기요양보험료와 건강보험료는 각각 독립회계로 관리한다.
⑤ 의료급여수급권자의 급여비용은 장기요양기관이 전액 부담한다.

06 노인장기요양보호험 표준서비스 중 정서지원서비스를 제공하는 것으로 옳은 것은?

① 양치하는 것을 지켜보았다.
② 병원 방문 시 부축을 하였다.
③ 생활을 문제를 상담하였다.
④ 화장하기를 도와드렸다.
⑤ 문제행동변화에 대처하였다.

07 요양보호서비스를 제공할 때 대상자의 약물복용 여부와 질병의 변화를 파악하는 요양보호사의 역할로 옳은 것은?

① 숙련된 수발자
② 정보 전달자
③ 관찰자
④ 말벗과 상담자
⑤ 동기유발자

08 시설생활노인의 권리 중 가족은 면회나 전화 등을 통하여 노인과 관계를 지속적으로 유지하고, 종사자는 노인의 권익신장을 위한 상담과 해결을 위한 적극적 조치를 강구해야 하는 권리로 옳은 것은?

① 개별화된 서비스를 제공받고 선택할 수 있는 권리
② 사생활과 비밀보장에 대한 권리
③ 존엄한 존재로 대우받을 권리
④ 차별 및 노인학대를 받지 않을 권리
⑤ 건강한 생활을 위한 질 높은 생활서비스 및 보건의료서비스를 받을 권리

09 노인학대의 유형으로 옳은 것은?

- 의사 지시에 따른 치료행위를 거부한다.
- 요양보호사가 집 안에 쌓인 쓰레기를 치우려 해도 대상자가 거부한다.

① 신체적 학대　　② 정서적 학대
③ 자기방임　　　④ 방임
⑤ 유기

10 요양보호사가 시설로부터 업무상 부당한 대우를 받았을 때 대처방법으로 옳은 것은?

① 근로복지 공단에 문의를 한다.
② 동료 요양보호사에게 자문한다.
③ 장기요양요원지원센터에 상담을 신청한다.
④ 노인보호 전문기관에 법적 처리 방안을 알아본다.
⑤ 산업재해보상보험법에 따른 구제 방법을 알아본다.

11 다음 상황에서 요양보호사의 대처방법으로 옳은 것은?

> 목욕시킬 때마다 대상자가 몸을 지탱하기 위해 요양보호사의 가슴과 엉덩이를 무차별적으로 잡아 심한 불쾌감을 느꼈다.

① 대상자의 손을 때려 못하게 한다.
② 성적행동을 못 하도록 단호하게 말한다.
③ 몸이 불편하니 그럴 수 있다고 넘어간다.
④ 기분이 나쁘다며 감정적으로 대응한다.
⑤ 동료 요양보호사와 대상자를 서로 바꾼다.

12 시설에서 요양보호사가 지켜야 할 직업윤리 원칙으로 옳은 것은?

① 대상자와 수직적인 관계를 강조한다.
② 대상자의 방은 경제수준에 따라 정해진다.
③ 대상자보다 가족의 의견을 우선적으로 철저히 관리한다.
④ 업무수행을 위해 자신의 건강을 철저히 관리한다.
⑤ 대상자로부터 서비스에 대한 물질적 보상을 받는다.

13 요양보호사가 지켜야하는 행동 규범으로 옳은 것은?

① 본인 분담금을 추가로 할인하여 준다.
② 자신의 활동이 모든 요양보호사를 대표한다고 생각한다.
③ 대상자로 인한 업무 고충을 보호자에게 토로한다.
④ 대상자의 개인적 용무는 서비스 제공 중에 처리한다.
⑤ 대상자의 건강상태가 악화될 경우 기록을 위조한다.

14 다음의 상황에서 요양보호사의 대처방법으로 옳은 것은?

> 방문요양 서비스를 이용하는 3등급의 독거어르신이 경제적으로 어려우니 본인부담금을 감면해주지 않으면 다른 기관으로 옮기겠다고 협박하셨다.

① 복지용구를 무료로 대여해 주겠다고 한다.
② 비용 감면 대신 서비스 시간을 늘려주겠다고 한다.
③ 기관장에게 보고하여 할인해 주겠다고 한다.
④ 신규 대상자를 소개해주면 할인해 주겠다고 한다.
⑤ 노인장기요양보험법 제69조를 설명하고 불법이라고 설명한다.

15 대상자의 휠체어를 밀다가 손목을 삐어 통증이 있을 때 초기 관리방법으로 옳은 것은?

① 고주파 치료를 받는다.
② 손상부위를 심장보다 낮게 한다.
③ 손목 부위에 압박붕대를 적용한다.
④ 손상 직후 손목부위에 온찜질을 한다.
⑤ 스테로이드 주사를 맞아 통증을 줄인다.

16 결핵 대상자를 돌보는 요양보호사의 관리방법으로 옳은 것은?

① 다이어트로 체중을 감소시킨다.
② 2~4주 후에 의료기관을 찾아 감염 여부를 확인한다.
③ 멸균장갑을 끼고 대상자의 물건을 만진다.
④ 대상자가 사용한 침구류는 소각하여 버린다.
⑤ 대상자를 병원에 입원시키도록 권유한다.

17 요양보호사의 직무스트레스 대처 방안으로 옳은 것은?

① 수면제에 의존한다.
② 문제를 혼자 끌어안고 있다.
③ 친한 사람들과의 교류를 줄인다.
④ 휴양이나 약물치료를 거부한다.
⑤ 생각을 변화시켜 긍정적으로 생각한다.

18 노화에 따른 소화기계 변화로 옳은 것은?

① 구강 건조증의 감소
② 지방의 흡수력 감소
③ 당내성 증가
④ 항문 괄약근 긴장도 증가
⑤ 췌장의 소화효소 분비 증가

19 노화에 따른 호흡기계 특성으로 옳은 것은?

① 폐포 탄력성의 증가
② 섬모운동의 저하
③ 호흡 근력의 증가
④ 섬모운동의 증가
⑤ 기관지 내 분비물 저하

20 노화에 따른 심혈관계 변화로 옳은 것은?

① 최대 심박출량 증가
② 심장 근육의 두께 증가
③ 기립성 저혈압 발생 감소
④ 말초혈관의 저항 감소
⑤ 말초혈관으로부터 심장으로의 혈액순환 증가

21 물렁뼈(연골) 닳아서 뼈가 마찰되어 관절 부위에 통증을 유발하는 질환은?

① 류마티스 관절염
② 골다공증
③ 골연화증
④ 고관절 골절
⑤ 퇴행성관절염

22 남성 노인의 비뇨기계 변화로 옳은 것은?

① 음경이 발기하는 데 시간이 짧게 걸린다.
② 대부분의 남성은 전립선 비대를 경험한다.
③ 방광용적의 증가로 잔뇨량이 감소한다.
④ 방광근력의 증가로 소변줄기가 굵어진다.
⑤ 남성호르몬의 증가로 정맥혈관의 변화가
일어난다.

23 욕창발생위험이 가장 높은 대상자로 옳은 것은?

① 걷기를 즐기는 적정체중 대상자
② 지팡이를 짚고 걷는 편마비 대상자
③ 체중부하운동이 어려운 관절염 대상자
④ 변실금으로 피부에 손상을 입은 대상자
⑤ 단백질 섭취가 충분한 대상자

24 노화에 따른 시각계의 변화로 옳은 것은?

① 눈부심이 감소된다.
② 각막반사가 저하된다.
③ 동공의 지름이 증가한다.
④ 빛에 순응하는 속도가 빨라진다.
⑤ 가까이 있는 물체에 초점을 맞추기가 쉬워
진다.

25 당뇨병의 대표적인 주요 증상으로 옳은 것은?

① 소변량 감소
② 식사량 감소
③ 수분섭취량 감소
④ 말초 부종 증가
⑤ 체중 감소

26 섬망 증상이 있는 대상자에게 지남력을 유지하
는 방법으로 옳은 것은?

① 능동적인 관절운동을 한다.
② 단호하고 큰소리로 대화한다.
③ 새로운 사람을 소개한다.
④ 접촉하는 사람의 수를 늘린다.
⑤ 식사를 제공할 때 시간을 알려준다.

27 좌측뇌가 손상된 대상자에게 나타날 수 있는 증
상으로 옳은 것은?

① 전신마비
② 언어장애
③ 좌측 편마비
④ 양측 안구 통증
⑤ 좌측 얼굴 감각이상

28 초기 증상으로 떨림이 흔하게 보이고, 행동이 느려지며, 무표정한 얼굴, 쉽게 넘어져 골절을 입게 되는 퇴행성 신경질환으로 옳은 것은?

① 치매
② 골다공증
③ 고관절 골절
④ 파킨슨병
⑤ 갑상선 저하증

29 노화로 인한 수면의 특성으로 옳은 것은?

① 입면시간이 짧아진다.
② 수면량이 늘어난다.
③ 낮잠을 자기 않는다.
④ 수면 중에 자주 깬다.
⑤ 수면의 질이 향상된다.

30 약물 사용에 따른 투약 방법으로 옳은 것은?

① 분할선이 있는 약은 잘라서 투약한다.
② 고혈압 약은 자몽 주스와 함께 복용한다.
③ 철분제제는 우유와 함께 복용한다.
④ 우유와 함께 복용하여 흡수를 돕는다.
⑤ 기관지 확장제는 머리를 숙인 채 흡입한다.

31 폭염에 의한 온열질환자의 응급처치로 옳은 것은?

① 열발진 – 소수포는 터트려 물집을 제거한다.
② 열성부종 – 발목부종이 있다면 부목을 대어준다.
③ 열실신 – 다리경련이 멈추면 다시 일하도록 한다.
④ 열실신 – 근육경련이 1시간 이상 지속되면 응급실에 방문한다.
⑤ 열사병 – 의식이 없다면 시원한 물을 천천히 마시게 한다.

32 요양보호사가 사용하는 기록지의 내용(A)과 기록의 종류(B)가 바르게 연결된 것은?

	(A)	(B)
①	상담 내용 및 결과	상태기록지
②	대상자 욕구 사정	사례회의록
③	사고 내용과 대응결과	인수인계서
④	섭취, 배설, 목욕 등 상태	급여제공계획서
⑤	서비스 제공 시간과 내용	급여제공기록지

33 다음 중에서 요양보호사가 기관장에게 반드시 보고해야 하는 대상자의 상황으로 옳은 것은?

① 영화관에 가고 싶다고 부탁할 때
② 따라다니며 고향 이야기를 수시로 할 때
③ 서비스 시간을 추가하고 싶다고 할 때
④ 딸 회사에 전화를 걸어 달라고 부탁할 때
⑤ 자신을 이전 요양보호사와 비교할 때

34 임종을 앞둔 대상자의 임종 적응단계 설명으로 옳은 것은?

① 부정 : 충격적으로 반응하며 이를 사실로 받아들이려 하지 않는다.

② 분노 : 죽는다는 사실 자체를 체념과 함께 받아들인다.

③ 타협 : 자신의 가족이나 의료진 등 일부 사람들에 국한하여 분노를 나타낸다.

④ 우울 : 자신의 근심과 슬픔을 말로 표현하고 싶어 한다.

⑤ 수용 : 죽음이 불가피하다는 사실을 받아들이면서도 어떻게든 이를 연장시키고 싶어 한다.

35 사전연명의료의향서에 관한 설명으로 옳은 것은?

① 작성 후에는 철회할 수 없다.

② 작성과 동시에 효력이 발생한다.

③ 본인이 직접 작성하지 않은 경우 효력이 없다.

④ 65세가 되어야 작성할 수 있다.

⑤ 연명의료 중단 시 통증완화를 위한 의료행위가 중단된다.

실기시험 →

36 식욕이 떨어진 대상자의 식욕을 증진할 수 있는 방법으로 옳은 것은?

① TV나 라디오를 켜서 분위기를 띄운다.

② 음식을 잘게 썰어 제공한다.

③ 감칠맛 나는 단 음식 위주로 준비한다.

④ 다양한 색깔의 반찬을 골고루 제공한다.

⑤ 신맛이 강한 음식을 주어 미각을 돋운다.

37 오른쪽 편마비 대상자의 식사를 돕는 방법은?

① 오른쪽을 밑으로 하여 눕힌다.

② 국으로 입을 축인 후 음식을 먹게 한다.

③ 입안 오른쪽으로 음식을 넣어 준다.

④ 요양보호사는 다른 업무를 보면서 중간 중간 확인한다.

⑤ 식후에 찌꺼기가 남기 쉬운 입안 왼쪽을 확인한다.

38 경관영양을 하는 대상자의 식사를 돕는 방법으로 옳은 것은?

① 영양액을 취향에 맞게 차갑거나 뜨겁게 제공한다.

② 비위관이 빠지면 구강으로 제공한다.

③ 영양액 주머니는 침대 난간에 고정하여 주입한다.

④ 경관영양 식사가 끝나면 30분 정도 앉아 있도록 한다.

⑤ 경관영양을 하는 동안 구토를 하면 쉬었다가 다시 주입한다.

39 스스로 화장실을 이용할 수 있는 대상자를 돕는 방법으로 옳은 것은?

① 가습을 위해 바닥에 물을 뿌려 둔다.

② 배변을 마칠 때까지 옆에서 보조한다.

③ 신고 벗기 편안 슬리퍼를 신는다.

④ 변기 옆에 손잡이를 설치하여 필요 시 잡을 수 있게 한다.

⑤ 화장실 문을 열어 두어 필요시 도움을 요청할 수 있게 한다.

40 보행이 불가능한 대상자의 침상배변 돕기 방법으로 옳은 것은?

① 힘을 주기 편하게 침상 머리를 내린다.

② 변기를 바닥에 놓고 엉덩이를 맞춘다.

③ 변기가 뒤집히지 않도록 허리 아래 수건을 받친다.

④ 방문을 열고 옷을 입혀준다.

⑤ 배변이 끝나면 침대머리를 높인다.

41 이동변기를 사용하여 배설하는 대상자를 돕는 방법으로 옳은 것은?

① 침대의 양쪽 난간을 내리고 이동한다.

② 등받이가 없는 변기를 준비한다.

③ 움직이기 힘들어 하면 안아서 변기에 앉힌다.

④ 두 발의 발가락 끝이 바닥에 닿게 변기에 앉힌다.

⑤ 배설 시 소리가 나지 않게 주변 환경을 조용하게 한다.

42 시설에서 대상자의 기저귀를 교환하는 방법으로 옳은 것은?

① 창문을 닦고 탈취제나 방향제를 사용한다.

② 기저귀를 정해진 시간에 교환한다.

③ 면 덮개 밑에서 윗옷을 허리까지 올리고 바지는 벗긴다.

④ 기저귀의 깨끗한 면이 보이도록 말아 넣는다.

⑤ 대상자가 허리를 들 수 없으면 엎드리게 하여 기저귀를 교환한다.

43 유치도뇨관을 삽입하고 있는 대상자에게 요로감염이 발생할 수 있는 상황으로 옳은 것은?

① 매일 6~7컵의 물을 충분히 마신다.

② 소변주머니가 방광위치보다 높게 두고 있다.

③ 소변의 양과 색깔을 2~3시간마다 확인한다.

④ 유치도뇨관이 꼬여있는지 확인한다.

⑤ 배출구를 잠그고 알코올 솜으로 소독 후 제자리에 꽂는다.

44 대상자의 칫솔질을 도울 때 치약의 양과 치약 짜기로 옳은 것은?

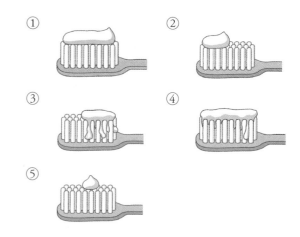

45 침상에서 대상자의 머리를 감기는 방법으로 옳은 것은?

① 침대 중앙에 머리가 오도록 한다.

② 방수포를 머리 부위에 깔아준다.

③ 샴푸를 덜어 손가락 끝으로 마사지 한다.

④ 린스를 한 후 차가운 물로 헹군다.

⑤ 머리카락은 젖은 상태에서 머리모양을 정리한다.

46 여성 대상자의 회음부를 청결하게 닦는 순서로 옳은 것은?

① 요도 → 항문 → 질

② 요도 → 질 → 항문

③ 항문 → 요도 → 질

④ 항문 → 질 → 요도

⑤ 질 → 요도 → 항문

47 혈압이 높은데도 대상자와 가족이 목욕을 하겠다고 할 때 대처방법으로 옳은 것은?

① 혈압이 높으면 목욕을 하지 않는 것이 좋다고 설명한다.

② 항고혈압제 복용 후 떨어지면 목욕을 한다.

③ 두통이 없으면 목욕을 진행한다.

④ 반신욕은 할 수 있다고 말한다.

⑤ 전체 목욕시간을 20~30분 이내로 끝낸다.

48 편마비 대상자의 앞이 벌어진 단추 있는 옷 갈아입히기 순서로 옳은 것은?

가. 바닥이나 의자에 앉도록 한다.
나. 마비된 쪽은 스스로 벗을 수 있게 돕는다.
다. 건강한쪽 소매를 당겨 벗는다.
라. 입을 때는 마비된 팔을 먼저 끼운다.
마. 단추를 잠그고 옷을 정돈해둔다.

① 가 → 나 → 다 → 라 → 마

② 가 → 나 → 라 → 다 → 마

③ 가 → 다 → 나 → 라 → 마

④ 가 → 다 → 라 → 나 → 마

⑤ 가 → 라 → 나 → 다 → 마

49 협조할 수 없는 대상자가 그림과 같이 누워있을 때 두 명의 요양보호사가 대상자를 침대 머리 쪽으로 옮겨 눕히는 순서로 옳은 것은?

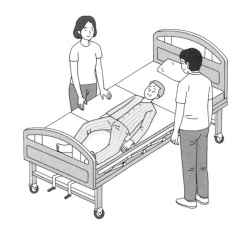

가. 한쪽 팔은 어깨와 등 밑, 다른 한쪽 팔은 둔부와 대퇴(넙다리)를 지지하여 두 사람이 동시에 이동하고자 하는 방향으로 옮긴다.
나. 침대를 수평으로 한다.
다. 대상자의 무릎을 세워 발바닥을 침대에 닿게 한다.
라. 요양보호사 쪽 침대 난간을 내린다.
마. 베개를 정리하고 난간을 올린다.

① 가 → 나 → 다 → 라 → 마

② 나 → 가 → 다 → 라 → 마

③ 나 → 라 → 다 → 가 → 마

④ 다 → 나 → 가 → 라 → 마

⑤ 다 → 라 → 나 → 가 → 마

50 고혈압 대상자에게 혈압을 낮추기 위해 제공할 수 있는 칼륨이 많이 함유된 식품으로 옳은 것은?

① 깻잎 장아찌　　② 조개젓

③ 강된장　　④ 찐 감자

⑤ 마른 오징어

51 다음 그림과 같이 휠체어 앞바퀴를 살짝 들고 이동해야 하는 상황으로 옳은 것은?

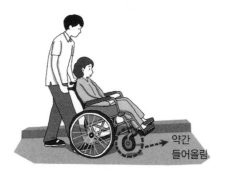

약간 들어올림

① 평평한 길을 갈 때
② 경사로를 올라 갈 때
③ 미끄러운 길을 갈 때
④ 내리막길을 갈 때
⑤ 울퉁불퉁한 길을 갈 때

52 오른쪽 편마비 대상자를 휠체어에서 방바닥으로 옮길 때 설명으로 옳은 것은?

① 이동하는 동안 대상자의 허리를 지지해 준다.
② 휠체어의 잠금장치를 풀고 받침대를 올려 준다.
③ 오른쪽 다리에 힘을 주어 바닥으로 내려앉게 한다.
④ 대상자의 오른쪽 옆에서 어깨와 몸통을 지지한다.
⑤ 오른쪽 팔을 뻗어 바닥을 짚게 한다.

53 오른쪽 편마비 대상자가 지팡이가 없을 때 계단을 오르는 순서로 옳은 것은?

① 왼쪽 손으로 계단 손잡이 → 왼쪽 다리 → 오른쪽 다리
② 왼쪽 손으로 계단 손잡이 → 오른쪽 다리 → 왼쪽 다리
③ 오른쪽 다리 → 왼쪽 손으로 계단 손잡이 → 왼쪽 다리
④ 오른쪽 다리 → 왼쪽 쪽 다리 → 왼손으로 계단 손잡이
⑤ 왼쪽 다리 → 왼쪽 손으로 계단 손잡이 → 오른쪽 다리

54 그림과 같은 목욕리프트를 선정할 때 고려할 사항으로 옳은 것은?

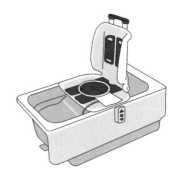

① 철제로 된 재질이어야 한다.
② 등받이 각도가 고정되어 있어야 한다.
③ 다리가 불편한 대상자는 사용하지 않는다.
④ 높낮이는 수동으로 조절한다.
⑤ 다리가 불편한 대상자가 사용하기 편리하다.

55 기본 체위에 따른 대상자의 상황으로 옳은 것은?

① 위관 영양을 할 때 – 바로 누운 자세

② 숨이 찰 때 – 반 앉은 자세

③ 관장을 할 때 – 엎드린 자세

④ 잠을 잘 때 – 옆으로 누운 자세

⑤ 엉덩이에 욕창이 생겼을 때 – 바로 누워 무릎을 세운 자세

56 대상자의 옷을 세탁하는 방법으로 옳은 것은?

① 색이 빠질 우려가 있는 의류는 봉투 하나에 넣어 삶는다.

② 세탁물은 비눗물을 탈수한 후에 헹군다.

③ 건조시간을 줄이기 위해 탈수시간을 길게 한다.

④ 땀이 밴 무늬가 있는 합성의류는 락스를 뿌린다.

⑤ 냄새가 심한 세탁물은 소금물에 담가두었다가 헹군다.

57 대상자가 진료를 위해 병원을 방문하고자 할 때 동행하는 방법으로 옳은 것은?

① 요양보호사의 일정에 맞추어 병원을 예약한다.

② 차량이동 시 요양보호사는 운전석 옆자리에 앉는다.

③ 도보시 보폭을 넓게 하여 이동한다.

④ 대상자에게 필요한 경비를 미리 확인한다.

⑤ 외출 전에 하루 용량의 약을 복용하게 한다.

58 시설 치매 대상자의 일상생활을 지원하는 기본 원칙으로 옳은 것은?

① 규칙적인 생활을 하도록 한다.

② 요양보호사가 전적으로 도와준다.

③ 치매 증상이 악화되면 약물의 용량을 늘려준다.

④ 사소한 것이라도 요양보호사가 전적으로 돕는다.

⑤ 치매로 인해 일상생활을 할 수 없는 것이라고 설명한다.

59 치매 대상자의 욕실을 안전하게 조성하는 방법으로 옳은 것은?

① 목욕물의 온도를 미리 높여 놓는다.

② 욕조에 들어갈 때 스스로 들어가게 한다.

③ 스스로 할 수 있다면 욕실 내 혼자 머무르게 한다.

④ 비누는 사용하기 쉽게 눈에 잘 띄는 곳에 둔다.

⑤ 거부반응을 보이면 작은 그릇에 물을 장난을 하게 한다.

60 다음의 내용을 읽고 요양보호사의 대처방법으로 옳은 것은?

> 과거 우편 배달부였던 치매 대상자가 입소를 하였다. 대상자는 매일 아침 식사 후 각 방을 돌아다니며 '똑똑' 문을 두드리고 열어보는 행동을 반복적으로 하고 있다.

① 각 방의 문을 걸어 잠그고 출입을 금한다.
② 각 방에 돌아다니지 못하게 설득한다.
③ 식사 후 앉아서 할 수 있는 여가활동을 권한다.
④ 나누어 줄 수 있는 물건을 각 방에 드리도록 한다.
⑤ 왜 그런 행동을 반복적으로 하는지 물어본다.

61 치매 대상자가 단추를 입에 넣고 뱉지 않으려고 할 때 대처방법으로 옳은 것은?

① 손가락으로 입을 벌려 단추를 빼낸다.
② 좋아하는 간식을 주며 단추와 교환한다.
③ 대상자의 뒤에 서서 하임리히법을 시행한다.
④ 즉시 119에 신고하고 응급처치를 한다.
⑤ 옷에 달린 단추를 보여 주며 음식이 아니라고 설명한다.

62 치매 대상자가 밤낮이 바뀌어 아침 식사 후 계속 졸고 있을 때 돕는 방법으로 옳은 것은?

① 편하게 침대로 가서 눕게 한다.
② 따뜻한 우유를 마시게 한다.
③ 소음을 없애고 조용한 음악을 틀어 준다.
④ 커튼을 쳐서 실내를 어둡게 한다.
⑤ 밤 동안의 수면 상태를 파악한다.

63 야간에 배회하는 치매 대상자를 돕는 방법으로 옳은 것은?

① 침대 위에 빨랫감을 널어 둔다.
② 복잡한 일거리를 주어 집중하게 한다.
③ 집 안의 보행로를 따라 걷게 한다.
④ 실내조명을 어둡게 하여 동선을 줄인다.
⑤ 창문을 열어 신선한 공기를 마시게 한다.

64 다음과 같은 상황을 읽고 요양보호사의 돕기 반응으로 옳은 것은?

> • 치매 대상자 : (불만 섞인 큰소리로, 같은 방을 사용하는 대상자에게)
> "저 사람은 남의 집에 새들어 살면서 몇 년 동안 방세도 내지 않아"
> • 요양보호사 : _____
> _____

① "누가 방세를 안냈다고 그래요?" 라며 물어본다.
② "다 같이 지내는 시설이에요." 라며 수시로 알려준다.
③ "월세 영수증 여기 있어요." 라며 임의로 만들어 보여준다.
④ 상대 대상자에게 귓속말로 신경 쓰지 않아도 된다고 말한다.
⑤ "방세를 얼마나 받고 계세요?" 라며 관심을 보인다.

65 다음 상황에서 요양보호사의 대처방법으로 옳은 것은?

> 시설 치매 대상자가 잠을 자다가 깨어 "이 방에 있는 사람, 다 나가!" 라고 고함을 치고 있다.

① 어떤 꿈을 꾸었는지 물어본다.
② 밖으로 나가 조용한 곳에서 쉬게 한다.
③ 상황을 상기시키며, 질문을 한다.
④ 다른 대상자들에게 사과하게 한다.
⑤ 방에 있는 대상자들을 다른 방으로 이동시킨다.

66 치매 대상자가 바지를 내리고 성기를 노출하고 있을 때 돕는 방법으로 옳은 것은?

① "어머! 창피한 것도 모르세요?"
② "이러시면 퇴소조치를 하겠어요."
③ "제가 옷을 다시 입혀 드릴게요."
④ "어린아이처럼 행동하지 마세요!"
⑤ "지금 저에게 성희롱하는 거예요!"

67 신문, 드라마, 새로 만난 주변인을 선택하여 □ 안에 암기할 사람의 이름을 기입하고 첫 글자로 삼행시를 짓는 활동 목표로 옳은 것은?

> 홍 : _____
> 길 : _____
> 동 : _____

① 기억력 ② 공감능력
③ 계산능력 ④ 지남력
⑤ 억제력

68 대상자가 정치적 견해를 이야기할 때 경청하는 방법으로 옳은 것은?

① 대충 미루어 짐작한다.
② 듣고 싶은 말만 듣는다.
③ 자신의 경험에 비추어 해석한다.
④ 의견이 다르더라도 일단 수용한다.
⑤ 핵심단어를 중심으로 짐작하며 듣는다.

69 다음의 대화에서 요양보호사의 적절한 반응으로 옳은 것은?

> • 보호자 : 어머님, 이제 음식 만들지 마세요. 음식이 예전 같지 않아요.
> • 대상자 : (화를 내면서 방으로 들어가며) 그러면 이제 너희가 해먹어, 난 안 먹을테니
> • 요양보호사 : (대상자에게 다가가) _____
> _____

① "앞으로 음식은 제가 만들어 드릴게요."
② "요리솜씨가 예전 같지 않다고 하니 속상하시지요."
③ "이런 일로 식사를 안 하시면 건강만 나빠지세요."
④ "이제 음식은 따님한테 하라고 하고 편히 쉬세요."
⑤ "엄마가 음식하기 힘드실까봐 해본 말일 거예요."

70 중요한 전화를 기다리고 있는데 동료 요양보호사가 대상자에게 사적인 통화를 길게 할 때 '나 – 전달법'으로 반응한 것으로 옳은 것은?

① "매번 전화를 그렇게 길게 하세요."
② "이제 통화 좀 그만 하시면 안 될까요?"
③ "개인적으로 급한 일이 있으신가 보군요."
④ "통화가 길어져 기다리는 전화를 못 받을까봐 걱정이 돼네요."
⑤ "편하게 통화하세요, 저는 기다리면 돼요."

71 치매로 인한 이해력장애 대상자와 이야기하는 방법으로 옳은 것은?

① 실물이나 그림판, 문자판 등은 생략한다.
② 요양보호사의 속도에 맞추어 이야기한다.
③ 친근함을 위해 반말로 이야기한다.
④ 전문적인 용어를 사용한다.
⑤ 짧은 문장으로 천천히 이야기한다.

72 대화에서 요양보호사가 권유하는 여가활동의 유형으로 옳은 것은?

> • **대상자** : (휠체어로 이동하며) 하루 종일 TV만 보니 너무 심심해…….
> • **요양보호사** : 어르신은 집중력이 좋으시니 서예교실에 참여하시는 건 어떠세요?

① 자기계발 활동
② 가족중심 활동
③ 사교오락 활동
④ 운동 활동
⑤ 소일 활동

73 지진이 발생했을 때 집안에서의 대처방법으로 옳은 것은?

① 거실 바닥에 엎드린다.
② 창문 근처로가 밖을 살핀다.
③ 문을 열어 출구를 확보한다.
④ 집이 흔들리는 동안 대피한다.
⑤ 엘리베이터를 이용하여 대피한다.

74 감염 예방을 위한 손 위생 방법으로 옳은 것은?

① 장갑을 끼고 흐르는 미온수에 닦는다.
② 세면대에서 깨끗한 물을 받아 충분히 씻는다.
③ 장갑을 끼고 처치한 후에는 씻지 않아도 된다.
④ 손가락 끝을 반대편 손바닥에 문질러 손톱 밑까지 씻는다.
⑤ 세균 번식을 막기 위해 젖은 수건은 말려서 다시 사용한다.

75 급성 저혈압 증상에 관한 설명으로 옳은 것은?

① 혈압이 높아진다.
② 피부색이 하얗거나 파랗다.
③ 손발이 따뜻하다.
④ 호흡수가 감소한다.
⑤ 맥박수가 감소한다.

76 대상자의 몸이 뻣뻣해지고 온몸을 떨면서 경련을 일으킬 때 응급처치 방법으로 옳은 것은?

① 머리 아래에 딱딱한 받침대를 받쳐준다.

② 대상자를 양 어깨를 꽉 눌러준다.

③ 입에 손수건을 넣어 혀를 깨물지 않게 한다.

④ 경련이 끝날 때까지 요양보호사는 다른 업무를 본다.

⑤ 경련 시간을 기록해 둔다.

77 목욕온도 조절 실패로 얼굴과 관절이 접히는 부위에 화상을 입은 대상자의 응급처치 방법으로 옳은 것은?

① 화상부위에 얼음 조각을 대어 준다.

② 핸드크림을 얼굴에 발라준다.

③ 물집이 생기지 않도록 압박붕대를 감아 준다.

④ 화상 부위에 수돗물을 세게 틀어 준다.

⑤ 병원진료를 통해 전문적인 치료를 받도록 한다.

78 의식을 잃고 쓰러져 있는 대상자에게 심폐소생술을 시행하는 방법으로 옳은 것은?

① 분당 60회 속도로 가슴압박을 한다.

② 쓰러진 대상자의 호흡을 1분 이내로 관찰한다.

③ 양팔을 쭉 편 상태로 체중을 실어 가슴을 압박한다.

④ 대상자의 가슴이 약 2cm 눌릴 수 있게 살짝 압박한다.

⑤ 반응확인 → 가슴압박 → 도움요청 → 호흡확인 순으로 실시한다.

79 다음 중 자동심장충격기의 버튼을 눌러야 하는 시점으로 옳은 것은?

① 30회의 가슴압박이 끝난 직후

② 심장리듬 분석이 끝난 직후

③ 전원을 켜자마자

④ 패드를 부착한 후 "분석 중……."이라는 음성이 나올 때

⑤ 에너지 충전이 완료된 후 버튼이 깜박일 때

80 다음의 상황과 같이 보호자가 치매어르신의 배설문제로 힘들어 할 때 요양보호사의 돕기 방법으로 옳은 것은?

> 보호자와 치매 대상자가 함께 식사를 하고 있다.
>
> - **보호자** : (코를 막으며) 어머! 이게 무슨 냄새야? 여보 당신 수상해?
> - **치매 대상자** : (어디가 불편한 듯 앉았다 일어났다. 몸을 이리저리 움직이고 있다.)
> - **보호자** : (치매 대상자의 엉덩이 쪽을 살피며) 아유……. 대변을 봤으면, 봤다고 말을 해야 될 것 아니에요!
> (짜증을 내고 화를 내며) 가만히 있으면 어떻게 해요?

① "왜 자꾸 실수를 하느냐"라며 감정적으로 대한다.

② 대·소변을 본 상태를 유지시켜 불편감을 느끼게 한다.

③ 차분한 어조로 "화장실가서 옷 갈아입어요."라며 유도한다.

④ 대·소변을 볼 때까지 화장실에 앉아있게 한다.

⑤ 음료수와 식사량을 과도하게 줄인다.

11회 | 요양보호사 | 실전모의고사

필기시험 →

01 노년기의 신체적 특성으로 옳은 것은?

① 잠재되어 있던 순발력이 향상된다.
② 피하지방의 감소로 면역능력이 향상된다.
③ 신체 조직의 잔존능력이 향상된다.
④ 일상생활수행능력이 향상된다.
⑤ 노화가 비가역적으로 진행된다.

02 노년기에 바람직한 가족관계를 유지하는 방법으로 옳은 것은?

① 자녀에게 의존하는 생활을 한다.
② 배우자와 애정 표현을 자제한다.
③ 형제자매와 경쟁적 관계를 유지한다.
④ 고부관계는 경직된 상태로 유지한다.
⑤ 손자·손녀가 긍정적인 자아를 형성하도록 돕는다.

03 치매 전담 코디네이터가 1:1로 매칭하여 필요한 서비스를 연계하고, 전체 돌봄 경로 관리 등을 수행하는 것으로 옳은 것은?

① 치매공공후견사업
② 노인보호 전문기관
③ 노인맞춤 돌봄서비스
④ 노인복지관
⑤ 치매안심센터

04 장기요양서비스 이용 절차 중 ☐ 안에 들어갈 내용으로 옳은 것은?

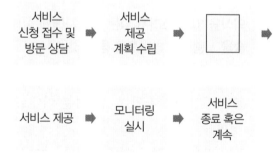

① 서비스 방법 개발
② 서비스 기관 안내
③ 서비스 자원 사정
④ 서비스 내용 평가
⑤ 서비스 이용 계약 체결

05 노인장기요양보험 기본 구조 및 절차에서 국민건강보험공단의 역할로 옳은 것은?

① 개인별 장기요양이용계획서 제공
② 장기요양서비스 제공
③ 장기요양서비스 비용청구
④ 장기요양서비스 신청 및 계약
⑤ 장기요양서비스 사업자 설립신고

06 노인장기요양보험 표준서비스 분류 중 개인활동지원서비스 내용에 해당하는 것으로 옳은 것은?

① 격려·위로
② 화장실이동보조
③ 일상생활 훈련동작
④ 의사소통
⑤ 은행 동행

07 요양보호사의 역할 중 동기부여자의 역할로 옳은 것은?

① 비급여에 대한 정보를 전달한다.
② 스스로 양치하도록 격려한다.
③ 욕창의 피부변화를 관찰한다.
④ 대상자의 심리적 변화를 면밀히 관찰한다.
⑤ 요양기술에 대한 지식과 기술을 습득한다.

08 다음 사례에서 대상자가 요구할 수 있는 권리로 옳은 것은?

> 외부에서 시설 방문을 왔다며 대상자의 방에 불쑥 불쑥 들어와 구경을 하고 나가면 매우 불쾌하다고 하신다.

① 차별 및 노인학대를 받지 않을 권리
② 신체구속을 받지 않을 권리
③ 사생활과 비밀 보장에 대한 권리
④ 시설 내·외부 활동 및 사회적 관계에 참여할 권리
⑤ 존엄한 존재로 대우받을 권리

09 배회하는 상태에서 발견된 노인에 대해 부양의 의무 이행을 거부하는 학대유형으로 옳은 것은?

① 신체적 학대
② 정서적 학대
③ 자기방임
④ 방임
⑤ 유기

10 요양보호사에 대한 사회적 인식제고 및 권익향상, 복리향상에 힘쓰는 기관으로 옳은 것은?

① 국민건강보험공단
② 산업안전 보건공단
③ 장기요양요원지원센터
④ 요양보호사협회
⑤ 노인장기요양보험공단

11 집안을 청소하고 있는데 갑자기 남자노인이 손을 붙잡고 쓰다듬어 요양보호사가 싫다는 의사표현을 했지만, 오히려 목청을 높여 화를 내었다. 요양보호사의 대처방법으로 옳은 것은?

① 즉시 성희롱·성폭력 센터에 신고한다.
② 대상자에게 감정적으로 대응한다.
③ 관리책임자에게 피해사실을 알린다.
④ 대상자에게 받을 불이익에 대해 설명한다.
⑤ 요양보호사는 가족과 면담을 신청한다.

12 노화에 따른 소화기계 변화로 옳은 것은?

① 위액의 산도 증가
② 간의 약물대사 증가
③ 췌장의 소화효소 생산 증가
④ 구강 건조증 감소
⑤ 직장벽의 탄력성 감소

13 요양보호사가 직업윤리를 준수한 사례로 옳은 것은?

① 존칭을 생략하며 친밀감을 표현하였다.
② 보호자로부터 모바일 상품권을 받았다.
③ 대상자가 없더라도 계획된 서비스를 진행하였다.
④ 서비스 제공 내용은 월말에 모아서 종합적으로 기록하였다.
⑤ 방문 일정을 변경할 경우 사전에 연락하여 양해를 구하였다.

14 다음의 상황에서 요양보호사의 대처방법으로 옳은 것은?

> 대상자가 "방문요양서비스 급여제공 기록을 실제 시간보다 늘려 작성해서 본인부담금을 할인해 주세요." 라고 요청하였다.

① 불법 행위라고 명확하게 말한다.
② 면제해 줄 수 있는 기관을 소개한다.
③ 시설장과 상의하겠다고 말한다.
④ 등급 상향 판정을 받아오라고 한다.
⑤ 추가 서비스를 제공하여 서비스 시간을 늘린다.

15 대상자 목욕 돕기를 하다 미끄러져 발목이 삐어 부종이 발생했을 때 초기 관리방법으로 옳은 것은?

① 손상부위 압박
② 손상부위 내리기
③ 손상부위 스트레칭
④ 견인요법 치료
⑤ 스테로이드 주사요법

16 폐결핵에 관한 설명으로 옳은 것은?

① 완치될 때까지 격리시킨다.
② 세균성 질환이다.
③ 오전에 고열이 있다가 오후에 해열이 된다.
④ 호전되지 않으면 약을 중단한다.
⑤ 약물부작용으로 인한 위장장애, 피부발진을 관찰한다.

17 요양보호사의 스트레스가 상당히 있음을 알 수 있는 상황으로 옳은 것은?

① 정해진 근로시간을 초과하지 않는다.
② 규칙적이고 충분한 수면을 취한다.
③ 며칠이라도 쉬었으면 하는 생각을 한다.
④ 긴장을 풀고 동료들과 많이 웃는다.
⑤ 좋아하는 운동을 적당히 한다.

18 요양보호사가 지켜야 할 직업윤리 원칙으로 옳은 것은?

① 안전한 업무를 위해 지식과 기술을 습득하였다.
② 자신의 건강관리보다 업무 성과를 우선하였다.
③ 장기이용 대상자에게 본인부담금을 할인해 주었다.
④ 근무시간을 변경하여 제공한 후 시설장에게 보고하였다.
⑤ 의사소통이 어려운 대상자에게 임의로 서비스를 제공하였다.

19 노화에 따른 호흡기계 특성으로 옳은 것은?

① 기침반사의 감소
② 폐 순환량의 증가
③ 섬모운동의 증가
④ 폐포의 탄력성 증가
⑤ 기관지 내 분비물 감소

20 노화에 따른 심혈관계 변화로 옳은 것은?

① 심장근육의 두께가 감소한다.
② 최대 심박동수가 증가한다.
③ 심장근육의 탄력성이 증가한다.
④ 정맥 약화로 하지 부종이 생긴다.
⑤ 심장이 한 번에 내보내는 혈액량이 증가한다.

21 퇴행성관절염 예방 및 치료로 옳은 것은?

① 가능한 한 움직임을 삼간다.
② 통증 부위에 냉찜질을 한다.
③ 수영, 가벼운 걷기 운동을 한다.
④ 통증이 느껴질 정도로 관절운동을 한다.
⑤ 통증이 있다면 반드시 수술을 한다.

22 여성 노인에게 나타나는 요실금의 주된 요인으로 옳은 것은?

① 복압의 감소
② 골반근육 조절능력 감소
③ 요도기능의 향상
④ 호르몬 생산 증가
⑤ 방광저장능력 증가

23 거동이 불편한 대상자에게 욕창이 발생할 가능성이 가장 높은 경우는?

① 낮 동안 서예 수업을 받는다.
② 취침 시 자주 뒤척인다.
③ 적정 체중을 유지하고 있다.
④ 변비예방을 위해 물을 충분히 마신다.
⑤ 영양부족으로 피하지방이 감소하였다.

24 노화에 따른 청각계 변화로 옳은 것은?

① 고막이 얇아져 소리전달이 증가된다.
② 이관이 내측으로 위축되어 좁아진다.
③ 귓바퀴의 탄력성 저하로 외이도가 습해진다.
④ 소리의 감수성, 평형감각이 향상된다.
⑤ 난청은 여성에게 흔하다.

25 인슐린을 맞고 있는 대상자가 시야가 몽롱하고, 어지럽다고 호소할 때 의심할 질환으로 옳은 것은?

① 빈혈
② 부정맥
③ 저혈압
④ 저혈당
⑤ 영양실조

26 섬망이 있는 대상자를 돕는 방법으로 옳은 것은?

① 환각증상이 있을 때 대상자의 말을 무시한다.
② 스스로 할 수 있는 능동적인 관절운동을 삼간다.
③ 낮 동안에는 커튼을 닫아 외부환경을 차단한다.
④ 야간 섬망인 경우 조명을 밝게 하고 따뜻하게 한다.
⑤ 달력, 시계 등은 눈에 띄지 않는 곳에 보관한다.

27 좌측 뇌에 혈액을 공급하는 혈관이 막혀 나타날 수 있는 뇌졸중 증상으로 옳은 것은?

① 안면하부의 갑작스런 마비
② 전신마비와 함께 의식저하
③ 근육 경직 및 안정 시 떨림
④ 한 개의 물체가 두 개로 보임
⑤ 말을 못 하거나 이해하지 못함

28 파킨슨병에 관한 설명으로 옳은 것은?

① 뇌혈관이 좁아져서 발생한다.
② 움직일 때 떨림 증상을 보인다.
③ 도파민이 과잉 분비되어 발생한다.
④ 근육경직과 자세불안정으로 골절의 원인이 된다.
⑤ 손상된 쪽 뇌의 반대편 신체에 영향을 미친다.

29 노화로 인한 수면양상의 변화로 옳은 것은?

① 아침잠이 많아진다.
② 잠들면 깨기가 힘들다.
③ 수면 시간이 늘어난다.
④ 낮 시간 동안 자주 존다.
⑤ 쉽게 잠자리에 든다.

30 관절염, 근육통 약으로 노인에서는 위염, 위궤양, 속쓰림 등의 부작용이 나타나는 약물로 옳은 것은?

① 고지혈증약
② 스테로이드제
③ 수면제
④ 소염진통제
⑤ 혈압약

31 겨울철 안전수칙으로 옳은 것은?

① 가급적 실내운동보다 실외운동을 한다.
② 운동은 새벽보다는 낮 시간을 이용한다.
③ 술을 마신 다음날 아침에는 가벼운 조깅을 한다.
④ 동상 예방을 위해 손을 주머니에 넣고 다닌다.
⑤ 움직임이 둔한 옷으로 보온을 한다.

32 요양보호사가 제공하는 서비스 과정과 결과를 기록하는 목적으로 옳은 것은?

① 기관 활동을 홍보하기 위함
② 업무 성과에 따른 보수 지급
③ 요양보호사의 업무 부담 경감
④ 기관중심의 서비스 계획수립
⑤ 요양보호 서비스의 연속성 유지

33 결론부터 보고하며, 신속하게 보고할 수 있으나 정확한 기록을 남길 수 없다는 단점이 있는 보고 형식으로 옳은 것은?

① 구두보고
② 서면보고
③ 전산망 보고
④ 월례회의 보고
⑤ 정기업무 보고

34 대상자는 자신의 죽음을 받아들이고, 마음 속의 마지막 정리 시간을 보내기도 한다. 재산관리, 상속 관련 상담 등의 시간을 보내게 되는 임종 단계로 옳은 것은?

① 부정
② 분노
③ 타협
④ 우울
⑤ 수용

35 사전연명의료의향서에 관한 설명으로 옳은 것은?

① 본인이 의식이 없는 경우라면 가족이 대리로 작성한다.
② 의향서는 작성과 동시에 효력이 발생한다.
③ 의향서 작성을 위해서는 보호자의 동의가 필용하다.
④ 연명의료 중단 의향을 명시해도 항암제 투여는 지속된다.
⑤ 연명의료정보처리시스템을 통해 의향서 작성 여부를 확인할 수 있다.

36 대상자가 입맛이 없다고 할 때 식사 돕기 방법으로 옳은 것은?

① 식사 전 강도 높은 운동을 한다.

② 식사 전 가벼운 산책을 한다.

③ 맵고, 짠 자극적인 음식을 제공한다.

④ 비슷한 색깔의 여러 가지 반찬을 제공한다.

⑤ 음식을 부드럽게 갈아서 제공한다.

37 오른쪽 편마비 대상자가 침상에서 식사할 때 편안한 자세로 돕기 위한 방법으로 옳은 것은?

① 침대 머리를 최대한 올리고 등에 베개를 대어준다.

② 오른쪽 상체를 베게나 쿠션으로 지지해 준다.

③ 상체를 세운 후 머리를 오른쪽으로 돌려준다.

④ 침상테이블에 오른팔을 올려주고 똑바로 앉힌다.

⑤ 오른쪽을 밑으로 하여 옆으로 누운 자세를 취하게 한다.

38 경관 영양액을 제공할 때 대상자를 오른쪽으로 비스듬히 눕히는 이유로 옳은 것은?

① 비위관이 빠지는 것을 예방하기 위해

② 영양액의 주입 속도를 조절하기 위해

③ 대상자가 비위관을 빼지 못하게 하기 위해

④ 영양액이 기도로 역류할 가능성을 줄이기 위해

⑤ 대상자의 구토, 설사를 예방하기 위해

39 화장실 이용을 돕기 위해 누워 있는 대상자를 일으킨 후에 잠시 앉아 있게 하는 이유로 옳은 것은?

① 혈압이 떨어지고 어지러울 수 있으므로

② 호흡수가 증가하여 숨이 찰 수 있으므로

③ 체온이 상승하여 식은땀이 날 수 있으므로

④ 맥박이 저하되어 가슴 통증이 생길 수 있으므로

⑤ 복압이 상승하여 요실금을 유발할 수 있으므로

40 보행이 불가능한 대상자의 침상 배설을 돕는 방법으로 옳은 것은?

① 불편한 쪽으로 돌려 눕힌다.

② 무릎덮개를 늘어뜨린 후 바지를 내린다.

③ 방문을 열고 항문 주위를 닦는다.

④ 배변이 끝나면 침대 머리를 높인다.

⑤ 배변이 끝나면 휴지로 닦고 바지를 올린다.

41 왼쪽 편마비 대상자의 이동변기 사용을 돕는 방법으로 옳은 것은?

① 문밖에서 조용히 다른 업무를 본다.

② 찬물을 회음부에 끼얹겨 변의를 자극한다.

③ 이동변기를 대상자의 왼쪽에 비스듬히 붙인다.

④ 이동변기의 높이를 침대보다 높게 놓는다.

⑤ 팔걸이와 등받이가 있는 변기를 선택한다.

42 기저귀를 찬 채 한쪽으로만 누워 있는 대상자의 소변이 자주 샐 때 대처방법으로 옳은 것은?

① 방수포를 깔아 침상을 보호한다.
② 수분섭취를 제한하여 소변량을 줄인다.
③ 간호사와 상의하여 유치도뇨관을 삽입한다.
④ 복부에 더운 물주머니를 대어 방광을 이완시킨다.
⑤ 베개로 몸 한쪽을 지지하여 체위를 자주 변경해준다.

43 요루관리 대상자의 돕기 방법으로 옳은 것은?

① 요루 안으로 물이 들어갈 수 있어 주머니를 떼지 않는다.
② 좌측 상복부에 위치한다.
③ 주머니의 1/3~1/2 정도 소변이 차면 비운다.
④ 주머니는 월 2~3회 정도 교환한다.
⑤ 소변에 혈액이 섞여 나오면 즉시 요루 주머니를 교환한다.

44 대상자의 의치를 관리하는 방법으로 옳은 것은?

① 치매 대상자는 하루 12시간 이상 의치를 빼놓는다.
② 의치를 표백제에 담가 세척한다.
③ 의치를 뺄 때 아래쪽부터 천천히 뺀다.
④ 냉수가 담긴 보관용기에 담아 보관한다.
⑤ 취침 전 의치를 세척 후 다시 끼워준다.

45 침상에서 대상자의 머리 감기기 방법으로 옳은 것은?

① 두피를 손톱으로 마사지한다.
② 솜으로 양쪽 귀를 막아준다.
③ 수건으로 얼굴을 덮어 보호한다.
④ 모발에서 두피 쪽으로 빗질을 한다.
⑤ 두피에 상처 발견 시 연고를 바른다.

46 침상에서 회음부 청결 돕기 방법으로 옳은 것은?

① 소독제로 손을 닦은 후 멸균장갑을 낀다.
② 똑바로 누운 자세에서 닦는다.
③ 염증, 분비물은 소독수로 닦아낸다.
④ 기저귀를 깔고 물을 음부에 끼얹는다.
⑤ 무릎을 세우게 하고 닦는다.

47 대상자가 뜨거운 욕조 안에서 오래 있기를 원할 때 대처방법으로 옳은 것은?

① 목욕물의 온도를 30℃ 이하로 유지한다.
② 두통, 어지러움 등의 증상이 없다면 있게 한다.
③ 신체적으로 부담이 있음을 설명한다.
④ 단호하게 안 된다고 말한다.
⑤ 목욕대신 족욕을 권한다.

48 대상자의 옷 갈아입히기 돕기 방법으로 옳은 것은?

① 겨울에는 의복을 시원하게 유지한다.

② 편마비 대상자는 옷을 벗을 때 마비된 쪽부터 벗는다.

③ 왼쪽 편마비 대상자는 오른쪽부터 입힌다.

④ 단추나 지퍼는 매직테이프로 바꾼다.

⑤ 옷의 색상이나 무늬는 개인의 취향을 고려하지 않는다.

49 다음과 같은 상황에서 요양보호사의 대처방법으로 옳은 것은?

> 치매 대상자 B씨는 하루 종일 방안에서 자신의 물건을 살피며 나오지 않고 있다.
> • **요양보호사** : 어르신 여기 좋아하는 간식 드세요.
> • **치매 대상자** : "내 목걸이가 없어졌어, 며느리가 가져간 게 분명해, 아까 걔가 몰래 들어가는 걸 봤거든" 이라고 하며 며느리를 의심하고 있다.

① "어르신 목걸이 여기 있잖아요." 라고 말하며 건네준다.

② "어르신의 목걸이는 원래부터 없었어요." 라며 부정한다.

③ "목걸이가 없어져서 속상하시겠어요. 우리 함께 찾아봐요." 라며 대상자가 찾게 한다.

④ "어르신 때문에 힘들어 하는 며느리를 왜 의심하세요." 라며 훈계한다.

⑤ 치매 대상자가 중요하게 생각하는 물건은 눈에 보이지 않는 곳에 보관한다.

50 그림과 같은 자세로 장시간 누워 있을 때 나타날 수 있는 부작용으로 옳은 것은?

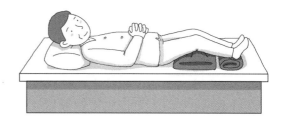

① 어깨관절 마모

② 고관절과 무릎관절의 구축

③ 발목관절과 무릎관절의 마비

④ 부종과 혈전 예방

⑤ 피부욕창과 괴사 예방

51 휠체어를 이용하여 울퉁불퉁한 길을 이동하는 방법으로 옳은 것은?

① 지그재그로 이동한다.

② 천천히 느린 속도로 이동한다.

③ 앞바퀴를 들고 이동한다.

④ 몸을 휠체어에 지지하면서 이동한다.

⑤ 잠금장치를 반쯤 잠그고 이동한다.

52 대상자를 휠체어에서 이동변기로 옮기는 순서로 옳은 것은?

> 가. 무릎과 허리를 지지한다.
> 나. 발 받침대를 올리고 발을 바닥에 내려놓아 발을 바닥에 지지한다.
> 다. 건강한 쪽에 이동변기와 휠체어를 45° 비스듬히 놓는다.
> 라. 건강한 쪽 손으로 변기의 먼쪽 손잡이를 잡게 한다.
> 마. 일으킨 다음 건강한 다리에 힘을 주어 엉덩이를 이동시켜 앉힌다.

① 가 → 나 → 다 → 라 → 마
② 나 → 라 → 다 → 마 → 가
③ 다 → 나 → 가 → 라 → 마
④ 라 → 마 → 가 → 다 → 나
⑤ 라 → 마 → 다 → 나 → 가

53 자동심장 충격기 패드 사용위치로 옳은 것은?

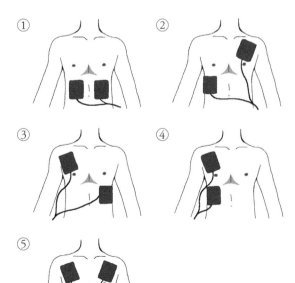

54 이동욕조 선정이나 사용 시 고려할 사항으로 옳은 것은?

① 배수구가 막혀져 있는 것을 사용한다.
② 낙상예방을 위해 표면에 돌출부위가 있어야 한다.
③ 사용 중 쉽게 풀리는 구조여야 한다.
④ 한 번에 여러 사람이 사용한다.
⑤ 평평하고 이물질이 없는 장소에서 사용한다.

55 고혈압 대상자에게 제공할 수 있는 저염 조리 음식으로 옳은 것은?

① 간장에 재운 마늘장아찌
② 묵은지를 넣은 부대찌개
③ 카레가루를 입혀 구운 고등어
④ 우렁이를 넣고 끓인 강된장
⑤ 고추장으로 버무린 오이지무침

56 변실금으로 오염된 대상자의 속옷을 세탁하는 방법으로 옳은 것은?

① 삶을 때는 뚜껑을 열어 둔다.
② 본 세탁 전에 애벌빨래를 한다.
③ 더운물로 닦고 찬물에 헹군다.
④ 얼룩을 제거하고 섬유유연제에 오래 담가 둔다.
⑤ 식초물에 여러 번 담갔다가 헹구어 건조한다.

57 당뇨병 대상자와 함께 외출하는 방법으로 옳은 것은?

① 당뇨약과 사탕을 챙겨 나간다.
② 주치의에게 외출 목적을 알린다.
③ 대상자의 주민등록등본을 준비한다.
④ 걸을 때 보폭을 크게 하여 신속히 이동한다.
⑤ 함께 외출해서 요양보호사의 사적인 일을 처리한다.

58 인지기능이 저하된 치매 대상자의 일상생활을 돕는 방법으로 옳은 것은?

① 새로운 취미를 갖도록 도와준다.
② 여가활동을 주로 침실에서 하게 한다.
③ 주변 환경을 새롭게 바꾸어 활력을 준다.
④ 일정한 규칙을 만들어 생활을 하게 한다.
⑤ 할 수 있는 일을 서서히 줄여 대신해 준다.

59 요실금이 있는 치매 대상자를 돌볼 때 돕기 방법으로 옳은 것은?

① 치매 대상자가 수치감을 느끼도록 비난한다.
② 대상자의 방을 화장실과 먼 곳에 배치한다.
③ 요실금 증상을 보일 때 즉시 기저귀를 사용한다.
④ 대상자가 벗고, 입기 편안한 옷을 선택한다.
⑤ 보호자와 상의하여 수분섭취량을 줄인다.

60 치매 대상자가 쓰레기를 모아 서랍에 감추는 행동을 반복할 때 대처방법으로 옳은 것은?

① 행동이 멈출 때까지 기다려준다.
② 쓰레기를 모으는 이유를 물어본다.
③ 쓰레기봉투를 사러 가자며 함께 나간다.
④ 쓰레기는 비위생적이라고 설득한다.
⑤ 사람들 앞에서 서랍을 열어 보이며 행동을 지적한다.

61 치매 대상자가 종이를 입에 넣고 우물거리며 빼앗기지 않으려고 할 때 대처방법으로 옳은 것은?

① 하임리히법으로 종이를 토하게 한다.
② 어떤 맛이 나는지 물어본다.
③ 대상자가 좋아하는 호떡을 주며 종이와 바꾼다.
④ 동료 요양보호사와 함께 입을 벌려 빼낸다.
⑤ 음식물인지 아닌지 잘 구분해 보라고 말한다.

62 무더운 여름밤에 잠을 이루지 못하고 뒤척이는 치매 대상자를 돕는 방법으로 옳은 것은?

① 시원한 얼음물을 제공한다.
② 시원하고 얇은 이불을 제공한다.
③ 조명을 밝게 유지한다.
④ 숙면을 위해 수면제를 복용하게 한다.
⑤ 왜 잠을 이루지 못하는지 물어본다.

63 야간에 거실에서 배회하는 치매 대상자를 돕는 방법으로 옳은 것은?

① 새로운 방으로 바꾸어 준다.

② 텔레비전을 크게 틀어 놓는다.

③ 외출 시 대상자 신분증은 요양보호사가 소지한다.

④ 현관문을 열어 신선한 공기를 마시게 한다.

⑤ 학창 시절에 대한 이야기를 하며 추억을 나눈다.

64 다음 상황을 읽고 요양보호사의 적절한 반응으로 옳은 것은?

> • **치매 대상자** : "누가 날 죽이려고 내 밥에 쥐약을 넣었어!" 안 먹어 저리 치워!
>
> • **요양보호사** : _____

① "왜 독약을 넣었다고 생각하세요?"

② "그럼 앞으로는 드시지 마세요."

③ "경찰에 신고해서 누가 그랬는지 알아볼게요."

④ "아무것도 안 넣었으니 걱정 말고 드세요."

⑤ "제가 먼저 먹어 볼 테니 저와 같이 드셔요."

65 악기연주 활동 중 치매 대상자가 시끄럽다며 갑자기 욕을 하고 소리를 칠 때 대처방법으로 옳은 것은?

① 노래에 맞추어 춤을 추게 한다.

② 방해가 되니 조용히 하라고 한다.

③ 바람을 쐬고 오라고 밖으로 내보낸다.

④ 화단에 물을 주러 가자고 데리고 나간다.

⑤ 프로그램 진행 규칙에 대해 자세하게 설명한다.

66 치매 대상자가 반복적으로 바지 지퍼를 내리면서 요양보호사에게 올려 달라고 할 때 대처방법으로 옳은 것은?

① 지퍼가 없는 바지로 갈아입힌다.

② 창피를 주어 행동을 멈추게 한다.

③ 모르는 척하며 하던 업무를 계속한다.

④ 계속하면 서비스를 중단하겠다고 한다.

⑤ 왜 그런 행동을 하는지 물어본다.

67 다음과 같은 치매 대상자의 인지자극 활동 목표로 옳은 것은?

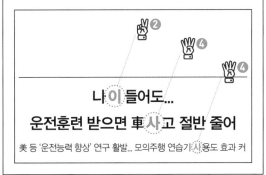

> 아래 신문 기사를 읽다가 숫자와 음이 같은 글자가 나오면 손가락으로 숫자를 나타내세요.
> 예) 이(2), 사(4), 구(9)..............,
>
> **나이 들어도...**
> **운전훈련 받으면 車사고 절반 줄어**
> 美 등 '운전능력 향상' 연구 활발... 모의주행 연습기 사용도 효과 커

① 집행기능

② 공감능력

③ 계산능력

④ 실행능력

⑤ 주의집중력

68 대상자와 의사소통과정에서 경청을 방해하는 것으로 옳은 것은?

① 마음에 들지 않으면 슬쩍 화재를 바꾼다.
② 경청하고 있다는 것을 표현한다.
③ 의견이 다르더라도 일단 수용한다.
④ 논쟁 시 대상자의 주장을 먼저 들어 준다.
⑤ 대상자가 말하는 의미를 이해하려고 노력한다.

69 젖은 옷을 갈아입기를 거부하는 대상자에게 요양보호사의 '나-전달법' 으로 옳은 것은?

① "옷을 갈아입지 않으면 내일부터 제가 너무 힘들어요."
② "언제 옷을 갈아입으면 좋을까요. 제게 알려주세요?
③ "옷을 갈아입지 않으면 냄새가 나요."
④ "옷을 갈아입지 않으면 감기에 걸리실까봐 걱정이 돼요."
⑤ "다른 옷으로 갈아입기가 싫으신 거죠."

70 다음과 같은 방법으로 의사소통하는 대상자로 옳은 것은?

> • 어깨를 다독이거나 눈짓으로 신호를 주며 이야기를 시작한다.
> • 밝은 방에서 입모양을 볼 수 있도록 시선을 맞추며 말한다.

① 노인성 난청
② 시각장애
③ 언어장애
④ 지남력 장애
⑤ 이해력 장애

71 치매로 인한 이해력장애가 있는 대상자와 의사소통하는 방법으로 옳은 것은?

① 짧은 문장으로 천천히 이야기한다.
② 화제를 자주 바꾸어 가며 이야기한다.
③ 복잡한 활동을 먼저 제시한다.
④ 요양보호사의 감정상태에 따라 행동한다.
⑤ 말의 의미를 깊이 생각해야 하는 단어를 사용한다.

72 다음의 대화에서 요양보호사가 제안하는 여가활동의 유형으로 옳은 것은?

> • **대상자** : 문화생활? 그런게 어디 있어? 하루 종일 텔레비전 보는 게 다야.
> • **요양보호사** : 어르신 우리 재미있는 영화 보러 영화관에 갈까요?

① 자기계발 활동
② 가족중심 활동
③ 사교오락 활동
④ 운동 활동
⑤ 소일 활동

73 가정에서 지진이 발생했을 때 대처방법으로 옳은 것은?

① 운동장이나 넓은 공원으로 대피한다.
② 흔들리는 동안에는 탁자 위에 엎드린다.
③ 흔들림이 잠시 멈추면 출입문을 잠근다.
④ 엘리베이터를 타고 신속하게 밖으로 나간다.
⑤ 흔들림이 멈추면 가스밸브를 열어둔다.

74 감염예방을 위한 요양보호사의 행동으로 옳은 것은?

① 손을 씻은 후 젖은 수건으로 닦는다.

② 손이 건조하면 손 씻기 횟수를 줄인다.

③ 마스크는 말려서 재사용한다.

④ 일회용 가운의 안쪽이 몸을 향해 펼쳐 입는다.

⑤ 기침 후에는 흐르는 물과 비누로 10초 동안 씻는다.

75 급성 저혈압 대상자를 돕는 방법으로 옳은 것은?

① 혈압이 100/60 이상으로 유지한다.

② 머리를 30cm 이상 올려준다.

③ 입에서 토사물이 나오면 고개를 옆으로 돌린다.

④ 신속하게 호흡수를 측정한다.

⑤ 이온음료수를 주어 갈증을 해소한다.

76 프로그램 활동 중 대상자가 쓰러져 경련을 할 때 응급처치 방법으로 옳은 것은?

① 혀를 보호하기 위해 입에 수건을 물린다.

② 안전을 위해 조용한 방으로 옮긴다.

③ 대상자의 머리 아래에 딱딱한 것을 대어 준다.

④ 경련을 멈추기 위해 억제대를 시도한다.

⑤ 고개를 가만히 옆으로 돌려준다.

77 대상자가 뜨거운 물을 팔에 쏟아 화상을 입었을 때 응급처치 방법으로 옳은 것은?

① 화상부위에 핸드크림을 발라준다.

② 차가운 팔찌를 채워준다.

③ 얼음 조각을 화상 부위에 대어 준다.

④ 착용한 장신구를 빨리 제거한다.

⑤ 따뜻한 물에 15분 이상 담근다.

78 심폐소생술을 할 때 가슴을 압박하는 자세로 옳은 것은?

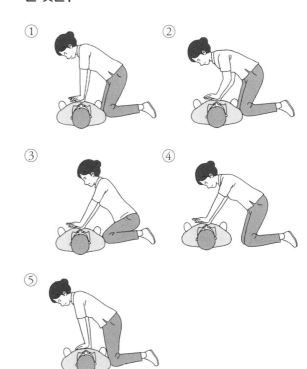

79 오른쪽 편마비 대상자가 지팡이를 짚고 버스에 승차할 때 순서로 옳은 것은?

① 지팡이 → 오른쪽 다리 → 왼쪽 다리
② 지팡이 → 왼쪽 다리 → 오른쪽 다리
③ 왼쪽 다리 → 지팡이 → 오른쪽 다리
④ 왼쪽 다리 → 오른쪽 다리 → 지팡이
⑤ 오른쪽 다리→ 지팡이 → 왼쪽 다리

80 침대 아래쪽으로 내려가 있는 오른쪽 편마비 대상자를 침대 위쪽으로 이동시키는 방법으로 옳은 것은?

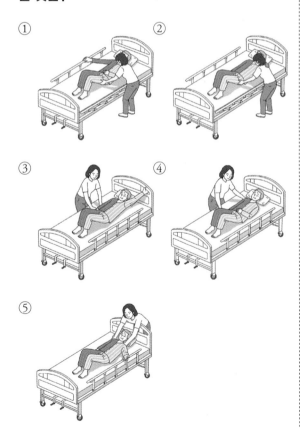

필기시험 →

01 노인의 심리적 특성에 대한 설명으로 옳은 것은?

① 매사에 흥미와 의욕이 넘친다.
② 사회적 활동이 증가하고 외향적 성격이 된다.
③ 매사에 결단능력이나 행동이 빠르다.
④ 새로운 방식으로 일 처리하는데 도전적이다.
⑤ 자신이 이 세상에 다녀갔다는 사실을 남기고자 한다.

02 현대사회의 가족관계 변화와 노인부양에 관한 설명으로 옳은 것은?

① 노인 부양의식이 높아지고 있다.
② 세대 간 갈등이 해소되고 있다.
③ 독거노인의 비율이 감소하고 있다.
④ 공적 노인부양의 비중이 높아지고 있다.
⑤ 요양보호사는 가족의 역할을 대신할 수 있다.

03 치매환자, 기초생활수급자 등의 권리를 대변해 줄 가족이 없는 경우, 성년후견제도를 이용할 수 있도록 지원하는 것으로 옳은 것은?

① 치매안심센터
② 치매공공후견사업
③ 노인실명예방사업
④ 노인건강진단
⑤ 노인일자리지원사업

04 노인장기요양보험 기본 구조 및 절차에서 국민건강보험공단의 역할로 옳은 것은?

① 요양서비스 제공
② 장기요양 등급판정
③ 서비스신청 및 계약
④ 서비스비용 청구
⑤ 장기요양기관의 설립인가

05 등급판정 이후 장기요양서비스를 받고자 할 때 기관에 제출해야 하는 서류로 옳은 것은?

① 의사소견서
② 급여제공계획서
③ 개인별장기요양이용계획서
④ 장기요양인정서
⑤ 상태기록지

06 표준서비스 중 일상생활지원 서비스에 해당되는 것으로 옳은 것은?

① 옷 갈아입기 도움
② 물품관리
③ 청소 및 주변정돈
④ 생활상담
⑤ 신체기능의 유지증진

07 요양보호사가 동기 유발자로서 역할을 수행한 경우로 옳은 것은?

① 대상자의 투약 여부를 면밀히 관찰한다.
② 학대받는 대상자를 위해 신고하였다.
③ 숙련된 기술로 질 높은 서비스를 제공한다.
④ 대상자 스스로 신체 활동을 하도록 격려한다.
⑤ 대상자의 말을 경청하며 신뢰관계를 형성한다.

08 다음 사례에서 대상자가 요구할 수 있는 권리로 옳은 것은?

> • 대상자 : 매트리스를 깔고 자라고 하니 잠도 안 오고, 여기 저기 안 쑤시는 데가 없어.
> • 요양보호사 : 어쩔 수 없어요. 모두 같은 매트리스를 사용하고 계시니 그냥 쓰세요.

① 개별화된 서비스를 제공받고 선택할 수 있는 권리
② 안락하고 안전한 생활환경을 제공받을 권리
③ 존엄한 존재로 대우받을 권리
④ 사생활과 비밀보장에 대한 권리
⑤ 시설운영과 서비스에 대한 개인적 견해를 표현하고 해결을 요구할 권리

09 노인학대 행위와 유형으로 옳은 것은?

① 강제로 수감하여 위협하거나 일을 강요한다. – 경제적 학대
② 식사, 음료를 보관하는 물품으로부터 단절시킨다. – 방임
③ 외출을 시키지 않는다. – 신체적 학대
④ 노동에 대한 대가를 정당하게 지급하지 않는다. – 유기
⑤ 연락을 두절하거나 왕래하지 않는다. – 방임

10 다음 상황에서 요양보호사가 침해받은 인권항목으로 옳은 것은?

> 시설 내 종교 활동이 있을 때마다 요양보호사들에게 종교 행사 활동 및 종교를 강요한다.

① 평등권
② 자유권
③ 노동 관련 권리
④ 문화 관련 권리
⑤ 교육 관련 권리

11 음흉한 눈빛으로 피부가 뽀얗다며 얼굴과 팔을 만지는 행위를 할 때 요양보호사의 대처방법으로 옳은 것은?

① 감정적으로 대응한다.
② 보호자에게 연락한다.
③ 거부 의사를 분명히 표현한다.
④ 신체접촉을 하는 이유를 묻는다.
⑤ 신경 쓰지 않고 하던 일을 계속한다.

12 요양보호사가 지켜야 할 직업윤리 원칙으로 옳은 것은?

① 대상자와 가족의 소통을 제한한다.
② 대상자를 수동적인 존재로 간주한다.
③ 업무수행에 필요한 지식을 습득한다.
④ 업무수행을 위해 자기관리를 미룬다.
⑤ 서비스를 상황에 따라 변경하여 제공한다.

13 다음의 상황에서 요양보호사의 대처방법으로 옳은 것은?

> • 대상자 : 다른 센터에서는 1년 이상이 지나면 본인부담금을 할인해 준다는데……., 그렇지 않으면 다른 센터로 옮겨야 겠어요.
> • 요양보호사 : _____
> _____

① "불법행위이므로 저희 센터에서는 그럴 수 없어요."
② "그럴리가요? 다시 알아보시고 말씀해 주세요"
③ "다른 대상자를 소개해 주시면 싸게 해 드릴게요."
④ "센터장님께 한번 말씀드려 볼게요."
⑤ "나중에 본인부담금을 일정액 돌려 드릴게요."

14 시설에서 요양보호사가 지켜야할 직업윤리로 옳은 것은?

① 자신의 종교를 권유하기 위해 친절을 베푼다.
② 서비스 제공 시 기관의 의사결정을 우선한다.
③ 마찰이 많은 대상자의 물건을 고의로 파괴한다.
④ 타 직종과의 협력보다 업무의 신속성을 중시한다.
⑤ 보수교육을 통해 전문적 지식과 기술을 익힌다.

15 대상자가 넘어지는 것을 막으려다 손목을 삐어 통증이 있을 때 초기 관리방법으로 옳은 것은?

① 손목을 강하게 털어준다.
② 손목을 심장보다 낮게 한다.
③ 손목 부위에 압박붕대를 감아 준다.
④ 손상 직후 손목 부위에 온찜질을 한다.
⑤ 손목을 굽혔다 폈다하면서 스트레칭을 한다.

16 요양보호사가 결핵이 의심되는 대상자와 접촉했을 때 관리방법으로 옳은 것은?

① 결핵예방 접종을 한다.
② 다이어트를 지속한다.
③ 즉시 병원에 입원하여 검사를 받는다.
④ 4주 후에 의료기관을 찾아 감염 여부를 확인한다.
⑤ 대상자에게 마스크와 장갑을 착용하게 한다.

17 직무 스트레스로 인한 우울증이 의심될 때 대처 방법으로 옳은 것은?

① 취침 전 혼자서 술을 즐긴다.
② 치매대상에게 비난하고 화를 낸다.
③ 휴양이나 약물치료를 고려한다.
④ 우울증 증상을 주변사람들에게 비밀로 한다.
⑤ 스트레스 반응이나 우울증 증상을 부정한다.

18 노화로 인한 간 기능 변화로 옳은 것은?

① 약물 대사와 제거 능력 저하
② 위액의 산도 증가
③ 지방의 흡수력 증가
④ 타액분비의 증가
⑤ 칼슘의 흡수 증가

19 노화로 인한 호흡기계 변화로 옳은 것은?

① 호흡근력의 강화
② 섬모운동이 증가
③ 기관지 내 분비물이 증가
④ 체내 산소량이 증가
⑤ 폐포의 탄력성이 증가

20 고혈압에 관한 설명으로 옳은 것은?

① 혈관이 좁아져 혈압이 낮아진다.
② 염장식품은 혈압조절에 도움이 된다.
③ 심장병이 본태성 고혈압의 원인이 된다.
④ 이완기 혈압은 심장에서 피를 짜낼 때 압력이다.
⑤ 처방된 혈압약은 혈압이 조절되어도 계속 복용한다.

21 퇴행성관절염 대상자의 조조강직이 일어났을 때 알맞은 운동으로 옳은 것은?

① 계단 오르기
② 장거리 걷기
③ 등산 활동
④ 수영, 체조, 흙길 걷기
⑤ 에어로빅

22 복압성 요실금의 치료 및 예방법으로 옳은 것은?

① 골반근육 강화운동
② 수분 섭취 제한
③ 과일섭취의 제한
④ 복부지방의 증가
⑤ 고단백 식이 식단

23 욕창 2단계에서 증상으로 옳은 것은?

① 피부가 분홍색이나 푸른색을 띤다.

② 피부를 누르면 색깔이 일시적으로 하얗게 보인다.

③ 물집이 생기고 조직이 상한다.

④ 깊은 욕창과 괴사조직이 발생한다.

⑤ 뼈와 근육까지 괴사가 진행된다.

24 노화에 따른 미각의 변화로 옳은 것은?

① 후각 기능의 증가

② 혀의 유두 돌기 증가

③ 침 분비량 증가

④ 구강건조 증상 감소

⑤ 구강 점막의 재생 능력 감소

25 당뇨병 대상자가 인슐린 주사를 맞고 공복상태로 활동하였을 때 나타날 수 있는 증상으로 옳은 것은?

① 땀을 많이 흘림 ② 배뇨증가

③ 식욕증가 ④ 체온 상승

⑤ 피로감

26 섬망 대상자의 지남력을 유지하는 방법으로 옳은 것은?

① 창문이 없는 방에서 생활하게 한다.

② 새로운 친구를 사귀게 한다.

③ 가족의 방문은 가급적 자제한다.

④ 요양보호사의 이름을 반복적으로 알려준다.

⑤ 시계, 달력은 보이지 않도록 한다.

27 뇌졸중으로 오른쪽 뇌가 손상되었을 때 나타날 수 있는 증상으로 옳은 것은?

① 왼쪽 팔의 소양증

② 왼쪽 다리의 마비

③ 양쪽 손의 떨림

④ 오른쪽 팔의 감각 저하

⑤ 오른쪽 다리의 얼얼한 느낌

28 파킨슨 질환의 운동증상으로 옳은 것은?

① 얼굴 등에서 떨림이 보이고 움직이면 사라진다.

② 불안, 피로, 환각, 망상 등 증상이 발생한다.

③ 과도한 주간 졸림, 기면증이 발생한다.

④ 통증이나 후각 기능 저하가 발생한다.

⑤ 변비, 피로 등의 증상이 나타난다.

29 대상자의 수면을 돕는 방법으로 옳은 것은?

① 취침 전 간식을 섭취하게 한다.

② 저녁에 과식하지 않게 한다.

③ 낮에 졸고 있으면 주변을 조용히 한다.

④ 잠자는 동안 텔레비전을 켜둔다.

⑤ 잠이 안 올 경우 편한 시간에 취침하게 한다.

30 부정맥 대상자가 와파린을 복용할 때 과량 섭취하면 약의 효과를 줄일 수 있어 주의해야 하는 음식으로 옳은 것은?

① 커피
② 시금치
③ 자몽주스
④ 알로에
⑤ 감마리놀레산

31 겨울철 생활 안전수칙으로 옳은 것은?

① 손을 주머니에 넣고 걷는다.
② 두꺼운 옷을 여러 겹 입는다.
③ 낙상 예방을 위해 야외활동을 삼간다.
④ 동상부위는 찬물에 담그는 것이 좋다.
⑤ 따뜻한 곳에 있다가 바로 차가운 곳으로 나간다.

32 요양보호 기록의 목적으로 옳은 것은?

① 대상자 및 가족의 요구에 따라 기록
② 기관의 예산 및 평가에 따라 기록
③ 업무에 대한 책임감 강화를 하기 위해 기록
④ 다른 대상자와 정보를 공유하기 위한 기록
⑤ 문제 발생 시 법적 책임을 회피하기 위함

33 자료를 보전하고 정확한 기록을 남길 수 있는 보고 형식으로 옳은 것은?

① 원격보고
② 수시보고
③ 서면보고
④ 대면보고
⑤ 구두보고

34 다음에 해당하는 임종적응 단계로 옳은 것은?

> • 평화로운 마음 속에서 마지막 정리의 시간을 보내기도 한다.
> • 재산관리, 상속 관련 상담이 포함된다.
> • 가족들과 종교적 예식을 준비하는 경우도 있다.

① 부정
② 분노
③ 타협
④ 우울
⑤ 수용

35 '사전연명의료의향서'를 등록한 대상자가 임종을 앞두고 있을 때 제공받을 수 있는 것으로 옳은 것은?

① 산소공급
② 혈액투석
③ 항암제 투여
④ 기관지확장제 투여
⑤ 심폐소생술

36 대상자가 식사 도중 사레들지 않도록 예방하는 방법으로 옳은 것은?

① 연하곤란이 있는 대상자는 미음상태로 제공한다.
② 식사 전에 물을 한 모금 마시게 한다.
③ 음식이 입안에 있을 때 다음 음식을 넣어준다.
④ 입맛을 돋우기 위해 매실 소스를 첨가한다.
⑤ 음식을 먹을 때 질문을 하여 천천히 먹게한다.

37 오른쪽 편마비 대상자가 침상에서 식사할 때 편안한 자세를 돕기 위한 방법으로 옳은 것은?

① 대상자의 오른쪽에 음식을 넣어 준다.
② 오른쪽 상체를 베개나 쿠션으로 지지해 준다.
③ 상체를 세운 후 머리를 오른쪽으로 돌려준다.
④ 침상테이블에 오른팔을 올려주고 똑바로 앉힌다.
⑤ 오른쪽을 밑으로 하여 옆으로 누운 자세를 취하게 한다.

38 경관 영양을 하는 대상자를 돕는 방법으로 옳은 것은?

① 영양액을 10㎖ 주사기로 제공한다.
② 구토를 하는 경우 주입 속도를 늦춘다.
③ 영양액이 중력에 의해 흘러 내려가게 한다.
④ 영양액을 위장보다 낮은 위치에 건다.
⑤ 청색증이 나타나면 비위관을 즉시 제거한다.

39 대상자의 화장실 이용 돕기 방법으로 옳은 것은?

① 편하고 헐렁한 옷차림으로 휠체어를 사용한다.
② 휠체어 이동 시 잠금장치는 풀어 놓는다.
③ 대상자 눈높이 아래에 화장실 표시를 한다.
④ 응급상황을 알릴 수 있는 응급벨을 설치하여 알려준다.
⑤ 배설을 마칠 때까지 옆에 있으면서 손을 잡아 준다.

40 거동이 불편한 남성 대상자의 배뇨 돕기 방법으로 옳은 것은?

① 방문과 창문을 열어 환기를 시키며 배변 돕기를 한다.
② 건강한 손으로 스스로 소변기를 대도록 한다.
③ 옆으로 누운 자세에서 소변기 입구를 낮게 대어준다.
④ 물수건으로 닦고 바지를 올려준다.
⑤ 금기사항이 아니라면 수분섭취를 제한한다.

41 왼쪽 편마비 대상자의 이동변기 사용을 돕는 방법으로 옳은 것은?

① 팔걸이와 등받이가 없는 변기에 앉힌다.
② 변기의 높이를 침대보다 높게 한다.
③ 변기 손잡이를 왼손으로 잡게 한다.
④ 변기를 대상자의 오른쪽 침대 난간에 붙인다.
⑤ 배설 중에는 대상자의 오른쪽을 지지해 준다.

42 기저귀를 차고 있을 때 대상자가 기저귀 안으로 손을 자주 넣을 때 대처 방안으로 옳은 것은?

① 단호한 어조로 하면 안 된다고 말한다.
② 손 운동을 할 수 있도록 공을 쥐어준다.
③ 면 기저귀로 교환하여 준다.
④ 기저귀 안에 속 기저귀를 한 개 더 채워준다.
⑤ 기저귀 착용이 잘 되어 있는지 확인한다.

43 요루관리 대상자의 돕기 방법으로 옳은 것은?

① 요루 주위의 출혈이 관찰되면 연고를 발라 지혈한다.
② 주머니를 떼고 통 목욕시 주변을 닦아준다.
③ 금기사항이 아니라면 수분 섭취를 제한한다.
④ 요루 안으로 물이 들어가므로 샤워를 금한다.
⑤ 샤워 시 요루주머니를 떼어도 된다.

44 대상자의 의치 관리와 사용을 돕는 방법으로 옳은 것은?

① 의치를 뜨거운 물에 삶아 세척한다.
② 의치는 표백제에 담아 보관한다.
③ 의치를 물로 헹군 후 건조기로 말린다.
④ 변형을 막기 위해 세척 후 끼우고 자게 한다.
⑤ 의치용 솔에 주방세제를 묻혀 의치를 닦는다.

45 침상에서 머리 감기기로 옳은 것은?

① 귀는 솜으로 막고, 눈 위에 수건을 덮는다.
② 어깨를 침상 모서리로 오게 한다.
③ 침대보호를 위해 목욕 타월을 깐다.
④ 두피를 손톱으로 마사지한다.
⑤ 남아 있는 물기는 자연 건조시킨다.

46 여성대상자의 회음부 청결을 돕는 방법으로 옳은 것은?

① 목욕 담요로 복부와 회음부를 덮는다.
② 회음부를 뒤쪽에서 앞쪽으로 닦는다.
③ 따뜻한 물을 음부에 흘려보낸 후 닦는다.
④ 회음부에 분비물이 있으면 소독해 준다.
⑤ 회음부 세척 후 젖은 수건으로 물기를 닦는다.

47 대상자의 몸 씻기 도움 방법으로 옳은 것은?

① 바닥에 목욕수건을 깔아둔다.
② 옷을 벗고 욕실로 이동한다.
③ 수치심을 느끼지 않도록 어깨와 다리를 덮는다.
④ 샤워기 온도를 대상자 손등에 확인하다.
⑤ 회음부 → 몸통 → 팔·다리 → 발 순서로 닦는다.

48 치매 대상자의 옷을 갈아입히는 방법으로 옳은 것은?

① 상의와 하의가 붙어 있는 옷으로 입힌다.

② 장식이 많은 옷으로 갈아입는다.

③ 스스로 옷을 갈아입도록 다른 업무를 본다.

④ 다투지 말고 목욕시간을 이용하여 갈아입힌다.

⑤ 허리나 소매는 조이는 것으로 선택한다.

49 그림과 같이 침대 한쪽으로 누워 있는 편마비 대상자를 침대 가운데로 이동하는 방법으로 옳은 것은?

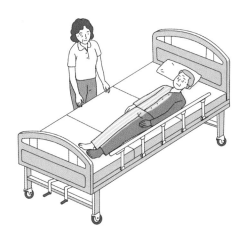

① 대상자를 어깨와 허리를 잡고 이동한다.

② 상반신은 머리와 목 아래를 지지하여 이동한다.

③ 하반신은 다리를 잡고 이동한다.

④ 하반신은 엉덩이 부위의 옷을 잡고 이동한다.

⑤ 하반신은 허리와 엉덩이를 지지하여 이동한다.

50 그림과 같이 반좌위를 하고 있는 대상자가 미끄러져 내려가지 않게 하는 방법으로 옳은 것은?

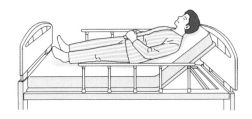

① 발바닥 쪽에 베개를 대어 준다.

② 다리 쪽의 침대를 살짝 올려 준다.

③ 목과 어깨 밑에 베개를 받쳐 준다.

④ 침상머리를 45° 정도 올려 준다.

⑤ 등 뒤에 베개를 A자 형태로 받쳐 준다.

51 다음 그림과 같은 방법으로 휠체어를 이동해야 하는 상황으로 옳은 것은?

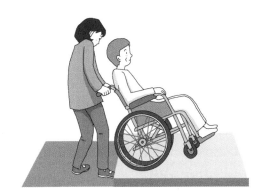

① 내리막길을 갈 때

② 오르막길을 갈 때

③ 엘리베이터를 내릴 때

④ 울퉁불퉁한 길을 갈 때

⑤ 미끄러운 길을 갈 때

52 편마비 대상자를 휠체어에서 이동변기로 이동하는 방법으로 옳은 것은?

① 대상자의 어깨와 등을 지지한다.

② 편마비쪽 손으로 변기의 가까운 곳 손잡이를 잡게 한다.

③ 건강한 쪽에 이동변기와 휠체어를 나란히 놓는다.

④ 발 받침대를 올리고 발을 바닥에 내려놓아 발을 바닥에 지지한다.

⑤ 편마비쪽 다리에 힘을 주어 엉덩이를 이동시켜 앉힌다.

53 왼쪽 편마비 대상자가 지팡이가 없을 때 계단을 내려가는 순서로 옳은 것은?

① 오른쪽 손으로 계단 손잡이 → 왼쪽 다리 → 오른쪽 다리

② 오른쪽 손으로 계단 손잡이 → 오른쪽 다리 → 왼쪽 다리

③ 오른쪽 다리 → 오른쪽 손으로 계단 손잡이 → 왼쪽 다리

④ 오른쪽 다리 → 왼쪽 다리 → 오른쪽 손으로 계단 손잡이

⑤ 왼쪽 다리 → 오른쪽 손으로 계단 손잡이 → 오른쪽 다리

54 욕창예방 매트리스를 사용하는 대상자를 돕는 방법으로 옳은 것은?

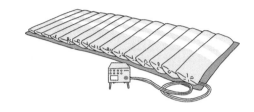

① 매트리스 위에 찜질기를 깔아준다.

② 대상자 외에 1인 이상이 동시에 사용한다.

③ 1주일에 한 번 작동 여부를 확인한 후 사용한다.

④ 매트리스는 끓는 물에 소독한 후 말려 사용한다.

⑤ 엉덩이 밑에 손을 넣어 매트리스 공기압을 확인한다.

55 삼킴장애 대상자의 식사 시 주의사항으로 옳은 것은?

① 떠먹는 요구르트보다 마시는 요구르트를 제공한다.

② 밥을 국이나 물에 말아 먹인다.

③ 참외를 숟가락으로 긁어서 먹인다.

④ 채소는 레몬소스를 뿌려 먹인다.

⑤ 계란은 반숙보다 완숙으로 먹는다.

56 세탁 후 관리하는 방법으로 옳은 것은?

① 다리미가 앞으로 나갈 때 앞에 힘을 주어 다린다.

② 풀 먹인 천을 다릴 때는 분무기로 고르게 물을 뿌린다.

③ 거풍할 때는 건조하고 맑게 갠 날 바람이 잘 통하는 그늘에서 한다.

④ 실리카겔은 분홍색으로 변색되면 사용할 수 없다.

⑤ 방충제는 공기보다 무거우므로 보관용기의 아래 구석에 넣어둔다.

57 대상자가 외출할 때 동행하는 방법으로 옳은 것은?

① 대상자의 욕구를 확인하고 구체적인 계획을 세운다.

② 보호자의 요구사항을 우선시한다.

③ 외출 중에 요양보호사의 사적인 일을 처리한다.

④ 외출의 만족 정도를 가족에게 확인한다.

⑤ 예기치 못한 외부요인이 발생한 경우 동료 요양보호사와 상의한다.

58 시설 치매 대상자가 자신의 방을 청소하겠다고 할 때 대처방법으로 옳은 것은?

① 청소하는 사람이 따로 있다고 설득한다.

② 청소기 사용법을 가르쳐 준다.

③ 새로운 취미활동을 알려준다.

④ 청소를 하는 것은 낙상위험이 있다고 말한다.

⑤ 집에서 하던 대로 자신의 방을 청소하게 한다.

59 치매 대상자의 부적절한 배설행동에 대한 돕기 방법으로 옳은 것은?

① 벨트나 단추가 있는 바지를 입게 한다.

② 반복하여 화장실에 갈 경우 수분섭취량을 줄인다.

③ 대소변을 손으로 만지더라도 아무렇지 않은 것처럼 뒤처리를 한다.

④ 치매 대상자의 방을 화장실과 먼 곳에 배치한다.

⑤ 대소변처리가 쉽도록 화장실 환경을 바꾸어 본다.

60 치매 대상자가 혼자서 책상을 두드리며 중얼중얼 거릴 때 대처방법으로 옳은 것은?

① 모른척하고 자리를 피한다.

② 왜 책상을 두드리는지 이유를 물어본다.

③ 책상이 부서질 수 있다고 주의를 준다.

④ 크게 손뼉을 치며 좋아하는 간식을 준다.

⑤ 시끄러우니 조용히 하라고 한다.

61 치매 대상자가 "고구마가 맛있네."라며 세숫비누를 먹을 때 대처방법으로 옳은 것은?

① "맛있어 보이네요." 라며 공감해 준다.

② "이 비누가 정말 고구마라고 생각하세요?" 라고 질문한다.

③ "비누는 건강에 해로워요." 라며 비누를 바로 뺏는다.

④ "이것은 산성 성분이 들어간 세숫비누에요."라고 설명한다.

⑤ "이것과 바꿔 먹어요." 라며 대상자가 좋아하는 간식과 교환한다.

62 치매 대상자가 밤에 누웠다 일어났다 하며 잠을 못 이룰 때 돕는 방법으로 옳은 것은?

① 침실의 온도, 습도를 확인한다.
② 따뜻한 녹차를 제공한다.
③ 실내조명을 밝게 해 준다.
④ 원하는 산책을 다녀오게 한다.
⑤ 야외에 나가 근력운동을 하게 한다.

63 치매 대상자가 야간에 실내에서 계속 배회할 때 대처방법으로 옳은 것은?

① 밖으로 나가 시설 주변을 걷게 한다.
② 배회하지 못하게 주의를 준다.
③ 요양보호사가 함께 동행한다.
④ 복잡한 일을 주어 집중하게 한다.
⑤ 침대에 눕게 하여 억제대를 침대에 묶는다.

64 다음 상황에서 요양보호사의 적절한 반응으로 옳은 것은?

> • **치매 대상자** : 누가 날 재우려고 내 밥에 수면제를 넣었어! 안 먹어!
> • **요양보호사** : _____
> _____

① "왜요? 식사만 하시면 잠이 와요?"
② "누가 수면제를 넣었는지 보셨어요?"
③ "제가 먼저 먹어 볼 테니까 같이 드세요."
④ "계속 그러시면 앞으로 밥 안 드릴 거예요."
⑤ "그럴 리가 없어요. 안심하시고 드세요."

65 시설 치매 대상자가 자신의 집으로 가겠다며 문을 두드리며 울고불고할 때 요양보호사의 반응으로 옳은 것은?

① "아직 집에 갈 시간이 안 되었어요."
② "앉아서 텔레비전 보고 계세요."
③ "언제 집에 갈지 날짜를 세어 보세요."
④ "울면 집에 갈수가 없으니 조용히 하세요."
⑤ "아들이 모시러 올 때까지 우리 퍼즐 맞춰요."

66 시설에서 남성 치매 대상자가 거실에 나와 여성 대상자들 앞에서 자위행위를 할 때 돕는 방법으로 옳은 것은?

① 거실에 있는 대상자들을 다른 곳으로 이동시킨다.
② 멈추지 않으면 좋아하는 물건을 가져간다고 한다.
③ 수치심을 주어 행동을 비난한다.
④ 보호자에게 연락하여 퇴소 절차를 밟는다.
⑤ 자위행위가 끝날 때까지 지켜본다.

67 경증 치매 대상자가 다음과 같은 활동에 참여할 때 향상될 수 있는 인지기능으로 옳은 것은?

> • 생선 가게에 가면 살 수 있는 것 말해보기
> • 첫 글자가 '가'로 시작 하는 단어 말해보기

① 계산력
② 억제력
③ 친화력
④ 순응력
⑤ 언어의 유창성

68 대상자와 친밀한 관계를 형성하는 데 도움이 되는 의사소통 방법으로 옳은 것은?

① 원하는 바를 우회적으로 돌려서 말한다.
② 의견이 다를 때에도 대상자의 주장을 먼저 들어준다.
③ 요양보호업무에 있어서 완벽한 사람임을 강조한다.
④ 듣고 싶은 내용만 집중하여 듣는다.
⑤ 요양보호사의 경험을 바탕으로 문제해결 방법을 조언한다.

69 배설물이 묻은 옷을 갈아입지 않으려는 대상자에게 '나-전달법'으로 바르게 의사소통한 것은?

① "매번 옷 갈아입히기가 정말 힘이 드네요"
② "옷을 갈아입으면 어르신이 좋아하는 것을 해드릴게요."
③ "빨래는 세탁기가 하는데 왜 안 갈아입으세요?
④ "옷을 갈아입지 않으면 피부염이 생길까봐 걱정이 돼요."
⑤ "옷을 갈아입고 저와 함께 밖으로 나가 산책 하실래요?"

70 난청이 있는 대상자와 의사소통하는 방법으로 옳은 것은?

① 귀에 대고 크게 말한다.
② 입을 작게 벌려 천천히 말한다.
③ 목소리를 높여 고음으로 말한다.
④ 대상자의 귀에 대고 속삭이듯 말한다.
⑤ 대화하기 전에 어깨를 가볍게 다독여 신호를 준다.

71 치매로 인한 주의력 결핍장애 대상자와 의사소통 방법으로 옳은 것은?

① 대상자와 눈을 피한다.
② 정확하고 자세하게 설명한다.
③ 환경적 자극을 최대한 줄인다.
④ 내용을 빠르고 반복적으로 말한다.
⑤ 복잡한 활동을 먼저 제시한다.

72 다음의 대화에서 요양보호사가 제안하는 여가 활동의 유형으로 옳은 것은?

> • 대상자 : (보행기로 이동하며) 여기는 감옥 같아, 밖에 나가지도 못하고, 할 일도 없고……
> • 요양보호사 : 예전에 농사를 지으셨다면서요? 옥상 텃밭에서 상추를 가꾸어 보시는 건 어떠세요?

① 자기계발 활동
② 가족중심 활동
③ 사교오락 활동
④ 운동 활동
⑤ 소일 활동

73 전기 콘센트에 감전되어 쇼크를 입은 대상자를 돕는 우선순위로 옳은 것은?

① 119에 신고한다.
② 호흡과 맥박을 확인한다.
③ 누전기 이상 여부를 확인한다.
④ 119가 올 때까지 지켜본다.
⑤ 대상자와 전류를 차단한다.

74 결핵환자의 질환관리에 대한 설명으로 옳은 것은?

① 격리해제 시점은 최소 2달간의 항결핵치료를 시행한다.

② 법정전염병으로 완치까지 입원치료를 받는다.

③ 2주간의 항결핵치료를 받으면 전염력은 크게 떨어진다.

④ 직접접촉에 의해 감염되므로 물건을 함께 사용하지 않는다.

⑤ 공기를 통한 직접 전파가 가능하므로 외출을 하지 않는다.

75 대상자가 급성 저혈압이 생겼을 때 응급처치 방법으로 옳은 것은?

① 반 좌위자세를 취해준다.

② 신속하게 호흡수를 살핀다.

③ 토사물이 나오면 대상자를 엎드려 눕힌다.

④ 대자가 원하면 시원한 물을 준다.

⑤ 똑바로 누운 자세에서 다리를 30cm정도 올린다.

76 다량의 출혈이 있는 대상자를 지혈 중 쇼크가 의심되는 상황일 때 요양보호사의 돕는 방법으로 옳은 것은?

① 장갑을 벗고 출혈 부위를 지혈한다.

② 119구급 대원이 올 때까지 패드를 갈아준다.

③ 상처 부위에 드레싱을 실시한다.

④ 심폐소생술을 실시한다.

⑤ 쇼크가 의심되면 다리를 높이는 자세를 취한다.

77 뜨거운 물을 팔에 쏟아 화상을 입었을 때 응급처치 방법으로 옳은 것은?

① 흐르는 수돗물에 화상 부위를 대어준다.

② 얼음조각을 팔에 문질러 준다.

③ 착용하고 있는 팔찌는 빨리 뺀다.

④ 얼음물에 15분 동안 담근다.

⑤ 화상 부위에 치약을 얇게 펴 바른다.

78 자동심장 충격기 사용 시 전극패드를 붙착하는 위치로 옳은 것은?

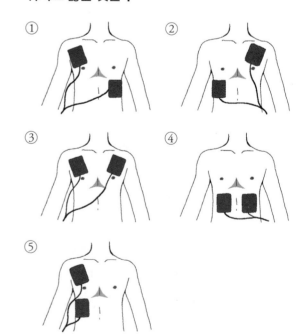

79 심폐소생술을 할 때 가슴압박 부위로 옳은 위치는?

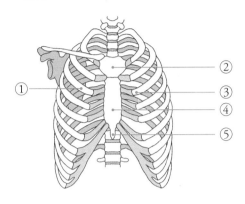

80 다음과 같은 상황에서 요양보호사의 대처방법으로 옳은 것은?

> 치매 대상자 A씨가 효자손을 휘두르며 "저리가, 저리가" 라며 허공에 소리를 지르고 있다.
> 무슨 일이냐고 물어보니 "저기 검은 옷을 입은 사람이 자꾸 날 쳐다봐" 라며 대답하고 있다.
> 실제로는 주변에 아무도 없는데 치매어르신은 누군가 보인다라며 말하고 있다.
> 옆에서 보호자는 "제발 정신 좀 차려요" 라며 속상해하고 있다.

① "어르신 제가 봐도 아무도 없는데요." 라며 부정한다.

② "어르신 저기 누가 있어요?" 라며 대상자의 감정을 인정한다.

③ "방안에 조용히 혼자 계세요." 라며 조명을 어둡게 한다.

④ 라디오나, 텔레비전을 크게 틀어 소리에 집중하게 한다.

⑤ 빨래 등이 널려 있는 침대를 정리하라고 부탁한다.

필기시험 →

01 다음의 노인의 심리적 특성으로 옳은 것은?

> • 불면증, 식욕부진, 체중감소 등 신체적인 증상을 호소한다.
> • 주변 사람들에게 적대적으로 대하거나 비난하는 행동을 보인다.

① 우울증 경향의 증가
② 내향성의 증가
③ 조심성의 증가
④ 경직성의 증가
⑤ 생에 대한 회고의 경향 증가

02 노인부양 문제를 개선하기 위한 방안으로 옳은 것은?

① 사적 부양에 의존 한다.
② 시설 입소를 우선시 한다.
③ 세대 간 분리를 강조한다.
④ 노인돌봄정책을 강화한다.
⑤ 노인일자리지원사업을 축소한다.

03 공동생활공간 운영을 통한 독거노인 고독사·자살 예방 및 공동체 형성을 목적으로 하는 사업으로 옳은 것은?

① 독거노인·장애인 응급안전 안심서비스
② 독거노인 공동생활 홈서비스
③ 노인돌봄 종합서비스
④ 노인보호전문기관
⑤ 노인맞춤 돌봄서비스

04 노인장기요양보험제도의 목적으로 옳은 것은?

① 노인의 질병치료 및 의료비 지원
② 노인의 구직활동 연계
③ 노후의 건강 증진 및 생활안정 도모
④ 장애 노인을 위한 수당 지급
⑤ 노인의 사회적 기여 촉진

05 등급판정을 받은 대상자에게 발급하는 장기요양인정서에 기재되는 항목으로 옳은 것은?

① 월 한도액
② 급여의 종류와 내용
③ 본인부담 금액
④ 수급자희망급여
⑤ 서비스 목표

06 노인장기요양보험 표준서비스 분류 중 신체활동 지원 서비스 내용에 해당하는 것으로 옳은 것은?

① 식사준비

② 몸 씻기 도움

③ 기본동작 훈련

④ 외출 시 동행

⑤ 청소 및 주변 정돈

07 요양보호사의 역할(A)과 관련된 내용(B)이 바르게 연결된 것으로 옳은 것은?

	(A)	(B)
①	관찰자	필요한 서비스 연계 활동
②	옹호자	소외된 대상자를 편들어 줌
③	정보전달자	직접 서비스 제공
④	동기 유발자	질병의 증상 확인
⑤	숙련된 수발자	서비스 제공 계획 및 수립

08 대상자가 시설에서 제공되는 옷을 갈아 입으며 "나는 내 옷을 입고 싶은데...., 다 똑같은 옷은 입기 싫어." 라는 상황에서 대상자가 요구할 수 있는 권리로 옳은 것은?

① 개별화된 서비스를 제공받고 선택할 수 있는 권리

② 안락하고 안전한 생활환경을 제공받을 권리

③ 존엄한 존재로 대우받을 권리

④ 사생활과 비밀보장에 대한 권리

⑤ 시설운영과 서비스에 대한 개인적 견해를 표현하고 해결을 요구할 권리

09 방문요양 시 대상자 팔에 멍든 자국과 상처를 발견하였을 때 요양보호사의 대처 방안으로 옳은 것은?

① 방문간호사에게 보고한다.

② 가족에게 무슨 일인지 확인한다.

③ 시설장에게 보고한다.

④ 노인보호 전문기관에 신고한다.

⑤ 동료 요양보호사와 의논한다.

10 다음 상황에서 요양보호사가 침해받은 인권항목으로 옳은 것은?

> • **기관장** : 저희 시설에서는 요양보호사의 인력이 부족하여 점심시간이 따로 없습니다.
> • **요양보호사** : 네......, 어쩔 수 없죠.

① 노동 관련 권리

② 정보보호에 관한 권리

③ 교육에 관한 권리

④ 문화에 관한 권리

⑤ 주거환경에 관한 권리

11 대상자가 요양보호사에게 성희롱을 할 때 대처 방법으로 옳은 것은?

① 반응하지 않고 계획된 업무를 수행한다.

② 대상자의 행동에 대해 가족에게 항의한다.

③ 감정적으로 대응한 후 해당 장소를 떠난다.

④ 거부의사를 표현하고 시설장에게 보고한다.

⑤ 요양보호 업무를 중단하고 다른 일을 알아본다.

12 요양보호사가 지켜야 할 직업윤리의 원칙으로 옳은 것은?

① 업무의 경과와 결과를 보호자에게 보고한다.
② 서비스 제공 시 개인 업무를 해결한다.
③ 새로운 지식과 기술을 지속적으로 학습한다.
④ 서비스 방법을 잘 모를 때는 계획을 수정한다.
⑤ 친밀도를 높이기 위해 줄임말을 자주 사용한다.

13 요양보호사가 자신을 법적으로 보호하면서 서비스를 제공하는 방법으로 옳은 것은?

① 대상자가 학대받는 상황에는 관여하지 않는다.
② 서비스를 제공할 때는 정해진 원칙과 절차에 따른다.
③ 제공된 요양보호서비스의 내용을 위조, 변조하여 기록한다.
④ 서비스 방법이 확실하지 않을 때는 경험에 따라 제공한다.
⑤ 서비스제공기록지에 대상자와 보호자에게 제공한 내용을 기록한다.

14 대상자의 배우자가 본인부담금 할인을 요청할 때 대처방법으로 옳은 것은?

① 위법임을 설명하고 포상금 정보를 알려준다.
② 기관장과 상의 후 결정하겠다고 말한다.
③ 복지용구를 구매해 주면 할인해 준다고 말한다.
④ 1년이 지나면 추가 할인을 받을 수 있다고 말한다.
⑤ 장기요양등급을 상향 조정해 주겠다고 말한다.

15 요양보호사의 전신 스트레칭 시 주의사항으로 옳은 것은?

① 동작은 빠르고 신속하게 한다.
② 호흡을 참고 스트레칭 한다.
③ 한쪽 방향으로만 반복한다.
④ 근육의 통증이 느껴질 때까지 한다.
⑤ 스트레칭 자세를 10~15초 정도 유지한다.

16 요양보호사가 감염으로부터 자신을 보호할 수 있는 방법으로 옳은 것은?

① 정기적인 건강검진을 받는다.
② 감염 증상이 나타나면 예방접종을 한다.
③ 분비물을 만진 후 물티슈로 손을 닦는다.
④ 서비스 제공 시 멸균장갑을 착용한다.
⑤ 임신한 경우 수두 증상이 있는 대상자와 접촉하지 않는다.

17 책임자로부터 꾸지람을 들은 경우 요양보호사의 적절한 자신의 생각변화로 옳은 것은?

① '저 요양보호사도 실수했는데 왜 나한테 짜증을 내고 그러지'
② '책임자는 실수 안하나? 본인 일이나 잘 하지'
③ '나이도 나보다 어리면서 뭘 안다고 그러지'
④ '저 책임자가 나에게 관심이 있기 때문에 그렇겠지'
⑤ '화가 나서 못하겠네, 당장 사표를 써야겠어'

18 위염증상을 완화하는데 도움이 되는 방법으로 옳은 것은?

① 복부를 시계방향으로 마사지 한다.
② 금식할 때 물도 마시지 않는다.
③ 미음 등의 유동식을 섭취한다.
④ 음식을 뜨겁게 제공한다.
⑤ 염장식품 섭취를 격려한다.

19 노화와 관련된 호흡기계 특성으로 옳은 것은?

① 폐 순환량이 증가하여 숨 쉬기가 편하다.
② 기침반사가 증가하여 미세 물질을 걸러내기 쉽다.
③ 콧속 점막에 습기가 증가하여 공기 흡인이 쉽다.
④ 호흡근육이 약화되어 호흡 증가 시 피로해지기 쉽다.
⑤ 기관지 내 섬모운동의 증가로 호흡기 감염이 감소한다.

20 대상자의 혈압약 복용방법으로 옳은 것은?

① 두통 등의 증상이 있을 때만 약을 복용한다.
② 체중이 감소하면 복용량을 줄인다.
③ 혈압이 높아지면 복용량을 늘린다.
④ 혈압이 정상적으로 조절되어도 약을 복용한다.
⑤ 복용하지 않은 약물은 다음 날 2배 복용한다.

21 퇴행성관절염에 관한 설명으로 옳은 것은?

① 통증은 활동 정도와 관계없이 일정하다.
② 장거리 걷기 등은 관절에 부담이 적은 운동이다.
③ 관절이 뻣뻣해지는 경직현상은 오후까지 지속된다.
④ 관절 연골의 탄력성을 강화하기 위해 체중을 늘린다.
⑤ 통증이 악화되지 않는 범위 내에서 관절운동을 한다.

22 복압성 요실금을 관리하는 방법으로 옳은 것은?

① 체중을 조절한다.
② 달리기 운동을 한다.
③ 매 시간마다 화장실에 간다.
④ 수분섭취를 제한한다.
⑤ 저 잔여식이를 섭취한다.

23 대상자에게 욕창을 발생시킬 가능성이 높은 요양보호사의 행동으로 옳은 것은?

① 아침·저녁으로 피부를 점검한다.
② 의자에서는 1시간마다 자세를 바꾼다.
③ 무릎 사이에 베개를 끼워 준다.
④ 천골 부위에 도넛 베개를 대어 준다.
⑤ 목욕 후에 파우더를 사용하지 않는다.

24 노화에 따른 감각기계 변화로 옳은 것은?

① 통증에 대해 민감하게 반응한다.

② 고막의 소리 전달 능력이 증가한다.

③ 같은 계열의 여러 색을 잘 구별한다.

④ 노인성 난청이 발생하여 고음을 잘 들을 수 있다.

⑤ 접촉의 강도가 높아야 접촉감을 느낄 수 있다.

25 당뇨병 대상자의 운동방법으로 옳은 것은?

① 혈당이 떨어지기 시작할 때 운동한다.

② 고강도에서 저강도 순서로 운동한다.

③ 인슐린을 맞고 공복 시 운동한다.

④ 식후 30분에서 1시간경에 시작한다.

⑤ 혈당이 300mg/dL 이상일 경우 운동 강도를 높인다.

26 노인증후군에 대한 설명으로 옳은 것은?

① 삶의 질과 기능에 영향을 미치지 않는다.

② 여러 원인들이 여러 장기에 영향을 주어 발생한다.

③ 주요 증상이 특정한 병적 상태로 설명 가능하다.

④ 서로 연관성 없는 두 기관에 동시에 나타나지 않는다.

⑤ 노인증후군은 위험 인자들을 서로 공유하지 않는다.

27 뇌에 혈액을 공급하는 혈관이 막히거나 터졌을 때 나타날 수 있는 증상으로 옳은 것은?

① 묽은 혈변

② 몸의 균형 상실

③ 전신의 수포증

④ 발작성 기침

⑤ 얼굴 소양증

28 파킨슨 질환의 주요 증상으로 옳은 것은?

① 떨림은 가만히 있으면 사라진다.

② 행동의 느려짐은 갑자기 진행된다.

③ 무표정해지거나 목소리가 작아진다.

④ 밤낮으로 과도한 깊은 수면현상이 나타난다.

⑤ 기억력에는 문제가 없다.

29 편안한 수면을 돕기 위한 환경으로 옳은 것은?

① 알코올을 소량 섭취하게 한다.

② 습도는 20~40%로 유지한다.

③ 텔레비전 시청 중 잠들면 그대로 켜둔다.

④ 보온성이 높은 모직 이불을 덮는다.

⑤ 야간 취침 전 족욕을 한다.

30 약물 복용 시 주의해야 하는 음식물에 대한 설명으로 옳은 것은?

① 자몽주스는 부정맥이 있을 때 복용하는 와파린과 함께 먹으면 약효가 줄어든다.
② 시금치는 고지혈증약과 먹으면 부작용을 일으킬 수 있다.
③ 음식을 먹지 않은 공복상태라면 약물 복용 시 우유와 함께 먹는다.
④ 두부는 혈압약과 함께 먹으면 부작용이 나타난다.
⑤ 커피, 유제품, 인삼 등은 약과 함께 먹을 때 예상치 못한 문제가 생긴다.

31 겨울철에 뇌졸중을 예방하기 위한 안전수칙으로 옳은 것은?

① 실외운동을 권장한다.
② 새벽보다 낮 시간에 운동한다.
③ 따뜻한 곳에서 바로 차가운 곳으로 나간다.
④ 술을 많이 마신 다음 날에 아침운동을 권장한다.
⑤ 장갑, 모자, 목도리는 운동에 방해가 되므로 착용하지 않는다.

32 요양보호 기록의 목적으로 옳은 것은?

① 장기요양서비스의 인원 감축
② 요양보호사의 업무부담 완화
③ 요양보호업무의 원활한 연계
④ 문제 발생 시 법적 책임 회피
⑤ 장기요양서비스 제공시간 단축

33 장기요양기관에서 사례회의를 하는 목적으로 옳은 것은?

① 기관의 신규 사업 홍보
② 요양보호사의 직무평가
③ 서비스 질의 지속적인 관리
④ 요양보호사의 복리후생 의견 수렴
⑤ 기관 중심의 서비스계획 수립

34 임종 적응 단계 중 '타협'에 해당하는 대상자의 반응으로 옳은 것은?

① "하필 왜 내가 죽어야 해?"
② "더 이상 살 수 없다니 너무 슬퍼."
③ "이제 소리칠 힘도 없어. 나는 지쳤어."
④ "우리 손녀가 대학 갈 때까지만 살면 좋겠어."
⑤ "아니야, 믿을 수 없어. 다른 병원에 가야겠어."

35 말기환자 또는 19세 이상 성인이 치료효과 없이 임종과정의 기간만을 연장하는 의학적 시술에 대해 본인의 의사를 명시하는 서류로 옳은 것은?

① 호스피스
② 호스피스 이용동의서
③ 사전연명의료의향서
④ 임종 관리서
⑤ 통증완화 동의서

36 식사 도중 사레들지 않도록 예방하는 방법으로 옳은 것은?

① 완전히 삼켰는지 확인 후 다음에 음식을 넣어 준다.
② 의자에 앉을 수 없는 대상자는 누운 자세를 취한다.
③ 천천히 드시게 하기 위해 음식섭취 도중에 말을 건넨다.
④ 쌀 과자, 비스킷 등의 간식을 제공한다.
⑤ 목을 축일 수 있는 신맛이 강한 과일을 준비한다.

37 오른쪽 편마비 대상자의 식사를 돕는 방법으로 옳은 것은?

① 중간 중간 말을 걸어 천천히 식사하게 한다.
② 대상자가 먹는 장소에서 큰 소리로 말한다.
③ 음식과 함께 트림이 나오면 다시 삼키게 한다.
④ 국물로 목을 축인 후 밥을 먹인다.
⑤ 음식을 충분히 씹는 동안 다른 업무를 본다.

38 의식이 없는 대상자의 경관영양을 돕는 방법으로 옳은 것은?

① 청각기능이 없으므로 식사시간임을 알리지 않는다.
② 유통기한이 지난 것은 끓여서 제공한다.
③ 비위관이 빠지면 최대한 빨리 밀어 넣는다.
④ 영양액은 1분에 50ml 이상 주입하지 않는다.
⑤ 구토 증상을 보이면 잠시 관찰한다.

39 대상자가 화장실을 안전하게 이용할 수 있도록 환경을 조성하는 방법으로 옳은 것은?

① 처음부터 끝까지 대상자를 돕는다.
② 화장실 앞에 화분을 놓아 위치를 표시한다.
③ 화장실 안에 미끄럼방지 신발을 놓아둔다.
④ 화장실 입구에 문턱을 설치하여 공간을 구분한다.
⑤ 사생활보호를 위해 조명은 희미하게 켜둔다.

40 거동이 불편한 대상자의 침상 배설을 돕는 방법으로 옳은 것은?

① 주변을 조용히 하고 배설을 돕는다.
② 창문과 방문을 열고 배설하게 한다.
③ 둔부에 약간의 수분을 남겨 피부 건조를 예방한다.
④ 변의를 호소하면 업무를 끝내고 변기를 대어준다.
⑤ 배설이 끝나면 침대 머리를 낮추고 덮개를 걷어낸다.

41 편마비 대상자의 이동변기 사용 돕기로 옳은 것은?

① 이동변기는 침대보다 높이를 낮게 한다.
② 변기 밑에 넓은 매트를 깔아준다.
③ 침대와 이동변기를 마주보게 놓는다.
④ 두 발이 바닥에 닿는지 확인한다.
⑤ 용변을 보는 동안 다른 업무를 본다.

42 대상자가 기저귀 교환이나 용변 후 처리를 거부할 때 대처방법으로 옳은 것은?

① "기저귀 좀! 갑시다." 라며 강한 어조로 말한다.

② "기저귀 갈고 싶을 때 말씀해 주세요." 라며 기다린다.

③ 욕창으로 인한 통증이 있는지 살핀다.

④ 시설장과 상의 후 유치도뇨관을 삽입한다.

⑤ 두꺼운 수건을 깔고 기저귀를 사용하지 않는다.

43 요루보유 대상자의 관리방법으로 옳은 것은?

① 요루 안으로 물이 들어가므로 통 목욕을 금한다.

② 통 목욕 시에는 주머니의 소변을 비우고 주머니를 착용한다.

③ 요루 주머니의 소변이 가득차면 비운다.

④ 요루 주머니는 매일 교환한다.

⑤ 샤워 시 물이 안으로 들어가므로 주머니를 떼지 않는다.

44 의치 변형을 막을 수 있는 방법으로 옳은 것은?

① 의치는 평소 사용하는 치약으로 닦아낸다.

② 의치를 흐르는 물로 닦은 후 알코올 용액으로 소독한다.

③ 의치를 주방세제로 씻은 후 뜨거운 물로 소독한다.

④ 전체 의치인 경우 뚜껑이 있고 냉수가 담긴 용기에 넣어 보관한다.

⑤ 의치를 끼우기 전에 뜨거운 물에 담갔다 끼운다.

45 침대에서 머리 감기기 방법으로 옳은 것은?

① 아침식사 후에 머리를 감는다.

② 추운 오전 시간에 감는다.

③ 침대 중앙에 머리가 오도록 한다.

④ 방수포를 허리까지 깔아준다.

⑤ 손가락 끝으로 마사지 하듯이 감는다.

46 회음부 청결을 돕는 방법으로 옳은 것은?

① 누워서 다리를 쭉 펴서 눕게 한다.

② 회음부에 남은 비눗물은 물티슈로 닦는다.

③ 회음 부위에 염증이 있으면 좌욕을 한다.

④ 둔부 밑에 방수포와 목욕수건을 깔고 변기를 넣는다.

⑤ 목욕담요는 마름모꼴로 펴서 등 밑에 깔아준다.

47 편마비 대상자의 통 목욕 돕기 방법으로 옳은 것은?

① 바닥에 목욕수건을 깔아둔다.

② 마비된 쪽 다리부터 욕조에 들어가게 한다.

③ 말초에서 중심방향으로 닦아준다.

④ 욕조에 있는 시간은 20~30분 정도로 한다.

⑤ 머리를 감고 욕조에 들어간다.

48 대상자의 신체 부위에 따른 목욕 방법으로 옳은 것은?

① 시작 전 요양보호사 반대쪽 난간을 내린다.
② 유방은 위아래로 번갈아 가며 닦는다.
③ 다리는 허벅지에서 발끝 방향으로 닦는다.
④ 둔부는 엉덩이 사이와 항문 주위를 닦는다.
⑤ 눈 주변은 비누를 묻혀 꼼꼼히 닦아준다.

49 오른쪽 편마비 대상자가 왼쪽으로 쏠려 누워 있을 때 침대 중앙으로 이동시키는 순서로 옳은 것은?

> 가. 대상자의 오른쪽에 선다.
> 나. 상반신과 하반신을 나누어 이동시킨다.
> 다. 대상자의 두 팔을 가슴 위로 포갠다.
> 라. 대상자의 옷과 침대시트 등 불편한 곳이 있는지 확인한다.

① 가 → 나 → 다 → 라
② 가 → 나 → 라 → 다
③ 가 → 다 → 나 → 라
④ 가 → 라 → 나 → 다
⑤ 가 → 라 → 다 → 나

50 대상자가 숨이 차다고 할 때 취하게 해야 하는 자세로 옳은 것은?

① 천장을 보며 누운 자세로 침상머리를 45° 정도 올린자세
② 천장을 쳐다 보며 누운 자세에서 다리를 30° 정도 올린자세
③ 천장을 쳐다 보며 똑바로 누운 자세
④ 옆으로 누운 상태에서 엉덩관절과 무릎관절을 굽힌 자세
⑤ 엎드린 상태에서 머리를 옆으로 돌린 자세

51 다음 그림과 같이 휠체어에 탄 대상자를 엘리베이터에 태우는 방법으로 옳은 것은?

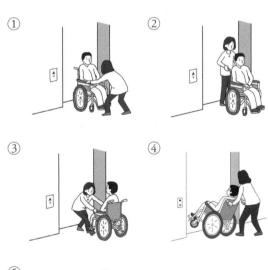

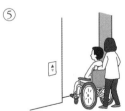

52 그림처럼 대상자를 휠체어에서 자동차로 옮길 때 순서로 옳은 것은?

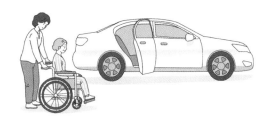

> 가. 다리를 한쪽씩 올려놓은 후 깊숙이 앉힌다.
> 나. 휠체어를 자동차와 약간 비스듬하게 놓는다.
> 다. 건강한 손으로 자동차 손잡이를 잡고 엉덩이부터 자동차 시트에 앉힌다.
> 라. 요양보호사의 무릎을 대상자의 마비된 쪽 무릎에 대어 지지한다.

① 나 → 가 → 다 → 라
② 나 → 가 → 라 → 다
③ 나 → 다 → 가 → 라
④ 나 → 다 → 라 → 가
⑤ 나 → 라 → 다 → 가

53 정수기를 사용하던 대상자가 뜨거운 물에 손을 데었을 때 응급처치 방법으로 옳은 것은?

① 손가락의 반지를 빼 준다.
② 얼음으로 손을 문질러 준다.
③ 화상 부위에 치약을 발라준다.
④ 화상의 손상 정도를 모를 땐 멸균드레싱을 한다.
⑤ 경미한 화상의 후기고령자는 집에서 치료한다.

54 자세 변환용 쿠션을 선택할 때 고려해야할 사항으로 옳은 것은?

① 부착된 지퍼가 노출되어 있어야 한다.
② 내부 충전재가 커버 밖으로 나와 있어야 한다.
③ 견고하고 딱딱한 재질이어 한다.
④ 커버는 분리되지 않아야 한다.
⑤ 변질되지 않는 것이어야 한다.

55 씹기장애가 있는 대상자의 식사를 돕는 방법으로 옳은 것은?

① 큰 숟가락을 사용하여 먹게 한다.
② 앉은 자세에서 턱을 들고 씹게 한다.
③ 식사 후 30분 정도 똑바로 앉게 한다.
④ 익힌 채소보다 신선한 생채소를 먹게 한다.
⑤ 과일은 착즙기를 이용해 주스형태로 마신다.

56 다음 세탁표시에 따른 방법으로 옳은 것은?

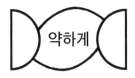

① 손으로 약하게 짬
② 약하게 건조함
③ 다림질을 약한 온도로 함
④ 드라이클리닝을 약하게 함
⑤ 염소계 표백제를 적게 사용함

57 거동이 불편한 재가 서비스 대상자와 외출을 할 때 동행방법으로 옳은 것은?

① 대상자에게 이동보조 기구를 점검시킨다.
② 계단을 오를 때 몇 걸음에 한 번씩 다리를 모아 쉬게 한다.
③ 차량이동 시 요양보호사는 운전자 옆 좌석에 앉는다.
④ 외출 후 돌아와 낮잠을 푹 자게 한다.
⑤ 만족스러웠는지 보호자에게 확인한다.

58 최근 입소한 치매 대상자의 일상생활을 돕는 방법으로 옳은 것은?

① 안전을 위해 실내에서만 생활하게 한다.
② 평소에 즐기던 음주 습관을 유지하게 한다.
③ 기분 전환을 위한 산책코스를 매일 다르게 한다.
④ 원한다면 집에서 쓰던 이불을 가져와 쓰게 한다.
⑤ 치매약 복용을 스스로 관리하게 한다.

59 치매 대상자의 식사를 돕는 방법으로 옳은 것은?

① 대상자와 함께 생선 가시를 바른다.
② 유리컵에 미리 물을 담아 둔다.
③ 의치가 느슨하면 끼우지 못하게 한다.
④ 드라마를 시청하면서 식사하게 한다.
⑤ 식탁 위에 소금병을 놔주고 간을 스스로 맞추게 한다.

60 시설 치매 대상자가 다른 대상자들의 양말을 이불속에 숨기는 행동을 반복할 때 대처방법으로 옳은 것은?

① 진행되고 있는 인지자극 훈련에 참여시킨다.
② 선물이라며 양말을 선물한다.
③ 양말을 모두 수거한 후 방에 혼자 머물게 한다.
④ 다른 사람의 물건을 훔치면 안 된다고 설명한다.
⑤ 왜 그런 행동을 하는지 설명하라고 한다.

61 치매 대상자가 밤에 일어나 베개를 뜯어 솜을 먹고 있을 때 돕는 방법으로 옳은 것은?

① 손 모아 장갑을 끼고 자게 한다.
② 처방받은 수면제를 먹여 재운다.
③ 솜을 먹으면 안 된다고 설명한다.
④ 가족에게 새 베개를 사오게 한다.
⑤ 솜 대신 두꺼운 수건을 넣어둔다.

62 초저녁에 잠이 들었다 깬 치매 대상자가 외출하려고 할 때 돕는 방법으로 옳은 것은?

① 텔레비전을 보게 한다.
② 복잡한 일거리를 제공한다.
③ 유산소 운동을 하게 한다.
④ 요양보호사가 함께 동행한다.
⑤ 내일 낮잠을 자면 된다고 말해준다.

63 내가 살던 집이 아니라며 집주변을 돌아다니는 치매 대상자를 돕는 방법으로 옳은 것은?

① 집주소와 보호자의 전화번호를 외우게 한다.
② 반찬거리를 사오라며 시장에서 혼자 돌아다니게 한다.
③ 대상자의 신분증을 보호자가 소지하게 한다.
④ 외출할 때 입을 겉옷을 문 입구에 걸어준다.
⑤ 주소, 전화번호가 적힌 이름표를 옷에 꿰매어 준다.

64 치매 대상자가 "우리애들 밥 해 줘야 해, 집에 가야 돼."라고 말할 때 돕는 방법으로 옳은 것은?

① "제가 모셔다 드릴게요." 라며 함께 산책을 나간다.
② "가족들은 식사를 하셨어요?" 라고 안심을 시킨다.
③ "보호자가 오셔야 나가실 수 있어요." 라고 말한다.
④ "오늘은 어르신만 드시면 되요." 라고 말한다.
⑤ "밖이 어두워져서 갈 수 없어요"라며 단념시킨다.

65 시설 치매 대상자가 텔레비전 소리만 나면 큰 소리로 욕을 할 때 반응으로 옳은 것은?

① "이러시면 모두가 어르신을 싫어해요."
② "소리를 지르시면 텔레비전을 볼 수가 없어요."
③ "여기는 어르신이 혼자 사는 곳이 아니에요."
④ "어르신이 좋아하는 화분에 물 주러가요."
⑤ "트로트가 나오고 있으니 어르신도 함께 불러보세요."

66 치매 대상자가 장소에 상관없이 이성에게 부적절한 신체접촉을 할 때 돕는 방법으로 옳은 것은?

① 모든 이성과의 프로그램 활동을 제한한다.
② 일시적인 행동이므로 멈출 때까지 기다린다.
③ 큰소리로 야단을 쳐서 행동을 멈추도록 한다.
④ 행동을 멈추지 않으면 보호자에게 연락한다고 경고한다.
⑤ 프로그램 진행 시 이성과 거리를 두어 좌석을 배치하게 한다.

67 중증 인지기능장애 대상자 활동으로 청각적 자극을 통해 표현력 및 기억력을 향상하고 스트레스를 해소하는 활동 내용으로 옳은 것은?

① 손가락 낭독회
② 물건보며 회상하기
③ 악기 연주하기
④ 날짜 계산하기
⑤ 얼굴 삼행시 지어보기

68 요양보호사가 대상자와 효과적으로 의사소통을 하는 방법으로 옳은 것은?

① 자신의 판단이 틀린 적이 없음을 강조한다.
② 자신은 비난 받지 않아야 한다고 생각한다.
③ 자신감 없는 소극적인 태도로 말한다.
④ 잘못된 행동에 대해 회고하거나 상기시키지 않는다.
⑤ 대상자의 말을 끝까지 듣지 않는다.

69 다음의 상황에서 '나-전달법'을 활용한 요양보호사의 반응으로 옳은 것은?

> • **요양보호사** : 요즘 식사량이 너무 적어서 몸무게가 줄었어요. 좋아하시는 호박죽을 했으니 맛 좀 보세요.
> • **대상자** : (조금 먹더니) 입맛이 없어서 더 이상 못 먹겠어요. 미안해요.
> • **요양보호사** : _____

① "가족분들게 음식을 만들어 오라고 할까요?"
② "먹고 싶은게 있으면 꼭 말씀해 주세요."
③ "잘 못 드시는 것 같은데 무슨 걱정이라도 있으세요?"
④ "위염일 수 있으니, 내시경을 해보셔야 될 것 같아요."
⑤ "식사량이 줄어서 건강이 나빠질까봐 너무 걱정이 되요."

70 자동심장충격기 사용 순서로 옳은 것은?

> 가. 두 개의 패드 부착
> 나. 심장리듬 분석
> 다. 전원 켜기
> 라. 심장충격을 시행
> 마. 즉시 심폐소생술 다시 시행

① 가 → 나 → 다 → 라 → 마
② 가 → 다 → 라 → 나 → 마
③ 나 → 가 → 다 → 라 → 마
④ 다 → 가 → 나 → 라 → 마
⑤ 다 → 가 → 마 → 나 → 라

71 치매로 인한 주의력 결핍장애 대상자와 의사소통방법으로 옳은 것은?

① 익숙한 사물에 관하여 대화한다.
② 환경적 자극을 최대한 제공한다.
③ 낯선 새로운 사물을 가지고 대화한다.
④ 주변 사람들에게 대상자의 특성을 비밀로 한다.
⑤ 한 번에 여러 내용을 명확하게 말한다.

72 대상자 중심의 여가활동 선택으로 옳은 것은?

① 치매 대상자라도 의견을 물어보고 결정한다.
② 심신의 기능이 약한 대상자는 여가활동을 제한한다.
③ 여가활동 후 보호자의 말과 행동을 기록한다.
④ 대상자가 선택한 여가활동의 희망 등을 확인한다.
⑤ 연말에 여가활동의 효과를 파악한다.

73 재가 대상자의 가정에 정전이 발생했을 때 대처방법으로 옳은 것은?

① 이상이 발견된 차단기를 직접 수리한다.
② 누전차단기를 즉시 교체한다.
③ 두 손으로 벽을 짚으며 밖으로 나간다.
④ 정전으로 해동된 식품을 다시 냉동한다.
⑤ 정전 복구 후에 가전제품 플러그를 콘센트에 하나씩 꽂는다.

74 결핵 질환관리에 대한 설명으로 옳은 것은?

① 결핵 환자가 사용하던 침구류는 뜨거운 물에 10~20분간 삶는다.

② 결핵환자와 접촉했던 요양보호사는 2~3일간 음식을 조리하지 않는다.

③ 장관감염증 집단발생의 가장 흔한 원인이 된다.

④ 결핵질환은 법정 전염병으로 퇴원 후에도 전담간호사의 관리를 받는다.

⑤ 바이러스에 의한 급성 호흡기질환이다.

75 대상자의 혈색이 하얗게 변하고 손발이 차가워져 혈압을 측정했더니 90/60 이하로 낮았고 맥박수가 100회 이상이었다. 요양보호사의 돕기 방법으로 옳은 것은?

① 급성 저혈압으로 위급상황에 대비한다.

② 토사물이 나오면 얼굴을 목 뒤로 젖힌다.

③ 똑바로 누운 자세에서 상체를 30cm 올린다.

④ 119가 올 때까지 따뜻한 물을 마시게 한다.

⑤ 상황이 종료될 때까지 인공호흡을 한다.

76 대상자가 프로그램에 참여하던 중 손을 베어 출혈이 있을 때 돕는 방법으로 옳은 것은?

① 비누와 물로 씻도록 한다.

② 장갑을 끼고 손을 마사지해 준다.

③ 지혈제를 뿌려준다.

④ 대야에 물을 받아 손을 담가준다.

⑤ 장갑을 착용하고 멸균거즈로 압박한다.

77 오른쪽 편마비 대상자가 지팡이를 사용하여 버스에서 내릴 때의 순서로 옳은 것은?

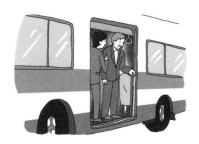

① 지팡이 → 왼쪽 다리 → 오른쪽 다리

② 지팡이 → 오른쪽 다리 → 왼쪽 다리

③ 오른쪽 다리 → 지팡이 → 왼쪽 다리

④ 오른쪽 다리 → 왼쪽 다리 → 지팡이

⑤ 왼쪽 다리 → 지팡이 → 오른쪽 다리

78 심정지 대상자에게 심폐소생술을 시행하는 순서로 옳은 것은?

① 반응확인 → 가슴압박 시행 → 도움요청과 119신고 → 호흡확인 → 회복자세

② 반응확인 → 도움요청과 119신고 → 호흡확인 → 가슴압박 시행 → 회복자세

③ 반응확인 → 도움요청과 119신고 → 호흡확인 → 회복자세 → 가슴압박 시행

④ 반응확인 → 호흡확인 → 도움요청과 119신고 → 가슴압박 시행 → 회복자세

⑤ 반응확인 → 회복자세 → 호흡확인 → 도움요청과 119신고 → 가슴압박 시행

79 요양보호사가 무슨 말을 말하면 대상자가 가까이 다가와 귀를 대며 들을 때 대처방법으로 옳은 것은?

① 대상자 옆에서 크게 말한다.
② 입을 작게 벌려 천천히 말한다.
③ 입 모양을 직접 만져보게 한다.
④ 보청기의 작동상태를 확인한다.
⑤ 보청기에 입을 가까이 대고 또박또박 말한다.

80 주어진 사례를 읽고 치매 시아버지를 돌보는 며느리에 대한 요양보호사의 '공감하기' 반응으로 옳은 것은?

> 시아버지를 돌보지 않겠다는 것은 아니지만 고맙다는 말 한마디도 안하고 집에 올 때마다 방으로 들어가 버리는 남편이나 자기는 하나도 챙기지 않는다며, 투정하는 딸 때문에 스트레스가 이만저만이 아니에요. 난 모든 것을 열심히 하려고 노력하는데 주위에서는 내가 집에서 노는 줄 알아요.

① 며느리와 적절한 눈 맞춤을 하며 미소 띤 표정을 짓는다.
② 남편과 딸에게 "고생하고 있다는 것을 안다" 라는 관심을 표현하라고 한다.
③ "스트레스를 풀 수 있는 방법을 제가 알려 드릴게요." 라며 정보를 제공한다.
④ "남편이 따뜻한 말 한마디 해주었으면 좋겠는데 그렇지 않아서 서운하시군요." 라며 손을 잡아준다.
⑤ "힘들다고 하시니 제가 무슨 말을 해야 할지 당황스럽네요." 라며 요양보호사의 생각을 말한다.

필기시험 →

01 '대상자 중심의 요양보호' 원칙을 준수한 신체활동으로 옳은 것은?

① "침대 아래로 내려오면 침대 위에서 겨드랑이를 잡아끌어 올리세요."

② "지금 아침을 드셔야 설거지하고 점심 준비를 할 수 있어요."

③ "잠에서 깰 수 있으니 주무시는 동안에는 기저귀를 확인하지 않을게요."

④ "지금 목욕하셔야 해요. 다음 주까지 기다리면 냄새가 나요."

⑤ "콧줄을 잡아 뽑으시니 억제대로 묶어 놓을 수밖에 없어요."

02 노인부양 문제의 개선 방안으로 옳은 것은?

① 자녀에게 부양 부담을 부과한다.

② 노인부양을 가족의 문제로 한정한다.

③ 소득재분배를 위한 기초연금을 축소한다.

④ 사회보험제도를 통해 세대통합을 증진한다.

⑤ 돌봄서비스에 대한 국가의 책임을 축소한다.

03 노인의 인권보호 사업과 노인학대 예방사업, 노인자살 예방교육 등 노인권리보호 및 노인의 권익보호를 위한 사업 기관으로 옳은 것은?

① 노인돌봄 종합서비스

② 학대피해노인 전용쉼터

③ 노인보호 전문기관

④ 노인종합복지센터

⑤ 정신건강복지센터

04 노인장기요양보험제도의 목적으로 옳은 것은?

① 직업능력개발을 통한 고용 촉진

② 최저생활 보장을 통한 자활의욕 고취

③ 안정적 노후를 위한 소득보장체계 마련

④ 업무상 재해 보상을 통한 사회복귀 지원

⑤ 일상생활이 어려운 노인의 가사 및 신체활동 지원

05 다음의 내용이 포함된 서식 유형으로 옳은 것은?

> • 등급에 따라 이용할 수 있는 한도액과 본인 부담률 포함
> • 급여의 종류와 횟수, 이에 따른 비용이 기재

① 장기요양 인정서
② 개인별장기요양이용계획서
③ 상태기록지
④ 장기요양급여제공 기록지
⑤ 급여제공 계획서

06 요양보호사가 제공할 수 있는 서비스에 해당하는 사항으로 옳은 것은?

① 욕창관리
② 복지용구 사용 도움
③ 기관흡인
④ 비위관 삽입
⑤ 인슐린 주사 투약

07 다음과 같은 상황에서 요양보호사가 수행하는 역할로 옳은 것은?

> • 대상자가 성희롱을 당했을 때 기관장에게 보고하였다.
> • 가정에서 학대 사례가 발생했을 때 경찰서에 신고하였다.

① 숙련된 수발자
② 정보 전달자
③ 관찰자
④ 말벗과 상담자
⑤ 옹호자

08 다음의 사례에서 요양보호사의 반응으로 옳은 것은?

> • **대상자** : (짜증을 내며) 매번 머리모양을 남자처럼 잘라 놓아서, 오늘은 절대 자르지 않을 거야.
> • **요양보호사** : _____
> _____

① "그럼 미용실에 가서 자를까요?"
② "제가 볼 때는 짧은 머리도 잘 어울리세요."
③ "그러면 좋아하는 머리핀으로 정리해 드릴까요?"
④ "오늘 온 미용 자원봉사자는 잘 하시는 사람이에요."
⑤ "시설에서 생활하려면 머리를 짧게 자르셔야 해요."

09 노인학대 방지 및 예방에 관한 설명으로 옳은 것은?

① 학대 예방교육은 개인적으로 교육을 받는다.
② 장기요양기관의 종사자는 신고의 의무자이다.
③ 학대를 발견한 즉시 주민자치신고센터에 신고한다.
④ 학대피해노인은 요양보호사의 집에서 일시 보호한다.
⑤ 신고의무 불이행 시 1,000만 원 이하의 과태료가 부과된다.

10 다음 상황에서 요양보호사가 침해받은 인권항목으로 옳은 것은?

> 어르신을 돌보느라 점심시간 없이 일을 하고, 퇴근 시간 이후에도 수당 없이 초과 근무를 하였다.

① 평등 관련 권리　　② 자유 관련 권리
③ 노동 관련 권리　　④ 문회 관련 권리
⑤ 교육 관련 권리

11 요양보호사가 상습적으로 성희롱을 당했을 때 대처방법으로 옳은 것은?

① 대상자에게 2년에 한 번씩 성폭력 예방교육을 한다.
② 몰래 녹취하거나 일지를 작성한다.
③ 요양보호사는 외부 전문기관에 문의 및 상담을 한다.
④ 보호자에게 연락하고 서비스를 중단한다.
⑤ 요양보호사의 업무를 주방보조로 변경한다.

12 요양보호사가 지켜야 할 직업윤리 원칙으로 옳은 것은?

① 대상자의 자기결정권을 최대한 존중한다.
② 대상자의 경제적 지위에 따라 대우한다.
③ 대상자에게 업무의 어려움을 하소연한다.
④ 가족의 요구를 위주로 서비스를 제공한다.
⑤ 친근한 대상자에게 먼저 서비스를 제공한다.

13 요양보호사가 지켜야 하는 윤리적 태도로 옳은 것은?

① 수급장에게 복지 용구를 대여·알선한다.
② 시설장의 지시 사항은 선택하여 따른다.
③ 보호자의 사적 정보를 외부기관과 공유한다.
④ 급한 경우 보고 없이 근무지를 비울 수 있다.
⑤ 서비스 제공과 관련된 기술을 지속적으로 습득한다.

14 다음의 상황에서 수급자로부터 본인부담 면제를 강요받는 경우 대처방법으로 옳은 것은?

> 1등급의 주 보호자인 아들이 실직하여 본인부담금을 내기가 어려우니 실제로는 180분만 제공하고 기록지에는 240분을 작성하여 본인부담을 내지 않도록 사정하고 있다.

① 타 기관에서도 동일한 사례가 있는지 확인한다.
② 본인 일부부담금을 할인해 준다.
③ 불법행위이므로 할 수 없다고 한다.
④ 할인해 주는 대신 서비스 시간을 줄인다.
⑤ 연말에 일정액을 돌려 드린다고 한다.

15 요양보호사의 근골격계 예방을 위한 전신 스트레칭 시 주의사항으로 옳은 것은?

① 빠르고 강하게 한다.
② 통증을 느낄 때까지 한다.
③ 동작과 동작 사이에 쉬지 않는다.
④ 상하좌우 균형 있게 교대로 스트레칭한다.
⑤ 동작 시 호흡을 멈춘다.

16 서비스 제공 중 요양보호사가 갑작스런 고열과 인후통이 있어 독감이 의심될 때 대처방법으로 옳은 것은?

① 대상자와 접촉하지 않는다.

② 마스크와 장갑을 착용한다.

③ 해열·진통제를 복용한다.

④ 독감예방접종을 한다.

⑤ 사용하던 물품을 소독한다.

17 과거 편안했던 기억을 떠올리면서 "편해, 쉬어" 등의 단어를 복식호흡하면서 반복하는 스트레스 관리기법으로 옳은 것은?

① 긴장이완기법

② 호흡법

③ 심상훈련

④ 인지수정

⑤ 최면기법

18 위염으로 명치 부위의 통증과 구토 증상이 있을 때 도움이 되는 방법으로 옳은 것은?

① 뜨거운 차를 마시게 한다.

② 차가운 음료수를 마신다.

③ 처방받은 진정제 복용을 중단한다.

④ 양손으로 상복부를 밀어 올린다.

⑤ 하루 정도 금식하여 위의 부담을 덜어 준다.

19 인플루엔자를 예방하는 방법으로 옳은 것은?

① 사람이 많은 장소에 출입한다.

② 외출할 때는 마스크를 쓰게 한다.

③ 매년 대상포진 예방접종을 한다.

④ 처방받은 기관지확장제를 쓰게 한다.

⑤ 정기적으로 흉부방사선 검사를 받게 한다.

20 고혈압 약을 오래 먹으면 몸이 약해진다며 약물 복용을 거부하는 할 때 대처방법으로 옳은 것은?

① 어지럽거나 흐리게 보일 때 약을 복용하라고 한다.

② 뒷머리가 뻐근할 때 약을 복용하라고 한다.

③ 약을 복용하면 운동하지 않아도 된다고 한다.

④ 혈압이 조절되면 약을 먹지 않아도 된다고 한다.

⑤ 약을 먹지 않아 발생할 수 있는 합병증이 더 위험하다고 한다.

21 퇴행성관절염 대상자를 돕는 방법으로 옳은 것은?

① 저 잔여식이를 제공한다.

② 근육운동을 위해 체중을 늘린다.

③ 평평한 흙길에서 걷기 운동을 하게 한다.

④ 관절염 부위에 수시로 냉찜질을 한다.

⑤ 뼈 생성을 촉진하기 위해 소량의 음주를 하게 한다.

22 복압성 요실금 대상자를 돕는 방법으로 옳은 것은?

① 골반근육 강화운동을 하다.
② 웃음치료 프로그램에 참여한다.
③ 식이섬유소 섭취를 제한한다.
④ 규칙적으로 줄넘기를 하게 한다.
⑤ 체중을 늘려 복부 내 압력을 높인다.

23 욕창을 예방하는 방법으로 옳은 것은?

① 천골 부위에 도넛 베개를 대어 준다.
② 정해진 시간에 자세변경을 한다.
③ 단백질을 충분히 보충한다.
④ 목욕 후 파우더를 사용한다.
⑤ 오염물질은 알코올로 닦아낸다.

24 노화에 따른 감각기계 변화로 옳은 것은?

① 맛에 대한 감지능력이 예민해진다.
② 후각세포의 감소로 후각의 둔화가 나타난다.
③ 접촉의 강도가 낮아야 접촉감을 느낄 수 있다.
④ 통증에 대한 민감성이 증가한다.
⑤ 전화통화를 할 때는 소통이 잘 된다.

25 당뇨병 대상자의 운동방법에 관한 설명으로 옳은 것은?

① 고강도에서 저 강도로 운동한다.
② 밥을 먹고 30분~1시간 뒤에 운동을 시작한다.
③ 혈당이 300mg/dL 이상이면 운동 강도를 높인다.
④ 혈당강하제를 복용하는 경우에는 운동을 제한한다.
⑤ 안정 시 심박동수의 3배가 될 정도로의 강도로 운동한다.

26 노쇠증후군에 공통된 특징으로 옳은 것은?

① 만성질환자들에게 많이 생긴다.
② 삶의 질에 영향을 끼치지 않는다.
③ 특정 질환의 원인이 된다.
④ 요로감염이 섬망을 유발하기도 한다.
⑤ 심리적인 원인이 주 요인이 된다.

27 소뇌에 뇌졸중이 발생했을 때 나타날 수 있는 증상으로 옳은 것은?

① 팔다리의 갑작스러운 마비
② 음식을 삼키기 힘든 연하곤란
③ 갑작스러운 성격변화
④ 술 취한 사람처럼 비틀거림
⑤ 물체의 한쪽 귀퉁이가 어둡게 보임

28 파킨슨 질환자의 돕기 방법으로 옳은 것은?

① 대상자가 원하는 시간에 약물복용을 한다.
② 서있는 것이 불안정하다면 지팡이를 짚고 운동한다.
③ 서있는 자세가 불안정하므로 운동은 삼간다.
④ 약물흡수를 위해 단백질 식품과 함께 복용한다.
⑤ 변비예방을 위해 과일, 수분섭취를 한다.

29 노인의 성적 변화에 관한 설명으로 옳은 것은?

① 질 분비물 증가로 성교 시 불편감이 없다.
② 유방절제술을 받으면 성기능이 감소한다.
③ 항 염증성 약물을 복용하면 성기능이 증가한다.
④ 알코올 과다 섭취는 남성의 발기를 향상시킨다.
⑤ 여성의 자궁적출술은 성기능에 영향을 주지 않는다.

30 흡연이 건강에 미치는 영향으로 옳은 것은?

① 정자수가 증가한다.
② 기대수명이 늘어난다.
③ 혈중 산소량이 증가한다.
④ 간접흡연 시 폐활량이 증가한다.
⑤ 심혈관질환 발생 위험이 증가한다.

31 저체온과 같은 한랭질환이 있을 때 대응하는 안전수칙으로 옳은 것은?

① 의식이 있다면 따뜻한 초콜릿 같은 단 음식을 섭취하게 한다.
② 젖은 옷 위에 담요로 감싸는 것이 좋다.
③ 피부색이 창백하고 누런 회색으로 변하면 따뜻한 물에 담그는 것이 좋다.
④ 대상자를 시원한 곳으로 옮기고 미지근 물에 담근다.
⑤ 의식이 없더라도 따뜻한 차를 마시게 한다.

32 요양보호사가 업무내용을 기록하는 목적으로 옳은 것은?

① 요양보호 서비스의 연속성 유지
② 요양보호사의 업무에 대한 책임 회피
③ 요양보호 대상자의 개인정보 공유
④ 대상자 가족과의 밀착관계 형성
⑤ 장기요양기관 중심의 서비스 계획 수립

33 장기요양기관 사례관리에서 요양보호사의 역할로 옳은 것은?

① 사례관리에서 요양보호사는 제외된다.
② 요양보호의 주된 서비스 제공자는 보호자이다.
③ 급여제공계획은 요양보호사가 단독으로 계획한다.
④ 대상자가 병원에 입원하더라고 사후 관리 업무에 협조한다.
⑤ 사회복지사가 수급자의 가정 방문 시 요양보호사의 서비스는 중단된다.

34 다음 내용을 읽고 임종의 적응 단계로 옳은 것은?

> A씨는 "나는 아니야, 왜 하필이면 나야, 왜 지금이야."라고 화를 내며 어디에서나 누구에게나 불만스러운 면만을 찾으려고 한다.

① 부정   ② 분노
③ 타협   ④ 우울
⑤ 수용

35 임종이 임박한 대상자를 돕는 방법으로 옳은 것은?

① 안위를 위해 기저귀를 제거해 준다.
② 체온 유지를 위해 전기담요를 사용한다.
③ 음식이나 수분 섭취를 강요하지 않는다.
④ 대상자가 반응하지 않으면 말하지 않는다.
⑤ 숨 쉬는 것을 돕기 위해 상체를 낮춰 준다.

실기시험 →

36 재가 대상자의 식사 돕기 방법으로 옳은 것은?

① 몸을 움직이는 활동은 제한한다.
② 떡국, 김 등을 주어 사례를 예방한다.
③ 식사 중 입맛에 맞는지 물어본다.
④ 식 후 바로 누워서 쉬게 한다.
⑤ 영양상태를 관찰하기 위해 식사일지를 작성하도록 한다.

37 다음과 같은 상황으로 알 수 있는 증상으로 옳은 것은?

> • 트림을 하면서 음식물이 같이 나온다.
> • 음식을 삼키지 않고 입안에 오래 머금고 있다.
> • 음식 섭취 후 목에서 쉰 소리가 난다.

① 역류성 식도염
② 연하곤란
③ 위염
④ 위궤양
⑤ 이식증

38 의식이 없는 대상자의 경관영양을 돕는 방법으로 옳은 것은?

① 비위관이 잘 고정되어 있는지 확인한다.
② 비위관이 빠졌을 때 즉시 밀어 넣는다.
③ 흡수가 잘 되도록 최대한 천천히 주입한다.
④ 입안의 청결을 위해 흡인기를 사용한다.
⑤ 시작과 끝의 서비스 설명은 생략한다.

39 대상자의 배설물에 특이사항 중 기록 및 보고해야 하는 상황으로 옳은 것은?

① 많은 양의 대변
② 바나나 모양의 대변
③ 부드러운 대변
④ 맑은 색의 소변
⑤ 거품이 많은 소변

40 편마비 대상자의 침상배설을 돕는 방법으로 옳은 것은?

① 배설 시 소리 나는 것에 부담을 느끼면 기저귀를 사용한다.
② 변기는 알코올로 소독 후 침상 옆에 준비한다.
③ 소변을 참지 못하고 실금하면 수분섭취를 제한한다.
④ 배설 후 변기를 뺀 뒤 건강한 쪽으로 돌려 눕힌다.
⑤ 건강한 쪽으로 돌려 눕혀 힘주기 쉬운 자세를 취하게 한다.

41 편마비 대상자의 이동변기 사용을 돕는 방법으로 옳은 것은?

① 대상자의 마비된 쪽에 이동변기를 놓는다.
② 이동변기는 침대에 30~45° 각도로 비스듬히 붙여 놓는다.
③ 이동변기는 변의를 돕기 위해 차갑게 준비한다.
④ 배설 소리가 나도록 주변을 조용히 시킨다.
⑤ 이동변기는 하루에 세 번 세척한다.

42 한쪽으로만 누워있는 대상자가 기저귀 밖으로 소변이 샐 때 대처방법으로 옳은 것은?

① 기저귀 안에 속 기저귀를 한 개 더 채워준다.
② 기저귀 밑에 방수포를 깔아둔다.
③ 정해진 시간에 기저귀를 갈아준다.
④ 몸 한쪽에 베개를 대는 방식으로 체위를 자주 바꾸어 준다.
⑤ 소변이 새는 쪽 기저귀 안에 물티슈를 넣어준다.

43 장루보유 대상자의 관리 방법으로 옳은 것은?

① 복벽을 통해 체외로 소변을 배설시키는 소변통로다.
② 주머니에서 냄새가 나면 비운다.
③ 주 1회 정도 주기로 교환한다.
④ 장루주머니의 불편감은 무시한다.
⑤ 무른 변을 예방하기 위해 수분섭취를 줄인다.

44 다음과 같은 침대 사용 시 주의사항으로 옳은 것은?

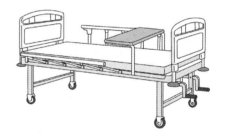

① 침대의 한쪽 난간은 내려둔다.
② 침대의 볼트는 느슨하게 유지한다.
③ 이송 시 침대 난간을 잡고 이동한다.
④ 등과 무릎을 올릴 때 동시에 올린다.
⑤ 크랭크 손잡이의 주변 공간을 확보해 둔다.

45 대상자의 머리를 감기는 방법으로 옳은 것은?

① 창문을 열어 환기를 시키면서 한다.
② 두피를 손가락 끝으로 마사지한다.
③ 모발 끝에서 두피 쪽으로 빗질한다.
④ 10℃ 정도의 물로 감긴다.
⑤ 가능한 머리를 뒤로 젖히게 한다.

46 남성 대상자의 회음부 청결 돕기 방법으로 옳은 것은?

① 멸균장갑을 착용해 요로감염을 예방한다.

② 똑바로 앉은 상태에서 닦아낸다.

③ 차가운 물을 음부에 끼얹은 다음 비누로 닦는다.

④ 음경을 수건으로 잡고 피부가 겹치는 부분과 음낭의 뒷면을 닦는다.

⑤ 변기를 빼낸 후 둔부에 남아 있는 물기를 젖은 수건으로 닦아준다.

47 왼쪽 편마비 대상자의 통 목욕을 돕는 방법으로 옳은 것은?

① 몸통 → 팔 → 다리 → 회음부 순서로 닦는다.

② 욕조 물에 30분 정도 담근 후 씻긴다.

③ 대상자는 오른쪽 다리부터 욕조에 들어가게 한다.

④ 요양보호사는 오른쪽 겨드랑이를 잡고 욕조로 이동시킨다.

⑤ 대상자는 욕조 가운데 앉아 있도록 한다.

48 대상자의 목욕 방법으로 옳은 것은?

① 사전에 목욕한다는 것을 알리지 않는다.

② 바닥에 목욕수건을 깔아둔다.

③ 욕실의 온도를 35℃를 유지한다.

④ 샤워기 온도를 대상자의 손등에 대어 확인한다.

⑤ 미끄러지지 않도록 바닥에 남은 비눗물도 잘 씻어낸다.

49 대상자를 옆으로 눕혔을 때 안정되고 편안한 자세로 옳은 것은?

① 엉덩관절과 팔꿈치관절을 굽힌 자세

② 엉덩관절과 무릎관절을 편 자세

③ 엉덩관절과 무릎관절을 굽힌 자세

④ 무릎관절과 발목관절을 굽힌 자세

⑤ 엉덩관절은 펴고, 무릎관절은 굽힌 자세

50 다음 그림에서 등과 대퇴(넙다리) 근육의 휴식을 위해 타월이나 베개를 받쳐 주는 위치로 옳은 것은?

①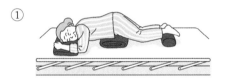

②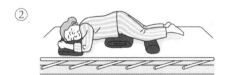

③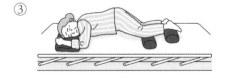

④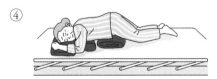

⑤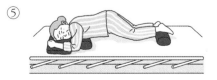

51 방바닥에 누워 있는 대상자를 휠체어로 옮기는 순서로 옳은 것은?

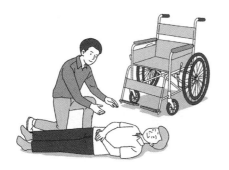

> 가. 대상자의 허리를 지지하고 건강한 다리를 축으로 삼아 몸을 돌린다.
> 나. 휠체어에 앉히고 다리받침을 채운다.
> 다. 건강한 손으로 휠체어 팔걸이를 잡는다.
> 마. 손에 힘을 주고 무릎을 펴면서 천천히 상체를 일으킨다.
> 라. 대상자의 건강한 쪽에 휠체어를 비스듬히 놓고 바퀴를 고정한다.

① 가 → 나 → 라 → 마 → 다
② 가 → 라 → 나 → 다 → 마
③ 라 → 가 → 나 → 마 → 다
④ 다 → 라 → 가 → 나 → 마
⑤ 라 → 마 → 다 → 가 → 나

52 요양보호사가 대상자의 가족과 의사소통할 때 유의해야 할 사항으로 옳은 것은?

① 부족하고 자신감 없는 태도를 보인다.
② 자신의 감정을 솔직히 표현하지 않는다.
③ 대상자에 대한 정보를 수시로 주고받는다.
④ 가족과 대상자 간의 갈등은 요양보호사가 해결한다.
⑤ 협조가 잘되는 대상자와 비교하여 설명한다.

53 다리가 모두 약한 대상자가 보행보조차를 사용하는 방법으로 옳은 것은?

① 보행보조차 → 오른발 → 왼발
② 오른쪽 발과 보행보조차 → 왼발
③ 요양보호사는 대상자의 앞쪽에서 걷는다.
④ 고무받침은 정해진 날짜에만 확인한다.
⑤ 팔꿈치가 약 15° 구부러지도록 손잡이를 허리 높이로 조절한다.

54 대상자의 의치를 관리하는 방법으로 옳은 것은?

① 의치를 끼운 채 취침하게 한다.
② 의치는 뜨거운 물에 소독한다.
③ 의치를 표백제에 담가 변색을 예방한다.
④ 위쪽 의치를 끼울 때는 손바닥으로 밀어서 끼운다.
⑤ 전체 의치는 위쪽 의치와 아래쪽 의치는 맞추어서 보관한다.

55 치아 손실이 있는 재가 대상자의 식사를 조리하는 방법으로 옳은 것은?

① 삼치는 바싹 튀겨 소금을 뿌린다.
② 오징어는 물을 붓고 오랫동안 삶는다.
③ 흰떡은 큼직하게 썰어 기름에 볶는다.
④ 양배추는 센 불로 익힌 후 약불로 줄여서 찐다.
⑤ 소고기는 납작하게 저며서 말려 육포로 만든다.

56 다음의 그림에 해당하는 설명으로 옳은 것은?

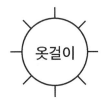

① 청바지 : 색이 바라지 않게 뒤집어서 건조
② 색깔 있는 니트 : 통기성이 좋은 곳에서 채반 등에 펴서 건조
③ 노란색 나일론 블라우스 : 옷걸이에 걸어서 그늘에 건조
④ 흰색 면직물 : 햇볕에 건조
⑤ 합성섬유 : 뉘어서 그늘에 건조

57 방충제를 넣어 보관해야 하는 의류로 옳은 것은?

① 반팔 면 티
② 나일론 양말
③ 합성섬유 바지
④ 견섬유 블라우스
⑤ 폴리에스테르 티셔츠

58 치매 대상자가 누워만 있으려고 할 때 대처방법으로 옳은 것은?

① 대상자가 원하는 대로 누워 있게 한다.
② 누워만 있으려고 하는 이유를 물어본다.
③ 게으른 습관은 건강을 해친다고 설명한다.
④ 대상자가 좋아하는 텃밭에 물을 주게 한다.
⑤ 주기적으로 환경을 바꾸어 기분을 전환해 준다.

59 치매 대상자의 식사를 돕는 방법으로 옳은 것은?

① 음식의 온도를 직접 확인하게 한다.
② 그릇의 크기를 달리하여 식사량을 조절한다.
③ 식탁에 먼저 앉힌 다음에 음식을 차려준다.
④ 앞치마보다 턱받이를 입혀준다.
⑤ 여러 종류의 음식을 내어놓아 선택해서 먹게 한다.

60 재가 치매 대상자가 화장실에 있는 휴지를 모두 풀어서 변기 안에 넣는 행동을 반복할 때, 요양보호사의 적절한 반응으로 옳은 것은?

① "변기가 막히면 큰일 나요" 라며 단호하게 말한다.
② "휴지를 변기에 넣으시니 제거하기 힘이 드네요!" 라고 말한다.
③ 화장실 문을 잠그고 기저귀를 채워준다.
④ 왜 그런 행동을 하는지 물어본다.
⑤ "어르신 고향의 가족얘기를 해 주세요" 라며 사진첩을 보여준다.

61 치매 대상자가 티슈를 뜯어 먹으며 맛있으니 같이 먹자고 할 때 요양보호사의 대처방법으로 옳은 것은?

① "맛있어 보이네요." 라며 먹는 흉내를 낸다.
② "휴지는 음식이 아니에요." 라며 빼앗는다.
③ "더러운 걸 어떻게 먹어요." 라며 거절한다.
④ "어르신이 좋아하는 과자랑 바꾸실래요?" 라며 교환한다.
⑤ "저는 밥을 먹어서 배가 불러요." 라고 말한다.

62 치매 대상자가 화장실을 왔다 갔다 하며 밤새 잠을 이루지 못할 때 대처방법으로 옳은 것은?

① 기저귀를 채우겠냐고 물어본다.

② 화장실에 앉아서 쉬게 한다.

③ 처방된 변비약을 제공한다.

④ 침구에 대소변이 묻었는지 확인한다.

⑤ 스스로 도움을 요청할 때까지 기다려 준다.

63 치매 대상자가 손녀가 오기로 했다며 밖으로 나가려고 문 앞에서 서성거릴 때 대처방법으로 옳은 것은?

① "손녀는 학교에 가느라 못 와요." 라고 말한다.

② "손녀가 언제 오기로 했어요?" 라고 물어본다.

③ "어르신, 요즘 자주 그러시네요." 라고 말한다.

④ "손녀와 먹을 간식을 만들어요." 라며 함께 식사를 준비한다.

⑤ "어르신, 우리 음악 들을까요?" 라며 라디오를 크게 틀어준다.

64 치매 대상자가 아무도 없는 창밖을 보면서 "우리 아들 왔네! 엄마가 금방 나갈게" 라고 할 때 돕는 방법으로 옳은 것은?

① "밖에는 아무도 없어요." 라며 커튼을 친다.

② "아들이 보고 싶군요." 라며 손을 잡아 준다.

③ "밖에 사람이 있는지 눈을 크게 뜨고 보세요." 라고 말한다.

④ "기력이 없어서 헛것이 보이나 봐요." 라며 간식을 준다.

⑤ 환각 증상임을 대상자에게 간단히 설명해 준다.

65 치매 대상자가 갑자기 분통을 터뜨리며 요양보호사에게 침을 뱉고, 주먹으로 치며 신체적인 폭력을 가할 때 대처방법으로 옳은 것은?

① 갑자기 화가 난 이유를 물어본다.

② 입을 막아 침을 뱉지 못하게 한다.

③ 행동이 멈출 때까지 그 자리를 피한다.

④ 진정될 때까지 신체적으로 구속시킨다.

⑤ 화가 난 것을 이해한다고 말하며 진정시킨다.

66 재가 치매 대상자가 요양보호사에게 밤에 전화하여 외롭다며 음담패설을 할 때 대처방법으로 옳은 것은?

① 화를 내며 전화를 끊어 버린다.

② 가족에게 요청하여 주의를 부탁한다.

③ 통화 내용을 녹음하여 보상을 요구한다.

④ 이런 전화는 하지 말라고 단호하게 말한다.

⑤ 문제행동을 제지하기 위해 대상자에게 간다.

67 중증 인지기능장애 대상자와 프로그램 진행 시 주의사항으로 옳은 것은?

① 간단한 일상생활도 모두 도움을 준다.

② 아침잠이 많은 대상자라도 일찍 깨워 운동하게 한다.

③ 주방 일을 해본 적 없는 대상자에게 요리활동을 제안한다.

④ 대상자의 익숙한 물건을 버리고 인테리어를 새로 한다.

⑤ 배변 실수를 하여도 따뜻한 말로 위로해 준다.

68 다음 그림과 같이 휠체어에 앉아 있는 편마비 대상자를 자동차에 태우는 순서로 옳은 것은?

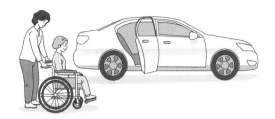

① 휠체어를 자동차와 바로 붙여 놓는다.
② 두 발이 자동차 안 바닥에 내려놓는다.
③ 요양보호사의 무릎을 대상자의 건강한 쪽 무릎에 대어 지지한다.
④ 요양보호사는 운전자 옆 보조석에 앉는다.
⑤ 다리를 한쪽씩 올려놓은 후 시트 깊숙이 앉게 한다.

69 다음 대화에서 '나– 전달법'을 적용한 반응으로 옳은 것은?

> • **요양보호사** : 어르신, 프로그램 참여도 안하시고, 계속 누워만 계시니 오늘은 저와 산책하러 나가세요.
> • **대상자** : (누워서 텔레비전을 바라보며) 나가기 귀찮아요. 그냥 누워 있을래요.
> • **요양보호사** : _____
>   _____

① "네 그러면 어르신 좋으실 때 나가요."
② "이렇게 누워만 있으면 큰일 나요."
③ "무슨 일 있으세요? 많이 우울하세요?"
④ "누워만 계시니 근력이 떨어질까 봐 걱정이 되네요."
⑤ "햇살도 좋은데 밖에 나가서 걸어보실래요?"

70 시각장애 대상자와 의사소통하는 방법으로 옳은 것은?

① 읽고 싶은 책을 읽을 때 고유대명사의 설명은 생략한다.
② 걸을 때는 대상자보다 반보 뒤에 서서 미는 듯 한 자세로 한다.
③ 대상자를 중심으로 오른쪽, 왼쪽을 설명하여 원칙을 정해준다.
④ 나란히 서서 대상자의 옆에서 말한다.
⑤ 이미지의 전달은 추상적으로 설명해 준다.

71 치매 대상자가 지남력장애로 화장실을 찾지 못할 때 의사소통 방법으로 옳은 것은?

① "복도 쪽을 가리키며 "오른쪽으로 가세요." 라고 한다.
② "조금만 기다리세요. 이것만 하구요" 라며 기다리게 한다.
③ "조금 전에 알려드렸잖아요." 라며 기억을 상기시킨다.
④ "그림판을 이용하여 화장실 방향을 알려준다."
⑤ 모시고 가서 화장실 표시를 가리키며 "여기로 들어가세요." 라고 한다.

72 거동이 불편하고 인지기능이 저하된 대상자의 여가활동으로 옳은 것은?

① 가족의 의견을 중심으로 프로그램을 지원한다.

② 낙상의 위험이 있으므로 활동에서 배재한다.

③ 움직임이 빠르고 활동적인 프로그램을 제공한다.

④ 어렵지 않고 단순하고 흥미로운 활동으로 진행한다.

⑤ 개인보다 단체를 위한 집단 프로그램을 제공한다.

73 전기코드를 빼던 대상자가 전기코드를 잡은 채 감전으로 쓰러졌을 때 우선 대처방법으로 옳은 것은?

① 119에 신고하고 기다린다.

② 전류를 차단한다.

③ 팔다리를 주물러 준다.

④ 손에 화상이 있는지 만져본다.

⑤ 어깨를 두드려 의식상태를 확인한다.

74 코로나-19 질환관리에 대한 설명으로 옳은 것은?

① 코로나-19는 세균에 의한 피부감염으로 전파된다.

② 실내보다 실외에서 전파속도가 빠르다.

③ 감염된 사람이 키우는 애완동물에서도 전파가 된다.

④ 최소 2달간의 잠복기를 거친다.

⑤ 최소 7일 이상 자택에서 격리한다.

75 급성 저혈압이 생겼을 때 그림과 같이 응급처치를 하는 이유로 옳은 것은?

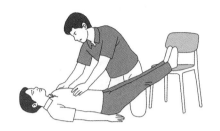

① 심장과 뇌로 혈액량을 증가

② 뇌기능을 향상

③ 면역기능 향상

④ 다리부종을 예방

⑤ 신장기능 향상

76 재가 대상자가 깨진 유리컵을 밟아 발바닥에 다량의 출혈이 발생했을 때 응급처지 방법으로 옳은 것은?

① 다친 발에 부목을 대어 준다.

② 의자에 앉혀 발을 아래로 향하게 한다.

③ 즉시 시설장에게 도움을 청한다.

④ 사용하던 젖은 수건으로 상처를 압박한다.

⑤ 압박 중인 패드위에 두 번째 패드를 덧댄다.

77 대상자가 식사 도중 뜨거운 국을 손등에 쏟았을 때 응급처치 방법으로 옳은 것은?

① 흐르는 수돗물에 환부를 직접 씻는다.

② 15분 이상 찬물에 담근다.

③ 팔찌, 귀고리는 그대로 둔다.

④ 핸드크림을 발라 열기를 내보낸다.

⑤ 2도 화상에는 얼음으로 문지른다.

78 심정지 대상자에게 자동심장충격기를 사용할 때 순서로 옳은 것은?

① 전원켜기 → 심장리듬분석 → 가슴압박 다시 시작 → 패드부착 → 심장충격 시행

② 전원켜기 → 가슴압박 다시 시작 → 패드부착 → 심장충격 시행 → 심장리듬분석

③ 전원켜기 → 가슴압박 다시 시작 → 패드부착 → 심장리듬분석 → 심장충격 시행

④ 전원켜기 → 패드부착 → 심장리듬분석 → 심장충격 시행 → 가슴압박 다시 시작

⑤ 전원켜기 → 패드부착 → 심장충격 시행 → 심장리듬분석 → 가슴압박 다시 시작

79 치매 시어머니와 친정어머니를 함께 돌보는 보호자가 힘든 상황을 하소연 하며 눈물을 흘릴 때 요양보호사의 '공감하기' 반응으로 옳은 것은?

① 얼굴은 쳐다보지 않고 "네네" 하며 건성으로 대답하였다.

② 모든 가족에게 "내가 고생하고 있다는 알고는 있느냐?" 라며 관심을 확인하게 하였다.

③ "눈물까지 흘리시니 제가 너무 당황스럽네요." 라며 단호하게 말하였다

④ 눈을 맞추고 손을 잡아주며 함께 눈물을 흘렸다.

⑤ 재가서비스와 시설서비스에 대한 정보를 알려드렸다.

80 심정지를 목격한 요양보호사가 심폐소생술을 하는 순서로 옳은 것은?

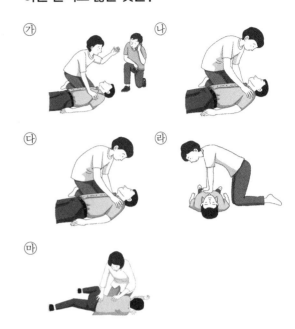

① 가 → 다 → 나 → 라 → 마
② 가 → 다 → 라 → 나 → 마
③ 나 → 가 → 다 → 라 → 마
④ 다 → 가 → 라 → 나 → 마
⑤ 라 → 가 → 다 → 나 → 마

필기시험 →

01 다음 노인의 심리적 특성으로 옳은 것은?

> • 일의 결과를 중시하기 때문에 조심스럽게 행동한다.
> • 매사에 융통성이 없어지고, 새로운 변화를 싫어하며, 도전적인 일을 꺼리는 경향을 보인다.
> • 새로운 기구를 사용하거나 새로운 방식으로 일을 처리하는 데에 저항한다.

① 우울증 경향의 증가
② 내향성의 증가
③ 조심성의 증가
④ 경직성의 증가
⑤ 의존성의 증가

02 노인부양 문제의 개선 방안으로 옳은 것은?

① 세대 간의 갈등분리를 촉진한다.
② 재가서비스보다 시설 입소를 우선한다.
③ 자녀가 부모의 부양을 전담한다.
④ 국가 주도의 돌봄 정책을 강화한다.
⑤ 소득재분배를 위한 기초연금을 축소한다.

03 학대피해 노인에 대한 일정기간 동안 보호조치 및 심신 치유 프로그램을 제공하는 사업으로 옳은 것은?

① 학대피해노인 전용쉼터
② 정신요양병원 시설
③ 정신건강보건 센터
④ 주야간보호 센터
⑤ 노인학대신고 센터

04 노인장기요양인정 절차에 관한 설명으로 옳은 것은?

① 지방자치단체에 장기요양인정을 신청한다.
② 신청자가 동의하면 사회복지전담공무원이 대신 신청할 수 있다.
③ 장기요양인정 방문조사는 등급판정위원회에서 실시한다.
④ 국민건강보험공단의 방문조사원이 장기요양등급을 1차로 판정한다.
⑤ 보건복지부는 1차 장기요양등급 판정 결과를 심의하여 최종 판정한다.

05 장기요양서비스 이용 지원에 관한 설명으로 옳은 것은?

① 서비스 제공 계획 수립은 기관 중심으로 한다.
② 서비스 모니터링 후에 계약을 체결한다.
③ 서비스 이용 계약 체결은 구두로 한다.
④ 서비스 이용 시 장기요양인정서가 필요하다.
⑤ 서비스 종료는 요양보호사가 결정한다.

06 요양보호 업무의 목적으로 옳은 것은?

① 여가프로그램 평가 및 개발
② 대상자의 신체기능 증진
③ 가족중심의 서비스 제공
④ 대상자의 시설입소 홍보
⑤ 일자기 재창출을 위한 정보 제공

07 요양보호사의 요구 금지에 해당하는 행위로 옳은 것은?

① 대상자를 위해 장보기를 하였다.
② 대상자의 관공서 업무를 도왔다.
③ 자녀의 가게에서 설거지를 도왔다.
④ 대상자를 위한 음식을 준비하였다.
⑤ 잔디 깎기 부탁을 거절하였다.

08 노인들이 시설 내에서 관계를 형성하고 유지하며, 이전의 의미 있는 사람들과 관계를 계속 유지하는 권리영역으로 옳은 것은?

① 건강권
② 인간존엄권 및 경제·노동권
③ 정치·종교·문화생활권
④ 교류·소통권
⑤ 자기결정권

09 노인 학대 문제를 해결하기 위한 유관기관(A)과 역할(B)을 바르게 연결한 것은?

① 유관기관(A) : 보건복지부
역할(B) : 이용자 대상 학대 예방 교육
② 유관기관(A) : 경찰관서
역할(B) : 학대판정을 위한 의학적 진단
③ 유관기관(A) : 노인보호 전문기관
역할(B) : 학대사례 신고 접수
④ 유관기관(A) : 의료기관
역할(B) : 현장조사 시 동행
⑤ 유관기관(A) : 노인 및 사회복지시설
역할(B) : 학대 피해노인 후견인 지정

10 요양보호사 채용과정에서 기관장이 다음과 같이 말했을 때 요양보호사가 침해받은 인권항목으로 옳은 것은?

> 이력서를 보니 나이가 많으시네요. 아무래도 어르신을 돌보는 업무가 힘들 것 같네요.

① 자유권　　② 참정권
③ 평등권　　④ 신체적 안전 보장 권리
⑤ 휴식 및 여가 보장 권리

11 시설 내에서 대상자가 다른 대상자를 성추행하는 것을 발견하였을 때 대처방법으로 옳은 것은?

① 큰 소리로 단호하게 비난한다.

② 대상자의 습성이라고 생각한다.

③ 가족에게 알리고 퇴소시킨다.

④ 동료 요양보호사와 대처방법을 의논한다.

⑤ 행위를 중단 시키고 시설장에게 즉시 알린다.

12 요양보호사가 지켜야 할 직업윤리 원칙으로 옳은 것은?

① 개인적 선호를 이유로 차별하지 않는다.

② 대상자와 수직적 관계를 유지한다.

③ 학대 발견 시 가족에게 알리지 않는다.

④ 업무에 협조하지 않을 경우 서비스를 종결한다.

⑤ 종교에 상관없이 시설 내 종교행사에 참석시킨다.

13 요양보호사의 직업윤리 원칙으로 옳은 것은?

① 보호자에게 요양보호 업무의 어려움을 호소한다.

② 자신의 업무활동과 지도받은 내용을 점검한다.

③ 복지용구를 저렴한 비용으로 직접 판매한다.

④ 대상자의 물품을 파손·분실한 경우 요양보호사가 배상한다.

⑤ 서비스 제공방법이 확실하지 않을 경우 동료 요양보호사에게 도움을 청한다.

14 대상자가 본인부담금을 면제해 달라고 할 때 요양보호사의 대처방법으로 옳은 것은 ?

① 센터장님과 상의해보겠다고 말한다.

② 서비스 시간과 내용을 늘려준다.

③ 법적 설명과 불법행위 신고에 대해 설명한다.

④ 다른 서비스를 추가로 제공한다.

⑤ 다른 대상자를 소개해 달라고 부탁한다.

15 근골격계 손상을 예방하기 위한 전신 스트레칭 방법으로 옳은 것은?

① 상하·좌우 교대로 스트레칭한다.

② 한 가지 자세를 5분 이상 유지한다.

③ 동작과 동작 사이에 쉬지 않고 진행한다.

④ 통증이 느껴질 때 까지 동작을 반복한다.

⑤ 스트레칭된 상태에서는 숨을 최대한 멈춘다.

16 호흡기계 감염을 예방하기 위한 기침 예절로 옳은 것은?

① 마스크로 턱을 가리고 기침한다.

② 손으로 입을 가리고 기침한다.

③ 옷소매로 입과 코를 가리고 기침한다.

④ 마스크 없이 얼굴을 돌려 기침한다.

⑤ 모자를 쓰고 기침한다.

17 직무스트레스 예방을 위해 평상 시 요양보호사의 자기관리로 옳은 것은?

① 칼로리가 높은 음식으로 편식한다.
② 부상예방을 위해 천천히 걷기운동을 한다.
③ 자신의 성격을 이해하고 노력한다.
④ 비현실적인 기대 목표를 갖는다.
⑤ 가정보다 요양보호 업무에 치중한다.

18 헬리코박터균에 의한 감염으로 속쓰림과 상복부 불편감이 나타나는 질환으로 옳은 것은?

① 위염
② 대장암
③ 위궤양
④ 담석증
⑤ 췌장염

19 기관지의 만성적 염증으로 기도가 좁아져 숨쉬기 힘든 대상자를 돕는 방법으로 옳은 것은?

① 뜨거운 음식은 뜨겁게, 찬 음식은 차게 먹는다.
② 심호흡과 기침을 하여 기관지 내 가래를 배출한다.
③ 방향제를 사용하여 공기를 정화한다.
④ 습기가 많은 날씨에 외출을 즐긴다.
⑤ 기관지 확장제는 증상이 없을 때만 사용한다.

20 고혈압 대상자의 혈압약 복용에 관한 설명으로 옳은 것은?

① 이른 아침에 두통이 있을 때 혈압약을 복용한다.
② 자몽 주스가 약물의 흡수를 돕는다.
③ 혈압이 조절되지 않으면 이전 약으로 바꿔 복용한다.
④ 혈압이 높아도 증상이 없으면 복용량을 줄인다.
⑤ 혈압이 조절된다고 투약을 중단하면, 혈압이 다시 올라갈 수 있다.

21 골다공증의 관련요인으로 옳은 것은?

① 충분한 칼슘섭취
② 잦은 음주
③ 적당한 체중유지
④ 비타민 D 섭취
⑤ 오전 10시~오후2시까지 햇볕 쬐기

22 전립선비대증의 발생 원인으로 옳은 것은?

① 여성호르몬의 증가
② 복부 내 압력의 증가
③ 골반근육의 조절능력 약화
④ 파킨슨병 약물복용
⑤ 만성 변비

23 둔부에 욕창이 있는 대상자를 돕는 방법으로 옳은 것은?

① 도넛 모양 베개를 대어준다.
② 뜨거운 물주머니를 대어 준다.
③ 침상에서는 2시간마다 자세를 변경한다.
④ 젖은 시트는 정해진 시간에 교체한다.
⑤ 단백질 섭취를 제한 한다.

24 눈의 압력 상승으로 시신경이 손상되어 시력이 저하되는 질환으로 옳은 것은?

① 녹내장
② 백내장
③ 결막염
④ 수정체 황화현상
⑤ 황반변성

25 당뇨병 대상자의 발 관리 방법으로 옳은 것은?

① 열 패드를 덮어 보온한다.
② 티눈은 손톱깎이로 잘라 낸다.
③ 뜨거운 물로 때를 불린다.
④ 발가락이 노출되지 않게 양말을 신는다.
⑤ 발꿈치 각질은 각질제거기로 제거한다.

26 노쇠의 악순환이 되는 요인으로 옳은 것은?

① 급성 질환
② 건강한 치아
③ 적정체중 유지
④ 근력저하
⑤ 독립적인 생활

27 대상자에게 소뇌 손상이 발생했을 때 나타나는 특징적인 증상으로 옳은 것은?

① 시각장애로 사물을 인지하지 못한다.
② 전신마비와 함께 의식이 저하된다.
③ 말의 내용을 이해하지 못한다.
④ 한 개의 물체가 두 개로 보인다.
⑤ 자세의 균형을 유지하지 못한다.

28 파킨슨 질환자를 관리할 때 주의할 사항으로 옳은 것은?

① 약물을 정확한 시간에 복용하도록 한다.
② 걷기, 수영, 체조, 요가 등으로 근력을 강화한다.
③ 잦은 낙상사고가 있다면 누워서 운동한다.
④ 충분한 수분과 과일을 섭취한다.
⑤ 약물흡수를 위해 단백질을 함께 섭취한다.

29 노인에게 발생할 수 있는 성적 문제에 관한 설명으로 옳은 것은?

① 뇌졸중의 재발은 발기부전을 일으킨다.
② 여성의 자궁적출술은 지연된 오르가즘이 나타난다.
③ 복용 중인 약물이 성 활동을 방해하지 않는다.
④ 질 분비물 증가로 성교 시 통증이 감소한다.
⑤ 관절염 대상자의 통증은 성적 활동에 방해가 된다.

30 노인 흡연에 관한 설명으로 옳은 것은?

① 흡연을 하면 정자수가 증가한다.
② 기도 점막의 감각이 되살아난다.
③ 1일 적정 흡연량은 담배 1 ~ 2개비이다.
④ 간접흡연은 직접흡연에 비해 3배 정도 해롭다.
⑤ 장기간 흡연하였어도 금연하면 건강을 증진할 수 있다.

31 겨울철 저체온증 증상으로 옳은 것은?

① 관절 주변 인대, 힘줄이 뻣뻣해진다.
② 혈관이 수축하고 혈압이 상승한다.
③ 코, 손가락, 발가락 등이 무뎌지고, 무감각해진다.
④ 체온이 상승하고, 맥박수가 빨라진다.
⑤ 몸떨림, 어눌한 말투, 기억상실, 졸림 등의 증상이 나타난다.

32 요양보호사의 업무내용을 기록하는 이유로 옳은 것은?

① 대상자의 개인정보를 공유한다.
② 대상자의 책임성을 높인다.
③ 타 전문직과의 업무를 원활하게 한다.
④ 요양보호사의 자질을 평가한다.
⑤ 대상자의 태도를 평가한다.

33 요양보호사들의 정보와 경험을 공유하고 애로사항을 듣기 위해 개최하는 회의로 옳은 것은?

① 사례회의   ② 월례회의
③ 심의회의   ④ 연구회의
⑤ 운영회의

34 다음에 해당하는 임종적응 단계로 옳은 것은?

> • 충격적으로 반응하며 이를 사실로 받아들이려 하지 않는다.
> • "아니야, 믿을 수 없어" 라는 표현을 자주하기도 한다.

① 부정   ② 분노
③ 타협   ④ 우울
⑤ 수용

35 대상자의 품위 있는 임종을 맞이하기 위해 요양보호사의 돕는 방법으로 옳은 것은?

① 치료를 받을지 종료할지의 결정 권한은 가족에게 있다.
② 인지적 역량이 부족하더라도 대상자가 결정한다.
③ 결정상황에 대해 요양보호사가 판단한다.
④ 만나고 싶어하는 사람을 만날 수 있도록 한다.
⑤ 대상자의 사적인 비밀은 동료 요양보호사와 공유한다.

36 대상자에게 음식을 제공할 때 사레를 예방하는 방법으로 옳은 것은?

① 자녀와 전화통화를 하며 드시게 한다.
② 오렌지 주스와 유과를 간식으로 제공한다.
③ 쌀 떡국, 쌀 떡볶이 같은 음식을 제공한다.
④ 대상자의 눈높이 보다 높게 하여 음식을 입에 넣어준다.
⑤ 식사 도중 숨쉬기 어려워하면 즉시 식사를 중단한다.

37 대상자가 음식을 급하게 먹을 때 요양보호사의 대처방법으로 옳은 것은?

① 수저를 상위에 놓아 먹는 속도를 조절한다.
② 음식이 입안에 있을 때 말을 건다.
③ 천천히 먹으라고 계속해서 말한다.
④ 반찬을 한 가지씩 제공한다.
⑤ 밥 → 반찬 → 물 한 모금 순서를 반복한다.

38 연하곤란이 있는 대상자의 경관영양을 돕는 방법으로 옳은 것은?

① 비위관이 빠지지 않도록 반창고로 고정한다.
② 구토를 하면 영양액 주머니를 내려준다.
③ 영양액을 체온보다 높은 온도로 준비한다.
④ 청색증이 나타나면 주입 속도를 느리게 한다.
⑤ 영양액이 역류되면 비위관을 제거한다.

39 대상자가 프로그램 활동 중 안절부절 못하고 바지를 내리려고 할 때 돕는 방법으로 옳은 것은?

① 부드러운 어조로 주의를 준다.
② 조용히 방으로 데리고 들어간다.
③ 실내 온도를 낮추어 시원하게 한다.
④ 텔레비전이나 라디오를 켜두어 불안감을 감소시킨다.
⑤ 배변상태를 확인하고 화장실로 데리고 간다.

40 침상에서 배변하는 대상자를 돕는 방법으로 옳은 것은?

① 텔레비전을 끄고 주변을 조용히 한다.
② 바지를 내린 후 무릎덮개로 늘어뜨려 준다.
③ 침상머리를 올려 배에 힘을 주게 한다.
④ 배변하는 동안 피부상태를 살펴본다.
⑤ 배변 후 항문에서 요도 쪽으로 닦아 준다.

41 편마비 대상자의 이동변기 사용을 돕는 순서로 옳은 것은?

> 가. 침대 높이와 이동변기의 높이가 같도록 맞춘다.
> 나. 이동변기를 대상자의 건강한 쪽에 붙인다.
> 다. 배설 중에 하반신을 무릎덮개로 덮어준다.
> 라. 커튼이나 스크린 등으로 가려준다.

① 가 → 나 → 다 → 라
② 나 → 다 → 라 → 가
③ 나 → 라 → 가 → 다
④ 다 → 라 → 가 → 나
⑤ 라 → 가 → 나 → 다

42 협조가 불가능한 대상자의 기저귀를 갈아 주는 방법으로 옳은 것은?

① 소변이 조금 묻은 기저귀는 말려서 재사용한다.

② 피부의 발적을 발견했을 때 연고를 발라 준다.

③ 건강한 옆으로 돌려 눕혀 기저귀를 교환한다.

④ 냄새가 나지 않도록 기저귀를 단단히 조여 채운다.

⑤ 기저귀를 두개씩 겹쳐서 채운다.

43 장루보유 대상자의 관리 방법으로 옳은 것은?

① 통 목욕, 수영, 비누사용 등은 삼간다.

② 주머니 교환 일에 목욕하는 것이 좋다.

③ 주머니는 매 시간마다 비운다.

④ 장루 냄새로 사회활동을 줄인다.

⑤ 대상자의 심리적 불편감을 모른 척 한다.

44 취침 전에 대상자의 의치를 빼 주는 이유로 옳은 것은?

① 의치변형 방지

② 잇몸 압박 예방

③ 기도폐쇄 예방

④ 의치 유연성 유지

⑤ 턱뼈의 골밀도 유지

45 대상자의 머리감기 도움으로 옳은 것은?

① 공복상태에서 머리를 감는다.

② 머리감기가 끝날 때까지 대·소변을 참게 한다.

③ 큰 수건으로 머리카락을 비비며 말린다.

④ 헤어드라이어는 머리로부터 10cm 이상 떨어뜨려 사용한다.

⑤ 머리에 물을 부으면서 온도를 확인한다.

46 남성 대상자의 회음부를 청결하게 하는 방법으로 옳은 것은?

① 회음부를 뒤쪽에서 앞쪽으로 닦는다.

② 음경을 수건으로 잡고 겹치는 부분과 음낭의 뒷면도 닦는다.

③ 요양보호사가 전적을 도와준다.

④ 앉아서 다리를 벌리고 무릎을 세운 상태에서 닦는다.

⑤ 목욕담요를 마름모꼴로 펴서 대상자의 무릎 아래를 덮는다.

47 오른쪽 편마비 대상자의 통 목욕을 돕는 방법으로 옳은 것은?

① 오른손으로 안전손잡이를 잡고 욕조에 앉는다.

② 오른쪽 다리 → 왼쪽 다리 순서로 욕조에서 나온다.

③ 욕조 안에서 머리를 감기고 나온다.

④ 물기를 닦기 전 움직이지 않도록 한다.

⑤ 일어서서 물기를 말리고 옷을 입는다.

48 침상목욕을 도울 때 신체부위(A)와 몸 닦기 방향(B)으로 옳은 것은?

	신체부위(A)	방향(B)
①	팔	위팔에서 손목 쪽으로
②	다리	발끝에서 허벅지 쪽으로
③	유방	목에서 배꼽 쪽으로
④	복부	배꼽을 중심으로 시계 반대 방향으로
⑤	회음부	항문에서 요도 쪽으로

49 체위변경이 필요한 편마비 대상자를 건강한 쪽으로 돌려 눕히려 할 때 방법으로 옳은 것은?

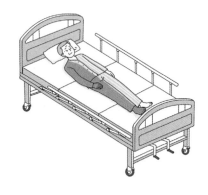

① 요양보호사는 마비된 쪽에 선다.
② 돌려 눕히려는 반대쪽으로 머리를 돌린다.
③ 마비된 발이 건강한 발 위에 올려놓는다.
④ 엉덩이 → 어깨 → 머리 순서로 돌아눕는다.
⑤ 대상자를 끌어당기며 이동시킨다.

50 엎드린 자세에서 허리와 대퇴(넙다리)의 긴장을 완화하기 위해 타월이나 베개를 받쳐주는 위치로 옳은 것은?

①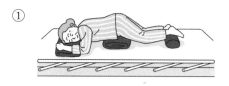

②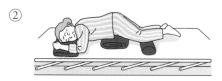

③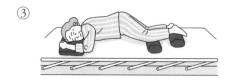

④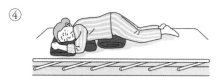

⑤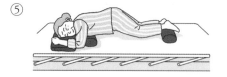

51 삼킴장애가 있는 대상자의 식사를 돕는 방법으로 옳은 것은?

① 소근육 운동을 위해 젓가락을 사용한다.
② 밥은 물에 말아서 제공한다.
③ 식사 중 대화를 유도하면서 속도를 조절한다.
④ 요구르트는 떠먹는 형태보다 마시는 형태로 제공한다.
⑤ 한 번에 조금씩 떠먹이고 여러 번에 걸쳐 삼키게 한다.

52 대상자를 자동차에서 휠체어로 이동시키는 순서로 옳은 것은?

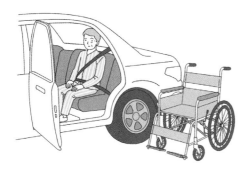

> 가. 휠체어를 자동차와 조금 비스듬하게 놓는다.
> 나. 휠체어의 브레이크를 잠그고 안전벨트를 풀어 준다.
> 다. 한쪽 팔로 대상자의 어깨를 지지하고 다리부터 밖으로 내린다.
> 라. 대상자의 마비된 쪽 무릎을 지지하여 휠체어에 앉힌다.

① 가 → 나 → 다 → 라
② 나 → 다 → 가 → 라
③ 나 → 다 → 라 → 가
④ 다 → 라 → 나 → 가
⑤ 라 → 나 → 가 → 다

53 대상자가 지팡이를 사용하고자 할 때 지팡이 길이를 선정 시 고려할 사항으로 옳은 것은?

① 지팡이를 다리 옆에 세웠을 때 가슴 높이
② 지팡이를 한 걸음 앞에 세웠을 때 가슴 높이
③ 지팡이를 다리 옆에 세웠을 때 겨드랑이 높이
④ 지팡이를 한 걸음 앞에 세웠을 때 겨드랑이 높이
⑤ 지팡이를 다리 옆에 세웠을 때 신체의 큰돌기 높이

54 다음 그림과 같이 노인장기요양보험 급여로 대여 받은 배회감지 사용방법으로 옳은 것은?

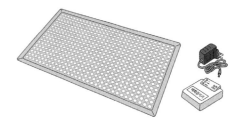

① 매트형 배회감지기는 흐르는 물에 세척하여 사용한다.
② 매트형 배회감지기는 침대 또는 바닥에 설치한다.
③ 위성항법장치형 감지기는 경찰서에 위치를 알려준다.
④ 위성항법장치형(GPS형) 배회감지기는 현관 앞에 둔다.
⑤ 배회감지기가 오작동하면 국민건강보험공단에 신고한다.

55 바닥에 누워 있는 대상자를 휠체어로 이동하는 순서로 옳은 것은?

> 가. 천천히 휠체어에 앉는다.
> 나. 건강한 쪽 무릎을 세워 힘을 주고 일어난다.
> 다. 엉덩이를 들어 허리를 펴게 한다.
> 라. 건강한 손으로 휠체어를 잡고, 요양보호사는 어깨와 허리를 받친다.

① 가 → 나 → 라 → 가
② 가 → 라 → 나 → 다
③ 나 → 가 → 다 → 라
④ 다 → 라 → 나 → 가
⑤ 라 → 다 → 나 → 가

56 다음의 표시 방법으로 건조해야 하는 세탁물은?

① 이불
② 청바지
③ 면 티셔츠
④ 니트 스웨터
⑤ 꽃무늬 블라우스

57 다음과 같이 표시되어 있는 대상자의 의복을 관리하는 방법으로 옳은 것은?

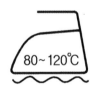

① 물을 뿌리고 80~120℃로 다림질 한다.
② 80~120℃ 온도로 세탁 후 다림질한다.
③ 원단위에 천을 덮고 80~120℃로 다림질한다.
④ 80~120℃로 드라이클리닝 한다.
⑤ 염소계 표백제로 표백한 후 드라이클리닝한다.

58 최근 시설에 입소한 치매 대상자가 자신의 방을 청소하겠다고 할 때 돕는 방법으로 옳은 것은?

① 청소기 사용법을 자세하게 설명한다.
② 담당 청소 직원이 한다고 설명한다.
③ 무리하지 않는 범위 내에서 청소하게 한다.
④ 당분간 침상에서 절대 안정을 취하라고 말한다.
⑤ 청소는 낙상 위험이 있으므로 하지 말라고 한다.

59 스스로 음식을 먹을 수 있는 치매 대상자의 식사를 돕는 방법으로 옳은 것은?

① 유리접시에 음식을 보기 좋게 담는다.
② 식전에 땅콩을 제공하여 식욕을 돋운다.
③ 약간 무게감이 있는 숟가락을 쥐어 준다.
④ 양념 병은 식탁 위에 두고 사용하게 한다.
⑤ 식사 중 졸려하면 깨워서 먹게 한다.

60 치매 대상자가 자신이 즐겨 입는 꽃무늬 스웨터를 입었다, 벗었다를 반복하며 잠을 자지 않을 때 대처방법으로 옳은 것은?

① 스웨터를 입고 자자며 다독인다.
② 스웨터를 숨겨 놓는다.
③ 그런 행동을 하는 이유를 묻는다.
④ 세탁해 주겠다며 스웨터를 가져간다.
⑤ 수건으로 바꾸어 주고 계속하게 한다.

61 과식하는 치매 대상자의 일상생활을 돕는 방법으로 옳은 것은?

① 열량이 높은 음식을 제공한다.
② 체중계의 체중을 직접 확인시킨다.
③ 금방 식사했음을 반복해서 알려준다.
④ 그릇의 크기를 조정하여 식사량을 조정한다.
⑤ 포만감이 오래 가도록 한꺼번에 많은 음식을 제공한다.

62 낮 동안 계속 졸고, 밤에는 거실을 서성거리는 치매 대상자를 돕는 방법으로 옳은 것은?

① 낮 동안 좋아하는 커피를 제공한다.
② 낮잠으로 부족한 잠을 보충한다.
③ 산책과 같은 야외활동을 하게 한다.
④ 저녁 식사 후 고강도 근력운동을 하게 한다.
⑤ 잠이 들기 전까지 좋아하는 드라마를 보게 한다.

63 시설 치매 대상자가 집으로 가겠다며 가방을 들고 현관문 앞에서 초조하게 배회할 때 대처방법으로 옳은 것은?

① 함께 가자며 데리고 나가 산책한다.
② 목욕을 하고 가자며 목욕을 권한다.
③ 가방은 놓아두고 가라며 가방을 뺏는다.
④ 여기가 집이라고 설득한다.
⑤ 현관문 앞에 장애물을 설치한다.

64 치매 대상자가 아무도 없는 방안에서 "우리 손자가 왔으니 맛있는 음식 좀 가져와요"라고 할 때 돕는 방법으로 옳은 것은?

① "방안에 아무도 없어요."라며 방문을 닫는다.
② "손자가 많이 보고 싶군요."라며 손을 잡아준다.
③ "어르신 손자는 학교 가서 없어요."라고 말한다.
④ "기력이 없으셔서 헛것이 보이나 봐요."라며 보호자에게 연락한다.
⑤ "요즘 계속 없는 손자를 찾으시니 걱정이 되네요."라며 말한다.

65 다음과 같은 상황에서 요양보호사의 적절한 반응으로 옳은 것은?

> • 치매 대상자 : (문을 발로 차고 나오며)
>   왜 나를 무시해!, 내가 어떤 사람인 줄 알아?
> • 요양보호사 : _____
>   _____

① "이렇게 문을 발로 차면 문이 부서져요."
② "어르신, 발 다치면 어쩌려고 그러세요?"
③ "이러시면 여러 사람이 깜짝 놀라잖아요."
④ "왜 그렇게 고집을 피우고 심술을 부리세요"
⑤ (조용한 곳으로 이동하여) "어르신의 전성기에 대해 이야기해 주세요."

66 시설 치매 대상자가 담당 요양보호사를 애인이라고 하면서 다음과 같은 행동을 할 때 돕는 방법으로 옳은 것은?

> • 담당 요양보호사가 다른 대상자를 돌보지 못하게 한다.
> • 담당 요양보호사가 올 때마다 가슴을 만진다.

① 보호자에게 알리고 즉각 퇴소절차를 밟는다.
② 성희롱이라고 하면서 성폭력 상담소에 신고한다.
③ 담당 요양보호사의 변경을 요청하겠다고 경고한다.
④ 어르신을 돌보는 전문가라고 권위적으로 말한다.
⑤ 치매 대상자에게 나타나는 증상이라고 이해하고 모른 척 한다.

67 다음과 같은 방법으로 의사소통해야 하는 대상자로 옳은 것은?

> • 신체를 접촉하기 전에 말을 먼저 건네어 알게 한다.
> • 사물의 위치를 정확히 시계방향으로 설명한다.
> • 대상자가 읽고 싶어 하는 것을 읽어주고 고유명사는 자세히 설명한다.

① 노인성 난청   ② 시각장애
③ 언어장애   ④ 지남력장애
⑤ 판단력장애

68 인지자극 훈련 중 다음 내용과 같은 활동의 목표로 옳은 것은?

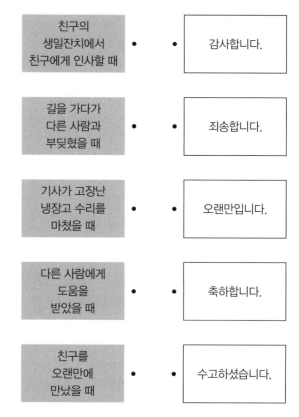

① 독립성과 활동 수행능력을 증진시킨다.
② 언어 및 기억, 관리 능력을 향상시킨다.
③ 소근육 운동, 표현력 및 기억력을 향상시킨다.
④ 언어를 자극하고 타인과 소통하는데 도움이 된다.
⑤ 생각나는 경험에 대해 대화한다.

69 다음의 상황에서 요양보호사의 효과적인 공감 반응으로 옳은 것은?

> 전날 밤 눈이 많이 내린 상황
> • 대상자 : 잠시 외출했다가 넘어졌지 뭐야, 어찌나 창피한지 아픈지도 모르겠더라구. 다리가 부러질 뻔 했어…….
> • 요양보호사 : ＿＿＿＿＿＿＿＿＿＿
> ＿＿＿＿＿＿＿＿＿＿＿＿＿＿

① "눈 내리면 나가시면 안돼요. 다음부터는 나가지 마세요.

② "뭐가 창피해요, 다행인 줄 아세요."

③ "어머 넘어져서 다칠 뻔 하셨어요. 정말 많이 아팠겠어요?

④ "다리라도 부러졌으면 어쩔 뻔 하셨어요?"

⑤ "그 나이에 다치시면 앞으로 걷지 못해요."

70 며칠째 속옷을 갈아입지 않으려고 하는 대상자에게 '나 – 전달법'으로 의사소통한 것은?

① "사람들 힘들게 왜 고집을 피우세요."

② "속옷을 갈아입기 귀찮으신가 봐요."

③ "다른 사람들이 냄새난다고 싫어할 거예요."

④ "오늘도 속옷을 갈아입고 싶지 않으시군요."

⑤ "갈아입지 입지 않으면 피부질환이 생길까 봐 염려돼요."

71 시설에서 지남력장애가 있는 치매 대상자와 의사소통하는 방법으로 옳은 것은?

① 새로운 환경에 자주 노출시킨다.

② 가족사진을 보여주며 아들을 기억하게 한다.

③ 같은 방을 사용하는 대상자가 한 가족임을 인식시킨다.

④ '어머님', '아버님' 이라고 불러준다.

⑤ 가족을 자주 방문하게 하여 시설을 집으로 인식시킨다.

72 주간보호시설에서 노인의 여가활동 돕기 방법으로 옳은 것은?

① 침상에서 주로 생활하는 대상자는 제외한다.

② 획일적인 여가프로그램을 진행한다.

③ 개인욕구에 맞는 개별 혹은 소그룹으로 진행한다.

④ 프로그램 진행 요원의 의견을 반영하여 프로그램을 개발한다.

⑤ 보호자에게 여가활동을 충분히 설명하고 동의를 구한다.

73 재난상황에 대한 대처방법으로 옳은 것은?

① 콘센트에 여러 개의 전열기기를 연결한다.

② 정전 후 녹아버린 냉동식품은 재 냉동하지 않는다.

③ 화재 발생 시 엘리베이터로 이동해야 한다.

④ 빠른 건조를 위해 난로 주변에 세탁물을 말린다.

⑤ 집을 비울 때는 가스밸브를 열어둔다.

74 심폐소생술을 할 때 자동심장충격기를 사용하는 방법으로 옳은 것은?

① 심장리듬을 분석한 후 패드를 부착한다.
② 왼쪽 빗장뼈와 오른쪽 젖꼭지 아래에 패드를 부착한다.
③ "분석 중..."이라는 음성지시가 나오면 심폐소생술을 시작한다.
④ 자동심장충격기는 자동제세동기, AED라고도 불리운다.
⑤ 심장충격 시행 후 10초 동안 얼굴과 가슴을 보며 호흡을 확인한다.

75 대상자가 날카로운 물체에 찔려 팔에 출혈이 있을 때 응급처치 방법으로 옳은 것은?

① 맨손으로 지혈하고 수돗물에 닦는다.
② 멸균거즈를 이용하여 상처를 압박한다.
③ 대상자를 절대 안정시키고 움직이지 않게 한다.
④ 상처 부위에 냉찜질을 한다.
⑤ 압박붕대를 이용하여 꽉 조이게 한다.

76 대상자가 날카로운 물건에 발을 베어 다량의 피가 날 때 응급처치 방법으로 옳은 것은?

① 발에 부목을 대어 준다.
② 의자에 앉혀 발을 아래로 향하게 한다.
③ 맨손으로 출혈 부위를 노출한다.
④ 출혈이 많으면 패드를 덧대어 준다.
⑤ 출혈 부위에 덧댄 패드를 교환하여 준다.

77 대상자가 약을 복용한 후에 갑작스럽게 구토를 하거나 호흡이 불안해지고 의식이 흐려질 때 응급처치 방법으로 옳은 것은?

① 똑바로 누워 다리를 올려준다.
② 즉시 하임리히법을 시행한다.
③ 토사물을 치워 주변을 정돈한다.
④ 복용량이 적더라고 즉시 119에 신고한다.
⑤ 조용한 곳에서 쉬게 한다.

78 심정지 대상자에게 자동심장충격기 사용 순서로 옳은 것은?

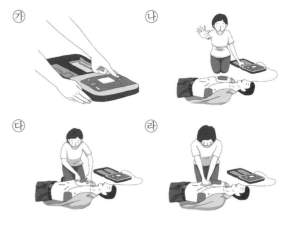

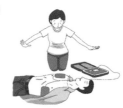

① 가 → 다 → 나 → 라 → 마
② 가 → 다 → 마 → 나 → 라
③ 다 → 가 → 나 → 라 → 마
④ 다 → 가 → 마 → 나 → 라
⑤ 라 → 가 → 다 → 나 → 마

79 코로나-19 질환관리에 대한 설명으로 옳은 것은?

① 만성 호흡기질환으로 분류된다.

② 대부분 중증질환으로 넘어가는 고위험질환이다.

③ 건강하고 젊은 층이 고위험군에 속한다.

④ 최소 2주간의 자택에서 자가격리를 한다.

⑤ 후각 및 미각장애, 집중력저하, 기침 등의 후유증을 겪기도 한다.

80 주어진 사례를 읽고 치매아내를 돌보는 주보호자인 남편에 대한 요양보호사의 '힘 돋우기' 반응으로 옳은 것은?

> 아내는 갈수록 상태가 더 나빠지는 것 같아요. 내가 잘 돌보지 못 해서 나날이 나빠지는 것만 같아 힘이 들어요.
> 나도 잘하고 싶은데 이게 잘하는 건지 못하는 건지 몰라 매번 답답해요. 이러다 아내가 어디로 없어지거나 상태가 나빠질까 봐 걱정이네요.

① "보호자분께서 답답해하시니 저 또한 답답하네요."

② "지금도 너무 잘하고 계세요, 조금만 더 힘을 내세요."

③ "다른 집들도 다 똑같은 것 같아요. 너무 힘들어하지 마세요."

④ "더 잘 돌보아 드리고 싶은데, 아내분이 더 나빠질까봐 걱정이 되시나봐요."

⑤ "더 도와드릴 부분이 있는지 시설장님께 말씀드려볼게요."

2025 투약돕기 및 주거환경관리 실전모의고사

※ 2025년부터 추가되는 투약돕기 및 주거환경관리(청결한 주거환경 조성, 치매노인 환경지원 지침)에 대한 문제입니다.

투약돕기 →

01 가루약을 복용하는 대상자의 돕기 방법으로 옳은 것은?

① 복용 중인 물약에 섞어 복용한다.
② 쓴맛이 강한 약은 우유에 타서 준다.
③ 약을 입에 넣은 후 물을 마시게 한다.
④ 가루약을 2~3회 나누어 투약한다.
⑤ 숟가락을 사용하여 약간의 물에 녹여 투약한다.

02 가루약을 복용할 때 사레에 자주 걸리는 대상자를 돕는 방법으로 옳은 것은?

① 하루분의 약을 물에 녹여 두고 나누어 먹인다.
② 머리를 뒤로 젖혀 가루약을 삼키게 한다.
③ 가루약을 혀 밑에 넣어 녹여서 삼키게 한다.
④ 가루약을 2~3회 분량으로 나누어 입에 넣어준다.
⑤ 바늘이 없는 주사기에 물로 녹인 가루약을 조금씩 먹인다.

03 가루약을 복용하는 대상자를 돕는 방법으로 옳은 것은?

① 가루약을 꿀에 섞어준다.
② 혀 밑에 넣어 녹여 먹게 한다.
③ 가루약을 나누어 여러 번 먹인다.
④ 숟가락에 약을 담아 물로 녹여 먹인다.
⑤ 입에 물을 머금게 한 후 약을 털어 넣어 준다.

04 대상자의 알약 복용을 돕는 방법으로 옳은 것은?

① 알약이 크면 쪼개서 제공한다.
② 고개를 뒤로 젖혀 한 알씩 넣어 준다.
③ 약이 잘 흡수되도록 커피와 함께 먹게 한다.
④ 남은 알약은 손으로 집어 약병에 다시 넣어 보관한다.
⑤ 대상자가 심하게 손을 떨면 약을 직접 입에 넣어 준다.

05 처방된 알약의 개수가 많은 대상자의 복약을 돕는 방법으로 옳은 것은?

① 뜨거운 물에 녹인 후 제공한다.
② 큰 알약을 쪼개서 제공한다.
③ 삼키기 쉽게 갈아서 가루로 제공한다.
④ 먹기 좋게 약에 꿀을 섞어서 제공한다.
⑤ 알약을 두세 번으로 나누어 먹게 한다.

06 대상자에게 투여할 물약을 준비하는 방법으로 옳은 것은?

① 색이 변한 물약은 흔들어서 따른다.
② 계량컵을 눈높이 위에서 놓고 따른다.
③ 약병 뚜껑은 안쪽이 바닥을 향하도록 놓는다.
④ 약 이름 라벨이 붙어 있는 쪽을 잡고 따른다.
⑤ 병 입구 안쪽을 휴지로 닦은 후 뚜껑을 닫는다.

07 대상자의 물약 복용을 돕는 방법으로 옳은 것은?

① 계량컵이 없는 경우에는 투명 유리컵을 사용한다.
② 약병 라벨이 붙은 쪽을 잡고 용액을 따른다.
③ 약병 뚜껑은 뚜껑의 안쪽이 아래로 향하게 놓는다.
④ 계량컵에 남은 물약은 약병에 다시 넣어 보관한다.
⑤ 변색된 물약은 따르기 전에 흔들어서 사용한다.

08 대상자의 물약 복용을 돕는 방법으로 옳은 것은?

① 색깔이 변한 약물은 흔들어 섞어 사용한다.
② 뚜껑 안쪽이 아래로 향하도록 놓는다.
③ 라벨이 붙은 쪽으로 용액이 흘러내리게 따른다.
④ 손으로 병 입구를 깨끗이 닦은 후에 뚜껑을 닫는다.
⑤ 계량컵에 처방 용량보다 많이 따른 약은 병에 다시 넣지 않고 버린다.

09 대상자의 눈에 안약을 넣을 때 위치로 옳은 것은?

① 각막 위
② 비루관 입구
③ 상부 결막낭 외측
④ 위눈꺼풀(상안검)
⑤ 아랫눈꺼풀(하안검)의 중앙

10 대상자의 눈에 안약을 투여하는 방법으로 옳은 것은?

① 투여 전에 솜으로 눈의 바깥쪽에서 안쪽으로 닦는다.
② 대상자에게 아래쪽을 보게 한다.
③ 윗 눈꺼풀을 위로 부드럽게 당긴다.
④ 점적기를 각막에 대고 약을 투여한다.
⑤ 투여한 후 비루관을 잠시 가볍게 눌러 준다.

11 안연고 투여 방법으로 옳은 것은?

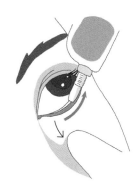

① 안연고는 처음에 나온 것을 사용한다.
② 하부 결막낭 바깥쪽 1/3 지점에 점안한다.
③ 하부 결막낭 안쪽에서 바깥쪽으로 점안한다.
④ 비루관을 1분 이상 눌러준다.
⑤ 눈꺼풀 밖으로 나온 연고는 면봉으로 닦아 준다.

12 안연고를 투여하는 방법으로 옳은 것은?

① 상부 결막낭 위에 넣어 준다.

② 투여 후 눈을 거즈로 20분간 덮어 둔다.

③ 눈꺼풀 밖으로 나온 안연고는 다시 밀어 넣는다.

④ 튜브에서 처음 나오는 안연고는 거즈로 닦아 버린다.

⑤ 투여 전 멸균 솜으로 눈을 바깥에서 안쪽으로 닦아 낸다.

13 대상자에게 안연고를 투약하는 방법으로 옳은 것은?

① 투약한 후 눈을 가볍게 문질러 준다.

② 눈의 바깥쪽에서 안쪽 방향으로 투여한다.

③ 안연고 투약 후 비루관을 가볍게 눌러 준다.

④ 뚜껑을 열어 처음부터 나오는 연고를 사용한다.

⑤ 눈꺼풀 밖으로 나온 연고는 생리식염수를 적신 멸균 솜으로 닦아 낸다.

14 다음 중에서 눈에 안약을 점적하는 위치로 옳은 것은?

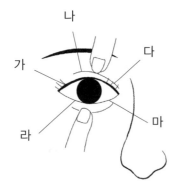

① 가

② 나

③ 다

④ 라

⑤ 마

15 다음 그림에서 대상자에게 안연고를 투여하는 위치와 방향이 옳은 것은?

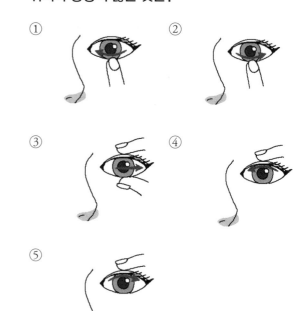

16 정맥주사를 맞고 있는 왼쪽 편마비 대상자를 돕는 방법으로 옳은 것은?

① 수액병은 대상자의 심장보다 낮게 위치하게 한다.

② 주사바늘이 제거된 부위는 알코올 솜으로 문질러 준다.

③ 상의를 갈아입힐 때 왼쪽 팔 → 수액 → 오른쪽 팔 순으로 입힌다.

④ 정맥주사 통증이 있고 부종이 생기면 즉시 주사바늘을 빼 준다.

⑤ 주입 속도를 스스로 조절하도록 조절기를 대상자 오른쪽 가까이에 둔다.

17 다음 그림 중에서 중이염을 앓고 있는 대상자에게 귀약을 투여할 때 귓바퀴를 잡아당기는 방향으로 옳은 것은?

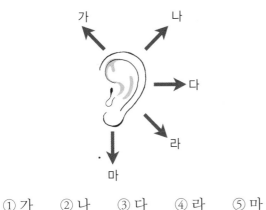

① 가　② 나　③ 다　④ 라　⑤ 마

18 귀약을 투여한 직후에 대상자에게 오심과 구토 증상이 나타날 수 있는 경우로 옳은 것은?

① 너무 차가운 귀약을 투여한 경우
② 옆으로 누운 자세로 귀약을 투여한 경우
③ 귀약 투여 전에 귀지를 제거한 경우
④ 귓바퀴를 후하방으로 잡아당겨 투여한 경우
⑤ 약이 귀 안의 측면을 따라 흘러 들어가도록 투여한 경우

19 대상자의 귀에 물약을 투여하는 방법으로 옳은 것은?

① 냉장실에서 바로 꺼내어 사용한다.
② 투약 후 귀를 아래로 향하게 한다.
③ 귓바퀴를 후하방으로 잡아당긴 후 약을 넣는다.
④ 약을 넣기 전에 면봉으로 귀지를 깨끗이 제거한다.
⑤ 귓구멍 측면을 따라 약이 흘러 들어가게 점적한다.

20 대상자의 귀에 약을 점적하는 방법으로 옳은 것은?

① 귓구멍 중앙에 약물을 점적한다.
② 약물은 햇볕이 잘 드는 곳에 보관한다.
③ 점적 후에 귀에 작은 솜을 24시간 끼워 놓는다.
④ 점적 전에 면봉으로 귓바퀴와 외이도를 닦는다.
⑤ 귓바퀴를 후하방으로 잡아당겨 약물을 점적한다.

21 정맥주사 바늘이 제거된 후에 알코올 솜으로 절대 비비지 않는 이유로 옳은 것은?

① 주사 부위가 감염 수 있기 때문에
② 주사 부위가 피멍이 들 수 있기 때문에
③ 주사 부위에 부종이 생길 수 있기 때문에
④ 알코올이 혈관 내로 흡수 될 수 있기 때문에
⑤ 수액이 심장 쪽으로 빨려 들어갈 수 있기 때문

22 염증이 있는 오른쪽 귀에 물약을 넣는 방법으로 옳은 것은?

① 약을 냉장보관 후 즉시 넣는다.
② 약을 넣은 후 귀 입구를 눌러준다.
③ 귓바퀴를 후하방으로 잡아당기고 약을 넣는다.
④ 약을 넣은 후 오른쪽 귀를 아래로 향하게 한다.
⑤ 약을 넣기 전 면봉으로 귓속을 깨끗이 닦는다.

23 정맥주사를 맞고 있는 대상자가 주사 부위가 붓고 아프다고 할 때 대처방법으로 옳은 것은?

① 주삿바늘을 즉시 제거한다.
② 즉시 수액조절기를 잠근다.
③ 주사 부위에 온찜질을 한다.
④ 주사 맞는 팔을 심장보다 높게 한다.
⑤ 부어오른 부위를 알코올 솜으로 눌러 준다.

24 정맥주사를 맞는 대상자를 돕는 방법으로 옳은 것은?

① 수액병을 심장보다 낮게 위치하게 한다.
② 옷을 갈아입힐 때 주사바늘을 교체한다.
③ 주사 부위가 부었을 때 즉시 바늘을 제거한다.
④ 수액의 주입속도가 조절해 놓은 상태로 유지되는지 확인한다.
⑤ 주사바늘이 제거된 후에는 주사부위를 알코올 솜으로 비벼준다.

25 약품 보관 방법으로 옳은 것은?

① 물약은 주사기에 1회분씩 나누어 보관한다.
② 귀약은 햇볕이 잘 드는 창가에 둔다.
③ 안연고는 상온의 그늘진 곳에 보관한다.
④ 알약은 전용 용기에 담아 냉동 보관한다.
⑤ 하루 복용량의 가루약은 물에 녹여 냉장 보관한다.

26 약물의 성분과 효과가 유지되도록 보관하는 방법으로 옳은 것은?

① 사용기간이 지난 귀약은 냉동 보관한다.
② 알약은 건조한 곳에 보관한다.
③ 안약은 햇볕이 잘 드는 곳에 보관한다.
④ 가루약은 물약에 녹여 서늘한 곳에 보관한다.
⑤ 갈색 병에 들어 있는 물약은 직사광선이 드는 곳에 보관한다.

27 물약이 변질되지 않고 효과가 유지되도록 보관하는 방법으로 옳은 것은?

① 햇빛이 잘 드는 곳에 보관한다.
② 계량컵에 따라서 실온에 보관한다.
③ 1회분씩 주사기로 재어서 보관한다.
④ 오랫동안 먹지 않는 약은 냉동보관 한다.
⑤ 용량을 초과해서 따른 약은 약병에 넣지 않고 버린다.

28 대상자의 투약 돕기 방법으로 옳은 것은?

① 알약은 약병에서 대상자의 손에 직접 옮긴다.
② 색이 변색된 약물은 흔들어서 복용한다.
③ 안약 점안 후 코에 솜을 넣어 막아 준다.
④ 주사바늘을 제거한 뒤 1~2분간 알코올 솜으로 지그시 누른다.
⑤ 따르고 남은 시럽은 다시 약병에 넣는다.

29 대상자의 약물 복용을 돕는 방법으로 옳은 것은?

① 바닥에 떨어진 알약은 약병에 다시 넣는다.
② 물을 충분히 제공하여 약을 잘 삼키게 한다.
③ 물약은 라벨이 없는 쪽을 잡고 용액을 따른다.
④ 색이 변한 물약은 흔들어서 복용하게 한다.
⑤ 캡슐 약은 벗겨서 가루만 숟가락에 놓고 물로 녹여서 투약한다.

30 대상자의 약물복용을 돕는 방법으로 옳은 것은?

① 알약은 약병에서 약 뚜껑으로 옮긴 후에 손으로 옮긴다.
② 캡슐 약은 캡슐을 제거한 후 복용하게 한다.
③ 가루약은 약을 입에 먼저 넣고 물을 마시게 한다.
④ 약병 가장자리에 묻은 물약은 손가락으로 닦아 낸다.
⑤ 물약은 계량컵을 눈높이 위로 들고, 처방된 양만큼 따른다.

주거환경관리 →

01 안전하고 쾌적한 주거환경 관리로 옳은 것은?

① 안전손잡이는 마비가 있는 쪽에 설치한다.
② 쓰레기통은 소독제를 수세미에 묻혀 닦아 낸다.
③ 실내 습도를 60~80%로 유지한다.
④ 배설물 등을 치울 때는 간접조명을 사용한다.
⑤ 야간에 화장실에 조명을 켜둔다.

02 재가 대상자의 안전한 주거환경을 조성하는 방법으로 옳은 것은?

① 걸려 넘어질 수 있는 현관의자는 치운다.
② 창틀에 액자를 두어 햇빛을 차단한다.
③ 욕실바닥에 작은 나무 발판을 설치한다.
④ 화장실 배수구에 소독원액을 부어 놓는다.
⑤ 식탁은 식사하기 편하도록 다리 간격이 넓은 것을 배치한다.

03 재가방문 시 안전한 주거환경을 조성하기 위한 방법으로 옳은 것은?

① 창가에 화분을 두어 햇빛을 차단한다.
② 현관에 의자를 두어 앉아서 신발을 신고 벗도록 한다.
③ 식당 출입구에 문턱을 두어 거실과 구분한다.
④ 욕실의 안전손잡이는 마비가 있는 쪽에 설치한다.
⑤ 계단 천장 위에 보조등을 설치한다.

04 재가 대상자의 주거환경을 안전하게 관리하는 방법으로 옳은 것은?

① 전기코드는 바닥에 고정시킨다.
② 자주 사용하는 물품은 바닥에 둔다.
③ 현관에는 발밑을 비추는 조명을 설치한다.
④ 문손잡이는 막대형보다 원형으로 설치한다.
⑤ 출입구에는 문턱을 설치하여 경계를 구분한다.

05 대상자의 주거환경을 쾌적하게 유지하는 방법으로 옳은 것은?

① 전체난방보다 국소난방을 사용한다.
② 직사광선을 이용해 채광을 유지한다.
③ 습도는 가습기를 이용해 80~90%로 유지한다.
④ 하루 3회 2~3시간 간격으로 문을 열어 환기 시킨다.
⑤ 실내온도는 여름철 16~18℃, 겨울철 25~27℃를 유지한다.

06 실내습도가 낮을 때 대상자에게 나타날 수 있는 일차적인 건강문제로 옳은 것은?

① 저체온증
② 수면장애
③ 욕창
④ 호흡기 점막 건조
⑤ 피부발진

07 재가 대상자의 주거환경을 안전하게 관리하는 방법으로 옳은 것은?

① 암막 커튼으로 자연 채광을 차단한다.
② 다리 간격이 넓은 식탁을 사용한다.
③ 거실과 방이 구분되도록 문턱을 설치한다.
④ 사용하기 편하도록 깊은 욕조를 선택한다.
⑤ 열고 닫기 편하도록 둥근형 문고리를 설치한다.

08 재가 대상자의 주거환경을 쾌적하고 안전하게 관리하는 방법은?

① 전체난방보다 국소난방을 한다.
② 창가에 화분을 올려놓는다.
③ 습도를 20~30%로 유지한다.
④ 얼굴을 비추도록 조명을 설치한다.
⑤ 환기는 낮 동안 2~3시간 간격으로 한다.

09 시설에서 실내 환경을 청결하고 쾌적하게 조성하는 방법으로 옳은 것은?

① 보조난방으로 온도를 조절한다.
② 습기가 많은 곳에는 가습기를 사용한다.
③ 방바닥의 먼지는 빗자루로 제거한다.
④ 양변기의 물때는 솔에 식초를 묻혀 닦는다.
⑤ 쓰레기통에서 냄새가 나면 방향제를 뿌린다.

10 대상자의 주거환경을 안전하게 관리하는 방법으로 옳은 것은?

① 부엌과 식당 출입구에 문턱을 설치한다.
② 다리 간격이 좁은 식탁을 사용한다.
③ 몸이 충분히 잠기도록 깊은 욕조를 선택한다.
④ 휠체어가 들어갈 수 없는 욕실 출입구는 폐쇄한다.
⑤ 현관 조명은 발밑을 비출 수 있게 설치한다.

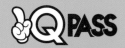

요양
보호사

실전모의고사
15회

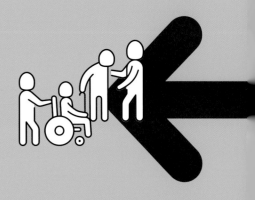

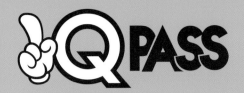

QPASS

요양보호사

박지원 저

실전모의고사
15회

CBT 대비

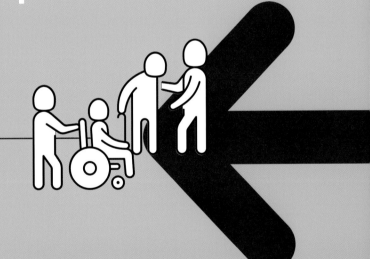

정답 및 해설

다락원

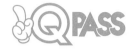

요양
보호사

실전모의고사 15회

정답 및 해설

다락원

필기시험

01 ③	02 ③	03 ③	04 ①	05 ②
06 ⑤	07 ⑤	08 ⑤	09 ③	10 ④
11 ①	12 ③	13 ③	14 ⑤	15 ⑤
16 ②	17 ⑤	18 ②	19 ②	20 ⑤
21 ③	22 ⑤	23 ④	24 ⑤	25 ②
26 ①	27 ⑤	28 ③	29 ④	30 ④
31 ②	32 ⑤	33 ②	34 ⑤	35 ④

실기시험

36 ④	37 ⑤	38 ②	39 ④	40 ①
41 ⑤	42 ⑤	43 ④	44 ④	45 ③
46 ④	47 ②	48 ①	49 ①	50 ④
51 ②	52 ⑤	53 ②	54 ④	55 ②
56 ④	57 ⑤	58 ①	59 ③	60 ④
61 ②	62 ⑤	63 ③	64 ①	65 ⑤
66 ⑤	67 ①	68 ④	69 ④	70 ⑤
71 ③	72 ③	73 ③	74 ③	75 ③
76 ③	77 ③	78 ①	79 ④	80 ②

필기시험 →

01 ①, ⑤ 지적, 정신적 문화유산의 전수 – 정책자문, 기록물 등록, 노인이 보유한 유형, 무형의 문화재 보존 및 전수 지원
② 경제적 보상 – 각종 공공시설의 이용요금을 감면, 불편함이 없도록 경제적 지원

02 ① 시청각 및 지각능력이 감퇴된다.

② 사회적 유대관계가 감소한다.
④ 역할 상실로 자기정체성이 약화된다.
⑤ 조심성의 증가로 매사에 신중해진다.

04 ① 장기요양인정 신청서는 국민건강보험공단에 의사(한의사)의 소견서를 첨부하여 제출한다.
② 대리인이 신청할 경우 본인이나 가족의 동의가 필요하다.
③ 소정의 교육을 이수한 공단 직원(사회복지사, 간호사 등)이 방문조사를 한다.
④ 국민건강보험공단(등급판정위원회)이 등급을 최종 판정한다.
⑤ 국민건강보험공단이 대상자에게 장기요양인정서를 제공한다.

05 ② 재가급여의 종류 : 방문요양, 방문목욕, 방문간호, 주·야간보호, 단기보호, 기타재가급여(복지용구)

06 ⑤

> • 먹지 않으려는 이유를 파악한다. (식품, 조리 방법, 식사 분위기, 대소변 상태, 건강 상태, 복약에 의한 부작용, 입안의 상처, 틀니가 잘 맞는지 등)
> • 식욕이 없는 경우, 평소에 좋아하는 음식을 준비하고 좋아하는 사람과 식사하게 하거나 환경에 변화를 주는 등 다양한 방법을 강구한다.

07 ① 서비스 제공 중 알게 된 비밀은 누설하지 않는다.
② 치매 등으로 인지능력이 없는 경우에는 보호자에게 동의를 구한다.
③ 대상의 상태에 따라 서비스를 제공한다.
④ 체온, 맥박, 호흡, 혈압측정을 제외한 흡인, 비위관 삽입, 관장, 도뇨, 욕창 관리, 투약(경구약 및 외용약 제외) 등을 포함하는 모든 의료 행위를 하지 않는다.

08 ⑤ 노인과 보호자가 불만, 불평, 고충처리를 요구했다는 이유로 노인에게 부당한 처우나 불이익을 주어서는 안 된다.

09 ③ 의존성이 높을수록 학대 가능성이 더 높다. 노인의존성 증가는 대개, 부양의무자의 스트레스나 과중한 부양부담을 촉발하여 노인학대로 이어지는 경우가 많기 때문이다.

10 ① 조세 및 기타 공과금 부과가 면제되어 세금을 떼지 않는다.

② 급여 내용에 따라 3년 혹은 5년간 유효하며 퇴직 여부와 상관없이 받을 수 있다.
③ 양도 또는 압류할 수 없어 채권자가 건드릴 수 없다.
⑤ 산재로 요양 중에 퇴직하거나 사업장이 부도, 폐업하여 없어진 경우에도 재요양, 휴업급여, 장해급여 지급에는 지장 받지 않는다.

11　① 언어적 성희롱

> • 외모에 대한 성적인 비유나 평가
> • 성적 관계를 강요하거나 회유하는 행위
> • 성적 사실관계를 묻거나 성적인 정보를 의도적으로 유포하는 행위
> • 음란한 내용의 전화통화
> • 회식자리 등에서 옆에 앉아 술을 따르라고 함, 안마를 해달라고 함

12　③ 대상자로부터 서비스에 대한 물질적 보상을 받지 않는다.

13　③ 효율적이고 안전하게 업무를 수행하기 위해 지속적으로 지식과 기술을 습득한다.

14　⑤ 대상자의 상태 등을 판단하여 신중하게 선택할 수 있도록 정보를 제공한다.

16　① 옴 관리법 : 요양보호사는 자신의 피부를 주의 깊게 관찰한다.
　　머릿니 관리법 : 감염 대상자를 돌본 후 귀가 시에는 옷을 꼭 세탁하고, 샤워나 목욕을 한다.
③ 모자, 스카프, 코트, 스포츠 유니폼, 머리 리본, 머리핀, 빗, 옷 솔, 수건, 옷 등을 공동으로 사용하지 않는다.
④ 치료하기 전에 2일 동안 착용한 의류, 침구나 사용된 다른 물품은 뜨거운 물에 세탁하거나 고온으로 기계 세탁을 하고 건조한다.
⑤ 진공청소기를 이용하여 청소한다.

17　⑤ 건강상의 문제와 사고, 신체적 구조와 기능손상 흡연 및 알코올 증가 등으로 인한 행동변화, 업무수행 능력의 저하, 우울증, 정신건강이 저하되는 병리적 행동으로 발전할 수 있다.

18　① 경과가 길다.
② 단독으로 발생하는 경우가 드물다.
④ 원인이 불명확한 퇴행성 질환이다.
⑤ 정상적인 노화과정과 구분하기 어렵다.

19　① 질산염 화합물(가공된 햄, 소시지류), 짠 음식, 저단백, 저비타민 식이, 탄 음식, 곰팡이에서 나오는 아플라톡신, 카페인이 함유된 음료 등은 피한다.

③ 담배, 알코올, 커피로 인한 위자극이 있다.
④ 위 출혈, 위 천공, 위 협착 등의 증상은 응급상황이므로 지체 없이 병원치료를 받아야 한다.
⑤ 진통제를 먹어야 할 경우에는 반드시 점막 보호제를 함께 복용해야 한다.

20　① 심호흡과 기침을 하여 기관지 내 가래를 배출한다.
② 지나치게 뜨겁거나 차가운 음식, 자극적인 음식은 기관지 경련을 일으킬 수 있으므로 피한다.
③ 공기청정기를 설치하여 오염된 공기에 노출되지 않게 한다.
④ 반 앉은 자세(반좌위)를 취해준다.

21　① 염분을 하루에 6g 이하로 섭취한다.
② 과일과 야채, 저지방 유제품을 많이 먹고, 포화 지방산과 지방이 많은 음식을 피한다.
④ 혈압이 조절되다가도 약을 안 먹으면 약효가 떨어지고, 혈압이 다시 올라가므로 의사의 처방이 있으면 계속 약을 먹어야 한다.
⑤ 전체 고혈압의 90~95%가 본태성 고혈압에 해당한다. 다른 질병이 원인이 되어 발생한 고혈압은 전체 고혈압의 5~10%가 속발성 고혈압이다.

22　① 여성호르몬은 골밀도를 유지해주고, 호르몬이 저하되면 골밀도가 감소하여 골절의 위험성이 높아진다.
②~⑤ 골다공증 예방을 위한 치료 및 예방

23　⑤ 노화에 따른 남성호르몬 감소, 여성호르몬 증가 등 호르몬 불균형이 관련요인이다.

24　① 피부에 자극을 주는 침구나 모직의류 등은 피하고 면제품을 사용한다.
② 실내습도를 40~60%, 실내온도 여름 22~25℃, 겨울 18~22℃가 쾌적하다.
③ 목욕이나 샤워를 할 때 따뜻한 물과 순한 비누를 사용한다.
④ 때를 미는 것은 피부를 더욱 건조시켜 증상을 악화시킨다.
⑤ 물기가 완전히 마르기 전에 보습제를 충분히 바른다.

25　① 녹내장은 추운 겨울이나 무더운 여름에 발작하기 쉬우므로 기온 변화에 주의한다.
②, ③ 머리로 피가 몰리는 자세, 복압이 올라가는 운동은 안압이 오르므로 피한다.
④ 어두운 곳에서 책을 보거나 일하지 않는다.
⑤ 목이 편한 복장을 한다.

26　두통, 소화불량 등 신체 증상 호소가 많다.

27　① 치매는 정상적인 기억력 저하와는 달라서 나이가 들면서 생기는 자연스러운 결과가 아니다.
② 경험의 일부 중 사소하고 덜 중요한 일을 잊는 건망증과 달리 치매는 경험의 전체나 중요한 일도 잊는다.

③ 노인성 치매(알츠하이머병) > 혈관성 치매 > 기타 퇴행성 질환 > 기타(우울증, 뇌염 등)

④ 수일 전 혹은 수 주일 전의 일(단기 기억력) 저하가 먼저 생기고 병이 심해지면서 장기 기억력 저하가 온다.

⑤ 실행능력의 저하 : 감각 및 운동기관이 정상인데도 장애 없이 목적 있는 운동 활동을 수행하지 못하는 것을 지칭한다. (예 : 운동화 끈을 매지 못한다. 옷을 입는 등의 단순한 일도 어려워진다.)

28　③ 몸의 균형을 잡지 못하고, 술 취한 사람처럼 비틀거리고 한쪽으로 자꾸 쓰러지려 하고, 물건을 잡으려고 할 때 정확하게 잡지 못한다.

29　④ 체 수분량이 감소하고 갈증을 잘 느끼지 못해 탈수가 발생한다.

30　④ 체위 변화에 도움이 되는 기구로 취약점을 보완하여 성생활을 할 수 있다.

31　① 암 예방을 위해서는 한두 잔의 술도 피한다.
③ 알코올이 안 들어간 음료와 섞어 마시게 한다.
④ 관할 보건소나 알코올 상담 전문가, 의료진과 같은 전문가의 도움을 받는다.
⑤ 가족, 친구, 동료와 같은 주변사람들에게 금주할 것을 공표하고 지속적으로 도움을 받는다.

32　⑤ 애매한 표현은 피하고 구체적으로 기록한다.

33　① 미루지 말고 그때그때 신속하게 한다.
③ 상황이 급박할 때 구두보고를 한다.
④ 객관적인 사실을 보고하고 요양보호사의 개인적인 의견은 피한다.
⑤ 자료보존이 필요할 때는 서면보고를 한다.

34　① 집중해서 경청하고 기록하여 가족들에게 전달한다.
② 어느 누구도 언제 그리고 어떻게 죽음에 이르는지 말해 줄 수 없다. 사실만을 전달하도록 한다.
③, ④ 가장 확실한 사실은 지금 당신이 대상자의 곁에 있다는 것을 확인시킨다.

35　① 가족들이 교대로 대상자 곁에 함께 있을 수 있도록 한다.
② 촬영이나 사진 등을 허가하고 간단한 이벤트 등을 준비한다.
③ 가족의 태도와 행동을 판단하지 말고 중립적 자세를 유지한다.
④ 가족이 스스로 감정을 표현하도록 지지한다.
⑤ 애도반응이 1개월 이상 지속될 경우 심리상담 등을 받도록 권한다.

36　①, ⑤ 대상자의 식사 습관과 소화능력, 요구 등을 고려한다.
② 식사방법, 속도, 음식의 온도는 대상자의 상태에 맞게 배려한다.
③ 식사 전 요양보호사와 대상자는 비누로 손을 씻는다.

37　① 신맛이 강한 음식, 마른 음식(김, 뻥튀기), 점도가 높은 음식(떡), 잘 부서지는 음식(유과, 비스킷), 자극적인 음식은 피한다.
② 음식물을 다 삼킨 것을 확인한 후에 음식물을 다시 넣어준다.
③ 숨쉬기 어려워하면 식사를 중단한다.
④ 음식을 먹고 있는 도중에는 질문하지 않는다.

38　① 너무 물기가 없거나 끈적거리는 음식은 삼키기 어려우므로 주의한다.
② 마주 앉으면 근육의 긴장도가 높아지므로 나란히 않는다.
③ 수저를 식탁에 놓거나 음식을 다 삼킨 후 말을 걸어 먹는 속도 조절한다.
④ 음식을 직접 먹도록 하되 편식이나 과식하지 않도록 주의한다.
⑤ 너무 많이 넣지 않도록 한다.

39　①, ⑤ 괄약근과 주변근육이 수축되므로 따뜻한 물을 끼얹는다.
② 충분한 수분 섭취로 방광의 기능을 유지한다.
③ 기저귀를 사용하면 수치심을 느낄 수 있으므로 부득이한 경우(빈번한 실금, 치매 등)에만 한다.

40　② 물기가 남아 있으면 대상자의 피부가 짓무르거나 피부손상을 일으킬 수 있으므로, 마른 수건으로 물기를 닦아준다.
③ 침상머리를 올려주어 대상자가 배에 힘을 주기 쉬운 자세를 취하게 한다.
④ 변기는 따뜻한 물로 데워서 침대 옆이나 의자 위에 놓는다. 차가운 변기(찬수건)가 피부에 바로 닿을 경우 대상자가 놀랄 수 있으며 피부와 근육이 수축하여 변의가 감소될 수 있다.
⑤ 대상자가 변의를 호소할 때 즉시 배설할 수 있도록 도와준다.

41　① 침대 높이와 이동변기의 높이가 같도록 맞춘다.
② 배설물을 즉시 처리하고 환기시킨다.
③ 이동변기는 건강한쪽(오른쪽)에 놓는다.
④ 안전을 위해 변기 밑에 미끄럼방지매트를 깔아둔다.

42 ⑤ 기저귀를 쓰게 되면 대상자가 기저귀에 의존하게 되어 스스로 배설하던 습관이 사라지고, 치매 증상 및 와상 상태가 더욱 심해질 수 있다.

43 ④ 소변주머니가 높이 있으면 소변이 역류하여 감염의 원인이 된다.

44 ④ 대상자가 앉은 자세를 취하고, 머리를 앞으로 숙여 물을 뱉게 하는 것이 안전하다. 입안 헹구기는 구강 내 음식물 제거와 질식을 예방한다.

45 ① 두피에서부터 모발 끝 쪽으로 빗는다.
② 빗질은 매일 하는 것이 좋다.
④ 대상자의 기호에 따라 머리 모양을 정리해 준다.
⑤ 머리카락이 엉켰을 경우에는 물에 적신 후에 손질한다.

46 ①, ③ 빗질은 매일하고, 엉켰을 경우에는 물에 적신 후에 손질한다.
② 두피에서부터 모발 끝 쪽으로 빗는다.
⑤ 너무 세게 잡아당겨 대상자가 불편하지 않도록 한다.

47 ① 부드럽고 깨끗한 수건으로 안쪽에서 바깥쪽으로 닦는다.
③ 하루에 한 번 이상 안경 닦는 천으로 안경을 잘 닦거나 물로 씻어 깨끗하게 한다.
④ 귀지는 안전하게 의료기관에 가서 제거한다.
⑤ 이마 → 눈 밑 → 코 → 뺨 쪽으로, 아래로는 입 주변 → 턱 → 귀의 뒷면 → 귓바퀴 → 목 순서로 닦는다.

48 ①

벗기기	건강한 팔 → 수액 → 불편한 팔
입히기	불편한 팔 → 수액 → 건강한 팔

49 ② 몸 가까이에서 잡고 발의 지지면을 넓힌다.
③ 허리를 펴고 무릎을 굽혀 몸의 무게중심을 낮춘다.
④ 몸통의 큰 근육(몸의 가슴, 등, 팔, 어깨, 복부, 허리, 하체, 종아리)을 사용한다.
⑤ 갑작스러운 동작은 피한다.

50 ④ 옆으로 돌려 눕히기
• 돌려 눕히는 쪽에 서기 → 가슴에 양손, 발 올려놓기 → 엉덩이, 어깨 → 엉덩이 뒤로 이동 → 베개정리

52 ① 휠체어를 자동차와 조금 비스듬(평행하게)하게 놓는다.
② 휠체어의 브레이크를 잠그고 안전벨트를 풀어 준다.
③, ④ 한쪽 팔로 대상자의 어깨를 지지하면서 대상자 다리부터 밖으로 내린다.

53 ② 대상자는 건강한 쪽 손으로 휠체어를 잡고, 건강한 쪽 무릎을 세우게 한다. 요양보호사는 대상자 뒤에 서서 허리와 어깨를 지지한다.

54

대여품목 (6종)	• 수동휠체어 • 전동침대 • 수동침대 • 이동욕조 • 목욕리프트 • 배회감지기
구입품목 (10종)	• 이동변기 • 목욕의자 • 성인용보행기 • 안전손잡이 • 지팡이 • 욕창 예방 방석 • 자세변환용구 • 요실금팬티 • 미끄럼방지 용품 • 간이변기 – 미끄럼방지 매트 – 간이 대변기 – 미끄럼방지액 – 소변기 – 미끄럼방지 양말
구입 또는 대여품목 (2종)	• 욕창예방 매트리스 • 경사로 – 실내용 – 실외용

55 ① 밥을 국이나 물에 말아 먹지 않는다.
② 유제품류는 마시는 형태보다 떠먹는 형태를 선택한다.
③ 과일류는 부드러운 과육을 잘게 잘라 먹거나 숟가락으로 긁어 먹는다.
④ 물을 마실 때 빨대를 이용하거나 점도 증진제를 사용해서 먹는다.
⑤ 젓가락보다는 작고 평평한 숟가락을 사용하다.

56 ④ 남은 음식은 밀폐용기에 담아 날 음식과 구분하여 보관한다.

57 ① 이름표 등의 공간정보를 활용하여 혼란을 줄이고 쉽게 알게 한다.
② 창을 통해 자연과 일조의 변화를 파악하도록 하여, 시간 공간에 대한 지남력을 향상시킨다.
③ 스스로 활동할 수 있는 환경 만들기로 자립능력을 높인다.
④ 새 소리, 놀이 소리, 음식이 끓는 소리 등 의미가 있고 기분 좋은 소리를 들려준다.

58 ① 정서적 부담 – 분노
②, ③ 신체적 부담 – 피로
④ 신체적 부담 – 신체적 질환
⑤ 신체적 부담 – 수면장애

59 ③ 반드시 안전띠를 착용하고 안에서 문을 열지 못하도록 잠금장치를 한다.

60 ④ 대상자가 좋아하는 것으로 관심을 다른 곳으로 돌린다.

61 ② 체중을 측정하여 평상시 체중과 비교하고, 장기적인 식사 거부는 시설장이나 간호사 등에게 보고 한다.

62 ⑤ 밤에 일어나서 돌아다니다가 낮에 잠을 잔다.

63 ③ • 배설요구의 표현이므로 신체적 욕구가 있는지 확인한다.
    • 적절하게 표현하지 못하기 때문에 배고픔, 대소변을 싼 침구, 춥거나 더운 방, 위통이나 요통 같은 질병 등으로 초조감을 느끼고 배회를 할 수 있기 때문이다.

64 ① • 치매 대상자의 감정을 이해하고 수용한다. 보고 들은 것에 대해 아니라고 부정하거나 다투지 않는다.
    • 다른 것에 신경을 쓰도록 계속 관심을 돌린다.

65 ① 질병 초기에 나타나서 수개월 내에 사라진다.
    ②, ③ 자주 오래 지속되지 않는다.
    ④ 고집스러움이나 심술을 부리려는 의도가 아니라 치매에 의한 증상임을 이해한다.

66 ① 낮 시간 동안 움직이거나 활동하게 한다.
    ② 텔레비전을 켜놓거나 조명을 밝게 하는 것이 도움이 된다.
    ③ 치매 대상자가 좋아하는 단순한 소일거리를 주거나 애완 동물과 함께 즐거운 시간을 갖게 한다.
    ④ 따뜻한 음료, 등 마사지, 음악듣기 등이 잠드는데 도움이 된다.

67 ① '오늘 점심은 미역국입니다.' (끊고) '미역국 좋아하세요?' 라고 질문한다.
    ② 신체 부위를 짚어가며 '어깨가 아프세요?', '무릎이 아프 세요?' 라며 구체적으로 질문한다.
    ③ 치매 대상자가 질문에 대해 답을 할 수 없어 좌절감을 느 낄 수 있으므로 '왜'라는 이유를 묻는 질문보다는 '네', '아 니요'로 간단히 답할 수 있도록 질문한다.
    ④ TV를 끄고 조용한 장소에서 대화한다.
    ⑤ 큰 소리로 말하거나 목소리의 톤을 높이면 말하는 사람 이 화가 난 것으로 여길 수 있다.

68 ①, ②, ③, ⑤ 바림직하지 않은 태도

69 ④ 공감능력은 '나는 당신의 상황을 알고, 당신의 기분을 이 해한다.' 처럼 다른 사람의 상황이나 기분을 같이 느낄 수 있 는 능력을 말한다.

70 • 행동이나 상황을 그대로 비난 없이 : 식사를 안 하셨다니
    • 느낌이나 바람을 솔직하게 표현 : 마음이 안 좋네요.

71 ① 대상자를 중심으로 오른쪽, 왼쪽을 설명하여 원칙을 정하 여 두는 것이 좋다.

② 이미지가 전달하기 어려운 형태나 사물 등은 촉각으로 이해시킨다.
④, ⑤ 신체 접촉을 하기 전에 먼저 말을 건네어 알게 한다.

72 ③ 일상생활을 할 때도 항상 현재를 알려준다. 규칙적으로 시간과 장소를 알려주어 현실감을 유지하게 한다.

73 ③ 복용한 것으로 의심되는 물질이 있다면 용기째 119대원 에게 전달한다.

74 ① 질병관리청의 방역지침에 따른다.
    ② 기침, 콧물, 인후통, 충혈된 눈, 피부발진, 복통, 설사 등의 증상이 있을 경우 접촉하지 않는다.
    ④ 감염이 의심된 물건을 소독하는 등의 위생적 환경관리를 실시한다.
    ⑤ 적절한 영양관리, 예방접종을 통해 면역기능을 향상시키 기 위해 노력한다.

75 ⑤ 갑작스러운 기침을 할 수 있으며, 때때로 숨을 쉴 때 목에 서 이상한 소리가 들릴 수도 있다.

76 ① 가장 먼저 어떤 일이 일어났는지 상황을 판단한다.
    ② 대상자의 의식이 없다면 119에 신고한다.
    ③ 상당한 출혈, 의식의 변화, 호흡 불안, 피부색의 변화, 신 체 일부가 부풀어 오름, 심한 통증이 있다면 신속하게 119에 신고한다.
    ④ 뚜렷한 위기징후가 관찰되지 않는 상황이라면 반드시 119에 신고할 필요는 없다.
    ⑤ 가급적 자세히 사실만을 기록하는 것이 중요하다.

78 ① 환자를 옆으로 눕혀 기도(숨길)가 막히는 것을 예방한다.

79 ① 의료인이 아니라도 누구나 쉽게 자동심장충격기를 할 수 있게 되었다.
    ② 1패드 : 오른쪽 빗장뼈 아래
       2패드 : : 왼쪽 젖꼭지 아래 중간 겨드랑선
    ③ "분석 중……" 이라는 음성 지시가 나오면 심폐소생술을 멈추고 대상자에게서 손을 뗀다.
    ⑤ 심장충격기는 2분마다 심장리듬을 반복해서 분석한다.

80 ② 수저를 잡은 치매 대상자의 손을 요양보호사의 손으로 감싸고 밥을 떠서 입으로 가져가도록 도와준다. 이렇게 몇 번 수저질을 같이 해주고 혼자 할 수 있도록 말과 몸 짓으로 격려한다.

필기시험

01 ⑤	02 ①	03 ①	04 ⑤	05 ④
06 ②	07 ①	08 ④	09 ②	10 ③
11 ⑤	12 ①	13 ③	14 ②	15 ①
16 ③	17 ⑤	18 ④	19 ③	20 ⑤
21 ②	22 ②	23 ⑤	24 ②	25 ⑤
26 ④	27 ③	28 ③	29 ⑤	30 ②
31 ③	32 ④	33 ②	34 ④	35 ⑤

실기시험

36 ②	37 ⑤	38 ⑤	39 ③	40 ④
41 ④	42 ⑤	43 ②	44 ②	45 ②
46 ④	47 ②	48 ④	49 ③	50 ⑤
51 ④	52 ⑤	53 ⑤	54 ④	55 ③
56 ④	57 ②	58 ①	59 ②	60 ③
61 ④	62 ④	63 ①	64 ③	65 ①
66 ②	67 ①	68 ⑤	69 ⑤	70 ④
71 ⑤	72 ④	73 ④	74 ①	75 ②
76 ②	77 ②	78 ②	79 ①	80 ④

필기시험 →

01 ① 일상적인 균형을 유지하고, 안정적이다.
　　② 수준 높은 동기부여를 통해 직무를 수행할 수 있다.
　　③ 의사결정에서도 신중하고 조심스러워 실수가 적다.
　　④ 중요한 정보를 추출해 낼 수 있는 능력이 뛰어나다.

02 ① 나이가 들수록 질문이나 문제에 대해 대답을 할지 망설이거나 하지 못하며, 때에 따라서는 중립을 지키곤 한다.

04 ① 장기요양인정은 국민건강보험공단에 의사(한의사)의 소견서를 첨부하여 제출한다.
　　② 장기요양인정 등급은 1등급에서 5등급, 인지지원 등급으로 나뉜다.
　　③ 국민건강보험 공단은 방문조사 후 조사결과서, 신청서, 의사소견서, 그 밖에 심의에 필요한 자료를 등급판정위원회에 제출한다.
　　④ 노인성 질병 대상자는 의사 또는 한의사가 발급한 소견서를 첨부하여 신청서를 제출한다.

05 ④ 대상자를 일정 기간 동안 장기요양보호하여 신체활동 지원 및 심신기능의 유지향상을 위한 교육훈련 등을 제공한다.

06 ② 대상자의 상태변화 등으로 계획된 서비스 외에 서비스를 추가, 변경하거나 의료적 진단 등 필요하다고 판단되는 경우 시설장 또는 관리책임자에게 신속하게 보고한다.

07 ②, ⑤ 시설장 또는 관리책임자에게 보고하고 의논하여 처리한다.
　　③ 흡인, 비위관 삽입, 관장, 도뇨, 욕창 관리, 투약(경구약 및 외용약 제외) 등을 포함하는 모든 의료 행위를 하지 않는다.
　　④ 응급처치 우선순위에 따라 응급처치 하고 응급처치를 할 수 없거나 의사에게 보고할 수 없는 상황인 경우에는 가장 가까운 의료기관으로 대상자를 옮긴다.

09 ② 노인이나 부양자가 이웃, 친구, 친척 또는 전문가의 도움이 필요한 상황에서도 활용할 수 있는 사회지지망이 없을 경우 학대를 일으키는 원인이 된다.

10 ① 보험급여는 양도 또는 압류 할 수 없어 채권자가 건드릴 수 없다
　　② 보험급여를 받을 권리는 3년 혹은 5년간 유효하다.
　　④ 조세 및 기타 공과금 부과가 면제되어 세금을 떼지 않는다.
　　⑤ 사업장이 부도, 폐업하여 없어진 경우에도 재요양, 휴업급여, 장해급여 지급에는 지장 받지 않는다.

11 ① 음란출판물을 게시함 – 시각적 행위
　　② 엉덩이를 밀착시킴 – 육체적 행위
　　③ 신체 부위를 노출함 – 시각적 행위
　　④ 음란한 사진을 보냄 –시각적 행위

12 ② 서비스에 대한 물질적 보상을 받지 않는다.

③ 서비스 제공 시 대상자의 욕구를 반영한다.

④ 인종, 연령, 성별, 성격, 종교, 경제적 지위, 정치적 신념, 신체·정신적 장애, 기타 개인적 선호 등을 이유로 대상자를 차별 대우 하지 않는다.

⑤ 타 직종과 적극적으로 협력한다.

13 ③ 대상자가 의사소통이 어렵고 협조를 안 한다는 등의 이유로 신체적, 언어적, 정서적 학대를 해서는 안 된다. 학대를 발견하면 반드시 신고해야 한다.

14 ② 1회용 마스크는 젖으면 필터링 능력이 떨어져 바로 교환하고 재사용하지 않음을 설명한다.

15 ① 반복적인 동작, 불안정하고 불편한 자세, 갑자기 무리한 힘을 줄 때, 근무시간 중 대상자를 자주 옮겨야 하는 경우, 지친 상태에서 작업을 할 때

16 ① 감염예방을 위한 인플루엔자 접종 및 감염예방 교육을 받는다.

② 대상자에게도 전염될 수 있으므로 대상자와 접촉하지 않는다.

③ 임신한 요양보호사는 풍진·수두 등 선천성 기형을 유발할 수 있는 감염성 질환을 가진 대상자와 접촉을 하지 않는다.

④ 모자, 스카프, 코트, 스포츠 유니폼, 머리 리본, 머리핀, 빗, 옷 솔, 수건, 옷 등을 공동으로 사용하지 않는다.

⑤ 분비물은 반드시 장갑을 착용하고 벗은 후에 물과 비누로 손을 씻는다.

17 ② 적당한 스트레스는 집중력, 능력, 창의력, 생산력을 향상시켜주기도 한다.

①, ③ 성격적 요인으로 신체의 구조와 기능에 손상이 발생할 수 있다.

④ 업무수행능력이 저하되어 일에 집중하지 못하거나 책임감을 상실된다.

18 ① 질병의 경과가 길다.

② 질병의 초기진단이 어렵다.

③ 원인이 불명확한 만성 퇴행성 질환이 대부분이다.

⑤ 신장의 소변 농축능력과 배설 능력이 떨어져 약물 성분이 신체 내에 오래 남아 중독 상태에 빠지기 쉽다.

19 ④ 장습관의 변화와 장폐색, 설사, 변비, 점액분비, 혈변, 직장출혈, 허약감, 체중감소 등을 동반한다.

21 ② 협심증, 심근경색 등 관상동맥질환으로 흉통, 압박감, 조이는 듯한 느낌이 있다.

22 ① 흡연, 음주, 카페인 섭취 - 골다공증의 요인

② 음식으로 비타민 D섭취, 햇볕 쪼이기, 약물복용 - 비타민 D 생성

③ 칼슘을 섭취 - 골다공증 예방

⑤ 체중 부하운동 - 골다공증 예방

23 ① 당뇨병 증상

② 배뇨 후 잔뇨감으로 시원하지 않다.

③ 배뇨 횟수가 증가한다.

④ 소변 줄기가 가늘어 진다.

24 ①, ⑤ 자주 샤워를 하거나 때를 미는 것은 피부를 더욱 건조시켜 증상을 악화시킨다.

② 뜨거운 물은 화상의 위험이 있고, 피부를 더욱 건조하게 한다. 따뜻한 물과 순한 비누를 사용한다.

③ 목욕 후 물기를 두드려 말려주고, 물기가 완전히 마르기 전 보습을 충분히 한다.

④ 건조한 날씨에는 가습기를 사용하여 실내습도를 40~60%로 유지한다.

25 ① 다른 눈에도 발생할 가능성이 많으므로 두 눈 모두 정기 검사를 받는다.

② 윗몸일으키기, 물구나무 서기 등 복압을 올리는 운동은 피한다.

③ 눈이 피로한 경우 안과 검진을 받는다.

④ 고개를 숙인 자세에서 장시간 독서, 작업을 피한다.

26 ①, ② 유대감의 상실로 사회적 관계가 줄고 단순화된 관계 속에 고독감과 우울감이 증가한다.

③ 충분히 햇빛이 제공되지 못하면 우울감을 겪게 된다.

⑤ 식욕 변화와 체중 변화가 생긴다.

27 ① 중기

②, ④, ⑤ 말기

28 ③ 후두엽은 시각기능을 나타내는 곳으로 한 개의 물체를 보는데 두 개로 보이는 복시나 시야의 한 귀퉁이가 어둡게 보이는 시야장애가 발생한다.

29 ① 단백질, 비타민 A, C, D, 나이아신, 엽산, 칼슘을 필요량보다 부족하게 섭취

② 위가 위축되고 소화액 분비가 감소되어 소화 및 흡수 기능의 감소

③ 삼키는 능력 저하

④ 만성질환 또는 약물복용, 치료식사 섭취로 식욕저하

30 ② 성생활은 뇌졸중 재발과 관련이 없으므로 뇌졸중 노인의 성생활을 막을 필요는 없다.

31 ① 적당한 영양공급과 비타민 공급을 한다.
　② 금단증상이 심하면 병, 의원을 방문하여 약물치료를 한다.
　④ 스트레스 받는 상황을 파악하여 취미생활을 즐긴다.
　⑤ 규칙적인 생활습관을 통해 스트레스를 관리한다.

32 ① 예 오른쪽 엉덩이에 피부박리 5cm×8cm
　② 예 지난 수요일 (5월7일) 소화가 안 된다고 호소함, 우상
　　복부 통증을 호소함
　③ 요양보호사의 느낌이나 감정으로 판단하지 않는다. 대상
　　자가 우울감을 표현한 언어 등을 기록한다.
　　예 오늘따라 우울해 보임이 아니라 '비가오니 기분이 너무
　　우울해라고 말함' 대상자가 말한 그대로를 작성한다.
　⑤ '오후 5시에 간식 바나나 2개, 우유 500cc를 먹음.' 등으
　　로 표현한다.

33 ① 미루지 않고, 그때그때 신속하게 작성한다.
　③ 추가적인 서비스가 필요하거나 서비스를 변경할 때는 관
　　리책임자에게 보고한다.
　④ 요양보호사의 주관적 판단이 아닌 객관적 사항을 정확하
　　게 보고해야 한다.
　⑤ 응급 상황 시 요양보호사가 판단하여 대처하지 말고 관
　　리책임자에게 신속하게 보고하여 지시를 받아야 한다.

34 ① 억지로 먹이지 말아야 한다.
　②, ④ 오심·구토·울렁증이 심하다면 얼음조각이나 얼린 주
　　스 등을 입안에 넣어준다.

35 ① 조명의 밝기를 눈부시지 않게 낮춘다.
　② 최소 두 시간 간격으로 실시할 것이 권장한다.
　③ 방수포를 깔고 기저귀를 갈아준다.
　④ 전기기구는 사용하지 않는다.

실기시험 →

36 ② 영양부족의 위험요인 : 너무 적은 식사량, 영양적으로 불
　　균형 식사, 식사, 약물사용, 고령, 급성 또는 만성질환, 사
　　회적 고립, 빈곤, 우울, 알코올 중독, 인지장애, 식욕부진,
　　오심, 연하장애 등

37 ① 식사 전에 물, 차, 국 등으로 입을 축이고 음식을 먹게 한다.
　② 구부정한 상태에서 밥을 먹으면 음식이 기도로 넘어가기
　　쉬우므로 등받이 있는 의자에 등을 펴고 깊숙이 앉는다.
　③ 대상자가 턱을 들게 되어 사레들기 쉽다.
　④ 숟가락 끝부분을 입술 옆쪽에 대고 숟가락 손잡이를 머
　　리 쪽으로 약간 올려 음식을 먹인다.

38 ① 편마비 대상자는 건강한 쪽(오른쪽)에서 돕는다.
　② 건강한 쪽(오른손)에 보조기구를 끼워준다.
　③ 편마비쪽(왼쪽) 상체를 베개로 지지한다.
　④ 건강한 쪽(오른쪽) 입술 옆에 대어 넣어준다.

39 ① 침대에서 휠체어로 옮길 대상자의 건강한쪽(오른쪽)에 휠
　　체어를 놓는다.
　② 변기 앞에 세우고 바지를 내린 후 변기에 앉힌다.
　④ 두 발이 바닥을 올바로 딛고 있는지 확인한다.
　⑤ 건강한 다리(오른쪽)를 축으로 삼아 방향을 바꿔준다.

40 ① 피부가 손상, 허리와 둔부 관절부위에 무리가 올 수 있으
　　므로 변의가 생길 때 마다 다시 시도한다.
　②, ③ 배변시간 간격을 가늠해 두어 배설을 돕는다.
　⑤ 불필요한 노출을 방지하고 가려주어 편안한 상태에서 배
　　설하게 한다.

41 ④ 거동이 가능한 대상자이므로 변의를 호소할 때 즉시 배
　　설할 수 있도록 이동식 변기를 사용한다.

42 ⑤ 기저귀를 쓰게 되면 대상자가 기저귀에 의존하게 되어
　　스스로 배설하던 습관이 사라지고 치매 증상 및 와상 상
　　태가 더욱 심해질 수 있다.

43 ① 주머니의 소변이 1/2 정도 차면 비운다.
　③, ④ 주머니는 세척하지 않고 전체 교환한다.
　⑤ 연결부위는 절대 분리하지 않는다.

44 ② 구강 건조를 막고, 타액이나 위액 분비를 촉진하여 식욕
　　을 증진한다.

45 ① 손톱이 아닌 손가락 끝으로 마사지한다.
　③ 약물 사용은 요양보호사의 업무가 아니므로 보고한다.
　④ 너무 세게 잡아당겨 대상자가 불편하지 않도록 한다.
　⑤ 엉킨 머리카락은 물을 적신 후 손질한다.

46 ① 면제품을 사용하는 것이 좋다.
　② 손톱깎이를 이용하여 손톱은 둥글게, 발톱은 일자로 자른다.
　③ 각질은 제거하지 않는다.
　⑤ 따뜻한 물을 대야에 담은 후 손과 발을 10～15분 담가
　　온기를 느끼게 하여 이물질을 제거한다.

47 ① 코가 막히면 비염 등이 발생하기 쉬우므로 코 안과 코 볼,
　　둘레를 세심히 닦도록 한다.
　③ 눈은 따뜻한 물에 수건을 적셔 안쪽에서 바깥쪽으로 닦
　　는다.
　④ 따뜻한 물수건으로 닦고 마른수건으로 물기를 제거하고
　　로션을 바른다.
　⑤ 가능한 스스로 하도록 지원하고, 자립을 위하여 과정이
　　느리더라도 기다려주어야 한다.

48 ④

입히기	불편한 팔 → 수액 → 건강한 팔
벗기기	건강한 팔 → 수액 → 불편한 팔

49 ① 허리와 가슴 사이의 높이로 몸 가까이에서 잡는다.
② 발을 적당히 벌리고 서서 한 발은 다른 발보다 약간 앞에 놓아 지지면을 넓힌다.
③ 다리와 몸통의 큰 근육을 사용하여 척추의 안정성을 유지한다.
⑤ 방향을 바꿀 때 허리를 돌리지 않고 발을 움직여 조절한다.

50

대여품목 (6종)	·수동휠체어 ·전동침대 ·수동침대 ·이동욕조 ·목욕리프트 ·배회감지기
구입품목 (10종)	·이동변기 ·목욕의자 ·성인용보행기 ·안전손잡이 ·지팡이 ·욕창 예방 방석 ·자세변환용구 ·요실금팬티 ·미끄럼방지 용품 ·간이변기 － 미끄럼방지 매트 － 간이 대변기 － 미끄럼방지액 － 소변기 － 미끄럼방지 양말

구입
또는
대여품목
(2종)
	·욕창예방 매트리스 ·경사로
	           － 실내용
	           － 실외용

52

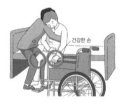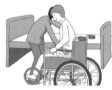

53 ① 신체기능을 유지하고 자립심회복에 도움이 된다.
② 보행차 → 지팡이 → 혼자 걷기 순서로 보행한다.
③ 한참동안 있다가 천천히 일어난다.
④ 부축하며 걸을 때 약한 쪽 다리를 먼저 내딛는다.

54 ① 팔이 몸에 눌리지 않도록 눕히려는 쪽의 손위로 올리거나 양손을 가슴에 포개놓는다.
② 돌려 눕히려는 오른쪽으로 돌린다.
③ 왼쪽 발을 오른쪽 발위에 올려놓는다.
⑤ 엉덩이를 움직여 뒤로 이동시켜 어깨를 편하게 한다.

55 ① 식사 자체가 환자에게 힘이 많이 드는 일이므로 식전에 충분히 휴식을 취한다.
② 천천히 먹되 30분을 넘지 않도록 한다.
④ 고기, 생선, 콩, 채소, 유제품, 과일 등 영양소가 골고루 포함된 구성이 필요하다.
⑤ 상체를 약간 앞으로 숙이고 턱을 당기는 자세로 식사한다.

56 ④ 유통기한이 지난 식품이나 부패 변질된 식품은 반드시 대상자나 가족에게 내용을 설명한 후 폐기한다.

57 ① 겨울철 18~22℃ 유지하고 방, 복도, 화장실 온도를 일정하게 유지한다.
② 바닥의 턱을 없애고 잠재적 위험 요인을 최소화 한다.
③ 욕실의 안전 손잡이는 건강한 쪽에 설치한다.
⑤ 야간에는 화장실, 계단, 복도 등 넘어질 위험이 있는 장소에는 조명을 켜둔다.

58 ① ～해서, 마음이 아팠겠군요. ～해서, 서운하시군요. ～해서, 힘이 드셨군요. ～해서, 기분이 좋으시군요. 상대가 말한 내용과 그에 대한 감정을 정확하게 표현해 주는 것이 좋다.

59 ① 과일이나 채소 모양의 자석은 치매 대상자가 먹을 수 있으므로 사용하지 않는다.
③ 문턱을 없애 걸려 넘어지지 않게 한다.
④ 화상예방을 위하여 노출된 온수파이프는 절연체로 감싸준다.
⑤ 치매 대상자가 꺼내 먹을 수 있기 때문에 부엌 안에 두지 않는다.

60 ③ 좋아하는 노래를 함께 부른다. 관심을 다른 곳으로 돌려 분위기를 전환시킨다.

61 ④ 식사 도구를 사용하지 못할 경우 손으로 집어 먹을 수 있는 식사를 만들어 준다.

62 ① 소음을 최대한 없앤다.
② 커피나 술과 같은 카페인이 함유된 음료를 주지 않는다.
③ 낮 동안 산책과 같은 야외활동을 하게 한다.
⑤ 수면에 도움이 되는 따뜻한 우유를 제공한다.

63 ① 치매 대상자의 신체적 욕구(배고픔, 화장실을 찾지 못해 안절부절 못함 등이 원인)를 우선적으로 해결해 준다.

64 ⑤ ·치매 대상자가 보고 들은 것에 대해 아니라고 부정하거나 다투지 않는다.
·치매 대상자가 다른 것에 신경을 쓰도록 계속 관심을 돌린다.

65 ① 온화하게 이야기하고, 치매 대상자가 당황하고 흥분되어 있음을 이해한다는 표현을 한다.
② 왜 그랬는지 질문하거나 이상행동에 대해 상기시키지 않는다.
③ 활동을 중지시키고 가능한 한 다른 자극을 주지 않는다.
④ 불필요한 신체적 구속은 피한다.

66 ①, ② 요양보호사가 충분한 시간을 가지고 치매 대상자와 함께 있으면서 친구가 되어준다.
③, ⑤ 낮 시간 동안 움직이거나 활동하게 한다.
④ 텔레비전을 켜놓거나 조명을 밝게 하는 것이 도움이 된다.

67 ① 치매로 인하여 다소 실수가 있다고 해도 요리를 계속하는 것이 중요하며 요리를 계속하기 위해서는 가족 혹은 요양보호사가 곁에서 실수할 것 같은 부분을 지원하며 요리를 완성하도록 돕는 것이 좋다.

68 ①, ⑤ 대상자를 향해 약간 기울인 자세, 관심을 보이는 편안한 자세를 취한다.
② 팔과 손을 자연스럽게 놓고 상황에 따라 적절한 자세를 취한다.
③ 대상자와 같은 눈높이에 위치한다.
④ 너무 긴 침묵은 대상자가 어떻게 받아드리냐에 따라 효과가 달라지므로 조심해야 한다.

69 ⑤ 공감능력은 상대방의 관점에서 이해하고, 감정을 함께 느끼며, 자신이 느낀 바를 전달하는 것을 의미한다.
'나는 당신의 상황을 알고, 당신의 기분을 이해한다'처럼 다른 사람의 상황이나 기분을 같이 느낄 수 있는 능력을 말한다.

70 • 행동이나 상황을 그대로 비난 없이 : 어르신이 기다리고 계셔서
• 느낌이나 바람을 솔직하게 표현 : 보기에 안쓰럽네요.

71 ①, ② 질문에 대한 답변이 끝나기 전에 다음 질문을 하지 않는다.
③ 얼굴과 눈을 응시하며 천천히 말한다.
④ 실물, 그림판, 문자판을 이용한다.

72 ④ 주장과 감정을 수용해준다. 부정, 설득, 논쟁하지 않는다.

74 ② 사람의 몸, 동물, 음식물, 토양 – 저장소
③ 손, 침구, 드레싱 공기 – 전파방법
④ 기침, 재채기, 분비물, 대변 – 탈출구
⑤ 노인, 영유아, 면역결핍자 – 민감한 대상자

75 ①, ② 이물질이 더 밑으로 내려가게 하므로 절대로 해서는 안 된다.

76 ①, ③ 물도 마시지 않게 한다.
④ 복용한 것으로 의심되는 약병이 있고 구토물이 있다면 구토물을 전달한다.
⑤ 똑바로 누워 고개를 옆으로 돌려준다.

77 ② 폐와 혈관 내에는 심폐기능이 멈춘 후 약 6분 정도까지 생명을 유지할 수 있는 산소의 여분이 있으나 4~6분 이상 혈액순환이 되지 않는 경우 뇌손상이 온다.

78 ②

의식 확인 ➜	도움 요청 ➜	호흡 확인 ➜	가슴 압박 ➜	자동심장충격기

79 ② 심장충격 버튼을 누르기 전에는 반드시 다른 사람이 대상자에게서 떨어져 있는지 확인한다.
③ 심장충격을 실시한 뒤에는 즉시 가슴압박을 다시 시작한다.
④ 심폐소생술을 멈추고 대상자에게서 손을 뗀다.
⑤ 자동심장충격기가 도착하면 지체 없이 적용해야 한다.

80 ④ B씨에게 제자리에 놓도록 유도하였으나 세면대에 던져 버리고 나갔으므로 스스로 할 수 있도록 행동과 도움이 필요하다.

③, ⑤ 손가락을 입에 넣거나, 무리하게 구토를 유발하는 행동은 절대 해서는 안 되는 행동이다.
④ 대상자가 의식이 있다면 스스로 기침하여 뱉어내도록 격려하는 이상의 행동을 할 수 없다.

필기시험

01 ②	02 ①	03 ②	04 ①	05 ③
06 ④	07 ④	08 ⑤	09 ①	10 ⑤
11 ③	12 ①	13 ②	14 ④	15 ⑤
16 ⑤	17 ②	18 ①	19 ②	20 ②
21 ②	22 ⑤	23 ③	24 ③	25 ③
26 ②	27 ②	28 ②	29 ①	30 ④
31 ④	32 ④	33 ④	34 ⑤	35 ③

실기시험

36 ⑤	37 ⑤	38 ④	39 ④	40 ⑤
41 ⑤	42 ②	43 ③	44 ⑤	45 ④
46 ④	47 ④	48 ④	49 ⑤	50 ④
51 ①	52 ③	53 ⑤	54 ⑤	55 ②
56 ①	57 ⑤	58 ①	59 ④	60 ②
61 ③	62 ④	63 ③	64 ⑤	65 ⑤
66 ①	67 ⑤	68 ③	69 ⑤	70 ⑤
71 ②	72 ②	73 ⑤	74 ④	75 ⑤
76 ④	77 ④	78 ⑤	79 ①	80 ③

필기시험 →

01 ① 생산적인 여가활동으로 자신감을 유지한다.
③ 적극적인 애정표현을 한다.
④ 자신감과 역할이 상실되지 않도록 사회적 관계를 유지한다.
⑤ 체력증진을 위해 신체활동에 맞는 적절한 운동을 실시한다.

02 ② 직장의 퇴직 등으로 유대감이 감소한다.
③ 은퇴로 인해 사회적 역할을 상실한다.

④ 사회적 활동 감소로 우울증 경향이 증가한다.
⑤ 신체적 기능을 쇠퇴시키고, 사회적 관계에서도 부정으로 작용하기도 한다.

04 ② 단기보호는 재가급여에 해당된다.
③ 가족급여는 특별현금 급여에 해당된다.
④ 유효기간은 최소 1년 이상~최대 4년 6개월까지이다.
⑤ 비급여 항목(식재료비 – 간식비 포함, 촉탁 진료비, 상급 침실 이용료, 이미용비, 개인물품 구입비)은 100% 전액을 본인이 부담한다.

06 ④ 대상자의 이야기를 들어주되 가족관계에 깊이 관여하지 않는다.

07 • 대상자에게만 서비스를 제공한다.
• 대상자에게 충분히 설명 후 동의를 구하고, 치매 등으로 인지능력이 없는 대상자는 보호자에게 동의를 구한다.
• 흡인 비위관 삽입, 관장, 도뇨 욕창관리, 투약(경구, 외용약 제외)은 의료행위이므로 하지 않는다.

08 ⑤ 개인 소유의 재산과 소유물을 스스로 관리할 권리

09 ① 노인의 신체적 생존을 위협할 수 있는 행위를 한다.

> • 기본 생존 유지에 필요한 장치(가스, 난방, 전기, 수도)로부터 단절시킨다.
> • 기본 생존 유지에 필요한 식사 또는 음료를 보관하는 물품(밥통, 냉장고)으로부터 단절시킨다.
> • 기본 생존 유지에 필요한 식사 또는 음료로부터 단절시킨다.
> • 치료 및 생존 유지에 필요한 약물(심장관련, 당뇨, 혈압 등)로부터 단절시킨다.

10 ⑤ 업무상의 사유에 따른 근로자의 부상·질병·장해 또는 사망을 말한다.

11 ③ 육체적 성희롱 행위 : 입맞춤, 포옹, 뒤에서 껴안기 등의 신체접촉, 가슴, 엉덩이 등 특정 신체부위를 만지는 행위

12 ① 환자의 직계존속·비속, 배우자 및 배우자의 직계존속, 형제자매 또는 「노인복지법」 제34조에 따른 노인의료복지시설(노인요양시설, 노인요양공동생활가정)에 근무하는 사람으로 재가급여 대상자는 대리처방을 할 수 없다.

13 ① 자신의 종교를 선교의 목적으로 강요해서는 안 된다.
③ 물건을 팔거나 공용물품을 가져가는 행위를 해서는 안
된다.
④ 개인적으로 별도의 서비스 계약을 하거나 타 기관에 의
뢰하여서는 안 된다.
⑤ 방문하였을 때 대상자가 없으면 방에 들어가지 말고, 다
음 방문 일을 적어 메모를 남겨둔다.

14 ④ 1회용 마스크는 젖으면 필터링 능력이 떨어져 바로 교환
하고 재사용하지 않음을 보호자에게 설명한다.

15 ① 평평한 바닥
② 문턱이 없는 공간
③ 미끄러지지 않는 두꺼운 매트
④ 넓은 통로

16 ⑤ 대상자는 물론, 같이 사는 가족이나 동거인, 요양보호사
등 대상자와 접촉을 한 사람은 증상 유무와 상관없이 함
께 동시에 치료받는다.

17 ① 치매 등의 원인으로 정서적 돌봄의 요구가 큰 경우 감정
노동의 강도는 매우 커진다.
② 수급자인 남자 노인으로부터 성적인 언어나 신체접촉을
통한 성희롱이 일어나는 경우가 있다.
③, ④ 업무의 특성상(조리, 청소 등) 가사도우미와 비슷하게
인식되어 업무 밖의 가사노동을 요구 받는 경우가 흔하다.
⑤ 재가서비스는 대상자의 요구에 따라 일을 하게 되므로
근로조건의 일관성을 유지하기 어렵다.

18 ② 원인이 불명확한 만성 퇴행성 질환이 대부분이다.
③ 단독으로 발생하는 경우는 드물고, 하나의 질병에 걸리면
다른 질병을 동반하기 쉽다.
④ 정상 노화과정과 구분하기 어렵다.
⑤ 신장기능의 저하로 수분과 전해질의 균형이 깨지기 쉽다.

19 ① 동물성 식품의 섭취를 줄이고, 식물성 지방을 섭취한다.
③ 고칼로리 음식을 피한다.
④ 가공식품, 인스턴트 훈연식품을 피한다.
⑤ 잦은 간식과 늦은 식사를 피한다.

20 ① 세균성 폐렴은 항생제로 치료한다.
③ 수분을 충분히 섭취한다.
④ 외출 후 비누를 이용하여 닦는다.
⑤ 65세 이상에서 건강상태에 따라 1~2회 폐렴구균을 예
방접종을 한다.

21 ② 협심증, 심근경색 등 관상동맥질환으로 흉통, 압박감, 조
이는 듯한 느낌이 있다.
※ 관상동맥 : 심장을 둘러싸고 있으며 심장에 혈액을 공급
하는 동맥혈관

22 ⑤ 근육과 뼈에 힘을 주는 체중부하운동을 한다.

23 ② 요도가 좁아져 소변줄기가 가늘어진다.
④, ⑤ 배뇨후 2시간 이내에 다시 소변이 마려워 배뇨 횟수
가 증가한다. (빈뇨)

24 ③ 수두를 앓은 후 이 바이러스는 신경세포에 잠복해 있다
가 신체 저항력이 약해지는 경우에 갑자기 증식하여 신
경과 그 신경이 분포하는 피부에 염증을 일으킨다.

26 ①, ⑤ 주변 사람들에게 적대적으로 대하거나 타인을 비난하
는 등의 행동, 매사에 관심이 없고 즐거운 것이 없다.
③ 인지기능 저하 정도의 편차가 심하다.
④ 불면증, 불안 증상이 흔하다.

27 ① 새로 외우고 배우는 것은 불가능하다. - 중기
③ 우울, 짜증 등의 증상이 나타난다. - 초기
④ 언어적 의사소통을 할 수 없다 - 말기
⑤ 과거에 대해 힌트를 주면 기억을 해 낸다. - 건망증

28 ② 운동 실조증

> • 소뇌의 뇌졸중 발생 : 오심(메스꺼움), 구토 증상과
> 함께 몸의 불균형을 보인다.
> • 물건을 잡으려 할 때 정확히 잡지 못한다.

29 ① 인지기능 저하(치매)로 음식을 과도하게 섭취하거나, 식
욕이 없어지기도 한다.

30 ④ 대상자의 여성성의 상실, 성생활 장애에 대한 두려움을
이해하고 지지하여 확대 해석하지 않도록 도와주는 것이
필요하다.

31 ① 폐렴구균은 65세 이상에서 건강상태에 따라 1~2회 접
종한다.
② 독감은 매년 1회 접종한다.
③ 백일해를 포함한 예방접종을 하였다면 이후에는 백일해
는 재접종하지 않는다.
④ 파상풍은 1회 접종했다면 10년마다 추가로 접종한다.
⑤ 대상포진은 과거에 수두를 앓았다면, 50~59세 위험 군
에서 접종 후, 60세 이상에는 1회 접종한다.

32 ④ 구체적으로 6하 원칙을 바탕으로 기록한다.

33 ④ 업무보고의 중요성

> • 요양보호서비스의 질을 높인다.
> • 타 전문직과의 업무협조 및 의사소통을 원활히 한다.
> • 사고에 신속히 대응하고 피해를 최소화한다.

34 ⑤ • 좋아하는 물건을 두어 친숙함을 느끼도록 한다.
　　　• 평소 좋아하는 음악을 틀어 놓는 것도 좋다.
　　　• 주기적으로 환기를 시킨다.
　　　• 요양보호사가 방밖으로 나갈 때는 언제까지 돌아오겠
　　　　다고 이야기한다.

35 ③ 연명의료결정법에 규정된 암, 후천성면역결핍증(에이즈),
　　　만성 폐쇄성 호흡기 질환, 만성 간경화 환자만이 이용할
　　　수 있다.

실기시험 →

36 ⑤ 고형상 음식을 부드럽게 갈아서 제공하거나 액체는 증점
　　　제를 첨가하여 점도를 높여 목 넘김을 좋게 하여 제공한다.

37 ① 딸꾹질은 연하곤란 증상이므로 즉시 식사를 중단하고 간
　　　호사(책임자)에게 알린다.
　　② 수분이 적은 음식은 사레 및 질식을 피해야 하는 음식이다.
　　③ 누워있는 대상자 – 머리 뒤에 베개를 받쳐 턱이 당겨지는
　　　자세를 취한다.
　　④ 앉을 수 있는 대상자 – 등에 베개를 대어 자세가 안정되
　　　게 한다.

38 ① 편마비 대상자는 건강한쪽(오른쪽)에서 넣어준다.
　　② 마비된 쪽(왼쪽)을 베개나 쿠션으로 지지한다.
　　③ 건강한 쪽(오른쪽)을 밑으로 하여 약간 옆으로 누운 자세
　　　를 취한다.
　　⑤ 빨대가 목젖을 자극하여 구토를 유발할 수 있으므로 조
　　　심한다.

39 ①, ④양팔로 대상자의 겨드랑이 밑으로 등 뒤를 감싸 안아
　　　일으켜 세운 후 상자의 몸을 90° 회전시킨다.
　　② 대상자의 건강한 손(왼쪽손)으로 안전손잡이를 잡는다.
　　③ 대상자의 건강한 다리(왼쪽다리)를 축으로 삼아 방향을
　　　바꿔 이동시킨다.
　　⑤ 변기 앞에 세우고 바지를 내린 후 변기에 앉힌다.

40 ① 몇 번 실금을 했다고 해서 기저귀를 바로 사용하는 것은
　　　좋지 않다. 부득이한 경우에만 사용한다.
　　② 차가우면 피부에 닿았을 때 놀라게 되므로 미리 따뜻한
　　　물(또는 따뜻한 수건)로 데워 둔다.
　　③ 변기 밑에 화장지를 깔고, TV나 음악을 틀어 심리적으로
　　　안정되게 한다.
　　④ 대상자가 변의를 호소할 때 즉시 배설할 수 있도록 도와
　　　준다.

41 ⑤ 미지근한 물을 항문이나 요도에 끼얹으면 괄약근과 주변
　　　근육이 이완되면서 변의를 느낄 수 있다.

42 ② 기저귀를 사용하면 피부손상과 욕창이 잘 생긴다. 예방을
　　　위해 배뇨, 배변시간에 맞추어 자주 살펴보고 젖었으면
　　　속히 갈아주어야 한다.

43 ① 요양보호사는 유치도뇨관의 교환 또는 삽입, 방광 세척
　　　등은 절대로 하지 않는다.
　　② 소변주머니를 방광 위치보다 낮게 유지한다.
　　④ 금기 사항이 없는 한 수분 섭취(하루6~7잔, 1,000ml정
　　　도)를 권장한다.
　　⑤ 유치도뇨관이 막히거나 꼬여서 소변이 제대로 배출되지
　　　않으면 방광에 소변이 차서 아랫배에 팽만감과 불편감이
　　　있고 아플 수 있다. 소변이 제대로 배출되는지 확인한다.

44 ① 머리를 높게 하여 양치액을 삼키지 않도록 한다.
　　② 머리를 옆으로 돌려 내용물을 뱉어내도록 한다.
　　③ 거부 행동이 가라앉길 기다린 후 잘 타일러 안심시킨다.
　　④ 본인이 느끼지 못하므로 항상 점검한다.
　　⑤ 구강 내용물을 제거하고, 구강을 청결하게 유지하는 데
　　　도움이 된다.

45 ④ 빗질은 매일 하는 것이 좋으며, 머리카락이 엉켰을 경우
　　　에는 물을 적신 후에 손질한다.

46 ④ 따뜻한 물을 대야에 담은 후 손과 발을 10~15분 담가
　　　온기를 느끼게 하여 혈액순환을 촉진하고 이물질을 제거
　　　한다.

47 ① 침대머리를 높이거나 가능하다면 앉힌다.
　　② 이마 → 눈 밑 → 코 → 뺨 쪽으로, 아래로는 입 주변 →
　　　턱 → 귀의 뒷면 → 귓바퀴 → 목 순서로 닦는다.
　　③ 오일이 함유된 로션을 발라준다.
　　⑤ 따뜻한 물에 수건을 적셔 눈은 안쪽에서 바깥쪽으로 닦
　　　아 준다.

48 ④ 하의 갈아입히기

> 무릎세우기 → 무릎 세우고 무릎으로 발을 지지 → 바
> 지 내리기 → 마비된 쪽 발에 하의 끼우기 → 건강한
> 쪽 발을 바지에 넣도록 돕기 → 엉덩이를 들게 하여 바
> 지 입히기

49 ① 갑작스런 동작은 피하고 보조 후 적절한 휴식을 취한다.
　　② 발을 적당히 벌리고 서서 한 발은 다른 발보다 약간 앞에
　　　놓아 지지면을 넓힌다.
　　③ 다리와 몸통의 큰 근육을 사용하여 척추의 안정성을 유
　　　지한다.

④ 허리와 가슴 사이의 높이로 몸 가까이에서 잡는다.

50　④ 요양보호사의 팔을 대상자의 목 밑에 깊숙하게 넣어 손
　　바닥으로 등과 어깨를 지지하고, 반대 손은 엉덩이 또는
　　대퇴(넙다리)를 지지하여 일으켜 앉힌다.

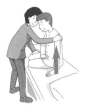

51　• 문턱(도로턱)을 내려갈 때
　　• 울퉁불퉁한 길을 갈 때
　　• 오르막길을 갈 때
　　• 내리막길을 갈 때

52

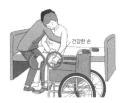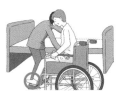

53　①, ②, ④ 요양보호사는 대상자의 손상되지 않은 쪽에 서서,
　　손상되지 않은 쪽(건강한) 팔을 요양보호사의 어깨에 걸치게
　　한다.
　　③, ⑤ 대상자의 건강한쪽 손목을 잡고, 서로의 반대편 발을
　　앞으로 내딛어 걷고, 약한쪽 다리(오른쪽) 다리를 먼저 내
　　딛도록 한다. 요양보호사가 지팡이 역할을 한다.

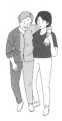

54　① 팔걸이와 등받이가 있어야 한다.
　　②, ③ 대소변 받이(변기통)는 탈 부착하여 청소할 수 있어야
　　한다.
　　④ 이용자의 신체에 이동변기를 높낮이를 조절할 수 있다.

55　② 변비 대상자의 칼슘 섭취시 변비를 유발할 수 있어 수분
　　과 식이섬유를 충분히 섭취하도록 한다.

57　① 시력, 식별력, 초점 조절력, 어두운 곳에서의 적응력이 떨
　　어지므로 조명은 밝게 한다.

② 큰소리가 나지 않게 주의한다.
③ 실내 습도를 40~60%로 유지한다.
④ 하루에 2~3시간 간격으로 3번 최소한 10~30분 창문을
　열어 환기한다.
⑤ 낙상예방을 위해 밤에는 불을 켜둔다.

58　② 너무 작거나 큰 목소리보다 알아들을 수 있는 정도의 목
　　소리 크기가 중요하다.
　　③ 다리를 꼬고, 팔짱 낀, 방어적인 자세를 취하지 않는다.
　　④ 지나치게 가까운 거리는 상대를 불편하게 한다.
　　⑤ 부드러운 말투, 미소와 함께 유지한다.

59　① 치매 대상자가 놀라지 않도록 거울이나 비치는 물건은
　　없애거나 덮개를 씌운다.
　　② 전등은 밤에도 켜둔다.
　　③ 치매 대상자의 눈에 띄지 않는 곳에 보관한다.
　　⑤ 화상예방을 위해 40℃ 이상이 되지 않도록 한다.

60　② 콩 고르기, 나물 다듬기, 빨래개기 등 단순하게 할 수 있
　　는 소일거리를 제공한다.

61　③ 식사하는 방법을 자세히 가르쳐 주고, 식사도구를 사용
　　하지 못할 경우 손으로 집어 먹을 수 있는 식사를 만들어
　　준다.

62　① 낮 동안 산책과 같은 야외활동을 하게 한다.
　　② 커피나 술과 같은 카페인이 함유된 음료를 주지 않는다.
　　③ 소화를 위해 바로 눕지 않도록 한다.
　　④ 취침, 기상시간을 일정하게 한다.
　　⑤ 낮잠을 자면 밤에 수면을 방해하므로 말을 걸어 자극을
　　준다.

63　③ 신체적 욕구를 우선 해결해준다. 실금·실변을 하였는지
　　확인하고 더러워진 옷을 갈아입힌다. 민감하게 반응하거
　　나 비난하지 않는다.

64　③ 보고 들은 것(실제 존재하지 않는데 존재하는 것처럼 느
　　끼는 것)에 대해 아니라고 부정하거나 다투지 않는다.

65　④ 한 번에 한 가지씩 제시하거나 단순한 말로 설명한다.
　　⑤ 천천히 치매 대상자의 관심 변화를 유도한다.

66　③ 어둡고 저녁이 되면 증상이 악화되므로 커튼은 닫고 텔
　　레비전을 켜놓거나 조명을 밝게 한다.
　　④ 소일거리를 주거나 요양보호사가 관찰 할 수 있는 곳에
　　서 활동한다.
　　⑤ 신체적 제한은 증상을 더욱 악화시키므로 하지 않는다.

67　②, ③ 치매 중기의 의사소통 문제

⑤ 치매 말기에는 자발적인 언어표현이 감소되어 말수가 크게 줄어든다. 심하면 말을 안 하고 앵무새처럼 상대방의 말을 그대로 따라한다.

68 ①, ④ 대상자를 향해 약간 기울인 자세
② 대상자와 같은 눈높이
③ 다양하며 생기 있고 적절한 표정
①, ②, ④ 바람직하지 않은 의사소통 태도

69 ① 특정 상대를 지칭하거나 비판하거나, 부족하고 자신감 없어 보이는 태도는 효과적인 말하기를 방해하는 태도이다.

70 • 행동이나 상황을 그대로 비난 없이 : 식탁위에 밥그릇을 그대로 두시면 밥풀이 말라
• 느낌이나 바람을 솔직하게 표현 : 설거지하기가 힘들어요

72 ② 치매 대상자는 의사표현을 적절하게 표현할 수가 없어 배가 고픈 것을 배가 아프다고 말하기도 한다. 상황을 주의해서 관찰하고 필요할 때 도와주어야 한다.

73 ⑤ 안전핀을 뽑는다. → 노즐을 잡고 불쪽을 향한다. → 손잡이를 움켜쥔다. → 분말을 고루 쏜다.

74 ① 요양보호사에게 전파될 수도 있다.
② 사람의 몸 안에서 활발한 증식이 일어나는 장소는 모두 다르게 결정된다.
③ 직접, 간접 접촉으로 이루어진다.
⑤ 현재 시점에 감염되지 않았지만 향후 감염될 가능성이 높은 대상자 군이다.

75 ⑤ • 손가락을 넣어 이물질을 빼내려고 하거나 무리하게 구토를 유발하는 행동을 해서는 안 된다.
• 등을 두드리거나 물을 먹이는 행위도 이물질이 더 밑으로 내려가게 하므로 절대로 해서는 안 된다.

76 ① 물도 마시지 않게 한다.
②, ③ 구토에 의한 질식이 있을 수 있으므로 고개를 옆으로 돌려준다.
⑤ 의심되는 물질이 있다면 용기째 119대원에게 전달한다.

77 ④ 외형상 변형이 관찰되는지 확인하고 골절인지 아닌지 구별하기 어렵다면 병원진료를 받도록 권한다.

78 • 가슴(흉골)의 아래쪽 절반 부위에 깍지를 낀 두 손의 손바닥 뒤꿈치를 댄다.
• 약 5cm 깊이로 강하고 빠르게 시행한다.
• 양팔을 쭉 편 상태로 체중을 싣는다.

79 ② 버튼을 누르기 전에는 반드시 다른 사람이 대상자에게서 떨어져 있는지 확인한다.

③ 심장충격기는 심장리듬을 2분마다 반복해서 분석한다.
④ 전원켜기 → 두 개의 패드부착 → 심장리듬 분석 → 심장충격시행 → 즉시 심폐소생술 다시 시행 순서로 사용한다.
⑤ 심장충격을 실시한 뒤에는 즉시 가슴압박을 다시 시작한다.

80 ① 인지기능이 저하된 대상자라도 충분한 설명 없이 강압적인 행동은 자신을 공격하려는 의도로 이해한다.
③ 충분한 설명과 함께 자신이 좋아하는 일까지 보상으로 주어진다면 목욕을 자발적으로 하게 될 것이다.
④ 목욕물의 온도, 옷 갈아입을 준비하기는 요양보호사나 가족과 함께 하는 것이 좋다.
⑤ 목욕은 너무 오래하면 어지럽기 때문에 장시간의 목욕은 자제하는 것이 좋다. 20~30분 이내로 끝낸다.

필기시험

01 ④	02 ⑤	03 ④	04 ②	05 ④
06 ④	07 ③	08 ②	09 ①	10 ④
11 ④	12 ④	13 ①	14 ④	15 ②
16 ②	17 ①	18 ③	19 ⑤	20 ③
21 ④	22 ①	23 ③	24 ⑤	25 ⑤
26 ⑤	27 ④	28 ③	29 ②	30 ②
31 ②	32 ①	33 ⑤	34 ④	35 ①

실기시험

36 ③	37 ①	38 ①	39 ③	40 ③
41 ③	42 ①	43 ③	44 ④	45 ⑤
46 ③	47 ⑤	48 ③	49 ③	50 ③
51 ③	52 ③	53 ③	54 ③	55 ①
56 ③	57 ③	58 ②	59 ②	60 ③
61 ③	62 ⑤	63 ①	64 ⑤	65 ④
66 ⑤	67 ⑤	68 ④	69 ⑤	70 ⑤
71 ⑤	72 ②	73 ①	74 ⑤	75 ⑤
76 ③	77 ④	78 ⑤	79 ④	80 ⑤

필기시험 →

01 ① 자신감과 역할이 상실되지 않도록 사회적 관계유지 한다.
②, ③ 가족, 친구등과 접촉하며 적극적인 애정표현과 의사소통을 유지한다.
⑤ 자신과 맞는 음식과 영양보조식품을 섭취한다.

02 ⑤ 자아통합 – 절망감으로 '통합'은 지금까지의 모든 사건, 상황, 죽음까지도 자신의 삶으로 인식함으로써 자기 내부로 통합할 수 있는 긍정적인 능력상태이며, '절망'은 현재

의 삶과 자신을 부정적으로 인식하여 다가오는 죽음 앞에서 좌절하는 심리상태이다.

03 ④ 국가와 지방자치단체 책임하에 생활이 어려운 사람에게 필요한 급여를 제공하여 이들의 최저생활을 보장하고 자활을 돕는 것을 목적으로 한다.

04 ① 장기요양보험 사업의 보험자는 국민건강보험공단이다.
③ 장기요양인정 여부 및 등급은 장기요양등급판정위원회이다.
④ 장기요양급여에서 주·야간 보호는 재가급여에 해당한다.
⑤ 재가급여를 이용하면 급여비용의 15%를 본인이 부담한다.

05 ④ 수급자를 하루 중 일정한 시간 동안 장기요양기관에 보호하여 신체활동지원 및 심신기능의 유지향상을 위한 교육훈련 등을 제공한다.

06 ④ 대상자의 개인정보 및 서비스 제공 중 알게 된 비밀을 누설하여서는 안 되며, 대상자의 사생활을 보호하고 자유로운 의사표현을 보장하여야 한다.

07 ①, ④ 대상자의 상태 변화, 서비스를 추가·변경하거나 의료적 진단 등이 필요하다고 판단되는 경우 시설장 또는 관리책임자에게 신속하게 보고한다.
② 우선순위에 따라 응급처치를 하고 가까운 의료기관으로 옮긴다.
⑤ 대상자 개인의 삶을 존중하며, 대상자의 성격, 습관, 선호하는 서비스 등을 서비스 제공 개시 전에 반드시 확인하여 특별히 싫어하는 행동은 하지 않는다.

08 ② 노인의 정치적 이념을 존중하고, 투표 등의 정치적 권리 행사에 부당한 영향력을 행사해서는 안 되며, 자유로운 투표권을 보장해야 한다.

09 ① 신체적 학대
• 노인의 거주지 출입을 통제한다.
• 약물을 사용하여 노인의 신체를 통제하거나 저해한다.
• 신체적 생존을 위협할 수 있는 행위를 한다.

> – 기본 생존 유지에 필요한 장치(가스, 난방, 전기, 수도)로부터 단절시킨다.
> – 기본 생존 유지에 필요한 식사 또는 음료를 보관하는 물품(밥통, 냉장고)으로부터 단절시킨다.
> – 기본 생존 유지에 필요한 식사 또는 음료로부터 단절시킨다.

10 ④ 장기요양기관의 장은 장기요양요원(요양보호사)이 수급
    자 및 그 가족이 장기요양요원에게 폭언·폭행·상해 또
    는 성희롱·성폭력 행위를 하는 경우로 인한 고충의 해소
    를 요청하는 경우 업무의 전환 등 대통령령으로 정하는
    바에 따라 적절한 조치를 하여야 한다.

11 ① 음란한 농담 – 언어적 행위
    ② 가슴, 엉덩이를 만짐 – 육체적 행위
    ③ 외모에 대한 성적인 평가 – 언어적 행위
    ⑤ 옆에 앉으며 허리 잡아당기기 – 육체적 행위

12 ④ 대상자에게 일방적으로 도움을 제공하는 수직적인 관계
    가 아닌 함께하는 상호 대등한 관계임을 인식해야 한다.

13 ② 유아어, 명령어, 반말 등을 사용하지 않는다.
    ③ 요양보호사 자신의 종교를 선교의 목적으로 강요해서는
    안 된다.
    ④ 사생활을 존중하고 업무상 알게 된 개인정보를 비밀로
    유지한다.
    ⑤ 대상자의 동의하에 치우도록 한다.

14 ② 대상자에게 악영향(욕창 등)이 미칠 수 있으므로 기저귀
    를 다시 쓸 수 없는 이유를 보호자에게 설명한다.

15 ② 물건을 최대한 몸 가까이에 위치하도록 하여 물건을 들
    어 올린다.

16 ① 휴지나 손수건으로 입과 코를 가리거나 마스크를 착용한다.
    ② 잠복결핵은 증상도 없고 건강한 상태이며 타인에게 감염
    시키지 않는 상태이다.
    ③ 뜨거운 물로 10~20분간 세탁한 후 건조하고 세탁 후 3
    일 이상 사용하지 않는다.
    ④ 풍진·수두 등 선천성 기형을 유발할 수 있는 감염성 질
    환을 가진 대상자와 접촉을 하지 않는다.
    ⑤ 요양보호사가 감염된 경우 증상이 약하더라도 2~3일간
    요양보호 업무를 중단한다.

17 ① 돌봄 노동은 거동이 불편한 환자나 장애인의 일상 활동
    을 도와야 하기 때문에 위험이 따르고 신체적 노동 강도
    가 매우 크다.
    ※ 염좌 : 인대가 사고나 외상 등에 의해 손상된 것으로 흔
    히 '삐었다' 라고 한다.

18 ①, ② 질병의 경과가 길고, 재발이 빈번하며, 합병증이 생기
    기 쉽다.
    ④ 원인이 불명확한 만성 퇴행성 질환이 대부분이다.
    ⑤ 정상적인 노화과정과 구분하기 어렵다.

19 ① 매운 후추나, 카페인 음료수, 술, 고섬유소, 고지방 음식

등 장운동을 증가시키는 음식은 피한다.
    ② 음식물 섭취량을 줄이되 물은 충분히 마셔 탈수를 예방
    한다.
    ③ 구충제를 복용한다.
    ④ 설사는 신체의 자기방어 반응인 경우가 많으므로 의사의
    지시에 따라 복용한다.
    ⑤ 심신을 안정하고 몸을 따뜻하게 한다.

20 ③ 주요 증상 : 점액분비량의 증가, 가슴이 답답한 느낌, 불
    쾌감, 기도경련, 알레르기성 비염

21 ① 앉은 자세 호흡, ② 식욕상실, ③ 의식혼돈

22 ①, ⑤ 걷기운동을 통해 체중부하 운동을 한다.
    ② 무리한 다이어트는 골다공증의 원인이 된다.
    ③ 혈전 예방 약물(아스피린, 헤파린 등) 복용은 골다공증의
    원인이 된다.
    ④ 자외선을 통해(햇볕 쬐기) 비타민 D를 생성하여 예방한다.

23 ① 비뇨기계에 문제가 있어 스스로 배뇨를 조절하기 힘든
    대상자도 기저귀나 소변주머니 사용은 최대한 자제하고,
    되도록 스스로 할 수 있도록 유도하고 훈련해야 한다.
    ② 음주는 전립선비대증을 악화시키므로 금주한다.
    ④ 너무 오랫동안 방광 안에 소변이 남아 있으면 방광염이
    생길 수 있으므로 참지 않는다.
    ⑤ 저지방 식사와 적당한 운동으로 적정 체중을 유지한다.

24 ① 수두 바이러스에 의한 질환이다.
    ② 항 바이러스제, 항 염증제를 복용한다.
    ③ 충분한 휴식과 안정을 취하고, 대상포진 백신의 투여로
    세포성 면역을 증강한다.
    ④ 2차 감염을 예방하기 위해 병소가 퍼지거나 감염되지 않
    도록 긁거나 터트리지 않는다.
    ⑤ 수두를 앓은 후 바이러스는 신경세포에 잠복해 있다.

25 ①, ②, ③ 녹내장의 주요 증상
    ④ 색의 구별 능력 저하
    ⑤ 수정체가 혼탁해져서 빛이 들어가지 못하여 시력장애가
    발생하는 질환으로 눈동자가 하얗게 백태가 껴서 뿌옇게
    보이거나 잘 안 보이게 된다.

26 ① 대상자의 느낌, 분노를 인정하고 수용하며 언어로 표현하
    게 한다.
    ② 막연히 괜찮을 것이라고 말하는 것은 도움이 되지 않는다.
    ③, ④ 집중관찰이 필요하며 지속적인 관심을 표현한다.

28 ① • 말할 때 발음이 분명치 않거나 말을 못한다.
    • 안면하부의 마비로 비대칭이 된다.
    • 술에 취한 사람처럼 비틀거리거나 한쪽으로 자꾸 쓰러
    진다.

29 ① 약간 식은 후 간을 맞춘다.

② 과일은 1회 분량으로 1일 1~2회 섭취한다.

③

철분흡수	비타민 C
칼슘흡수	비타민 D

④ 필요한 만큼만 마련한다.

⑤ 고기, 생선, 달걀, 콩류를 골고루 섭취한다.

30 ① 노화로 인해 성 능력이 감퇴되는 것은 아니다.

③ 남녀 간 빈도차이가 있다.

④ 연령증가에 따라 수행 능력은 부진하다.

⑤ 노인이 성생활을 안 한다는 인식은 잘못된 것이다.

31 ② 최초 백일해 – 파상풍 – 디프테리아 접종 이후 10년마다 파상풍 – 디프테리아를 접종한다.

32

- 많이 → ○장, ○잔, ○킬로미터
- 오래전 → ○년 전, ○개월 전
- 오랜만에 → ○년 만에, ○일 만에
- 심하다 (상태) → 피부박리 5cm × 8cm

① 구체적인 표현의 예로, '사과를 드셨다'가 아니라 구체적으로 '1개를 드셨다.'로 표현한다.

33 ⑤ 신속한 보고로 사고를 최소화 한다.

34 ④ 청력은 마지막까지 유지되는 편이므로 정상 톤으로 부드러우면서 분명한 어조로 말하는 것이 좋다. 지금 무슨 일이 일어나고 있으며, 어떠한 돌봄을 제공하겠다고 이야기를 들려주도록 한다. 대답을 기대할 필요는 없다.

35 ① 암 질환에 한하여 이용가능하다.

② 자택으로 의사, 간호사 또는 사회복지사의 가정방문을 통해 관련된 서비스가 제공된다.

③ 외래진료를 보듯이 환자가 방문하는 형태이다.

실기시험 →

36 ① 의자 안쪽 깊숙이 앉게 한다.

② 팔 받침, 등받이가 있는 의자는 안전하고 좌우 균형을 잡는 데 도움이 된다.

④ 의자의 높이는 발바닥이 바닥에 닿을 수 있는 정도여야 안전하다.

⑤ 넘어지지 않도록 왼쪽이나 오른쪽 또는 앞뒤에 쿠션을 대준다.

37 ② 얼굴을 요양보호사가 있는 방향으로 돌린다.

③ 숟가락 끝부분을 입술 옆쪽에 대어 준다.

④ 음식물을 다 삼킨 것을 확인한 후에 음식물을 다시 넣어 준다.

⑤ 식사 후 30분 정도 앉아 있게 한다.

38 ② 의식이 없어도 청각기능이 남아 있으므로 식사 시작과 끝을 알린다.

③ 매번 깨끗이 씻어서 말린 후 사용한다.

④ 천천히 주입하면 영양액이 상할 수 있으므로 분당 50ml 이하로 주입한다.

⑤ 비위관 주변을 청결히 하고 윤활제를 바른다.

39 ① 휠체어 이동 중 바퀴나 팔걸이에 옷 등이 끼이거나 걸리지 않도록 주의한다.

② 미끄러져 넘어질 수 있으므로 휠체어 깊숙이 앉힌다.

④ 발이 바닥에 닿거나 걸리지 않도록 발 받침대에 올려둔다.

40 ① 허리 아래 부분을 무릎덮개로 늘어뜨려 덮은 후 바지를 내린다.

② 화장지로 회음부와 항문을 닦고, 따뜻한 물수건으로 닦고, 마지막에 마른수건으로 닦는다.

④ 침대를 올려주어 대상자가 배에 힘을 주기 쉬운 자세를 취하게 한다.

⑤ 배설물에 특이사항이 있는 경우 시설장이나 간호사에게 보고한다.

41 ① 배설물을 즉시 처리하고 환기한다.

② 침대 높이와 이동변기의 높이가 같도록 맞춘다.

③ 대상자를 안아서 옮길 경우 힘이 덜 들도록 침대 난간에 이동변기를 빈틈없이 붙인다.

④ 배설 후에는 물과 비누로 손을 씻게 한다.

⑤ 배설 중 대상자가 요구하는 것이 있으면 도와준다.

42 ① 둔부 주변부터 꼬리뼈 부분까지 피부의 발적, 욕창, 상처 등을 세심하게 살펴보고 가볍게 두드려 마사지 한다.

43 ① 소변이 배출되지 않아 하복부 팽만감과 불편감으로 아플 수 있다.

② 1/2 정도 차면 비우도록 한다.

④ 방광의 위치보다 낮게 유지한다.

⑤ 도뇨관을 당기면 요도점막이 손상되고, 빠질 수 있으므로 당기지 않는다.

44 ① 옆으로 누운 자세를 취해 사레들리는 것을 예방한다.

② 혀 안쪽이나 목젖을 자극하면 구토나 질식을 일으킬 수 있다.

④ 질식이나 사레를 일으킬 수 있으므로 의식이 없는 대상자는 헹구기를 하지 않는다.

⑤ 윗니와 잇몸을 닦고 브러시를 바꾸어 아래쪽 잇몸과 이를 닦는다.

45 ⑤ 물을 사용하지 않는 제품으로 머리카락이 충분히 적셔지도록 드라이샴푸를 바른 후 거품이 나도록 머리를 마사지하고, 마른 수건으로 충분히 닦아낸다.

46 ① 보습을 고려한 클렌저나 비누를 선택해야 한다. 주기적으로 오일이나 로션 등을 사용한다.
    ② 따뜻한 물을 대야에 담은 후 손과 발을 10~15분 담가 온기를 느끼게 하여 혈액순환을 촉진하고 이물질을 제거한다.
    ③ 손톱은 둥글게, 발톱은 일자로 자른다.
    ⑤ 손·발톱이 살 안쪽으로 심하게 파고들거나, 발톱 주위 염증이나 감염이 있을 경우 시설장(간호사 등)에게 보고한다.

47 ① 면도날은 피부와 45° 정도의 각도를 유지한다.
    ② 비누, 면도크림, 젤을 바를 때는 수염이 난 반대 방향으로 발라주고, 수염이 자란 방향으로 깎는다.
    ③ 면도 후 로션이나 크림을 발라준다.
    ④ 면도 전에 따뜻한 물수건으로 덮어 둔다.
    ⑤ 사용 전 감전 위험성이 있는지 살펴본다.

48 ①, ②, ③, ④ 의자에 앉아 스스로 번갈아 한쪽씩 벗는다.
    ⑤ 허리를 잡고 천천히 일으켜 세우고, 손을 떼지 말고 바지를 완전히 입힌다.

49 ②

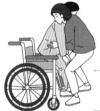

← 허리와 가슴 사이의 높이로 몸 가까이에서 잡는다.

← 무릎을 굽히고 중심을 낮게 하여 골반을 안정시킨다.

← 발을 적당히 벌리고 서서 한 발은 다른 발보다 약간 앞에 놓아 지지면을 넓힌다.

50

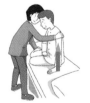

51

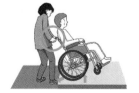

⑤ 문턱을 먼저 내려와 뒤에 서서 뒷바퀴를 내려놓는다. 앞바퀴를 들어 올린 상태에서 뒤로 천천히 이동하면서 앞바퀴를 조심히 내려놓는다.

52 ① 소변색을 볼 수 있도록 흰색이나 투명해야 한다.
    ② 열탕소독 할 수 있는 내열성이 있어야 한다.

53

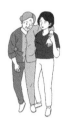

⑤ • 요양보호사는 대상자의 건강한쪽(왼쪽)에 서서, 대상자의 왼쪽 팔을 요양보호사의 어깨에 두르도록 한다.
    • 요양보호사는 허리를 지지해 주고, 어깨에 걸쳐진 왼쪽 손목을 잡는다.
    • 요양보호사가 먼저 발을 내딛고, 오른쪽(마비된)발을 내밀도록 한다.

54

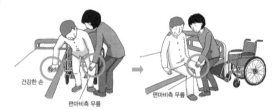

건강한 손   편마비측 무릎   편마비측 무릎

55 ② 과일 통조림이나 주스 대신 생과일 섭취를 권장한다.
    ③, ⑤ 칼슘보충제를 복용하면 변비가 되기 쉬우므로 적당량의 식이섬유를 섭취하고 충분한 수분과 함께 복용해야 한다. - 우유나 요구르트와 같은 유제품을 함께 먹으면 도움이 된다.
    ④ 가급적 도정과정을 적게 거친 통곡류 및 감자류, 생채소 섭취를 증가시킨다.

56 ③ 후숙 과일 : 토마토, 복숭아, 무화과, 바나나, 망고, 키위, 아보카도 등

57 ① 대상자에게 필요한 서비스가 있는지 확인한다.
    ②, ⑤ 업무 대행 중 요양보호사는 자신의 사적인 업무를 병행하지 않는다.
    ④ 대상자에게 진행과정 및 처리결과를 알기 쉽게 전달한다.

58 ② 익숙하지 않은 환경에서는 치매 대상자가 불안함을 느낄 수 있으므로 익숙하고 신뢰할 수 있는 요양보호사가 함께 동행한다고 알려주어 안심할 수 있도록 돕는다.

59 ① 바닥은 물기가 없도록 하는 등 미끄럽지 않도록 한다.
③ 잠긴 문을 여는 방법을 모르는 경우가 있으므로 화장실 문은 밖에서도 열 수 있는 것으로 설치한다.
④ 고체비누를 입에 넣는 경우가 있음으로 펌프식의 손세정제를 이용한다.
⑤ 치매 대상자가 놀라지 않도록 거울이나 비치는 물건은 없애거나 덮개를 씌운다.

60 ③ 콩 고르기, 나물 다듬기, 빨래개기 등 단순하게 할 수 있는 소일거리를 제공한다.

61 ③ 금방 식사한 것을 알 수 있도록 먹고 난 식기를 그대로 두거나 매 식사 후 달력에 표시하게 한다.

62 ② 요양보호사가 함께 동행한다.
⑤ 고향이나 가족에 대한 대화를 나누어 관심을 다른 곳으로 돌림으로써 정서 불안에 의한 배회(야간배회)를 줄여 준다.

63 ① 신체적 욕구를 우선적으로 해결해 준다.

64 ⑤ 치매 대상자의 감정을 이해하고 수용한다. 아니라고 부정하거나 다투지 않는다.

65 ④ 자극을 주지 말고 조용한 장소에서 쉬게 한다.

66 ⑤ 맑은 공기는 정신을 맑게 하고 치매 대상자의 불안한 마음을 가라앉힌다.

67 ①, ② 인지기능·우울감·정신행동 증상 개선, 일상생활 능력 유지 및 향상, 삶의 질 향상을 기대할 수 있으며, 가족의 수발부담을 줄이는 데도 도움이 된다.
③ '맨손체조하기'는 신체활동을 향상시킨다.
④ 인지자극훈련 대상자는 치매는 없으나 침상에서 누워서만 생활하거나, 혼자서 움직이기 힘든 대상자, 일상적인 대화에 문제가 없이 인지기능이 거의 정상이고, 인지기능 훈련에 관심을 보이며 참여할 수 있는 모든 대상자

68 ① 자연스럽고 여유 있는 입모양을 한다.
② 팔과 손을 자연스럽게 놓고 상황에 따라 적절한 자세를 한다.
③ 간간히 적절하게 짓는 미소를 짓는다.
⑤ 정면에서 이야기한다.

69 ⑤ 공감능력은 상대방의 관점에서 이해하고, 감정을 함께 느끼며, 자신이 느낀 바를 전달하는 것을 의미한다. '나는 당신의 상황을 알고, 당신의 기분을 이해한다.'와 같이 다른 사람의 상황이나 기분을 같이 느낄 수 있는 능력을 말한다.

70 • 행동이나 상황을 그대로 비난 없이 : 자꾸 이러시면 내 생활에 지장이 있고
• 느낌이나 바람을 솔직하게 표현 : 같이 일하기 불편해요.

71 ① 천천히 노인의 페이스에 맞춰야 한다. 페이스를 방해하면 공황에 빠질 수 있다.
② 행동을 기다리고 지시하는 것이 중요하다.
③ 대화 및 표현의 이유를 찾아내도록 노력하여야 한다.
④ '알 수 있는 것', '할 수 있는 것'의 치매노인의 강점을 찾는 것이 중요하다.

72 ② 치매 대상자의 감정에 초점을 맞추고 마음을 안정시킨다. 부정, 설득, 논쟁하지 말고 주장과 감정을 수용해 준다.

73 ① 특히 기름(식용유 등)을 사용하여 조리할 때는 주방을 떠나지 않는다.
② 소화기가 비치된 장소를 알아 두고(장소를 변경하지 않는다) 사용법을 익힌다.
③ 난로 곁에는 불이 붙는 물건을 치우고 세탁물 등을 널어놓지 않는다.
④ 성냥, 라이터, 양초 등은 노인과 어린이의 손이 닿지 않게 보관한다.
⑤ 화재 발생으로 옥상으로 대피할 수 있으므로 옥상문은 항상 열려 있어야 한다.

74 ③ 사용한 장갑은 재사용하지 않는다.

75 ⑤ 대상자의 뒤에 서서 대상자의 배꼽과 명치 중간에 주먹 쥔 손을 감싼 후 양손으로 복부의 윗부분 후상방으로 힘차게 밀어 올린다. (하임리히법)

76 ① 즉시 119에 신고한다.
② 의식없는 대상자에게 아무것도 주어서는 안 된다.
④ 119대원에게 전달한다.

77 ① 튀어나온 뼈는 직접 압박하지 않는다.
②, ③ 대상자를 안정시키고 움직이지 않도록 한다.
⑤ 손상부위를 심장보다 높게 올려 부종을 줄여준다.

78 ① 바닥이 단단하고 평평한 곳에 등을 대고 눕힌다.
② 압박된 가슴은 완전히 이완(100%)되도록 한다.
(압박 : 이완 = 50 : 50)
③ 대상자의 90도 방향으로 무릎을 꿇고 앉는다.
④ 정상적인 반응과 호흡이 없으면 곧바로 실시한다.

79 ① 오른쪽 빗장뼈아래, 왼쪽 젖꼭지 아래 중간 겨드랑이선에 부착한다.
② 전원을 먼저 켜고, 이물질을 제거 후 패드를 부착한다.
③ 심폐소생술을 멈추고 대상자에게서 손을 뗀다.
⑤ 심장충격을 실시한 뒤에는 즉시 가슴압박을 다시 시작한다.

80 ④ 요양보호사의 지시가 있으면 D씨는 휴지를 변기 속에 버릴 수 있으므로 말이나 몸짓으로 설명하고 수행하게 한다.

필기시험

01 ③	02 ⑤	03 ①	04 ②	05 ③
06 ①	07 ③	08 ⑤	09 ②	10 ③
11 ⑤	12 ①	13 ②	14 ④	15 ③
16 ⑤	17 ②	18 ④	19 ②	20 ④
21 ①	22 ④	23 ④	24 ②	25 ④
26 ②	27 ⑤	28 ②	29 ③	30 ⑤
31 ⑤	32 ②	33 ④	34 ⑤	35 ②

실기시험

36 ④	37 ③	38 ④	39 ④	40 ①
41 ②	42 ④	43 ②	44 ③	45 ⑤
46 ④	47 ②	48 ③	49 ④	50 ⑤
51 ⑤	52 ②	53 ①	54 ①	55 ⑤
56 ⑤	57 ②	58 ④	59 ③	60 ⑤
61 ③	62 ③	63 ③	64 ④	65 ③
66 ①	67 ②	68 ①	69 ④	70 ⑤
71 ②	72 ④	73 ③	74 ④	75 ②
76 ②	77 ③	78 ③	79 ①	80 ③

필기시험 →

01 ① 적극적인 사회활동과 적절한 운동을 한다.
② 자신에게 맞는 음식과 영양보조식품 섭취한다.
④ 가족, 친구 등과 접촉하며 적극적인 애정표현과 의사소통을 유지 자원봉사, 여가활동, 지역사회 참여한다.
⑤ 고혈압, 당뇨, 비만, 그 밖의 질병 유무를 확인하고 신체기능에 적합한 운동을 지속함으로써 신체적 노화를 늦추도록 노력한다.

02 ① 노년의 삶을 스스로 책임질 수 있도록 노력한다. (개인적 대처)
② 가족관계는 상호존중, 적극적인 의사소통을 통한 상호작용(세대간의 갈등조절)
③ 형제자매와 심리적 안정감을 공유한다.
④ 노인 스스로나 사회적으로 노인의 성적욕구를 금기시하는 태도를 바꾸고, 활기찬 노년을 위한 성생활을 유지

03 ② 참여의 원칙
③ 보호의 원칙
④ 자아실현의 원칙
⑤ 존엄의 원칙

04 ① 공단에 신청서를 제출한다.
② 사회복지전담공무원 또는 치매안심센터의 장이 대리 신청하는 경우, 본인 또는 가족의 동의를 받아야 한다.
③ 공단 직원(사회복지서, 간호사 등)이 신청인의 거주지를 방문하여 조사한다.
④, ⑤ 등급판정위원회(국민건강보험공단)

05 ③ 재가급여의 장점 : 평소에 생활하는 친숙한 환경에서 지낼 수 있다.

06 ① 대상자의 세탁물만 세탁하도록 되어 있는 기준을 알린다. 계속 세탁물이 같이 들어 있어 세탁 요구 시 시설장에게 보고한다.

07 ① 서비스를 추가, 변경하거나 의료적 진단 등 필요하다고 판단 될 경우 시설장 또는 관리책임자에게 신속하게 보고 한다.
② 불필요한 마찰을 피하고, 시설장 또는 관리 책임자에게 보고한다.
④ 흡인, 비위관 삽입, 관장, 도뇨, 욕창 관리, 투약(경구약 및 외용약 제외) 등을 포함하는 모든 의료 행위를 하지 않는다.
⑤ 시설장 또는 관리책임자와 의논하여 처리한다.

08 ⑤ 노인의 삶의 방식 등 문화적 차이와 생활양식의 차이를 최대한 존중하여 프로그램 기획 등 서비스를 제공해야 한다.

09 ② 노인을 위협·협박하는 언어적 표현이나 감정을 상하게 하는 행동을 한다.

10 ③ 산업재해를 예방하고 쾌적한 작업환경을 조성함으로써 근로자의 안전과 보건을 유지·증진함을 목적으로 한다.

11 ① 육체적 성희롱
② 언어적 성희롱
③ 시각적 성희롱
④ 육체적인 성희롱

12 ① 대상자에게 일방적으로 도움을 제공하는 수직적인 관계가 아닌 함께하는 상호 대등한 관계임을 인식해야 한다.

13 ① 별도의 서비스 계약을 하거나 타 기관에 의뢰하여서는 안 된다.
③ 감독자에게 알리지 않고 근무지를 비우지 않는다.
④ 물질적 보상을 받지 않는다.
⑤ 시설장(관리책임자)과 상의하여 조정한다.

14 ② 대상자에게 악영향(욕창 등)이 미칠 수 있으므로 기저귀를 다시 쓸 수 없는 이유를 보호자에게 설명한다. 그럼에도 불구하고 보호자가 계속 강요한다면 관리책임자와 다른 가족(자녀 등)들에게 이러한 상황에 대해 설명을 해야 한다. 그래도 문제가 해결되지 않을 때는 기관 차원에서 요양보호서비스를 이어갈 수 없음을 알린다.

16 ⑤ 요양보호사가 감염된 경우 증상이 약하더라도 2~3일간 요양보호 업무를 중단한다.

17 ② 치매 등의 원인으로 정서적 돌봄의 요구가 큰 경우 감정노동의 강도는 매우 커진다.

18 ① 경과가 길고, 재발이 빈번하며, 합병증이 생기기 쉽다.
② 원인이 불명확한 만성 퇴행성 질환이 대부분이다.
③ 증상이 거의 없거나 애매하여 정상적인 노화과정과 구분하기 어렵다.
④ 단독으로 발생하는 경우는 드물고, 하나의 질병에 걸리면 다른 질병을 동반하기 쉽다.
⑤ 질환이 치유된 후에도 의존상태가 지속되는 경우가 많다. 따라서 자신의 일상생활은 가급적 스스로 하게 하여 와상상태가 되지 않도록 도와야 한다.

19 ② 음식물 섭취량을 줄이되 물은 충분히 마셔 탈수를 예방한다.
①, ③, ④ 매운 후추나, 카페인 음료수, 술, 고섬유소, 고지방 음식 등 장운동을 증가시키는 음식은 피한다.
우유는 유당불내증(우유를 소화시키는 효소의 부족)으로 설사를 유발할 수 있다.
⑤ 설사는 신체의 자기방어 반응인 경우가 많으므로 의사의 지시하에 따라 복용한다.

20 ① 담배, 벽난로, 먼지, 곰팡이, 집 먼지 진드기가 서식할 수 있는 카페트 등은 피한다.
② 따뜻한 곳에서 추운 곳으로 가거나 갑작스러운 온도변화를 피한다.
④ 매년 1회 인플루엔자 백신을 접종한다.
⑤ 운동하기 30분 전에 기관지확장제를 투여하여 호흡곤란 예방한다.

21 ① 체중을 측정하여 부종 정도를 확인한다.
② 과식은 심장에 부담을 주므로 음식을 소량씩 나누어 섭취한다.
③ 걷기, 계단 오르기, 쇼핑하기 등의 운동은 심한 호흡곤란을 일으킨다.
④ 독감, 폐렴구균 예방 접종을 권한다.

22 ③ 강한 외부 힘이 작용해서 고관절 뼈가 부러지는 것이다. 골다공증이 있는 노인이 낙상을 하면 발생한다.

23 ④ • 방광안에 소변이 오랫동안 남아 있으면 방광염이 생길 수 있다.
• 낮에는 시간을 정해 규칙적으로 배뇨하게 한다.
• 수분을 많이 섭취하여 염증 유발물질을 소변으로 배출시킨다.

24 ① 옴진드기로 인한 피부병을 유발하는 질환이다
② 목에서 발끝까지 전신에 연고를 도포한다.
③ 밤에 약을 바르고 다음 날 아침에 씻어낸다.
④ 대상자는 밤에 가려움이 심하고 직접 맨손으로 만지지 않는다.
⑤ 대상자의 동거 가족, 요양보호사는 증상이 없어도 함께 치료받는다.

25 ① 조명을 어둡게 하지 않는다.
② 수술 혹은 약물 치료가 필요하다는 등의 말을 하면 안 된다.
③ 노화로 인한 자연스러운 과정임을 알려주고 지지한다.
④ 안압을 정상범위 (5~20mmHg)로 유지함으로써 시력의 약화를 막거나 늦출 수 있다.
⑤ 금연하고, 술은 1~2잔으로 줄인다.

26 ① 모임 등 사회적 활동을 늘린다.
② 햇볕을 쬐며 규칙적으로 운동하게 한다.
③ 막연히 괜찮을 것이라고 말하는 것은 도움이 되지 않는다.
④ 관심을 표현하고, 신뢰관계를 형성한다.
⑤ 약물 치료가 필요하다는 등의 말을 하면 안 된다. 가족과 상의하고, 시설장에게 보고하여 지체 없이 정신과 외래를 방문하여 상담과 약물치료를 병행한다.

27 ① 심부전
② 파킨슨병

③ 알츠하이머병
④ 소뇌가 손상되면 메스껍고 토하는 증상과 함께 몸의 불균형을 보인다.

28 ② 뇌졸중으로 인한 반신마비장애로 갑작스러운 안면하부의 마비와 언어장애로 발음이 부정확하고 술취한 사람처럼 어눌한 발음으로 말을 한다.

29 ① 심장 근육이 두꺼워져 탄력성이 감소
② 흉곽의 경직으로 폐활량이 감소
④ 근육의 피로도가 증가
⑤ 자극에 대한 반응 감소

30 ① 성과 관련된 생활상담을 진행할 수 있도록 전문교육을 실시한다.
② 부부가 한방을 쓸 수 있도록 배려한다.
③ 성적 욕구를 건강하게 해소할 수 있는 프로그램을 개발할 필요가 있다.
④ 부부노인의 성생활을 흥밋거리로 다루지 않는다.

31 매년 1회, 9월 말~10월경 예방접종하도록 하도록 한다.

32 ① 미루지 않고, 그때그때 신속하게 작성한다.
③ 지우거나 덧칠을 하지 말고 밑줄을 긋고 빨간 펜으로 정정한 후 서명을 한다.
④ 육하원칙을 바탕으로 기록한다.
⑤ 애매한 표현은 피하고 구체적으로 기록한다.

33 ④ 애매한 표현은 피하고 구체적으로 기록한다.

34 ① 시력이 유지되지 못하고, 초점이 흐려진 눈동자가 관찰된다.
② 숨을 가쁘게 몰아쉬며 가래가 끓다가 점차 숨을 깊고 천천히 쉰다.
③ 차갑고 창백한 피부, 파랗게 변할 수 있다.
④ 움직임이 약해지고, 근육의 긴장이 감소된다.

실기시험 →

36 ① 대상자가 어느 정도 균형을 잡을 수 있으면 걸터앉는다.
② 팔 받침, 등받이가 있는 의자는 안전하고, 좌우 균형을 잡는다.
③ 식탁의 윗부분이 가슴과 배꼽사이에 위치한다.
⑤ 머리를 약간 숙이고 턱을 당긴 자세를 한다.

37 ①, ②, ④, ⑤ – 연하곤란 증상이므로 즉시 식사를 중단하고 간호사(책임자)에게 알린다.

38 ③ 비위관을 잠근 후 의료기관에 방문하게 하거나, 반드시 시설장 및 관리책임자, 간호사에게 연계해야 한다.

④ 비위관이 막히거나 새거나 역류하면 간호사에게 즉시 연락한다.

39 ① 건강한 쪽에 휠체어를 둔다.
② 휠체어 깊숙이 앉힌다.
③ 반드시 휠체어 잠금장치를 걸어 둔다.
⑤ 두 발이 바닥을 올바로 딛고 있는지 확인한다.

40 ② 배설 후 피부 상태를 확인한다.
③ 협조가 가능한 대상자 : 무릎을 세워 엉덩이를 들게 한다.
협조가 불가능한 대상자 : 옆으로 돌려(건강한 쪽) 변기를 대어준다.
④ 물티슈로 닦고, 마른 수건으로 물기를 닦아 준다.
⑤ 시설장이나 간호사에게 보고한다.

41 ① 대상자의 의도를 파악하여 배설할 수 있게 도와준다.
③ 하반신을 수건이나 무릎덮개로 덮어준다.
④ 배설물을 즉시 처리하고 환기한다.
⑤ 옆에서 대기하고 있다가 배설 중 대상자가 요구하는 것이 있으면 도와준다.

42 ① 따뜻한 물티슈 → 마른수건으로 닦는다. 알코올 성분이 자극적이므로 사용하지 않는다.
② 배뇨, 배변시간에 맞추어 자주 살펴보고 젖었으면 신속히 갈아준다.
③ 피부상처, 발적, 욕창이 있는지 살펴보고 간호사(시설장, 책임자등)에게 즉시 보고한다.
⑤ 둔부의 혈액순환을 저해하므로 대어주지 않는다.

43 ①, ④ 요양보호사는 도뇨관의 교환, 삽입, 제거, 방광세척은 절대하지 않는다.
③ 소변을 비우고 배출구를 잠근 후 알코올 솜으로 닦는다.
⑤ 자유로이 움직일 수 있음을 있음을 알린다.

44 ①, ④ 앉은 자세나, 옆으로 누운 자세를 취하게 하고, 똑바로 누운 자세일 때는 상반신을 높이고, 고개를 약간 숙여준다.
② 일회용 스펀지 브러시를 물에 적셔 사용한다.
⑤ 입안을 세심하게 관찰하고 이상이 있을 시 시설장이나 간호사에게 보고한다.

45 ①, ② 드라이 샴푸만 사용한다.
③ 마른 수건으로 충분히 닦아낸다.
③, ④ 모발에 내용물이 충분히 적셔지도록 바른 후 거품이 나도록 머리를 마사지한다.

46 ① 바닥이 물에 젖지 않도록 방수포를 깔아둔다.
② 손·발톱이 살 안쪽으로 심하게 파고들거나, 발톱 주위 염증이나 감염이 있을 경우 시설장(간호사 등)에게 보고한다.
③ 사전에 제공 목적과 효과를 알려 협조와 동의를 구한다.

⑤ 따뜻한 물과 비누를 이용해 손·발가락 사이를 씻고 헹구고 수건으로 물기를 닦는다.

47 ① 낙상을 예방하기 위해 미끄럼방지 매트를 깔아 둔다.
② 목욕 중 자주 따뜻한 물을 뿌려주거나 담요를 덮어 노출부위를 가려준다.
③ 한기를 느끼지 않도록 물기를 빨리 닦아준다.
④ 물의 온도는 35℃를 기준으로 하여 개인의 선호를 반영한다.
⑤ 따뜻한 우유, 차 등으로 수분을 보충한다.

48 ③ 편마비나 장애가 있는 경우, 옷을 벗을 때는 건강한 쪽부터 벗고 옷을 입힐 때는 불편한 쪽부터 입힌다.

49 이동 후 안면창백, 어지러움, 오심, 구토, 식은땀 등의 증상이 나타나면 무리하게 움직이지 말고, 낙상 예방을 위해 원래 자세로 눕히고 책임자(시설장, 간호사 등)에게 보고한다.

51 ⑤ 문턱을 먼저 내려와 뒤에 서서 뒷바퀴를 내려놓는다. 앞바퀴를 들어 올린 상태에서 뒤로 천천히 이동하면서 앞바퀴를 조심히 내려놓는다.

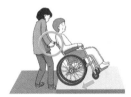

52 ② 대상자의 건강한 쪽에 휠체어를 45도 각도로 침대 옆에 놓은 다음 브레이크를 잠근다.
마비된 쪽을 침상으로 붙이면 넘어져 부상을 입거나 침상으로 올라가기 힘들어진다.

53
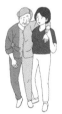

① 요양보호사는 대상자의 건강한 쪽(왼쪽)에 서서, 대상자의 왼쪽 팔을 요양보호사의 어깨에 두르도록 한다.
• 요양보호사는 허리를 지지해 주고, 어깨에 걸쳐 진 왼쪽 손목을 잡는다.

54 ② 여성용과 남성용 (트렁크 타입도 있음)이 있다.
③ 500ml 이상, 세탁이 자주 불가능한 대상자는 금기이다.
④ 감염의 위험성이 있으므로 매번 세탁하여 사용한다.
⑤ 소변량이 적은 사람에게 사용해야 한다.

55 ① 기름기가 많은 그릇은 휴지로 기름을 제거한다.
② 유통기한이 지난 식재료를 버린다.
③ 스펀지형보다 그물형이 위생적이다.
④ 구분하여 사용한다.

56 ① 한 번에 섭취할 수 있는 양만큼씩 나누어 준비해 둔다.
② 영수증과 거스름돈을 대상자에게 전달한다.
③ 치아 문제로 음식을 잘 씹지 못하는 경우 식재료 크기를 작게 하거나 부드럽게 조리한다.
④ 반드시 대상자나 가족에게 내용을 설명한 후 폐기한다.
⑤ 대상자의 건강상태와 기호를 고려하여 식단 구성한다. 천천히 소화·흡수되어 혈당조절이 잘되는 통곡물을 선택한다.

57 ① 대상자의 서류 발급비를 대상자에게 청구한다.
③ 업무 대행 중 요양보호사의 자신의 사적인 업무를 병행하지 않는다.
⑤ 업무 대행 결과에 불만족해하는 경우, 재요청할 때에는 충분히 상의하여 진행한다.

58 ① 인지증상을 개선할 목적으로 투여하며, 병의 완치라기보다는 악화를 지연하기 위해 투여한다.
② 약물복용에 대한 의사의 확인을 받고, 일상 활동을 한다.
③, ⑤ 의사의 처방과 시간에 맞추어 복용한다.

59 ① 치매 대상자의 방은 가족이나 요양보호사가 잘 관찰할 수 있는 곳에 위치하는 것이 좋다.
② 난간, 출입구 등에는 야간 등을 설치하는 것이 좋다.
④ 낙상예방을 위해 전기코드나 양탄자, 깔개를 두지 않는다.
⑤ 시간을 잘 인식하도록 낮에는 밝게 하고 밤에는 밝지 않게 한다.

60 ⑤ 질문에 답을 해주는 것보다 치매 대상자를 다독거리며 안심시켜 주는 것이 중요하다.

61 ③ 대상자의 말을 부정하거나, 화를 내거나 대립하지 않는다. 먹고 난 식기를 그대로 두거나 매 식사 후 달력에 표시하게 한다.

62 ①, ⑤ 텔레비전 시청이나 단순한 일거리라도 집중하는 일은 하지 않는다.
② 취침 전 격렬한 운동은 하지 않는다.
③ 따뜻한 우유에는 수면을 유도하는 트립토판이라는 물질이 있어 수면에 도움이 된다.

63 ① 창문 등 출입이 가능한 모든 곳의 문을 닫는다.
② 실외가 아닌 실내(집안)에 배회코스를 만들어 준다.
④ 소음은 치매 대상자로 하여금 그들에게 포위당했다는 느낌이 들게 하므로 크게 틀어 놓지 않는다.
⑤ 침대 옆에 매달려 있거나 부주의하게 내던져진 옷가지는 착각과 환각을 일으킬 수 있다.

64 ④ 같은 물건을 준비해 두었다가 잃어버렸다고 주장할 때 대상자가 물건을 찾도록 도와준다.

65 ① 갑자기 움직여 대상자가 놀라지 않게 한다.
② 왜 그랬는지 질문하거나 이상행동에 대해 상기시키지 않는다.
③ 치매 대상자가 당황하고 흥분되어 있음을 이해한다는 표현을 한다.
⑤ 활동을 중지시키고 가능한 한 다른 자극을 주지 말고, 조용한 장소에서 쉬게 한다.

66 ① 손을 이끌며 밖으로 나가 산책을 하거나 대상자가 좋아하는 활동을 하게 한다.

67 ② '빗소리나 개구리 울음소리' 등 청각적 자극은 집중력, 기억력을 자극할 수 있고 이 소리를 듣고 지난 일을 이야기한다면 언어능력, 지남력까지 자극한다고 할 수 있다.

68 ① 대상자를 개인으로 파악한다. (개별화)
② 대상자의 감정표현을 존중한다.
③ 대상자의 생각이나 행동에 편견을 버리고 수용한다.
④ 부정적으로 판단하거나 일방적으로 질책해서는 안 된다.
⑤ 비밀을 유지하여 신뢰를 쌓는다. (비밀유지)

69 ④ 공감능력은 '나는 당신의 상황을 알고, 당신의 기분을 이해한다.' 처럼 다른 사람의 상황이나 기분을 같이 느낄 수 있는 능력을 말한다. '상대방이 하는 말을 상대방의 관점에서 이해하고, 감정을 함께 느끼며, 자신이 느낀 바를 전달하는 것을 의미한다.

70 • 행동이나 상황을 그대로 비난 없이 : 내가 말할 때 반응이 없으면
• 느낌이나 바람을 솔직하게 표현 : 듣고 있는지 알 수 없어 답답하네요.

71 ①, ③ 질문에 대해 답을 할 수 없어 좌절감을 느낄 수 있으므로 '왜?'라는 이유를 묻는 질문보다는 '네', '아니요'로 간단히 답할 수 있도록 질문한다.
② '산책 가려는데 어디가 좋으세요?'라는 질문보다는 "네, 아니요"와 같은 간단히 답할 수 있는 질문을 한다.
④ 대상자는 의사표현을 적절하게 할 수가 없기 때문에 배가 고프다거나 목이 마르다거나 하는 자신의 상황을 제대로 전달하지 못한다. 상황을 주의해서 관찰하고 필요할 때 도와주어야 한다.
⑤ 치매 대상자는 몇 가지 일을 동시에 해야 하는 경우, 이를 모두 기억하지 못하며 내용을 이해도 못해 엉뚱한 행동을 할 위험이 증가하므로 한 번에 한 가지씩 설명한다.

72 ④ 치매 대상자의 환각증상에 대해 아니라고 부정하거나 다투지 않는다. 위험하지 않은 상황이라면 이해하고 수용한다.

※ 환각 : 주위에 아무도 없는데 소리를 듣거나, 음식이 없는데도 고기를 굽는 냄새를 맡거나, 있지도 않은 물체를 잡으려 한다.

73 ① 계단을 이용하여 대피한다. (엘리베이터 사용금지)
② 최대한 자세를 낮추면서 움직인다.
③ '불이야' 소리치고 비상벨을 눌러 주변에 사실을 알린다.
⑤ 방향을 알기 힘들 때에는 한쪽 손으로 벽을 짚고, 조심스럽게 발을 옮겨 나간다.

74 ④ 심각하게 오염되었다고 판단된 옷이나 침구류는 삶거나 살균 표백제를 사용하여 세탁한다.

75 하임리히법 방법 및 순서

> ① "숨이 안 쉬어지세요? 제가 도와드릴까요?"라고 묻는다.
> ② 대상자의 등 뒤에 선다.
> ③ 배꼽과 명치 중간에 주먹 쥔 손을 감싼다.
> ④ 양손으로 복부의 윗부분 후상방으로 힘차게 밀어 올린다.
> ⑤ 한 번으로 이물질이 빠지지 않으면 반복하여 시행한다.

76 ① 119에 신고하고 즉시 도움을 요청한다.
③ 구토를 유발하지 않는다.
④ 의식이 없는 상황이라면 똑바로 누워 천장을 바라보는 자세를 취한다.
⑤ 고개를 옆으로 돌린다.

77 ①, ②, ④ 119에 신고하고 주변에 도움을 청한다.
⑤ 대상자를 안정시키고 스스로 움직이지 않도록 한다.

78 ① 분당 100~120회/분 속도로 압박한다.
② 가슴뼈 아래쪽 절반부위를 압박한다.
④ 약 5cm 깊이로 강하고 빠르게 시행한다.
⑤ 압박된 가슴은 완전히 이완(50:50)되도록 한다.

79 ② 오른쪽 빗장뼈아래, 왼쪽 젖꼭지 아래 중간 겨드랑이선에 부착한다.
③ 심폐소생술을 멈추고 대상자에게서 손을 뗀다.
④ 심장충격을 실시한 뒤에는 즉시 가슴압박을 다시 시작한다.
⑤ 심장리듬을 2분마다 반복해서 분석한다.

80 ③ 치매 대상자의 무감동 대처
• 사려 깊은 관심을 기울인다.
• 반응이 없어도 화를 내지 않는다.
• 현재 능력에 맞는 활동을 확인한다.
• 좋아하는 활동 참여를 격려한다.

필기시험

01 ③	02 ⑤	03 ②	04 ③	05 ⑤
06 ③	07 ④	08 ⑤	09 ⑤	10 ①
11 ②	12 ④	13 ⑤	14 ②	15 ④
16 ④	17 ④	18 ⑤	19 ④	20 ②
21 ①	22 ⑤	23 ④	24 ④	25 ②
26 ①	27 ①	28 ④	29 ②	30 ③
31 ①	32 ③	33 ②	34 ②	35 ③

실기시험

36 ⑤	37 ③	38 ①	39 ④	40 ③
41 ①	42 ④	43 ⑤	44 ⑤	45 ③
46 ③	47 ⑤	48 ⑤	49 ⑤	50 ①
51 ①	52 ⑤	53 ②	54 ④	55 ②
56 ④	57 ②	58 ③	59 ①	60 ②
61 ④	62 ②	63 ⑤	64 ⑤	65 ①
66 ⑤	67 ②	68 ①	69 ①	70 ②
71 ④	72 ③	73 ②	74 ④	75 ⑤
76 ⑤	77 ④	78 ④	79 ③	80 ①

필기시험 →

01 ① 적극적인 사회활동과 적절한 운동을 한다.
② 자신에게 맞는 음식과 영양보조식품 섭취한다.
④ 지속적으로 뇌에 자극을 주어 기억력과 인지력을 유지한다.
⑤ 고혈압, 당뇨, 비만, 그 밖의 질병 유무를 확인하고 신체기능에 적합한 운동을 지속함으로써 신체적 노화를 늦추도록 노력한다.

02 ⑤ 가족이나 친한 친구의 죽음으로 스트레스를 받게 되고, 특히 배우자의 상실은 가장 적응하기 어려운 사건이다.

03 ① 지위에 상관없이 공정하게 대우받아야 한다.
④ 보호 및 치료 시설에 거주할 때도 기본적 인권과 자유를 누릴 수 있어야 한다.
⑤ 언제, 어떻게 직장을 그만둘 것인지에 대한 결정에 참여할 수 있어야 한다.

04 ① 병원입원 → 국민건강보험의 대상자
②, ④ 만성기관지염, 고혈압 → 노인성 질병이 아님
⑤거동이 가능 → 장기요양급여 대상자가 아님

05 ⑤ 시설급여의 종류 : 노인요양시설. 노인요양공동생활가정

06 ③ 제공할 수 없는 이유를 설명한 후 정중히 거절하고, 계속 요구하면 가족과 관리책임자에게 보고한다.

07 ① 흡인, 비위관 삽입, 관장, 도뇨, 욕창 관리, 투약(경구약 및 외용약 제외) 등을 포함하는 모든 의료 행위를 하지 않는다.
② 부정한 방법으로 부당수급을 받지 않는다.
③ 대상자 개인의 삶을 존중하며, 대상자의 성격, 습관, 선호하는 서비스 등을 서비스 제공 개시 전에 반드시 확인하여 특별히 싫어하는 행동은 하지 않는다.
⑤ 서비스를 제공할 때 발생하는 여러 돌발 상황에 대해서는 시설장 또는 관리책임자와 의논하여 처리한다.

08 ⑤ 모든 서비스 제공 과정에서 노인의 이익이 최대한 보장되도록 한다.

09 ① 경제적 학대
③ 신체적 학대
④ 성적학대
⑤ 방임

10 ① 근로기준법

> • 임금 및 근로시간 : 임금의 구성항목, 계산방법 및 지불방법 등
> • 취업의 장소와 종사하여야 할 업무에 관한 사항
> • 취업규칙 내용(근로기준법 제93조 참조)
> • 종사자가 기숙하는 경우에는 기숙사 규칙에 정한 사항을 명시하고 있다.

11 ① 가해자가 받을 수 있는 불이익(서비스 중단 등)과 대처 계획을 명확히 설명한다.
　② 수급자 가족에게 사정을 말하고 시정해줄 것을 요구한다.
　③ 기관장은 해고나 그밖에 불리한 조치를 하여서는 안 된다.
　④ 요양보호사들에게 성희롱 예방교육을 1년에 1회 이상 제공한다.
　⑤ 외부의 전문기관(성폭력상담소, 여성노동상담소 등)에 상담하여 도움을 받는다.

12 ④ 대상자가 의사소통이 어렵고 협조를 안 한다는 등의 이유로 신체적, 언어적, 정서적 학대를 해서는 안 된다. 학대를 발견하면 반드시 신고해야 한다.

13 ⑤ • 요양보호서비스 제공 시 정해진 원칙과 절차에 따른다.
　　• 수급자는 요양보호사에게 요구 금지 업무를 부탁해서는 안 된다.

14 ② 가족에 의한 돌봄을 보장하기 위한 제도의 취지가 흐려질 수 있다.

15 ① 밤에 통증이 악화된다.
　② 손목을 굴곡 시키면 통증이 악화된다.
　③, ⑤ 손바닥과 손가락이 저리는 등 이상 증상이 있다.

16 ① 휴지나 손수건으로 입과 코를 가리고 기침을 한다.
　② 독감 예방접종은 1년에 1회, 10 ～ 12월 사이에 받는 것을 권장한다.
　③ 결핵에 걸린 대상자와 접촉했을 때 병원 또는 보건소를 방문하여 결핵감염에 대한 검사를 받는다.
　⑤ 노로바이러스에 감염되면 증상이 약하더라도 2～3일간 요양보호 업무를 중단한다.
　증상 회복 후에도 최소 2～3일간 음식을 조리하지 않는다.

17 ④ 업무 특성상 대상자의 돌봄과 관련된 가사노동(조리, 청소 등)의 역할이 가사도우미와 비슷하게 인식되면서 업무범위 밖의 가사노동을 요구받는 경우가 흔하다.

18 ① 경과가 길고, 재발이 빈번하며, 합병증이 생기기 쉽다.
　② 원인이 불명확한 만성 퇴행성 질환이 대부분이다.
　③ 증상이 거의 없거나 애매하여 정상적인 노화과정과 구분하기 어렵다.
　④ 신장의 소변 농축 능력과 배설 능력이 저하되어 약물성분이 신체 내에 오래 남아 중독 상태에 빠질 수 있다.

19 ① 저작능력의 감소
　② 수분섭취의 감소
　③ 하제 남용 등으로 인한 배변반사의 저하
　④ 항암제, 마약성 진통제, 제산제 등의 사용으로 인한 변비
　⑤ 지나친 저잔여식이 섭취

21 ① 적혈구나 헤모글로빈이 부족하여 혈액이 몸에서 필요한 만큼의 산소를 공급하지 못하는 상태로, 노인에게는 철분이 부족하여 생기는 빈혈이 흔하다.

22 ⑤ 골격이 약하고 저체중, 무리한 다이어트는 골다공증의 요인이 되므로 적당한 체중을 유지한다.

23 ① 손발톱이 딱딱하고 두꺼워져 잘 부서진다.
　② 머리카락이 전반적으로 가늘어진다.
　③ 피하지방이 감소하여 기온에 민감해진다.
　⑤ 모근에 멜라닌세포가 소실되어 탈색된다.

24 ① 엉덩이의 기저귀 접촉부위
　② 경계가 불분명
　③ 윤기 나는 붉은 병변
　⑤ 항진균제, 스테로이드연고

25 ① 공복혈당이 상승한다.
　③ 기초대사율이 감소한다.
　④ 근육의 질량이 감소한다.(포도당 대사 능력이 감소한다.)
　⑤ 갑상선 크기가 줄고, 갑상선 호르몬 분비량도 감소한다.

26 ① 의식장애로 인해 주의력 저하뿐만 아니라 감정, 정서, 사고, 언어 등 인지기능 전반에 장애와 정신병적 증상이 나타난다. 며칠에서 몇 주 혹은 몇 달까지 지속되기도 하며 증상의 기복이 심한 것이 특징이다.

28 ④ 뇌졸중의 전구증상

> • 한쪽 팔다리가 마비되거나 감각이 이상하다.
> • 말할 때 발음이 분명치 않거나, 말을 잘 못 한다.
> • 일어서거나 걸으려 하면 자꾸 한쪽으로 넘어진다.
> • 주위가 뱅뱅 도는 것처럼 어지럽다.
> • 갑자기 눈이 안 보이거나, 둘로 보인다.
> • 갑자기 벼락 치듯 심한 두통이 온다.
> • 의식장애로 깨워도 깨어나지 못한다.

29 ① 심장 근육이 두꺼워져 탄력성이 감소
　③ 흉곽 탄력성 감소
　④ 관절 운동 범위 감소
　⑤ 심장의 수축력 감소

30 ③ 편의점에서 구입 가능한 비상약 : 해열진통제, 감기약, 소화제, 파스

31 ② 디프테리아 – 10년마다 추가 접종한다.
　③ 백일해 – 이전에 예방접종을 받지 않았다면 1회 맞는다.
　④ 대상포진 – 60세 이상에서 1회 접종한다.
　⑤ 독감 – 매년 1회 접종한다.

32 ① 요양보호사가 한 일과 대상자에게 일어난 변화에 초점을 두어 작성한다.

② 기록은 반드시 잠금장치가 되어 있는 장소에 보관하고 관리책임자를 정한다.

④ 회의 종료 후 반드시 회수하고, 외부로 반출하지 않는다.

⑤ 장황하고 우회적인 표현이 아닌, 초점을 분명하고 간결하게 작성하여야 한다.

33 ① 대상자의 비밀을 누설하지 않는다. ③ 서면보고

④ 구두보고 후 서면보고한다. ⑤ 구두보고

34 ① 혈압의 감소

② 점차 근력이 약화되면서 대소변을 조절하지 못하고 실금 또는 실변을 하게 된다.

③ 수분섭취가 줄어들 뿐만 아니라 혈액순환이 충분하지 않으므로 소변량이 점차 줄어들게 된다.

④ 움직임이 약해지고, 근육의 긴장이 감소된다.

⑤ 촉각의 감소로 신체적 접촉은 매우 중요하다. 대상자의 손을 잡고 조용히 곁에 있어 주는 것은 대상자에게 깊은 편안함을 준다.

35 ③ 대한민국에 거주하는 임종과정에 있는 환자에 한하여, 19세 이상의 사람은 누구나 사전연명의료의향서를 작성할 수 있다.

실기시험 →

36 ①, ③ 팔받침, 등받이가 있는 의자에 앉게 한다.

② 의자에 깊숙이 앉는다.

④ 발이 바닥에 완전히 닿아야 안전하다. 발이 바닥에 닿지 않으면 받침대를 받쳐 준다.

37 ① 침대를 30~60도 높인다. 이때 머리를 앞으로 약간 숙이고 턱을 당기면 음식을 삼키기가 쉬워진다.

② 재촉하면 사레에 걸릴 수 있으므로 충분히 씹어서 삼킬 수 있게 한다.

③ 발바닥이 바닥에 닿도록 의자 높이를 조절한다.

④ 의자에 앉았을 때 식탁의 윗부분이 대상의 배꼽 높이에 오게 한다.

⑤ 휠체어에 앉아서 식사할 때는 식탁에 가까이 붙인다.

38 ① 위의 모양이 왼쪽으로 기울어져 있어서 오른쪽으로 누우면 기도로의 역류 가능성이 줄어들고, 중력에 의해 영양액이 잘 흘러 내려간다.

39 ① 건강한 다리를 축으로 삼아 방향을 바꿔준다.

② 발에 꼭 맞는 신발, 바닥에 미끄럼방지 처리가 된 신발을 신게 한다.

③ 대상자에게 건강한 쪽으로 안전 손잡이를 잡게 한다.

⑤ 요양보호사가 밖에서 기다려주기를 원한다면 대상자 옆에 호출기를 두고 도움이 필요할 시 요청하도록 알린다. 밖에서 기다릴 때는 중간 중간 말을 걸어 상태를 살핀다.

40 ① 찬 변기는 피부와 근육이 수축하여 변의가 감소될 수 있다.

② 둔부 밑에 방수포를 깔고 간이변기를 대준다.

④ 침대를 올려주어 힘주기 쉬운 자세를 취하게 한다.

⑤ 허리 아래 부분을 무릎덮개로 늘어뜨려 덮은 후 바지를 내린다.

41 ② 변기 밑에 미끄럼방지매트를 깔아준다.

③ 침대 난간에 빈틈없이 붙이거나, 30~45° 비스듬히 붙인다.

④ 배설 중에는 하반신을 수건이나 무릎덮개로 덮어준다.

⑤ 두 발이 바닥을 올바로 딛고 있는지 확인한다.

42 ① 대소변을 가리지 못할 때, 배설 욕구를 느끼지 못할 때, 치매 등 부득이한 경우에만 기저귀를 사용한다.

② 방문과 창문을 닫고 기저귀 교환 후 환기한다.

③ 방수포를 깔고 면 덮개를 덮는다.

⑤ 물티슈로 닦고 마른 수건으로 닦아낸다.

43 ① 시설장이나 간호사에게 보고한다.

② 자유로이 보행할 수 있으며, 연결관을 열어둔다.

③ 지정된 장소에 버린다.

④, ⑤ 연결관을 잠가두면 유치도뇨관이 막히거나 꼬여 소변이 제대로 배출되지 않으며, 방광에 소변이 차서 아랫배에 팽만감과 불편감이 있고 아플 수 있다.

44 ① 치약의 양이 많으면 입안의 거품이 많아 칫솔질이 어렵다.

② 칫솔을 45° 각도로 치아에 대고 잇몸에서 치아 쪽으로 닦는다.

③ 잇몸이 닳아져 시리게 되므로 잇몸에서 치아 쪽으로 부드럽게 회전하면서 쓸어내린다.

④ 구토를 조심하면서 혀도 닦는다.

45 ① 드라이 샴푸를 바른 후 거품이 나도록 마사지 한다.

②, ④ 마른 수건으로 충분히 닦아낸다.

⑤ 드라이샴푸를 한 번 더 사용한다.

46 ① 면제품을 사용하는 것이 좋다.

② 따뜻한 물을 대야에 담은 후 손과 발을 10~15분 담가 온기를 느끼게 한다.

④ 손톱은 둥글게 발톱은 일자 모양으로 자른다.

⑤ 발톱 주변에 염증이 있으면 책임자(시설장, 간호사 등)에게 보고한다.

손톱은 둥글게   발톱은 일자로

47 ①, ④ 실내온도를 22~26℃를 유지하고 바람이 들어오지
　　 않도록 창문과 욕실 문을 닫는다.
　　② 목욕 중 자주 따뜻한 물을 뿌려주거나 담요를 덮어 노출
　　 부위를 가려준다.
　　③ 욕구와 사생활을 최대한 존중하고, 욕실 문은 잠그지 않
　　 는다.
　　④ 대상자가 지치지 않도록 몸씻기 시간은 20~30분 이내
　　 로 한다.
　　⑤ 따뜻한 우유, 차 등으로 수분을 보충한다.

48 ④ 편마비나 장애가 있는 경우, 옷을 벗을 때는 건강한 쪽부
　　 터 벗고 옷을 입힐 때는 불편한 쪽부터 입힌다.

49 ⑤ 휴대용변기 사용과 침대 위에서의 이동, 보행 시 신체안
　　 정(낙상예방)에 도움이 된다.

50
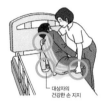
　　 └ 대상자의
　　　 건강한 손 지지
　　① 요양보호사는 대상자의 목 밑으로 팔을 깊숙이 넣고 다
　　 른 한 손은 다리를 지지한다.
　　 대상자는 건강한 손으로 짚고 일어날 수 있게 한다.

51 ⑤ 체중이 많이 나가는 대상자이거나 경사가 큰 경우에는
　　 지그재그로 밀고 올라가는 방법, 내려가는 방법도 있다.

52 ⑤ 의사소통의 원칙 – 받아들인다. (수용한다)
　　 대상자 자신 또는 타인에게 해를 주지 않는다면 대상자
　　 의 생각이나 행동에 대한 편견을 버리고 먼저 받아들여
　　 야 한다.

53 ② • 요양보호사는 대상자의 건강한 쪽(왼쪽)에 서서, 대상
　　　 자의 왼쪽 팔(건강한 팔)을 요양보호사의 어깨에 두르
　　　 도록 한다.
　　 • 요양보호사는 허리를 지지해 주고, 어깨에 걸쳐진 왼쪽
　　　 손목을 잡는다.
　　 • 요양보호사가 먼저 발을 내딛고, 오른쪽(마비된)발을
　　　 내밀도록 한다.

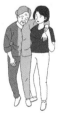

54 ④ 말을 걸어 자극을 주거나, 산책과 같은 야외활동을 통해
　　 신선한 공기를 접하며 운동하도록 한다.

55 ① 음식의 온도가 높으면 짠맛을 잘 느끼지 못하므로 약간
　　 식은 후 간을 맞춘다.
　　② 무, 버섯 등으로 만든 채수나 멸치, 마른 새우, 다시마 등
　　 으로 만든 육수를 사용한다.
　　③ 오래 구우면 수분이 모두 빠져나가 딱딱해지므로 적당히
　　 굽는다.
　　④ 단순 당은 소화 흡수가 빨라 혈당이 빠르게 오르므로 섭
　　 취를 제한한다.
　　⑤ 한 번에 섭취할 수 있는 양만큼씩 나누어 준비해 둔다.

56 ① 흐르는 물로 헹굼 → 소독 → 건조 → 보관한다.
　　② 냉장고 안의 식품은 아이스박스에 얼음 또는 얼음팩을
　　 넣어 보관한다.
　　③ 스펀지 형보다 그물형이 위생적이다.
　　⑤ 주방용 세정제와 솔로 닦는다.

57 ② 업무 대행과 관련하여 대상자에게 충분한 정보를 제공하
　　 고, 필요한 사항에 대해 협조를 구한다.

58 ③ 약물을 바꾸거나 용량을 늘렸을 때는 특히 진정, 어지럼
　　 증, 손 떨림, 초조, 불안 등 부작용 등이 나타나는지 면밀
　　 히 관찰하고 메모하여, 병원에 갈 때 가져가야 한다.

59 ① 일반적으로 산책이 가장 간편하고 효과적인 운동이다.
　　②, ③ 매일 같은 시간대에 같은 길을 걸으면서 일정한 순서대
　　 로 풍경들을 말해주면 혼란을 막고 초감을 줄일 수 있다.
　　④ 심장에서 멀고 큰 근육인 팔다리에서 시작하여 천천히
　　 진행한다.

60 ② 반복적인 행동이 해가 되지 않으면 무리하게 중단시키지
　　 말고 그냥 놔두어도 된다.
　　 치매 대상자가 심리적 안정과 자신감을 갖도록 함께 날
　　 짜를 확인하여 준다.

61 ④ • 말을 부정하면 혼란스러워 하므로 "지금 준비하고 있
　　　 으니까 조금만 기다리세요."라고 친절하게 얘기한다.
　　 • 금방 식사한 것을 알 수 있도록 먹고 난 식기를 그대로
　　　 두거나 매 식사 후 달력에 표시하게 한다.

62 ② 가(바퀴) – 대(잠금장치 고정 볼트)
　　 • 잠금장치가 고정되지 않을 때는 타이어 공기압을 확인하
　　　 고 공기압이 정상이라면 휠체어 뒤 주머니에 있는 스패
　　　 너로 잠금장치 고정 볼트를 조절한 후 고정하여 준다.

63 ① 밖으로 나갈 수 있으므로 문 등 출입이 가능한 모든 곳의
　　 문을 잠근다.

② 텔레비전이나 라디오를 크게 틀어 놓지 않는다. 소음은 치매 대상자로 하여금 그들에게 포위당했다는 느낌이 들게 할 수 있다.
③ 환경이 바뀌면 불안해 할 수 있으므로 환경을 바꾸지 않는다.
④ 낮 동안 단순한 일거리를 제공하여 에너지를 소모하게 하여 야간 배회 증상을 줄인다.

64 ⑤ 치매 대상자가 물건을 두는 장소를 파악해 놓았다가, 잃어버렸다고 주장할 때 대상자가 물건을 찾도록 도와준다.

65 ③ 자극을 주지 말고 조용한 장소에서 쉬게 한다.
④ 공격적인 행동이 사라질 때까지 접촉을 줄인다.

66 ⑤ 좋아하는 일을 하는 것에서 위안을 받을 수 있으므로 고향, 가족에 관한 이야기를 나눈다.

67 ② 대상자의 건강한 쪽에 휠체어를 45도 각도로 침대 옆에 놓은 다음 브레이크를 잠근다.
마비된 쪽을 침상으로 붙이면 넘어져 부상을 입거나 침상으로 올라가기 힘들어진다.

68 ②, ③, ④, ⑤ 중증인지기능 대상자의 환경수정 프로그램으로 독립성과 활동 수행능력을 증진시킨다.

69 ① 공감능력은 상대방의 관점에서 이해하고, 감정을 함께 느끼며, 자신이 느낀 바를 전달하는 것을 의미한다.
'나는 당신의 상황을 알고, 당신의 기분을 이해한다.' 처럼 다른 사람의 상황이나 기분을 같이 느낄 수 있는 능력을 말한다.

70 ② 공감능력은 '나는 당신의 상황을 알고, 당신의 기분을 이해한다.' 처럼 상대방이 하는 말을 상대방의 관점에서 이해하고, 감정을 함께 느끼며, 자신이 느낀 바를 전달하는 것을 의미한다.

71 ① 짧은 문장으로 천천히 이야기한다.
② 손과 팔을 자연스럽게 놓고 있다가 상황에 따라 적절하게 움직이는 것이 좋다.
④ 대상자의 정면에서 눈높이를 맞추고, 신체적 접촉을 하며 손짓, 발짓, 소리를 내며 대화한다.
⑤ 뒤에서 다가가면 놀랄 수 있으므로 정면에서 소통한다.

72 ③ 감정에 초점을 맞추고 마음을 안정시킨다. 부정, 설득, 논쟁하지 말고 감정을 수용해 준다.

73 ①, ⑤ 가스 배출에 의한 화재의 위험이 있으므로 양초, 성냥, 라이터 불을 켜지 말고 안전조사를 받는다.
③ 전기차단기를 내리고 가스 밸브를 잠근다.

④ 비누를 이용하여 깨끗이 씻는다.

74 ① 가장 먼저 장갑을 착용한다.
② 탈색을 초래할 수 있으므로 표백제(락스)는 사용하지 않는다.
③ 분리하여 세탁한다.
⑤ 표백제(락스)와 물을 1:9로 혼합한 용액을 사용하여 신속하게 닦아낸다.

75 ⑤ 질식이 지속되고 의식을 잃어버린다면 천천히 바닥에 눕힌다. 119에 신고하고 심폐소생술을 실시한다.

76 ⑤ 질식을 예방하기 위하여 고개를 가만히 옆으로 돌린다.

77 ①, ⑤ 주변의 신경과 혈관에 추가적인 손상을 줄 수 있으므로 만지지 말고, 스스로 움직이지 않게 한다.

78 ④ 공격성을 보이며 옷을 갈아입지 않으려 할 때

- 편안한 옷을 준비한다.
- 웃는 얼굴로 충분한 설명을 한다.
- 치매노인의 입장에서 생각한다.
- 대상자의 기분이 좋을 때 옷 갈아입기를 시도한다.

79 ① 손가락이 가슴에 닿지 않도록 주의한다.
② 양팔을 쭉 편 상태로 환자의 몸과 수직이 되도록 한다.
④ 바닥이 단단하고 평평한 곳에 등을 대고 눕힌다.
⑤ 약 5cm 깊이로 강하고 빠르게 시행한다.

80

전원 켜기 ➜	패드 부착 ➜	심장리듬 분석 ➜	심장충격 시행 ➜	즉시 심폐소생술 시행

필기시험

01 ⑤	02 ③	03 ⑤	04 ④	05 ④
06 ③	07 ⑤	08 ①	09 ③	10 ③
11 ③	12 ⑤	13 ①	14 ③	15 ④
16 ②	17 ⑤	18 ⑤	19 ④	20 ⑤
21 ②	22 ②	23 ②	24 ⑤	25 ①
26 ②	27 ③	28 ②	29 ④	30 ③
31 ④	32 ①	33 ②	34 ③	35 ④

실기시험

36 ④	37 ⑤	38 ①	39 ⑤	40 ①
41 ①	42 ④	43 ④	44 ①	45 ②
46 ④	47 ②	48 ①	49 ②	50 ①
51 ⑤	52 ③	53 ③	54 ③	55 ②
56 ③	57 ④	58 ③	59 ④	60 ⑤
61 ④	62 ③	63 ⑤	64 ④	65 ⑤
66 ①	67 ③	68 ④	69 ⑤	70 ③
71 ③	72 ⑤	73 ①	74 ⑤	75 ⑤
76 ⑤	77 ①	78 ②	79 ③	80 ①

필기시험 →

01 ①, ③ 유전적, 생활 습관적 특징을 살펴 자신에게 맞는 음식과 영양보조식품을 섭취한다.
　② 자원봉사, 여가활동, 지역사회 참여 등 사회적 관계를 유지하고 생산적 활동을 한다.
　⑤ 기능상태의 저하에도 불구하고 사회에서 활동할 수 있도록 지속적인 학습과 성장할 수 있는 친화적인 환경을 조성해준다.

02 ③ 친한 친구의 죽음 : 가족이나 친한 친구의 죽음으로 스트레스를 받게 되고, 특히 배우자의 상실은 가장 적응하기 어려운 사건이다.

04 ①, ②, ③ 노인성 질병이 아니다.
　④ 노인성 질환으로 장기요양급여의 대상자
　⑤ 뇌혈관 후유증은 노인성 질병이지만 병원에서 치료 중이므로 노인장기요양보험이 아닌 국민건강보험에 해당이 된다.

05 ④ 의료, 간호, 요양서비스를 종합적으로 제공 받을 수 있다.

06 ③ • 무의식적으로 손을 넣는 것은 피부에 이상이 생겨 가려워서 그러는 것일 수 있으므로 음부에 습진, 발진 등 이상이 있는지 확인한다. 만약 피부에 이상이 있는 경우에는 가족과 의료진에게 보고한다.
　• 기저귀 착용이 잘 되어 있는지 확인한다. 음부를 긁다가 상처가 나는 일이 없도록 손톱을 항상 짧게 깎아 주고, 손을 자주 씻겨 청결을 유지시킨다.

07 ① 업무효율을 위해 일방적으로 도움을 제공하는 수직적인 관계가 아닌 함께하는 상호 대등한 관계임을 인식해야 한다.
　② 불필요한 마찰을 피하고, 시설장 또는 관리 책임자에게 보고한다.
　④ 대상자의 생활방식(대상자의 성격, 습관, 선호하는 서비스 등)을 확인한다.
　⑤ 대상자의 사적 정보(개인정보 및 서비스 제공 중 알게 된 비밀)을 누설하여서는 안 되며, 대상자의 사생활을 보호하고 자유로운 의사표현을 보장하여야 한다.

09 ③ • 사람들이 보고 있음에도 불구하고 노인의 성적신체부위를 드러내고 옷 또는 기저귀를 교체한다.
　• 사람들이 보고 있음에도 불구하고 노인을 알몸으로 목욕시킨다.

10 ③ 근로계약서에 명시해야 할 사항
　• 임금 및 근로시간 : 임금의 구성항목, 계산방법 및 지불방법 등
　• 취업의 장소와 종사하여야 할 업무에 관한 사항
　• 취업규칙 내용(근로기준법 제93조 참조)
　• 종사자가 기숙하는 경우에는 기숙사 규칙에 정한 사항

11 ③ 대상자에게 향후 가해자가 받을 수 있는 불이익(서비스 중단 등)과 대처 계획을 명확히 설명한다.

12 ⑤ 대상자의 사생활을 존중하고 업무상 알게 된 개인정보를 비밀로 유지한다.

13 ② 등급 판정 또는 장기요양인정 신청을 유도하지 않는다.
③ 개인적 선호 등의 이유로 근무를 거부하지 않는다.
④ 대상자의 기록, 정보 등에 대한 비밀이나 대상자의 사적 생활을 내외부로 발설해서는 안 된다.
⑤ 대상자의 동의하에 치우도록 한다.

14 ③ 대상자의 상태 등을 판단하여 신중하게 선택할 수 있도록 정보를 제공하는 것은 바람직한 일이나 '유인·알선'에 의한 부당한 수익을 목적으로 했다면 요양보호사 윤리원칙에 어긋나며, 법적 처벌을 받게 된다.

15 ① 손바닥과 손가락이 저리는 등 이상 증상이 있다.
②, ③ 손목을 지나치게 손바닥 방향으로 힘을 주어 굽힐 때 악화되는 경향이 있다.
밤에 통증이 악화되어 밤잠을 설치는 경우가 흔하다.

16 ① 비말감염에 의한 바이러스성 질환이다.
③ 7일간의 격리기간이 끝나면 감염성은 없다.
⑤ 감염 후 회복 중에 다시 열이 나고 누런 가래가 생기는 것은 폐렴이 의심되므로 반드시 병원진료를 받는다.

17 ① 사건에 자신이 원하는 의미를 부여하는 경향이 있음
'시설장 및 보호자들의 스트레스를 자신이 오랫동안 꿈꿔 왔던 개인사업을 하라는 신호로 해석한 것'

18 ① 질병의 경과가 길다.
② 재발이 빈번하며, 합병증이 생기기 쉽다.
③ 젊은 사람보다 약물에 더욱 민감하게 반응하기 때문에 약물을 사용할 때 더욱 신중해야 한다.
④ 신체적 측면뿐만 아니라 심리적, 사회적, 경제적, 영적 측면이 모두 연관되어 있어, 의학, 간호학, 사회심리학, 경제학, 사회복지학 등의 다양한 분야의 총체적인 접근이 필요하다.

19 ④ 처방에 따라 하제를 사용할 수 있으나, 빈번하게 사용하면 변비를 악화시킬 수 있으므로 주의한다.

20 ① 결핵균에 의한 감염질환이다.
② 술과 흡연은 금하고, 충분한 영양상태와 면역력을 유지한다.
④ 항결핵제를 치료기간 동안 규칙적으로 복용한다.
⑤ 오후에 고열이 있다가 늦은 밤에 식은땀과 열이 내리는 증상이 반복된다.

21 ② 갑자기 어지럼증을 느끼는 대상자는 그 자리에 주저앉도록 하여 낙상으로 인한 뇌손상을 예방한다.

22 ① 질벽 두께의 감소
③ 난소 크기 감소
④ 질의 분비물 감소
⑤ 여성호르몬 분비 감소

23 ① 표피가 얇아져서 탄력성이 감소하고 쉽게 손상되는 경향이 있다.
② 발톱이나 손톱이 딱딱하고 두꺼워지며 세로줄이 생기고 잘 부서진다.
③, ⑤ 모근의 멜라닌생성 세포가 소실되어 탈색이 되고, 피부가 회색으로 변하고 검버섯 등이 생긴다.
④ 각질층에는 수분 함유량이 적기 때문에 소양증은 밤과 겨울철에 더욱 심해진다.

24 ① 신경세포기능의 저하
② 근 긴장 반응성 저하
③ 정서 조절의 불안정
④ 운동부족으로 인한 불면증

25 ② 에스트로겐 분비가 감소
③ 인슐린에 대한 민감성이 감소
④ 쉽게 고혈당
⑤ 갑상선 크기 감소

26 ① 의식 수준의 변화로 잠에서 덜 깬 사람처럼 보인다.
② 시간, 장소, 사람에 대한 지남력 장애가 있다.
③ 수시간, 수일에 걸쳐 급속하게 진행된다.
④ 주의력 감퇴가 있다.
⑤ 정서적으로 불안정하다.

28 ① 질병명을 예측하거나 말하지 않는다.
③ 회복이 늦어지거나 회복이 어려울 수 있기 때문에 체위 변경과 올바른 자세유지, 관절운동 등 재활치료를 조기에 시작하는 것이 중요하다
④ 옆에서 지켜보는 보호자도 매우 힘든 상황이므로 정서적으로 지지해 준다.

29 ①, ② 10분 이상 준비운동을 하여 유연성을 높인다.
③ 야외활동을 하지 말고, 실내운동을 한다.
⑤ 낮은 수준으로 운동을 시작하여 상태를 보면서 점차 강도를 올린다.

30 ① 약물의 이름과 효과를 알아야 한다.
② 정해진 약을 정해진 시간에 올바른 방법으로 복용한다.
④ 절대로 복용하지 않는다.

31 ① 외출 시 챙이 넓은 모자를 쓴다.
② 식사는 가볍게 한다.
③ 가급적 야외 활동을 자제한다.
⑤ 시원한 물이나 음료를 천천히 마신다.

33 ② 대상자의 건강상태에 변화가 생겼을 때, 평상시와 다를 때는 혼자서 판단하지 말고 기관(관리책임자)에 신속하게 보고하여 지시를 받고 대처해야 한다.

34 ① 임종 경험 유·무에 따라 태도가 달라질 수 있다.
② 자신의 감정을 솔직하게 표현하도록 한다.
④ 죽음을 앞둔 모든 사람은 죽음에 대해 다양하게 결정된다.
⑤ 다음 단계로의 진입에 강요해서는 안 된다.

35 ④ 대한민국에 거주하는 19세 이상의 사람은 누구나 사전연명의료의향서를 작성할 수 있다.

실기시험 →

36 ① 약 30cm 거리에 두고 내려다 볼 수 있게 배치한다.
② 의자 깊숙이 앉는다.
③, ④ 식탁의 윗부분이 가슴과 배꼽 사이에 위치하게 한다.
⑤ 발이 바닥에 닿도록 하여 안정된 자세를 취하도록 한다.

37 ① 건강한 쪽(왼쪽)을 아래로 하여 옆으로 눕히고, 베개로 마비된(오른쪽) 쪽을 지지한다.
② 얼굴을 요양보호사가 있는 방향으로 돌린다.
③, ④ 숟가락 끝부분을 입술 건강한 쪽(왼쪽)에 대어 준다.
⑤ 마비된 쪽(오른쪽)의 뺨 부위에 음식 찌꺼기가 남기 쉬우므로 구강 관리를 철저히 한다.

38 ② 영양액은 체온 정도의 온도로 데워 준비한다.
③ 너무 천천히 주입하는 경우 음식이 상할 수 있다.
④ 비위관을 잠근 후 의료기관을 방문하거나 반드시 시설장(관리책임자, 간호사 등)에게 연락한다.
⑤ 입안을 자주 청결히 하고, 입술보호제를 발라준다.

39 ① 화장실 표시등을 켜두어 잘 찾을 수 있게 한다.
② 중간 중간 대상자에게 말을 걸어 상태를 살핀다.
③ 항문의 대장균이 침입하지 않도록 여성의 음부는 앞쪽에서 뒤쪽으로 닦는다.
④ 배설상태를 확인하고 시설장(책임자·간호사 등)에게 보고한다.

40 ② 화장지를 변기 안에 깔아주거나 음악을 틀어주어 배설 시 나는 소리가 잘 들리지 않게 한다.
①, ③ 항문이 변기 중앙에 오게 한다.

④ 허리 아래 부분을 무릎덮개로 늘어뜨려 덮은 후 바지를 내린다.
⑤ 요양보호사가 허리 밑에 한 손을 넣어 대상자가 둔부를 들게 하고, 다른 손으로 변기를 밀어 넣는다.

41 ② 창문과 방문을 닫고 배설하게 하고, 배설이 끝나면 환기를 한다.
③ 호출 벨을 대상자 손 가까이 두어 배설이 끝나면 즉시 알리게 한다.
④ 침대 높이와 이동변기의 높이가 같도록 맞춘다.
⑤ 안전을 위해 대상자의 다리를 내려 두 발이 바닥에 닿게 한다.

42 ① 배뇨, 배변시간에 맞추어 자주 살펴보고 젖었으면 속히 갈아주어 피부에 문제가 생기지 않게 한다.
② 허리 아래쪽을 큰 수건으로 덮은 뒤, 윗도리는 가슴 아래까지 올리고, 바지는 발목까지 내려준다.
④ 기저귀의 테이프를 떼고 무릎을 세워준다.
⑤ 회음부는 앞에서 뒤로 닦는다.

43 ④ 유치도뇨관이 막히거나 꼬여서 소변이 제대로 배출되지 않으면 방광에 소변이 차서 아랫배에 팽만감과 불편감이 있고 아플 수 있다.

44 ② 거울을 보고 칫솔질을 하거나 옆에서 한 동작씩 시범을 보여준다.
③ 앉은 자세 혹은 건강한 쪽이 아래로 향하고 옆으로 누운 자세를 취한다.
④ 칫솔을 45° 각도로 치아에 대고 잇몸에서 치아 쪽으로 닦는다.
⑤ 치약의 양이 많으면 입안에 거품이 많아 칫솔질이 어렵다.

45 ① 물을 사용하지 않고 머리카락이 충분히 적셔지도록 드라이 샴푸를 바른다.
③, ⑤ 마른 수건으로 충분히 닦아낸다.
④ 린스를 사용하지 않는다.

46 ① 손과 발을 10~15분 담가 온기를 느끼게 한다.
②, ④ 따뜻한 물과 비누를 이용해 손·발가락 사이를 씻고 헹구고 수건으로 물기를 닦는다.
③ 면제품을 사용하는 것이 좋다.
⑤ 따뜻한 물에 담갔다 깎는다.

47 ①, ②, ④ 거부감을 줄이기 위해 규칙적인 시간과, 정해진 순서에 따라, 과정은 최대한 단순화 하여 몸 씻기 도움을 실시한다.
③ 오후보다는 오전에 하는 것이 좋다.

48 • 입는 순서 : 마비된 팔 → 머리 → 건강한 팔
• 벗는 순서 : 건강한 팔 → 머리 → 마비된 팔

49 ② 휴대용변기 사용과 침대 위에서의 이동, 보행 시 신체안정(낙상예방)에 도움이 된다.

50 ① 바로 누운 자세(앙와위) : 고관절(엉덩관절)과 무릎관절의 굽힌 구축을 발생할 수 있으므로 장시간의 사용은 주의해야 한다.

51 ⑤ 체중이 많이 나가는 대상자이거나 경사가 큰 경우에는 지그재그로 밀고 올라가거나 내려가는 방법이 있다.

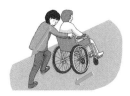

52 ③ 키가 큰 사람이 대상자 뒤쪽에 서서 겨드랑이 팔을 지지하고, 한사람은 다리 바깥쪽에 서서 종아리와 대퇴(넙다리) 아래를 지지한다.

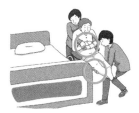

53 ⑤ 주의를 끌기 위하여 이름을 부르고 자신이 누구인지 밝힌다.

54 ③ 발판용 고정 볼트
    • 휠체어 뒤 주머니에 있는 스패너로 볼트를 왼쪽(시계반대방향)으로 2~3바퀴 돌려 푼 후 발판을 좌우로 돌려 움직여 길이를 조절한다. 조절 후 볼트를 오른쪽(시계방향)으로 돌려 조여 준다.

55 ① 대상자가 좋아하는, 잘 먹지 않는 음식, 소화하기 어려운 음식 등을 확인하여 구입한다.
    ② 대상자와 상의한 후 결정하고 확인한다.
    ③ 구입한 영수증과 거스름돈을 대상자에게 전달한다.
    ④ 대상자의 의견을 반영하여 구입한다.
    ⑤ 업무 대행 중 요양보호사는 자신의 사적인 업무를 병행하지 않는다.

56 ① 양모, 오리털 등의 이불은 그늘에 말린다.
    ② 단단하고, 탄력성과 지지력이 좋은 매트리스를 사용한다.
    ④ 습기를 흡수하지 않고 열에 강한 베개를 선택한다.
    ⑤ 3~5일에 한 번은 세탁하여 햇볕에 말린다.

57 ③ 업무 대행 전 준비할 정보, 자료, 경비를 대상자에게 확인하고 협조를 구한다.

④ 원활히 진행되고 있음을 수시로 확인시켜 신뢰감을 형성한다.
⑤ 불만족하여 재요청시에는 충분히 상의하여 진행한다.

58 ③ 인지증상을 개선할 목적으로 투여하며, 병의 완치라기보다는 악화를 지연하기 위해 투여한다.

59 ① 합병증으로 뇌졸중이 발생하여 혈관성 치매가 발생할 수 있다.
    ② 심장에서 멀고 큰 근육인 팔다리에서 시작하여 천천히 진행한다.
    ③ 매일 같은 시간대에 같은 길을 걸으면서 일정한 순서대로 한다.
    ⑤ 치매 대상자와 시간을 같이 하며 친숙해진 뒤 운동을 시켜야 한다.

60 ⑤ 지팡이 바닥 끝 고무의 닳은 정도를 수시로 확인해야 한다. 고무가 닳았을 경우 미끄러져 넘어질 수 있다.

61 ④ 화를 내거나 대립하지 않는다.

62 ③ 말을 걸어 자극을 주거나, 산책과 같은 야외활동을 통해 신선한 공기를 접하며 운동하도록 한다.

63 ① 변의를 느낄 때 배변하게 한다.
    ② 칼은 위험하므로 치매 대상자가 사용하지 않도록 한다.
    ③ 출입이 가능한 창문과 현관문은 잠가 놓는다.
    ④ 칼로리가 낮은 간식을 제공한다.

64 ③, ④ 요양보호사는 대상자와 함께 찾아보고 대상자가 그 물건을 발견하도록 유도한다.
    요양보호사가 물건을 발견하고 대상자에게 건네주는 것은 대상자가 요양보호사를 도둑으로 오인할 수 있으므로 대상자 자신이 물건을 발견하도록 돕는다.

65 ⑤ 파괴적 행동을 유발하는 사건을 사전에 예방한다.

66 ① • 요양보호사는 치매 대상자를 관찰할 수 있는 곳에서 활동하게 하고, 친구가 되어 준다.
    • 대상자의 말을 이해하고 수용해 준다.

67 ① 인지기능에 문제가 없는 대상자
    ③ 일기양식이 있는 종이에 작성하게 한다.
    ④ 대상자가 흥미를 느끼고 관심을 갖는 방향으로 프로그램을 진행한다.
    ⑤ 지남력, 단기기억, 의사표현을 높인다.

68 ④ 라포형성을 위한 신체언어를 맞춘다. 몸을 앞쪽으로 기울이며 눈은 안쪽을 향하는 반면, 관조상태에서는 몸을 뒤로 젖히며 눈은 먼 곳을 응시한다.

69 ⑤ • 공감능력은 상대방의 관점에서 이해하고, 감정을 함께
     느끼며, 자신이 느낀 바를 전달하는 것을 의미한다.
    • '나는 당신의 상황을 알고, 당신의 기분을 이해한
     다.' 처럼 다른 사람의 상황이나 기분을 같이 느낄 수
     있는 능력을 말한다.
    • 매주 오시던 가족 분들이 못 오니까(당신의 상황을 알
     고) 마음이 외로우신가봐요.(기분을 이해한다)

70 어르신이 무리한 요구를 한다고 해서 바로 거절하지 말고,
    먼저 공감을 표시한다.

71 ③ • 치매 대상자의 속도에 맞추어 쉽고, 짧은 문장으로 천
     천히 이야기한다.
    • 「같이 ○○ 하지요」, 「○○ 해요」 등으로 표현하고 「다
     음은 ○○입니다.」 등의 말로 먼저 지시하는 것보다 행
     동을 기다리고 지시하는 것이 중요하다.

72 ⑤ 항상 현재를 알려주고, 치매 대상자에게 접근할 때는 주
    의를 끌기 위해 이름을 부르고 자신이 누구인지 밝힌다.

73 질식(기도폐색) 시 주의사항

    ┌───┐
    │ • 대상자의 입에 무언가를 물리는 어떠한 행위도 금   │
    │   지된다.   │
    │ • 주변에 위험한 물건을 치우고 입안에 손가락을 넣거 │
    │   나 약을 먹이는 등의 시도를 하지 않는다.   │
    │ • 억제를 시도를 해서는 안 된다.   │
    │ • 얼굴을 옆으로 돌리거나 돌려 눕혀 기도를 유지한다. │
    └───┘

74 ⑤ 코와 입을 통해 나온 미생물은 손에 묻어 전파의 위험성
    이 높아지거나, 반대로 손에 묻은 미생물은 코와 입을 통
    해 침입하게 된다.

75 ⑤ 질식(기도폐색) 대상자의 주요 증상

    ┌───┐
    │ • 자신의 목을 조르는 자세   │
    │ • 괴로운 표정   │
    │ • 갑작스러운 기침   │
    │ • 숨 쉴 때 목소리에서 이상한 소리   │
    └───┘

76 ⑤ 가스와 전기는 기술자의 안전조사가 끝난 후 사용한다.

77 ② 스스로 움직이지 않도록 한다.
    ③, ④ 주변의 신경과 혈관에 추가적인 손상을 줄 수 있으므
    로 만지지 않는다.
    ⑤ 손상부위는 심장보다 높게 하여 부종을 줄여 준다.

78 ① 양쪽 어깨를 가볍게 두드린다. 경추손상 등을 염두에 두
    어야 한다.
    ③ 얼굴과 가슴을 10초 이내로 관찰하여 호흡이 있는지를
    확인한다.
    ④ 대상자의 옆자리에 앉는다.
    ⑤ 분당 100~120회의 속도로 압박한다.

79 ③ 심장리듬분석, 심장충격시행 시 대상자에게서 떨어진다.

80 ① 식사 시 야단을 치면 대상자는 더욱 불안하고 공격적일
    수 있다.

    ┌───┐
    │ • 천천히 부드러운 말로 안정을 시킨다.   │
    │ • 입안에 불편감이 있는지 다른 문제점을 살핀다.   │
    │ • 일단 멈추고 기분이 좋을 때 다시 시도한다.   │
    │ • 가급적 혼자서 식사하기보다 가족과 함께 식사하게   │
    │   한다.   │
    └───┘

필기시험

01 ④	02 ⑤	03 ④	04 ③	05 ⑤
06 ③	07 ①	08 ③	09 ③	10 ②
11 ③	12 ③	13 ①	14 ④	15 ②
16 ⑤	17 ④	18 ①	19 ④	20 ②
21 ①	22 ①	23 ④	24 ④	25 ④
26 ④	27 ④	28 ③	29 ②	30 ②
31 ③	32 ④	33 ⑤	34 ③	35 ②

실기시험

36 ④	37 ④	38 ①	39 ①	40 ②
41 ④	42 ①	43 ③	44 ①	45 ⑤
46 ①	47 ②	48 ③	49 ④	50 ①
51 ④	52 ⑤	53 ④	54 ②	55 ①
56 ①	57 ④	58 ④	59 ③	60 ⑤
61 ②	62 ④	63 ③	64 ⑤	65 ④
66 ③	67 ③	68 ②	69 ⑤	70 ②
71 ②	72 ②	73 ②	74 ⑤	75 ②
76 ④	77 ④	78 ②	79 ③	80 ②

필기시험 →

01 ① 노년의 삶을 스스로 책임질 수 있도록 노력해야 한다.
　②, ④ 사회적 관계망을 넓혀 자원봉사, 여가 활동, 지역사회 참여 등 생산적 활동으로 자신감을 유지한다.
　③ 수평적인 동반자적 관계를 전환한다.
　⑤ 정기적인 건강검진을 통해 질병유무를 확인하고 관리한다.

02 ⑤ 노인 부모가 자녀와 근거리에 살면서 자녀의 보살핌을 받는 가족형태

03 ④ 지식과 기술을 바탕으로 지역사회를 위한 봉사 기회를 갖고 개발하며, 흥미와 능력에 맞는 자원봉사자로서 활동할 수 있어야 한다.

04 ①, ②, ④, ⑤는 노인성 질병이 아니다.

05 ⑤ 특별현금급여 : 가족요양비, 특례요양비, 요양병원 간병비를 포함한다.

06 ③ 대상자의 가족과 상의하여 동일한 유형의 옷을 추가로 구입하여 입게 한다.

08 ③ 시설은 급여제공 과정에서 생활노인을 격리하거나 억제대 등을 사용하여 묶는 등 신체를 제한하면 안 된다.

09 ③ 경제적 학대
　• 공적부조(국민기초생활보장 수급자 생계비)급여를 가로채거나 임의로 사용한다.
　• 노인의 소득 및 재산, 임금을 가로채거나 임의로 사용한다.

10 ② 장기요양요원지원센터
　장기요양요원의 권리침해(부당한 대우) 및 그 밖에 비리 사실 등을 관계 행정기관과 수사기관에 신고하는 행위로 인하여 징계 조치 등 신분상 불이익과 근무조건상 차별을 받지 않도록 조치하고 있다.

11 ① 요양보호사들에게 성희롱 예방교육을 1년에 1회 이상 실시한다.
　② 시정 요구에도 상습적으로 계속할 경우 녹취하거나 일지를 작성해 둔다.
　④ 대상자 가족에게 사정을 말하고 시정해 줄 것을 요구한다.
　⑤ 요양보호사는 감정적인 대응은 삼가고, 단호히 거부의사를 밝힌다.

12 ① 업무수행에 방해가 되지 않도록 건강관리, 복장 및 외모 관리 등을 포함하여 자기 관리를 철저히 한다.
　② 대상자의 종교를 존중하고 요양보호사 자신의 종교를 선교의 목적으로 강요해서는 안 된다.
　④ 요양보호사는 시설 직원, 동료 요양보호사, 대상자의 가족과 협조하고 조화를 이루려는 자세를 가져야 한다.
　⑤ 대상자의 서비스를 우선시 하며, 대상자의 권리를 이해하고 증진시킨다.

13 ② 대상자와 관련된 서비스만을 제공한다.
　　③ 요양보호사 자신의 종교를 선교의 목적으로 강요해서는
　　　 안 된다.
　　④ 사생활을 존중하고 업무상 알게 된 개인정보를 비밀로
　　　 유지한다.
　　⑤ 대상자의 동의하에 치우도록 한다.

14 ④ 대상자의 상태 등을 판단하여 신중하게 선택할 수 있도
　　 록 정보를 제공한다.

15 ① 밤에 통증이 악화된다.
　　③ 손목을 지나치게 손바닥 방향으로 힘을 주어 굽힐 때 악
　　　 화되는 경향이 있다.
　　④ 양측의 손등을 맞대고 미는 동작을 하면 손 저림 증상이
　　　 나타난다.
　　⑤ 엄지손가락의 반쪽 부위와 2,3,4번째 손가락과 연결된
　　　 손바닥 피부의 감각이 둔해진다.

16 ① 잠복결핵 상태는 결핵균이 우리 몸 안에 있으나 면역기
　　　 전에 의해서 억제되어 있는 상태로 증상도 없고, 다른 사
　　　 람에게 결핵균을 전파하지 않는다. 평소 꾸준한 운동과
　　　 균형 있는 영양섭취로 건강한 체력상태를 유지한다.
　　② 2~3주 이상의 기침, 발열, 체중감소, 수면 중 식은땀 등
　　　 의 증상이 나타날 경우 반드시 의료기관 및 보건소를 찾
　　　 아 결핵검사를 받는다.
　　③ 직사광선을 쪼이면 수분 내에 죽으므로 침구 등을 일광
　　　 소독 한다.
　　④, ⑤ 결핵전파가 우려되는 대상자를 돌볼 때는 보호장구
　　　 (마스크, 장갑 등)를 착용해야 한다.

18 ① 신장의 소변 농축 능력과 배설 능력이 저하되어 약물성
　　 분이 신체 내에 오래 남아 중독 상태에 빠질 수 있다.

19 ④ 대상자가 정상적이지 않은 상태를 보이거나 평소와 다르
　　 게 상태가 안 좋은 방향으로 변화되었을 때 가족과 상의
　　 하여 의료기관을 찾도록 해야 한다. 또한, 시설장이나 간
　　 호사에게 신속하게 보고해야 한다.

20 ② 기관지확장 흡인기 등 위급 상황을 해결하는 데 도움이
　　 될 수 있는 장치들을 준비해 주고 안심시킨다.
　　③ 호흡곤란 중에는 상체를 올리는 반 앉은 자세를 취하게
　　　 하고, 최대한 편안한 호흡을 유도하면서 옆에 있어준다.

21 ②, ④ 추간판이 오그라들어 키가 줄고, 팔, 다리의 지방은
　　 감소하고 엉덩이와 허리의 피하지방은 증가
　　③ 뼈 질량의 감소
　　⑤ 근긴장도와 근육량이 감소

22 ①, ②, ③, ⑤ 방광용적이 평균 250ml 정도로 감소하고, 방
　　 광의 근력이 저하되어 방광이 완전히 비워지지 않는다.
　　④ 방광기능과 대뇌기능의 저하로 빈뇨증, 요실금, 야뇨증이
　　　 생긴다.

23 ④ 가려움증, 통증, 지각이상, 소양증, 상처회복이 지연되고
　　 궤양은 노년기 피부계 질환이므로 보고한다.

24 ① 동공의 지름이 줄어들어 빛을 잘 받아드리지 못해 밝은
　　 것을 좋아한다.
　　② 눈물의 양이 감소하며 건조하고, 뻑뻑하여 불편감이 있다.
　　③ 각막반사가 저하되어 손상, 감염에 둔감해 진다.
　　④ 수정체 황화현상으로 보라, 남색, 파란색을 구분하는 능
　　　 력이 떨어진다.
　　⑤ 망막과 신경계의 변화에 의해 가까운 물체에 초점을 맞
　　　 추는 능력이 상실되는 '노안'이 된다.

25 ① 기초대사사율이 감소
　　② 갑상선 호르몬 분비량 감소
　　③ 뇌하수체 변화가 크지 않음
　　⑤ 공복 시 혈당수치 증가

26 ① 급성질환이다.
　　② 대체로 회복된다.
　　③ 증상이 갑자기 나타난다.
　　⑤ 수면양상은 매우 불규칙적이다.

27 ④ 뇌손상 부위에 따라 글을 못 쓰고 못 읽으며, 혀, 목구멍,
　　 입술 등의 근육이 마비되어 발음이 부정확하고 마치 술
　　 취한 사람처럼 어눌한 발음으로 말을 한다.

28 ③ • 운동증상 중 떨림은 가장 초기에 흔히 보이는 증상으
　　　 로 움직일 때보다 가만히 있을 때 주로 나타난다.
　　　 • 행동이 느려지는 것으로 파킨슨병이 진행됨에 따라 서
　　　 서히 진행된다. 초기에 단추 끼우기, 글씨쓰기 등이 어
　　　 렵다.

29 ① 운동 금기 질환 및 투약 상황을 확인한다.
　　③ 낮은 수준으로 운동을 시작하여 상태를 보면서 점차 강
　　　 도를 올린다.
　　④ 운동하는 중간 중간에 충분히 휴식한다.
　　⑤ 취침 전에 고강도의 운동은 삼간다.

30 ① 부작용을 잘 관찰하고, 임의로 조절하지 않는다.
　　③ 효과가 떨어지거나 부작용이 있을 수 있다.
　　④ 처방전 약물의 부작용, 현재 복용중인 약물을 알려 약의
　　　 중복이나 부작용을 막는다.
　　⑤ 예상하지 않았던 문제가 생길 수 있으므로 약은 물과 함
　　　 께 복용한다.

31 ③ 시원하고 통풍이 잘되는 장소에서 쉬고, 시원한 물이나 음료를 천천히 마신다.

32 ④ 장기요양요원이 수급자의 가정을 방문하여 제공하는 방문요양, 방문목욕, 방문간호의 급여제공내용을 RFID를 이용하여 국민건강보험공단에 실시간으로 전송하고 이를 급여제공 내용으로 인정하여 급여비용 청구와 자동으로 연계하는 관리체계이다.

33 ⑤ 대상자의 건강상태에 변화가 생겼을 때, 평상시와 다를 때는 혼자서 판단하지 말고 기관(관리책임자)과 가족에게 신속하게 보고하여 지시를 받고 대처해야 한다.

34 ③ 부정 → 분노 → 타협 → 우울 → 수용 순서이다.

35 ①, ⑤ 임종과정에 있는 19세 이상의 성인 누구나 본인이 작성한다.
③, ④ 반드시 사전연명의료의향서 등록기관에 등록해야만 효력을 가지며, 의료기관에 연동되는 것은 아니므로 가족들에게 이 사실을 알려야한다. 연명의료정보처리시스템을 확인하면 사전연명의료의향서 작성여부를 열람할 수 있다.

실기시험 →

36 ① 팔 받침, 등받이가 있는 의자에 앉힌다.
② 휠체어를 식탁 가까이 붙이고 깊숙이 앉는다.
③ 식탁의 윗부분이 가슴과 배꼽 사이에 위치하게 한다.
⑤ 침대 머리를 30~60˚ 가량 올려 상반신을 높이고 머리 뒤에 베개를 받쳐 턱을 당긴 자세를 취하게 한다.

37 ①, ③ 침대 머리를 30~60˚ 정도 올려 상체를 높이고, 건강한 쪽(왼쪽)을 밑으로 하여 약간 옆으로 눕힌다.
② 편마비 대상자는 건강한 쪽에서 음식을 넣어준다.
⑤ 식사 후 30분 정도 앉아 있게 한다.

38 ① 콧속 분비물이 축적되기 쉬우므로 비위관 주변을 청결히 하고 윤활제를 바른다.
②, ③, ⑤ 비위관을 잠근 후 관리 책임자에게 보고한다.
④ 비위관 주변을 청결히 하고 윤활제를 바른다.

39 ② 화장실 밖에서 기다릴 때 요양보호사는 중간 중간 대상자에게 말을 걸어 상태를 살핀다.
③ 화장실의 조명은 밝게 유지한다.
④ 불필요한 물건이나 발에 걸려 넘어질 우려가 있는 물건을 치운다.
⑤ 화장실 표시등을 켜두어 잘 찾을 수 있게 한다.

40 ① 대상자가 협조할 수 없다면 옆으로 돌려 눕힌 후 변기를 대어준다.
③ 변기 놓을 자리에 방수포를 깔아둔다.
④ 침대를 올려주어 배에 힘을 주기 쉽게 한다.

41 ④ • 비언어적 표현 : 끙끙거림, 안절부절못함, 손으로 배 또는 엉덩이를 가리킴, 얼굴 표정이 일그러짐, 허리를 들썩임, 바지를 내리려고 함 등
• 대상자의 배변습관을 파악하여 돕는다.

42 ② 심하지 않은 암모니아 냄새는 정상이다.
③ 기저귀의 바깥 면이 보이도록(배설물을 안으로 말아넣어) 말아 넣는다.
④ 건강한 쪽으로 돌려 눕힌 후 기저귀를 뺀다.
⑤ 허리 아래쪽을 큰 수건으로 덮은 뒤, 윗도리는 가슴 아래까지 올리고, 바지는 발목까지 내려준다.

43 ③ 유치도뇨관이 막히거나 꼬여서 소변이 제대로 배출되지 않으면 방광에 소변이 차서 아랫배에 팽만감과 불편감이 있고 아플 수 있다.

44 ② 앉은 자세를 할 수 있으면 가능한 한 앉혀서 머리 부분을 앞으로 숙인 자세로 칫솔질을 한다.
③ 잠자기 전과 매 식사 후 30분 이내에 3분간 하도록 습관화 한다.
④ 칫솔을 45˚ 각도로 치아에 대고 잇에서 치아 쪽으로 3분간 세심하게 닦는다.
⑤ 입안이 깨끗해질 때까지 여러 번 헹군다.

45 ① 솜으로 양쪽 귀를 막고, 눈에 수건을 올려놓는다.
② 물기는 마른 수건으로 제거한 후 헤어드라이어로 머리를 말린다.
③ 베개를 치우고 침대모서리에 머리가 오도록 몸을 비스듬히 한다.
④ 면봉을 이용해 물기를 제거하고 면봉 사용 시 귀 안쪽이 손상되지 않도록 한다.

46 ① 손톱깎이를 이용하여 손톱은 둥글게, 발톱은 일자로 자른다.

47 ② 대상자의 안전을 위해 무리하게 목욕하지 않는다. 대상자의 기분을 좋게 하고 목욕의 방법, 시기 등을 다르게 하여 시도한다.

48 ③ 키가 큰 사람이 대상자 뒤쪽에 서서 겨드랑이 팔을 지지하고, 한 사람은 다리 바깥쪽에 서서 종아리와 대퇴(넙다리) 아래를 지지한다.

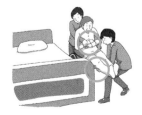

50 ① 편마비나 장애가 있는 경우, 옷을 벗을 때는 건강한 쪽부터 벗고 옷 입을 때는 불편한 쪽부터 입힌다.
- 입는 순서 : 마비된 팔 → 머리 → 건강한 팔
- 벗는 순서 : 건강한 팔 → 머리 → 마비된 팔

51 ④ 치매 대상자의 초조 및 반복행동이 나타날 때

> - 화를 내지 말고 천천히 조용히 앞에서 접근하여 부드러운 말로 안정감을 주도록 한다.
> - 목마름, 배고픔, 배변과 같은 신체적인 욕구 해소가 필요하지 않은지 확인한다.
> - 자연스러운 방법으로 관심을 다른 곳으로 돌린다.

52

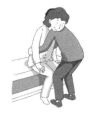

53 ① 건강한 손(왼쪽)으로 지팡이를 사용하여 앞으로 비스듬하게 (발 앞 15cm, 바깥 쪽 15cm 지점)지팡이 끝을 내민다.

54 ① 가장 불안정한 보행기이다.
②, ③ 균형감각과 보행능력이 있는 대상자가 사용한다.
④ 손과 팔 지지대는 체중 지지 기능이 거의 없다.
⑤ 앉을 곳이 필요한 대상자에게 적합하다.

55 ① - 혈당지수(GI)가 낮은 식품(55 이하) : 보리밥, 우유, 고구마, 요거트, 사과, 대두 등
- 혈당지수(GI)가 높은 식품(70 이상) : 밥, 떡, 찐감자, 흰식빵, 수박 등

56 ② 이불커버 : 감촉이 좋은 면제품이 좋다.
③ 베개 : 습기를 흡수하지 않고 열에 강한 재질, 적당히 형태가 유지되는 베개를 선택한다.
④ 시트 : 소재가 두껍고 풀을 먹이거나 재봉선이 있는 것은 욕창의 원인이 되므로 피한다.
⑤ 매트리스 : 단단하고, 탄력성과 지지력이 뛰어나며 습기를 배출할 수 있는 것이 적합하다.

57 ④ - 사고가 날 경우 요양보호사의 책임이므로 개인 차량을 이용할 수 없음을 설명한다.
- 사고를 예방하기 위해 대상자 옆에 있어야 함을 설명한다.

58 ④ 전반적인 인지기능 개선, 우울감을 포함한 정신행동 증상 개선, 일상생활 능력 유지 및 향상, 삶의 질 향상을 기대할 수 있으며, 가족의 수발부담을 줄이는 데도 도움이 된다.
⑤ 약물요법

59 ① 혼란을 예방하기 위해 색깔이 요란하지 않고 장식이 없는 옷을 선택한다.
② 시간이 걸려도 혼자 입도록 격려한다.
④ 단추 대신 부착용 접착 천으로 여미는 옷을 이용한다.
⑤ 옷 라벨에 이름을 써 둔다.

60 ⑤ - 반복적인 행동이 해가 되지 않으면 무리하게 중단시키지 말고 그냥 놔두어도 된다.
- 콩 고르기, 나물 다듬기, 빨래개기 등 단순하게 할 수 있는 일거리를 제공하여, 반복 행동에 대한 관심을 다른 곳으로 돌린다.

61 ① 대상자가 좋아하는 대체식품. 열량이 적은 간식을 준비해 준다.
② - 먹고 난 식기를 보이는 곳에 그대로 두거나 매 식사 후 달력에 표시하게 한다.
- "지금 준비하고 있으니까 조금만 기다리세요." 라고 친절히 말한다.
③ 그릇의 크기를 조절하여 준다.
④ 대상자의 식사시간과 식사량을 점검하고 화를 내거나 대립하지 않는다.

62 ② 오후와 저녁에는 커피나 술과 같은 음료를 주지 않는다.
③ 말을 걸어 자극을 준다.

63 ① 변화된 환경은 증상을 악화시키므로 안전한 환경을 제공한다.
② 창문 등 출입이 가능한 모든 곳의 문을 잠근다.
③ 고향이나 가족에 대한 대화를 나누어 관심을 다른 곳으로 돌림으로써 정서 불안에 의한 배회를 줄여 준다.
④ 낮 시간에 단순한 일거리, 집 청소, 산책, 쇼핑하기 등 건설적인 일을 주어 에너지를 소모하게 하여 야간배회 증상을 줄인다.
⑤ 집 안에 배회코스를 만들어 둔다.

64 ⑤ 치매 대상자의 감정을 이해하고 수용한다.

65 ④ 파괴적 행동반응을 유발하는 사건을 사전에 예방한다.

66 ③ 치매 대상자는 인형, 애완동물, 익숙한 소리를 듣거나 좋아하는 일을 하는 것에서 위안을 받을 수 있으므로 이를 돕는다.

67 ③ - 공감능력은 상대방의 관점에서 이해하고, 감정을 함께 느끼며, 자신이 느낀 바를 전달하는 것을 의미한다. '나는 당신의 상황을 알고, 당신의 기분을 이해한다'처럼 다른 사람의 상황이나 기분을 같이 느낄 수 있는 능력을 말한다.
- 동료 어르신과 식사차이가 나서 (당신의 상황을 알고) 많이 화가 나셨나봐요. (기분을 이해한다)

68 ①, ③, ④, ⑤ 경청을 방해하는 자세

69 ⑤ 간단한 대화를 통해 단기기억의 인지기능이 자극이 되도록 진행한다.

70 ④ 내용에 대해 관심을 표현하면서 어르신이 더 편안하게 이야기 할 수 있게 한다.

71 ① 메시지를 천천히, 조용히 반복한다.
③ 대상자를 존중하는 태도와 관심을 갖고 긍정적으로 말한다.
④ 집중하여 한사람에게 얼굴을 마주보고 말한다.
⑤ 과거를 회상하게 유도한다.

72 ② 신체와 인지 기능의 감소를 예방하고 건강 증진에 도움이 된다.

73 ① 낮은 지대를 피하고, 하천변, 산길, 공사장, 가로등, 신호등, 전신주 근처, 방파제 옆으로는 이동하지 않는다.
③ 침수가 우려되는 낮은 지대는 지하주차장을 피한다.
④ 실내에서는 문과 창문을 닫고, 외출을 하지 않고, TV, 라디오, 인터넷 등을 통해 기상 상황을 확인합니다.
⑤ 상수도의 오염에 대비하여 욕조에 물을 미리 받아두고, 응급약, 손전등, 비상식량, 휴대전화 충전기 등을 챙겨둔다. 차량 이동 중이라면 속도를 줄이고 미리 연료를 채워둔다.

74 ① 근무 중 수시로 씻는다.
② 알코올이 함유된 손 소독제로 손씻기를 한다.
④ 짧고, 뾰족하지 않게 다듬는다.
⑤ 대상자의 집을 떠나기 전 씻는다.

75 ③ 배꼽과 명치 중간에 주먹 쥔 손을 감싼 다음 양손으로 복부의 윗부분을 후상방으로 밀어 올린다.

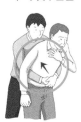

76 ①, ⑤ 경련을 멈추기 위해 약을 먹이거나, 119 구급대원이 도착 전 물, 음식을 주어서는 안 된다.
② 대상자의 입 무언가를 물리는 어떠한 행위도 금지된다.
③ 대상자를 옮기지 말고 주변에 위험한 것을 치우고 머리 아래에 부드러운 것을 대어주고 위험한 물건은 치운다.
④ 대상자의 얼굴을 옆으로 돌리거나 돌려 눕혀 기도를 유지한다.

77 ⑤ 119에 신고하고 도움을 요청한다.

78 ① 복강 내 장기의 손상을 방지하기 위해 주의해야 한다.
②, ③, ④ 100~120회/분의 속도로 대상자의 가슴이 약 5cm 눌릴 수 있게 체중을 실어 압박한다.
⑤ 가슴압박 시행 중 환자가 소리를 내거나 움직이면 회복자세를 취한다.

79 ③ 심장리듬분석, 심장충격시행 시 대상자에게서 떨어진다.

80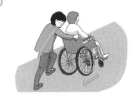

필기시험

01 ⑤	02 ①	03 ①	04 ②	05 ②
06 ⑤	07 ②	08 ①	09 ⑤	10 ⑤
11 ②	12 ④	13 ④	14 ①	15 ④
16 ⑤	17 ④	18 ④	19 ④	20 ④
21 ②	22 ①	23 ④	24 ①	25 ④
26 ⑤	27 ④	28 ④	29 ③	30 ④
31 ③	32 ④	33 ④	34 ③	35 ③

실기시험

36 ③	37 ④	38 ③	39 ③	40 ①
41 ①	42 ③	43 ②	44 ④	45 ①
46 ④	47 ④	48 ②	49 ①	50 ②
51 ②	52 ①	53 ②	54 ①	55 ②
56 ③	57 ③	58 ①	59 ②	60 ④
61 ②	62 ①	63 ②	64 ②	65 ②
66 ①	67 ②	68 ②	69 ②	70 ②
71 ④	72 ①	73 ②	74 ②	75 ①
76 ⑤	77 ⑤	78 ①	79 ④	80 ②

필기시험 →

01 　① 잠재하고 있던 질병이 증가한다.
　　② 신체 조직의 잔존능력이 저하된다.
　　③ 일상생활수행능력이 저하된다.
　　⑤ 비가역적으로 진행된다.

02 　①, ② 가까운 거리에서 정면으로 같은 눈높이에서 최소 1초 이상 눈을 맞춘다.

③ 침대판을 두드리고, 대답이 없으면 약3초간 잠시 기다렸다가 다시 한 번 두드려 대상자를 깨운 뒤 말을 시작한다.
④ 침대와 벽 사이에 틈을 만들어서라도 눈을 맞추며 "제 눈을 봐주세요"라고 요청한다.
⑤ 요양보호사 혼자라도 "○○○ 어르신 제가 왔어요. 기분은 어떠세요?" 등으로 상황을 설명할 필요가 있다.

03 　① 적절한 교육과 훈련 프로그램에 접근할 수 있어야 한다.

04 　② 장기요양기관은 급여비용을 국민건강보험공단에 청구 → 공단은 청구 받은 비용을 심사 → 당월 장기요양기관에 지급

05 　② 급여 대상자가 시설급여를 이용하면 20%, 재가급여를 이용하면 15%를 본인이 부담한다.

06 　① 의사전달 대행 – 정서지원·의사소통 서비스
　　② 편지 대필 – 정서지원·의사소통 서비스
　　③ 구강관리 돕기 – 신체활동 서비스
　　④ 의복세탁 및 관리 –정서지원·의사소통 서비스

07 　② 대상자의 신체, 심리에 관한 정보를 가족, 시설장 또는 관리책임자, 간호사, 의료기관의 의료진에게 전달하며 필요시 이들의 지시 사항을 대상자와 그의 가족에게 전달한다.

08 　⑤ 성별, 종교, 신분, 경제력, 장애 등 신체조건 및 사회적 신분 등을 어떠한 이유로도 차별해서는 안 된다.

09 　① 경제적 학대
　　② 정서적 학대
　　③ 신체적 학대
　　④ 유기

10 　⑤ 지방자치단체는 요양보호사의 처우 개선 및 지위 향상에 관한 조례를 제정하고, 업무와 관련하여 폭언, 폭행, 성희롱, 성폭력으로부터 보호받을 수 있도록 적극적 조치를 취하고 있다.

11 　② 요양보호사에게 성적인 농담이나 신체접촉을 할 때에는 단호하게 거부한 후 대상자의 가족과 관리책임자 혹은 시설장에게 이러한 사실을 알리겠다고 대상자에게 전한다.

12 　④ 업무수행에 방해가 되지 않도록 건강관리, 복장 및 외모 관리 등을 포함하여 자기관리를 철저히 한다.

13 ② 친절하고 예의 바른 태도, 바른 몸가짐과 언어생활을 하려고 노력해야 한다. 대상자와 시선을 맞추고 내려다보지 않는다.

14 ① 불법 행위임을 설명하고, 노인장기요양보험법 제69조를 설명하고, 그런 불법행위를 신고하면 신고 포상금을 받을 수 있다고 정보를 제공한다.

15 ① 물건을 몸에서 최대한 가까이 위치하도록 한다.
② 두 발을 앞뒤로 벌려 지지면을 넓힌다.
③ 몸의 무게중심을 낮춘다.
⑤ 방향을 바꿀 때는 발을 조금씩 움직여 조절한다.

16 ① 잠복결핵 : 결핵균에 감염되었지만 균이 외부로 배출되지 않아 다른 사람에게 전파 되지 않으며 증상이 없고, 결핵감염검사와 흉부엑스선검사에서 정상이다.
② 강한 산이나 알칼리에도 잘 견디는 특성이 있다.
③ 신체 여러 부분을 침범할 수 있다.
④ 사람들의 대화, 기침, 재채기를 할 때 결핵균이 섞인 침방울에 의한 비말감염이다.

17 ① 정해진 근로시간을 초과하지 않도록 근로계약을 분명히 한다.
② 성희롱의 예방과 대처방법 등을 명시한 업무지침을 근로자와 대상자에게 제공하고 계약 시 충분히 상호이해가 되도록 한다.
③ 주1회 가량 관리감독자와 정기회의를 하여 업무상의 어려움이나 요구사항을 파악할 수 있도록 한다.
⑤ 근무 중 발생하는 문제들에 대해 주의를 기울여 듣고 긍정적이고 적극적으로 반영하여 지지를 제공한다.

18 ④, ⑤ 신장의 소변 농축 능력과 배설 능력이 저하되어 약물 성분이 신체 내에 오래 남아 중독 상태에 빠질 수 있다.

19 ④ 대상자가 정상적이지 않은 상태를 보이거나 평소와 다르게 상태가 안 좋은 방향으로 변화되었을 때 가족과 상의하여 의료기관을 찾도록 해야 한다. 또한, 시설장이나 간호사에게 신속하게 보고해야 한다.

20 ① 심박동수 감소
② 혈액 순환 감소
③ 심근의 탄력성 감소
⑤ 하지정맥류 발생 증가

21 ① 어깨는 좁아지고 골반이 커진다.
② 추간판이 오그라들어(얇아져) 키가 줄어든다.
③ 근긴장도와 근육량이 저하되어 운동량이 감소한다.
④ 인대의 탄력성이 감소하여 관절운동이 제한된다.
⑤ 엉덩이와 허리의 피하지방이 증가하여 노인특유의 체형을 보인다.

22 ① 여성 호르몬 감소로 난소가 작아지고 기능도 감퇴된다.
② 성교 시 통증이 있으나 성적 욕구가 감소되는 것은 아니다.
④ 질벽이 얇아지고 탄력성이 감소한다.
⑤ 여성호르몬(에스트로겐) 분비 감소한다.

23 ① 장기간의 와상, 체위변경의 어려움, 지속적인 압력, 영양부족, 체중감소, 근육위축, 피하지방 증가, 습기로 인한 피부손상, 마찰에 의한 피부 벗겨짐.

24 ② 수정체가 혼탁해져 백내장이 생기고, 안압의 상승으로 녹내장이 생긴다.
③ 눈물의 양이 감소하여 건조하고, 뻑뻑한 불편감이 있다.
④ 각막 반사가 저하되어 손상, 감염에 둔감해 진다.
⑤ 동공의 지름이 줄어들어 20대보다 1/3정도밖에 빛을 받아들이지 못하므로 밝은 것을 좋아하게 된다.

25 ①, ③ 다음(식사량 증가), 다뇨(소변량 증가), 다식, 체중감소
② 질 분비물 증가
⑤ 감각이상 및 저하

26 ① 낮 동안에 커튼이나 창문을 열어 시간을 알린다. – 지남력을 유지
② 능동적인 관절운동, 마사지 등을 제공한다. – 신체 통합성 유지
③ 접촉하는 사람의 수를 줄이고 가족 구성원이 자주 방문한다. – 개인의 정체성 유지
④ 밤에는 창문을 닫고 커튼을 치고 불을 켜둔다. – 야간의 혼돈 방지

27 ④ 뇌졸중으로 영향을 받는 뇌의 부분에 따라 다양한 징후와 증상이 나타나며 갑작스러운 반신마비, 어지럼증, 심한 두통, 언어장애(말이 어눌해지거나 상대방의 말을 이해 못함), 시야장애(앞이 잘 보이지 않음), 쓰러짐 등이 있다.

28 ④ 떨림(진전), 행동 느려짐, 경직, 자세불안정

29 ① 정신적 불안감을 준다.
② 판단력이 둔감해 진다.
③ 혈압이 높아진다.
④ 뇌졸중의 발생위험이 증가한다.
⑤ 아침의 피로감이 높아진다.

30 ① 분할선이 있는 약은 쪼개서 복용한다.
② 서방제는 분할, 분쇄시 부작용이 증가하므로 그대로 복용한다.
③ 장용코팅제는 분할, 분쇄시 약효가 감소한다.
⑤ 약 복용시간이 늦었다면 생각난 즉시 복용하고, 다음 복용 시간에 가까워진 때는 다음 복용시간에 복용한다.

31 ① 열발진 ② 열성부종
④ 열실신 ⑤ 열탈진

32 ① 상담 내용 및 결과 – 상담일지 (타 전문직)
② 대상자의 욕구평가 – 욕구사정 (타 전문직)
③ 서비스 목표, 내용, 횟수 – 급여제공계획서 (타 전문직)
⑤ 대상자 방문시 각종 상담 내용 – 방문일지 (타 전문직)

33 ④ 대상자의 신체적 학대가 의심되는 정황이므로 요양보호사가 판단하여 대처하지 말고 관리책임자에게 신속히 보고하여 지시를 받는다.

34 ③ 부정 → 분노 → 타협 → 우울 → 수용 순서이다.

35 ① 국민건강보험공단에 명시된 등록기관을 통해 작성 할 수 있다.
② 언제든지 그 내용을 변경하거나 철회할 수 있다.
④ 등록기관을 통해 작성·등록된 사전연명의료의향서만이 법적 효력을 인정받는다.
⑤ 말기 환자가 무의미한 치료를 중단하고 자연적인 죽음을 받아들인다는 점에서 존엄사, 소극적 안락사와 유사하다.

실기시험 →

36 ① 등받이와 팔꿈치를 올릴 수 있는 좌우균형이 맞는 의자를 선택한다.
② 잠금장치를 잠그고, 식탁 가까이에 앉는다.
④ 구부정한 상태로 밥을 먹으면 음식이 기도로 넘어가기 쉬우므로 등받이가 있는 의자에 등을 펴고 깊숙이 앉아야 한다.
⑤ 대상자의 눈높이에 앉아서 대상자가 눈으로 음식을 볼 수 있는 위치에서 음식물을 입에 넣어 준다.

37 ① 식사를 중단하고 간호사(책임자)에게 알린다.
② 눈높이를 맞추고 나란히 앉아 제공한다.
③ 건강한 쪽(왼쪽)을 아래로 하여 옆으로 눕히고, 베개로 마비된 쪽(오른쪽)을 지지한다.
④ 씹는 기능과 삼키는 기능을 자극한다.
⑤ 대상자가 스스로 할 수 있는 것들은 최대한 스스로 하게 한다.

38 ① 비위관을 밀어 넣거나 빼면 안 된다.
② 비위관의 튜브를 잠근 후 바로 간호사(시설장, 관리책임자 등)에게 알린다.
④ 1분에 50ml 이상 주입하지 않는다.
⑤ 상체를 높이고 30분 정도 앉아 있도록 돕는다.

39 ① 이동 시에는 발에 꼭 맞는 신발, 바닥에 미끄럼방지 처리가 된 신발을 신게 한다.
② 발에 걸려 넘어질 수 있는 불필요한 물건은 치워둔다.
④ 개인 프라이버시를 위해 속옷을 꼭 입힌다.
⑤ 대상자를 의존하게 만들고 자존감을 저하시킬 수도 있어, 최대한 스스로 할 수 있게 한다.

40 ② 시계방향으로 복부 마사지를 해준다.
③ 침대를 올려주어 대상자가 배에 힘을 주기 쉬운 자세를 취하게 한다.
④ 변기를 따뜻하게 하거나 따뜻한 물을 끼얹어 준다.
⑤ 배설물에 특이사항이 있는 경우 시설장이나 간호사에게 보고한다.

41 ② 배설 후에는 물과 비누로 손을 씻어 남아있는 잔변물이나 세균을 제거한다.
③ 차가우면 피부에 닿았을 때 놀라게 되므로 미리 따뜻한 물(또는 따뜻한 수건)로 데워 둔다.
④ 변기 밑에 미끄럼방지매트를 깔아둔다.
⑤ 회음부에서 항문방향으로 닦는다.

42 ① 배뇨, 배변시간에 맞추어 자주 살펴보고 젖었으면 속히 갈아준다.
② 피부상처, 발적, 욕창이 있는지 살펴보고 간호사(시설장, 책임자 등)에게 즉시 보고한다.
④ 큰 수건으로 덮은 뒤, 윗도리는 가슴 아래까지 올리고, 바지는 발목까지 내려준다.
⑤ 건강한 쪽으로 돌려 눕힌 후 기저귀를 교환한다.

43
> 나. 소변주머니를 아랫배보다 낮게 위치시켜 소변의 역류를 방지한다.
> 라. 소변주머니를 세척하거나 재사용하지 않는다.
> 마. 소변주머니를 2~3시간마다 확인하고 1/2 정도 차면 비운다.

44 ① 부드러운 칫솔을 사용하여 잇몸 출혈을 방지한다.
② 45° 각도로 치아에 대고 잇몸에서 치아 쪽으로 닦는다.
③ 혀 안쪽이나 목젖을 자극하면 구토나 질식을 일으킬 수 있으므로 너무 깊숙이 닦지 않는다.
⑤ 본인이 하는 경우 칫솔이 잘 안 닿는 부분까지 잘 닦였는지를 확인한다.

45 ② 손톱이 아닌 손가락 끝으로 마사지 한다.
③ 모발과 두피에 특이 사항이 있는 경우 시설장이나 간호사 등에게 보고 한다.
④ 머리가 침대모서리에 오도록 몸을 비스듬히 한다.
⑤ 남아 있는 물기를 마른 수건으로 제거한 후 헤어드라이어로 머리를 말린다.

46 ④ 회음부는 분비물과 배설물로 더러워지기 쉬워 악취가 나고, 여성은 방광염, 요로감염의 원인이 되므로 청결을 유지하는 것이 중요하다. 또한 대상자가 수치심을 느끼거나 성희롱 문제가 발생할 수 있으므로 최대한 대상자 스스로 하도록 격려한다.

47 ④ • 평소 체온과 다른 정보를 보고 후 조치를 취한다.
  • 목욕 대신 따뜻한 물수건으로 몸을 닦아주며 목욕은 나중에 하자고 설명한다.

48 ② 옷을 입을 때는 마비된 팔을 먼저 끼운다.

49 ① 침대 양쪽에 한 사람씩 마주서서 한쪽 팔은 머리 밑에 넣어 어깨와 등 밑을, 다른 팔은 둔부와 대퇴부(넓다리부) 밑에 넣어 반대편 사람과 손을 잡고 신호에 맞춰 두 사람이 동시에 이동한다.

50 ③ • 요양보호사는 자신의 무릎으로 대상자의 마비된 쪽 무릎 앞쪽에 대고 지지한다.
  • 양손은 허리를 잡아 지지하고 대상자의 상체를 앞으로 숙이며 천천히 일으켜 세운다.
  • 요양보호사의 어깨로 대상자의 가슴(어깨 앞쪽)을 지지하여 상체를 펴준다.

51 ② 평지를 이동할 때 : 지팡이 → 마비된 다리 → 건강한 다리

52 ① 혈압을 낮추기 위해 저염, 저지방식이 및 양질의 단백질 섭취, 충분한 칼륨섭취(신선한 채소, 과일, 감자 등), 충분한 칼슘 섭취(저지방 우유, 녹색채소, 뼈째 먹는 생선 등)을 섭취한다. 카페인 음료와 알코올 섭취를 제한한다.

53 ① 휠체어를 뒤로 돌려 뒷걸음으로 내려간다. 경사도가 큰 경우, 대상자의 체중이 많이 나가는 경우 지그재그로 내려간다. 요양보호사는 반드시 고개를 뒤로 돌려 가고자 하는 방향을 살핀다.

54 ① 목욕의자 선정 시 고려사항

• 등받이가 높게 되어 있고 팔걸이가 있어야 한다.
• 물에 녹슬지 않은 소재로 엉덩이 부위는 미끄러지지 않는 재질이어야 한다.
• 의자 부분에 구멍이 있거나 홈이 파여 있어 물이 흐를 수 있어야 한다.
• 목욕의자의 다리 밑 부위는 미끄러지지 않는 재질이어야 한다.
• 바퀴가 부착된 목욕의자에는 모든 바퀴에 잠금장치가 있어야 한다.
• 금속이나 목재로 하여 대상자의 무게를 충분히 견딜 수 있도록 튼튼하게 만들어야 한다.

55 ②

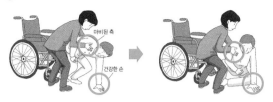

56 ① 수선이 필요한 경우는 수선 후 세탁한다.
  ② 오염이 심할 때에는 불리거나 부분세탁을 병행하는 것이 좋다.
  ④ 혈액얼룩은 찬물로 닦고 더운물로 헹군다.
  ⑤ 속옷은 뚜껑을 덮고 삶아 공기층에 노출되지 않게 한다.

57 ① 개인차량은 절대 이용하지 않는다.
  ② 개인 이동보조기구를 사용한다.
  ④ 대상자의 일정에 맞춘다.
  ⑤ 대상자, 가족, 시설장에게 알린다.

58 ①, ⑤ 습관적으로 해오던 일들은 할 수 있게 하여 남아있는 기능을 유지한다.
  ③ 규칙적인 생활은 대상자의 혼란을 경감시키고 정신적 안정에 도움이 된다.

59 ② 치매 대상자의 목욕을 도와줄 때는 조용히 부드럽게 대한다.
  ⑤ 일정한 시간에 정해진 방법에 따라 목욕과정을 단순화한다.

60 ④ • 반복적인 행동이 해가 되지 않으면 무리하게 중단시키지 말고 그냥 놔두어도 된다.
  • 콩 고르기, 나물 다듬기, 빨래개기 등 단순하게 할 수 있는 일거리를 제공하여, 반복 행동에 대한 관심을 다른 곳으로 돌린다.

61 ② 먹고 난 식기를 보여주거나 식사 후 스스로 달력에 표시하게 한다.

62 ② 오후와 저녁에는 커피나 술과 같은 음료를 주지 않는다.
  ③ 산책과 같은 야외활동을 통해 신선한 공기를 접하며 운동하도록 한다.
  ④, ⑤ 밤에 수면 시 소음을 최대한 없애고 적정 실내온도를 유지한다.

63 ① 텔레비전이나 라디오를 크게 틀어 놓지 않으며, 집 안을 어둡게 하지 않는다.
  ② 창문 등 출입이 가능한 모든 곳의 문을 잠근다.
  ③ 고향이나 가족에 대한 대화를 나누어 관심을 다른 곳으로 돌림으로써 정서 불안에 의한 배회를 줄여 준다.
  ④ 집 안에서 배회코스를 만들어 둔다.
  ⑤ 대상자의 생활환경에 변화를 주지 않는다.

64 ② 잃어버린 물건에 대한 의심을 부정하거나 설득하지 말고 함께 찾아본다.
⑤ 귓속말을 하지 않도록 주의한다.

65 ③ 천천히 치매 대상자의 관심 변화를 유도한다.

66 ① 의복으로 인한 불편감이나 대·소변을 보고 싶은 욕구가 있는지 확인하고 도와준다.

67 ② 신문을 보고 오늘 날짜에 해당하는 숫자를 덧셈, 곱셈을 이용하여 채워 넣는다. 해당 훈련을 통해 계산력, 기억력을 증진할 수 있다.

68 ②, ③, ④, ⑤ 경청을 방해하는 자세

69 ② 공감능력은 상대방의 관점에서 이해하고, 감정을 함께 느끼며, 자신이 느낀 바를 전달하는 것을 의미한다.
③ 사고가 날 경우 요양보호사의 책임이므로 개인 차량을 이용할 수 없음을 설명한다.

70 ② 치매로 인하여 다소 실수가 있다고 해도 요리를 계속하는 것이 중요하며, 요양보호사가 곁에서 실수할 것 같은 부분을 지원하며 요리를 완성하도록 돕는 것이 좋다.

71 ④ 내용에 대한 이야기를 충분히 경청한 후, 숙면에 도움이 되는 정보를 제공한다.

72 ① 책읽기, 독서교실, 그림그리기, 서예교실, 시낭송, 악기연주, 백일장, 민요교실, 창작활동 등

73 ① 계단을 이용하여 신속하게 건물 밖으로 이동한다.
②, ③ 건물 밖에서는 운동장이나 공원 등 넓은 공간으로 대피한다.
⑤ 전기와 가스를 차단하고 문을 열어 출구를 확보한다.

74 ③ 대상자의 등 뒤에 서서 배꼽과 명치 중간에 주먹 쥔 손을 깜 싼 후 양손으로 복부의 윗부분을 후상방으로 힘차게 밀어 올린다. (하임리히법 실시)

75 ① 흐르는 물에 30초 이상 충분한 양의 비누를 묻힌 후 손씻기 6단계를 실천한다.

76 ① 질식을 예방하기 위하여 고개를 가만히 옆으로 돌린다.
②, ③ 주변에 뾰족한 것을 치우고, 침대나 바닥에 눕히고 베개를 받쳐 머리의 손상을 보호한다.
④ 경련을 멈추기 위해 억제를 시도하지 말고, 멈출 때까지 옆에 가만히 있어준다.

77 ① 대상자를 안정시키고 스스로 움직이지 않도록 한다.
④ 손상 부위에 반지나 팔찌 등이 있다면 미리 벗겨낸다.

78 ② 양쪽 어깨를 가볍게 두드린다. 경추손상 등을 염두에 두어야 한다.
③ 얼굴과 가슴을 10초 이내로 관찰하여 호흡이 있는지를 확인한다.
④ 100~120회/분의 속도로 대상자의 가슴이 약 5cm 눌릴 수 있게 체중을 실어 압박한다.
⑤ 심정지가 재발한 것으로 신속히 가슴압박과 인공호흡을 다시 시작한다.

79 ① 전원버튼을 누르고 두 개의 패드를 부착한다.
② 심폐소생술을 멈추고 대상자에게서 손을 뗀다.
③ 즉시 가슴압박을 다시 시작한다.
⑤ 공공보건의료기관, 구급대에 운용 중인 구급차, 여객항공기와 공항, 철도차량, 20톤 이상의 선박, 공동주택, 다중이용시설 등에 자동심장충격기를 갖추고 매월 1회 점검하도록 정하고 있다(응급의료에 관한 법률 제47조 2항)

80 ② 치매 대상자가 한 가지 음식만 드시는 경우, 주변을 보는 능력이 떨어지거나 순서대로 식사를 할 수 있는 능력, 도구를 사용하는 능력이 떨어지기 때문이다.

> • 규칙적인 시간에 가족들과 함께 식사하기
> • 골고루 먹을 수 있도록 대비되는 음식 그릇에 반찬을 두기
> • 식사하는 동안에 재촉하지 않기

필기시험

01 ③	02 ④	03 ⑤	04 ②	05 ④
06 ③	07 ③	08 ③	09 ③	10 ③
11 ②	12 ④	13 ②	14 ⑤	15 ③
16 ②	17 ⑤	18 ②	19 ②	20 ②
21 ⑤	22 ②	23 ④	24 ②	25 ⑤
26 ⑤	27 ②	28 ④	29 ④	30 ①
31 ④	32 ⑤	33 ③	34 ①	35 ③

실기시험

36 ④	37 ②	38 ④	39 ④	40 ③
41 ③	42 ④	43 ②	44 ④	45 ③
46 ②	47 ①	48 ③	49 ③	50 ④
51 ⑤	52 ④	53 ①	54 ⑤	55 ②
56 ②	57 ④	58 ①	59 ⑤	60 ④
61 ②	62 ⑤	63 ③	64 ②	65 ②
66 ③	67 ①	68 ④	69 ②	70 ④
71 ②	72 ①	73 ④	74 ④	75 ②
76 ⑤	77 ⑤	78 ③	79 ⑤	80 ③

필기시험 →

02
① 전반적으로 기혼 자녀와의 동거는 줄어든 반면, 혼자 살거나 노부부만 사는 세대가 늘어나는 추세이다.
② 예전과는 달리 고부 관계 갈등이 심각하게 나타나지는 않지만 가치관과 세대 차이로 인해 여전히 고부갈등이 존재한다.
③ 부부관계가 동반자 관계로 전환된다.
⑤ 자녀의 결혼이나 독립으로 빈둥지증후군을 경험한다.

03
⑤ 존엄과 안전 속에서 살 수 있어야 하며, 착취와 육체적정신적 학대로부터 자유로워야 한다.

04 국민건강보험공단(등급판정위원회)

- 장기요양등급 판정
- 개인별장기요양이용계획서 제공
- 서비스 이용 지원

05
① 국가는 장기요양보험료 예상 수입액의 20%를 국고에서 부담한다.
② 장기요양기관은 본인부담금을 대상자에게 청구한다.
③ 국민건강보험공단은 급여비용을 당월 장기요양기관에 지급한다.
④ 장기요양보험료와 건강보험료는 각각 독립회계로 관리한다. 공단은 장기요양보험료와 건강보험료를 통합 징수한다.
⑤ 의료급여수급권자의 급여비용은 40~60% 경감하여 준다.

06
① 신체활동 - 구강청결도움
② 가사 및 일상생활지원 - 개인활동지원
④ 신체활동 - 몸단장
⑤ 인지지원 - 인지행동 변화 관리

07
③ 관찰자로서 맥박, 호흡, 체온, 혈압 등의 변화와 투약 여부, 질병의 변화에 대한 증상뿐만 아니라 심리적인 변화까지 관찰한다.

09
- 건강, 생활환경 중의 위험한 상황에서 노인이 도움을 요청하지 않거나 거부한다.
- 건강에 치명적임에도 불구하고 노인이 약물이나 알코올 남용을 지속한다.

10
③ 사회적 인식 제고 및 권익의 향상, 스트레스를 예방, 해소하기 위한 건강증진, 직무향상교육, 장기요양 요원의 취업, 창업, 상담지원 및 대체인력 지원 사업을 지원

11
② 요양보호사에게 성적인 농담이나 신체접촉을 할 때에는 단호하게 거부한 후 대상자의 가족과 관리책임자 혹은 시설장에게 이러한 사실을 알리겠다고 대상자에게 전한다.

12 ① 대상자와 상호대등한 관계임을 인식한다.
　② 개인적 선호 등을 이유로 대상자를 차별 대우 하지 않는다.
　③ 대상자의 자기결정을 최대한 존중한다.
　⑤ 서비스에 대한 물질적 보상을 받지 않는다.

13 ② 요양보호 업무는 대상자의 건강과 일상생활에 직접적인 영향을 미치는 중요한 업무이므로 요양보호사는 성실하고 침착한 태도로 책임감을 갖고 업무 활동을 해야 한다.

14 ⑤ 불법 행위임을 설명하고, 노인장기요양보험법 제69조를 설명하고, 그런 불법행위를 신고하면 신고 포상금을 받을 수 있다고 정보를 제공한다.

15 ①, ⑤급성기 이후 치료
　② 손상부위를 심장보다 높게 올려 부종을 줄여준다.
　③ 부종을 조절하고 움직임을 줄여 통증을 줄여준다.
　④ 급성기(3일정도)에는 냉찜질이 좋으나 만성통증(만성관절염 등)에는 온찜질이 좋다.

16 ① 충분한 영양상태와 면역력을 유지하여 몸 관리를 한다.
　③ 마스크와 장갑을 끼고 대상자를 돌본다.
　④ 일광 소독하여 사용한다.

17 ⑤ 문제를 혼자서 끌어안고 있지 말고 직장의 동료나 상사, 또는 가족이나 친구 등 상담할 수 있는 사람이나 도와줄 사람을 찾아 의논한다.

18 ① 타액분비의 저하로 구강 건조증의 증가
　②, ⑤ 췌장에서의 소화효소 생산이 감소하여 지방의 흡수력이 감소한다.
　③ 췌장에서의 호르몬 분비 감소로 당내성이 감소하여 당뇨병에 걸리기 쉽다.
　④ 직장벽의 탄력성이 감소하고 항문 괄약근의 긴장도가 떨어져 변실금이 발생할 수 있다.

19 ① 폐포의 탄력성 저하, 폐 순환량 감소로 폐활량이 줄어들어 쉽게 숨이 찬다.
　②, ④ 기침반사와 섬모운동 저하로 미세 물질들을 걸러내지 못한다.
　③ 호흡근육의 위축과 근력의 약화로 호흡증가 시 피로해지기 쉽다.
　⑤ 기관지 내 분비물이 증가되어 호흡기계 감염이 쉽게 발생한다.

20 ① 최대 심박출량과 심박동수가 감소한다.
　② 심장 근육의 두께가 증가한다.
　③ 기립성 저혈압 발생이 증가한다.
　④ 말초혈관의 저항 증가로 고혈압의 원인이 된다.
　⑤ 말초에서 심장으로의 혈액순환 감소한다.

21 ⑤ 뼈를 보호해 주는 끝부분의 연골(물렁뼈)이 닳아서 없어지거나 관절에 염증성 변화가 생긴 상태로 노화로 인해 생기며 퇴행성관절염이라고 한다.

22 ① 음경이 발기하는 데 오래 걸린다.
　③ 방광용적의 감소로 잔뇨량이 늘어난다.
　④ 방광근력의 감소로 소변줄기가 가늘어진다.
　⑤ 남성호르몬의 감소로 동맥혈관의 변화가 일어난다.

23 ④ 장기간의 와상, 체위변경의 어려움, 지속적인 압력, 영양부족, 체중감소, 근육위축, 피하지방 증가, 습기로 인한 피부손상, 마찰에 의한 피부 벗겨짐.

24 ①, ④ 안질환의 원인이 되는 눈부심의 증가, 시력저하, 빛 순응의 어려움이 나타난다.
　② 각막반사가 저하되어 손상이나 감염에도 둔감해진다.
　③ 동공의 지름이 줄어들어 60세 노인은 20대보다 1/3 정도밖에 빛을 받아들이지 못하므로 밝은 것을 좋아하게 된다.
　⑤ 망막과 신경계의 변화에 의해 가까운 물체에 초점을 맞추는 능력이 상실되는 '노안'이 된다.

25 ① 다뇨증(소변량이 늘고 자주 보게 됨)
　② 다식증(배가 자주 고프고 많이 먹게 됨)
　③ 다음증(목이 자주 마르고 물을 많이 마심)
　④ 말초 감각이상 및 저하로 상처치유가 지연되므로 발 관리에 유의한다.
　⑤ 고혈당이 지속되면 식사량이 증가하여도 체중이 감소된다.

26 ① 능동적인 관절운동 – 신체 통합성 유지
　② 단호하고 부드러운 목소리로 대화한다.
　③, ④ 접촉하는 사람의 수를 줄이고, 가족이 자주 방문한다.

27 ② 우측마비와 함께 언어장애가 발생

28 ④ 안정 시 떨림, 행동 느려짐(서동), 경직 등의 운동증상을 특징으로 하는 신경퇴행성 질환이다.

29 ① 잠들기까지 시간이 오래 걸린다.
　② 수면량이 줄어든다.
　③ 낮 시간 동안 졸림증이 많아진다.
　⑤ 수면의 효율이 떨어진다.

30 ② 고혈압 약은 자몽 주스와 함께 먹으면 상호작용이 있어 부작용을 일으킬 가능성이 높다.
　③ 철분제와 오렌지 주스는 함께 복용하면 흡수가 잘 된다.
　④ 우유, 녹차, 카페인 음료는 예상하지 않았던 문제가 생길 수 있다.
　⑤ 머리를 약간 뒤로 젖히고 충분히 숨을 내쉰다.

31　① 열발진 – 소수포는 건조하게 유지한다.
　　② 열성부종 – 발목부종이 있다면 발을 높여준다.
　　③ 열실신 – 근육경련은 마사지하고 즉시 일하지 않는다.
　　⑤ 열사병 – 의식이 없는 환자에게 음료를 마시게 하는 행위는 절대금지이다.

32　① 상담 내용 및 결과　　　상담일지(타 전문직)
　　② 대상자 욕구 사정　　　　욕구사정(타 전문직)
　　③ 사고 내용과 대응결과　　사고보고서(타 전문직)
　　④ 섭취, 배설, 목욕 등 상태　상태기록지(요양보호사, 타 전문직)

33　③ 계획된 서비스 외에 추가적인 서비스가 필요하거나 서비스를 변경할 때는 관리책임자에게 보고한다.

34　② 분노 – '아니야, 하필이면 나야?' 등으로 말하고 어디에서나 누구에게나 불만스러운 면을 찾으려 한다.
　　③ 타협 – 자신에게 불가피한 사실을 어떻게든 연기하고 싶어 한다.
　　④ 우울 – 자신의 근심과 슬픔을 더 이상 말로 표현하지 않는다.
　　⑤ 수용 – 죽는다는 사실을 체념하고 받아들인다.

35　① 언제든지 그 내용을 변경하거나 철회하는 것은 가능하다.
　　② 등록기관을 통해 작성·등록된 사전연명의료의향서만이 법적 효력을 인정받는다.
　　④ 임종과정에 있는 19세 이상 성인 누구나 본인이 작성한다.
　　⑤ 통증완화를 위한 의료행위와 영양분, 물, 산소의 단순 공급은 보류하거나 중단할 수 없다.

실기시험 →

36　① 식사 전에 TV나 라디오를 끄고 식사에 집중하도록 조용한 환경을 만든다.
　　④ 식사 전에 몸을 움직이거나 가벼운 산보를 통해 식욕을 증진시키고, 다양한 음식을 조금씩 준비하여 반찬의 색깔을 보기 좋게 담아내 식욕을 돋운다.

37　① 건강한 쪽(왼쪽)을 밑으로 하여 눕힌다.
　　② 사레 예방을 위해 식사 전에 물, 차, 국 등으로 입을 축이고 음식을 먹게 한다.
　　③ 건강한 쪽(왼쪽)으로 음식을 넣어 준다.
　　④ 식사도중 사레들릴 수 있으니 옆에서 관찰하며 돕는다.
　　⑤ 마비쪽(오른쪽)을 확인한다.

38　① 처방에 맞게 따뜻하게(체온 온도) 준비한다.

　　②, ⑤ 비위관을 잠근 후 의료기관에 방문하게 하거나, 반드시 시설장(관리책임자, 간호사 등)에게 연계한다.
　　③ 위장보다 높은 위치에 건다.

39　① 물기가 없게 하여 미끄러지지 않게 해야 한다.
　　②, ⑤ 요양보호사가 바로 옆에 있으면 대상자는 부담감 – 수치심을 느낄 수 있으므로 대상자의 의향을 물어 옆에 있을지 나갈지 확인한다. 요양보호사가 밖에 있길 원하면 호출기를 두고 필요 시 요청하도록 알린다.
　　③ 이동 시에는 발에 꼭 맞는 신발, 바닥에 미끄럼방지 처리가 된 신발을 신게 한다.

40　① 배에 힘을 줄 수 있도록 상체를 세운다.
　　② 엉덩이 부위에 변기를 놓고 그 위로 눕힌다.
　　④ 창문과 문을 닫고 옷을 입힌다.
　　⑤ 배변이 끝나면 침상머리를 내려 눕힌다.

41　① 침대의 한쪽 난간을 내리고 대상자가 변기 가까이 이동하게 한다.
　　② 팔걸이와 등받이가 있는 변기를 준비한다.
　　④ 대상자의 다리를 내려 두 발이 바닥에 닿게 한다.
　　⑤ 화장지를 변기 안에 깔아주거나 음악을 틀어주어 배설 시 나는 소리가 잘 들리지 않게 한다.

42　① 기저귀를 채운 후 창문을 열어 환기하고 필요 시 탈취제나 방향제를 사용한다.
　　② 배변, 배뇨시간에 맞추어 자주 살펴보고 즉시 교환한다.
　　③ 윗옷은 허리까지 올리고(가슴아래까지 올리고), 바지는 발목까지 내린다.
　　⑤ 대상자를 옆으로 돌려 눕혀 기저귀를 교환한다.

43　② 소변주머니가 높이 있으면 소변이 역류 감염의 원인이 된다.

44　④ · 칫솔 위에 두툼하게 올린 치약은 치아 사이에 닿지 않는다.
　　　· 치약의 양이 너무 많으면 입 안에 거품이 가득차서 칫솔질이 어렵고, 치약으로 인한 청량감 때문에 치아가 잘 닦였을 것이라고 오해하기 쉽다.

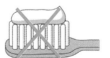 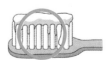

45　① 침대모서리에 머리가 오도록 몸을 비스듬히 한다.
　　② 침대보를 보호하기 위해 방수포를 어깨 밑까지 깔고, 방수포 위에 수건을 깔아 어깨를 감싼다.
　　④ 린스를 한 후 따뜻한 물로 충분히 헹군다.
　　⑤ 드라이기로 머리를 말리고 머리모양을 정리한다.

46 ② 여성의 회음부를 앞쪽에서부터 뒤쪽(요도 → 질 → 항문)
    으로 닦아 낸다.

47 ① 두통이나 어지럼, 피로감 등 증상이 있는지 관찰하고, 시
    설장이나 간호사와 상의하여 조치한다.

49 ③ 침대 위·아래쪽으로 이동하기
    • 침대수평 → 난간내리기 → 무릎세우고 발 지지 → 어깨·
    등밑, 둔부·대퇴(넙다리) 지지 → 난간 올리기

50 ① 칼륨은 나트륨 배출을 돕고 세동맥을 확장시켜 혈압을
    낮춘다.(신선한 채소, 과일, 감자 등)
    ※ 세동맥 : 대동맥에서 갈라져 나온 동맥이 온몸에 이르러
    다시 가느다랗게 갈라진 동맥

51 ⑤ 앞바퀴를 살짝 들어 올린상태로 휠체어를 약간 뒤로 젖
    힌 상태에서 이동한다.

52 ① 이동하는 동안 대상자의 상체를 지지해 준다.
    ② 휠체어의 잠금장치를 잠그고 받침대를 올려준다.
    ③ 왼쪽 다리(건강한 다리)에 힘을 주어 바닥으로 내려앉게
    한다.
    ④

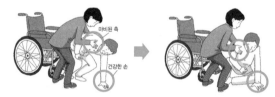

마비된 측
건강한 손

    ⑤ 왼쪽 팔(건강한 쪽 팔)을 뻗어 바닥을 짚게 한다.

53 ① 계단을 오를 때 : 건강한 손으로 계단 손잡이 → 건강한
    다리 → 불편한 쪽 다리

54 ① 녹이 슬지 않는 재질이어야 한다.
    ② 등받이 각도가 조절되어야 한다.
    ③ 특히 다리가 불편한 대상자가 목욕할 때 편리하다.
    ④ 높낮이가 자동으로 조정되어야 한다.

55 ① 바로 누운 자세(앙와위) – 휴식을 하거나 잠을 잘 때
    ③ 엎드린 자세(복위) – 등에 상처가 있거나 등근육을 쉬게
    할 때
    ④ 옆으로 누운 자세(측위) –둔부의 압력을 피하거나 관장할 때
    ⑤ 바로 누어 무릎을 세운 자세 – 회음부 청결 돕기를 할 때

56 ① 비닐 봉투에 각각 넣어 묶은 후 다른 제품과 함께 용기에
    넣어 삶는다.
    ③ 지나친 탈수는 주름이나 의류손상의 원인이 된다.
    ④ 땀이 묻은 부위를 두 장의 수건 사이에 끼우고 두드려 땀
    이 수건으로 옮겨 가게 한 다음 세제로 세탁한다.

⑤ 헹군 다음 붕산수에 담가두었다가 헹구지 않고 탈수하여
  말리면 냄새가 없어진다.

57 ① 요양보호사의 개인 일정을 병행하지 않는다.
    ② 뒷좌석에 앉아 대상자의 몸을 요양보호사와 밀착시켜 안
    전하게 한다.
    ③ 도보 시 보폭을 작게 한다.
    ⑤ 복약상태를 확인하고 시간에 맞추어 복약한다.

58 ① 대상자의 생활자체를 소중히 여기고 환경을 바꾸지 않는다.
    ②④⑤ 치매가 있다고 하여 모든 것을 못하는 게 아니므로
    습관적으로 해오던 일은 스스로 하게 하여 남아 있는 기
    능을 유지하게 한다.
    ③ 약물을 복용하면 치매 증상을 늦추고, 가족들에게도 수발
    부담이 줄어들 수 있다. 그러므로 약 복용의 효과를 잘 설
    명하여 약물을 규칙적으로 복용하도록 해야 한다.

59 ① 요양보호사가 미리 목욕물의 온도(35℃ 기준)를 맞혀둔다.
    ② 반드시 옆에서 부축을 한다.
    ③ 욕실 내에 혼자 머무르게 하지 않는다.
    ④ 눈에 띄지 않는 곳에 보관한다.

60 ④ • 반복적인 행동이 해가 되지 않으면 무리하게 중단시키
        지 말고 그냥 두어도 된다.
      • 과거에 경험했던 익숙한 환경을 제공해 줌으로써 새로
        운 환경으로의 변화로 인해 생기는 문제를 최소화하도
        록 한다.

61 ② 치매 대상자가 위험한 물건을 빼앗기지 않으려고 하는
    경우, 치매 대상자가 좋아하는 다른 간식과 교환한다.

62 ⑤ 말을 걸어 자극을 주거나, 산책과 같은 야외활동을 통해
    신선한 공기를 접하며 운동하도록 한다.

63 ① 침대 옆에 매달려 있거나 부주의 하게 내던져진 옷가지
    는 착각과 환각을 일으킬 수 있다.
    ② 낮 시간에 단순한 일거리를 주어 에너지를 소모하게 한다.
    ③ 집 안에서 배회코스를 만들어 둔다.
    ④ 집안을 어둡게 하지 않는다.
    ⑤ 창문 등 출입이 가능한 모든 곳의 문을 잠근다.

64 ② 의심, 망상, 환각이 있을 때는 규칙적으로 시간과 장소,
    사람들을 알려주어 현실감을 유지하게 한다.

65 ② 자극을 주지 말고 조용한 장소에서 쉬게 한다.
    ③ 왜 그랬는지 질문하거나 이상행동에 대해 상기시키지 않
    는다.

66 ③ 옷을 벗거나 성기를 노출한 경우, 당황하지 말고 옷을 입
    혀준다.

67 ① 얼굴 삼행시 활동은 얼굴의 특징과 연관지어 작성하면 기억력, 창의력, 언어능력, 집행기능을 증진할 수 있다.
※ 집행기능 : 목표를 설정하고 이루기 위해 계획 및 행동을 수행하는 것

68 ①, ②, ③, ⑤ 경청을 방해하는 자세

69 ② 공감능력은 상대방의 관점에서 이해하고, 감정을 함께 느끼며, 자신이 느낀 바를 전달하는 것을 의미한다.
'나는 당신의 상황을 알고, 당신의 기분을 이해한다'처럼 다른 사람의 상황이나 기분을 같이 느낄 수 있는 능력을 말한다.

70
> • 행동이나 상황을 그대로 비난 없이 : 통화가 길어져, 기다리는 전화를 못 받을 까봐.
> • 느낌이나 바람을 솔직하게 표현 : 걱정이 되네요.

71 ① 실물이나 그림판, 문자판 등을 이용하여 이해한다.
② 대상자의 말하는 속도에 맞추어 이야기한다.
③ 불쾌감을 주는 언어나 아이처럼 취급하여 반말을 하지 않는다.
④ 어려운 표현을 사용하지 않고, 짧은 문장으로 이야기한다.

72 ① 책읽기, 독서교실, 그림그리기, 서예교실, 시낭송, 악기연주, 백일장, 민요교실, 창작활동 등

73 ① 머리를 팔로 감싸서 보호하는 자세로 웅크린 채로 대기한다.
② 창문 근처 등 깨지거나 떨어지기 쉬운 곳은 피한다.
③ 흔들림이 멈추면 문을 열어 출구를 확보한다.
④ 흔들리는 동안에는 대피를 시도해서는 안 된다.
⑤ 계단을 이용하여 신속하게 건물 밖으로 이동한다.

74 ①, ② 장갑을 벗고 흐르는 미온수에 씻는다.
③ 장갑을 끼기 전과 벗은 후에도 씻는다.
⑤ 깨끗한 마른 수건이나 핸드드라이어로 손을 건조해 준다.

75 ① 혈압이 과도하게 낮아져 혈액순환이 이루어지지 못한다.
③ 손발이 차가워진다.
④ 호흡수가 증가한다.
⑤ 맥박수가 증가한다.

76 ① 주변에 뾰족한 것을 치우고, 침대나 바닥에 눕히고 베개를 받쳐 머리의 손상을 보호한다.
② 경련을 멈추기 위해 억제를 시도해서는 안 된다.
③ 대상자의 입안에 무언가를 물리는 어떠한 행위도 금지된다.
④ 저절로 경련이 멈출 때까지 옆에 가만히 있어준다.

⑤ 경련이 발생한 시각을 기록해둔다.(대부분 15분 이내 종료한다.)

77 ⑤ 얼굴이나 관절이 접히는 부위의 화상은 전문적인 치료를 요구하므로 병원진료를 받도록 한다.

78 ① 분당 100~120회 속도로 가슴압박을 한다.
② 쓰러진 대상자의 얼굴과 가슴을 10초 이내로 관찰하여 호흡이 있는지를 확인한다.
③ 양팔을 쭉 편 상태로 체중을 실어서 대상자의 몸과 수직이 되도록 가슴을 압박한다.
④ 대상자의 가슴이 약5cm 깊이로 강하고 빠르게 시행한다.
⑤ 반응확인 → 도움요청 → 호흡확인 → 가슴압박 → 회복자세 순으로 실시한다.

79 ⑤ 심장충격기에 스스로 설정된 에너지로 충전을 시작한다. 심장충격 버튼이 깜박이면 버튼을 눌러 심장 충격을 시행한다.

80 ③

> • 감정적으로 반응하지 말고 차분한 태도로 유지하기
> • 신속하게 대소변을 처리하기
> • 치매 대상자의 자존감을 지켜주기
> • 임의로 식사·수분의 섭취량을 줄이지 않기
> • 신체적인 건강문제 확인하기

필기시험

01 ⑤	02 ⑤	03 ⑤	04 ⑤	05 ①
06 ⑤	07 ②	08 ③	09 ⑤	10 ③
11 ③	12 ⑤	13 ⑤	14 ①	15 ⑤
16 ⑤	17 ③	18 ①	19 ①	20 ④
21 ③	22 ②	23 ③	24 ②	25 ③
26 ④	27 ⑤	28 ④	29 ④	30 ④
31 ②	32 ⑤	33 ①	34 ⑤	35 ⑤

실기시험

36 ②	37 ②	38 ④	39 ①	40 ②
41 ⑤	42 ⑤	43 ③	44 ④	45 ②
46 ⑤	47 ③	48 ④	49 ③	50 ②
51 ③	52 ③	53 ③	54 ⑤	55 ③
56 ②	57 ①	58 ④	59 ④	60 ③
61 ③	62 ②	63 ⑤	64 ⑤	65 ④
66 ①	67 ⑤	68 ①	69 ④	70 ①
71 ①	72 ③	73 ①	74 ④	75 ③
76 ⑤	77 ④	78 ①	79 ②	80 ③

필기시험 →

01 ① 순발력이 감소된다.
　② 면역능력이 감소된다.
　③, ④ 신체 조직의 잔존능력이 저하되어 적응능력이 떨어져 일상생활이 어려워진다.

02 ① 노년의 삶을 스스로 책임질 수 있도록 노력해야 한다.
　② 적극적인 애정 표현과 의사소통을 한다.

③ 경쟁심이나 갈등이 줄어들고, 상호이해와 동조성이 강화되는 경향을 보인다.
④ 역할 관계 재정립과 가치관 공유 등을 통해 바람직한 고부관계를 유지하도록 노력해야 한다.

03 ⑤ 치매 관련 상담 및 조기검진, 치매환자의 등록·관리, 치매등록통계사업의 지원, 치매의 예방·교육 및 홍보, 치매환자쉼터 운영, 치매환자 가족지원사업, 성년후견제 이용지원사업, 치매 예방·인식개선 교육 및 홍보 등이다.

05 ① 국민건강보험공단(등급판정위원회)

> • 장기요양 등급판정
> • 개인별 장기요양이용계획서 제공
> • 서비스 이용지원

06 ① 격려·위로 – 정서지원·의사소통 서비스
② 화장실이동보조 – 신체활동 지원 서비스
③ 일상생활 훈련동작 – 기능회복훈련 서비스
④ 의사소통 – 정서지원·의사소통 서비스

07
> • 정보전달자의 역할
> • 관찰자의 역할
> • 숙련된 수발자의 역할

08 ③ 개인정보를 수집하고 활용하기 전에 그 목적을 충분히 설명하고 동의를 구하며, 사전 동의 없이 그 정보를 공개해서는 안 된다.

09 ⑤ 의존적 노인을 유기한다.
> • 인지기능을 상실한 노인(치매, 약물중독, 알코올 중독, 정신질환 등)을 고의적으로 가출 또는 배회하게 하거나, 부양의무자가 부양의무 이행을 거부한다.

10 ③ 사회적 인식 제고 및 권익의 향상, 스트레스를 예방, 해소하기 위한 건강증진, 직무향상 교육, 장기요양 요원의 취업, 창업, 상담지원 및 대체인력 지원

11 ③ 단호하게 거부한 후 대상자의 가족과 관리책임자 혹은 시설장에게 이러한 사실을 알리겠다고 대상자에게 전한다.

12 ①, ④ 타액과 위액분비 저하로 구강 건조증 증가

② 간 기능이 떨어져 약물의 대사와 제거 능력 저하

③ 췌장에서의 소화효소 생산이 감소하여 지방의 흡수력이 저하

13 ① 대상자에게 유아어, 명령어, 반말 등을 사용하지 않는다.

② 어떠한 물질적 보상을 받지 않는다.

③ 대상자가 없으면 방에 들어가지 말고 다음 방문일을 적어 메모로 남긴다.

④ 제공된 요양보호서비스 내용을 정확히 미루지 말고 그때그때 신속하게 기록한다.

⑤ 대상자와 약속한 내용, 방문 시간 등을 반드시 지키며 사정이 있어 늦거나 방문 일정을 변경해야 할 경우에는 반드시 사전에 연락하여 양해를 구해야 한다.

14 ① 불법 행위임을 설명하고, 노인장기요양보험법 제69조를 설명하고, 그런 불법행위를 신고하면 신고 포상금을 받을 수 있다고 정보를 제공한다.

15 ① 초기 치료 : 휴식, 냉찜질, 압박, 올리기

16 ① 결핵환자의 격리 : 객담검사, 흉부X-선 촬영에서 활동성 결핵(전염을 시킬 수 있는)이 의심이 되거나 소견이 있는 환자에게 치료 시작 후 임상적으로 증세가 좋아지고, 객담검사가 음성(활동성이 없는)일 경우 (약2주 후) 주치의에 판단에 따라 격리를 종결할 수 있다.

② 결핵균이 폐에 들어가 염증을 일으키는 질환이다.

③ 오후에는 고열 증상이, 늦은 밤에는 식은땀과 함께 열이 내리는 증상이 있다.

④ 항결핵제 1차 약으로 시작하며 부작용이 심하고 1차 약에 내성이 생길 경우 2차 약으로 바꾸어 사용한다.

17 ③ 스트레스가 상당히 있음을 인식해야하는 상황

18 ① 업무수행에 필요한 교육훈련 프로그램(보수교육 등)에 적극적으로 참여하는 등 지속적으로 학습하고 자신을 계발해야 한다.

19 ② 폐 순환량 감소

③ 섬모운동의 감소

④ 폐포의 탄력성 감소

⑤ 기관지 내 분비물 증가

20 ①, ③ 심장근육이 두꺼워져 탄력성이 떨어진다.

②, ⑤ 최대 심박출량(심장이 내보내는 혈액량)과 심박동수가 감소된다.

21 ①, ④ 관절 경직을 예방하고 근육강화를 위해 통증이 악화되지 않는 범위 내에서 관절운동을 자주 한다.

② 온찜질을 한다.

③ 관절에 부담을 주지 않는 수영, 걷기, 체조 등을 한다.

⑤ 관절의 파괴가 심한 경우 수술을 고려한다.

22 ① 복압의 상승

③ 요도괄약근의 약화

④ 여성호르몬의 감소

⑤ 방광저장능력의 감소

23 ⑤ 체중 감소, 근육 위축, 피하지방 감소 등으로 인해 피부와 뼈 사이의 완충지대 감소로 욕창발생의 요인이 된다.

24 ① 고막이 두꺼워져 음의 전달 능력이 감소한다.

③ 외이도의 가려움과 건조증이 증가한다.

④ 평형감각, 소리의 감수성, 말의 이해 등의 문제가 발생한다.

⑤ 여성보다 남성에게 흔하게 나타난다.

25 ④ 식사량 감소 및 활동량이 증가할 때 저혈당(땀을 많이 흘림, 두통, 시야 몽롱, 배고픔, 어지럼 등)에 주의한다.

26 ① 대상자의 말을 경청한다.

② 능동적인 관절운동을 한다.

③ 창문이나 커튼을 열어 시간을 알게 한다.

⑤ 개인 사물, 사랑하는 사람의 사진, 달력, 시계 등을 가까이에 둔다.

27 ① 반신마비 – 안면하부의 갑작스런 마비

② 전신마비 – 전신마비와 함께 의식저하

③ 파킨슨병 – 근육 경직 및 안정 시 떨림

④ 시력장애(복시) – 한 개의 물체가 두 개로 보임

⑤ 언어장애 – 우측마비와 함께 말을 못하거나 남의 말을 이해하지 못하는 실어증(언어장애)이 발생한다.

28 ②, ④ 떨림은 움직일 때보다 가만히 있을 때 주로 나타나고 움직이면 사라진다.

③ 도파민의 물질분비 장애로 생긴다.

29 ①, ③ 수면량이 줄어든다.

② 수면 중에 자주 깬다.

⑤ 잠들기까지 시간이 오래 걸린다.

30 ④ 신장기능이 좋지 않은 경우나 심부전이 있는 경우는 복용 전 의사와 상의해야 한다.

31 ① 실외운동을 삼가고 실내운동으로 바꾸는 것이 좋다.

③ 추운 날에는 야외활동을 하지 않는다.

④ 손을 주머니에 넣고 걷지 않도록 하여 골절을 예방한다.

⑤ 움직임이 둔한 옷은 피하고, 모자, 마스크, 목도리 등을 착용 후 외출한다.

32 ⑤ 요양보호사의 휴가, 부서 이동, 사직 등으로 다른 요양보호사에게 인수인계하거나 다른 기관에 서비스를 의뢰할 경우 원활한 서비스를 연계할 수 있다.

33 ① 상황이 급하거나 사안이 가벼울 때 많이 이용한다. 상황이 급할 때는 구두보고를 먼저 하고, 나중에 서면보고로 보완할 수도 있다.

34 ⑤ 수용의 단계로 가족들과 함께 종교적 예식을 준비하는 경우도 있다.

35 ①, ③ 19세 이상의 성인의 누구나 본인이 작성한다.
② 등록기관을 통해 작성·등록된 사전연명의료의향서만이 법적 효력을 인정받는다.
④ 통증완화를 위한 의료행위와 영양분, 물, 산소의 단순 공급은 보류하거나 중단할 수 없다.

실기시험 →

36 ② 식사 전에 몸을 움직이거나 가벼운 산보를 통해 식욕을 증진시키고, 다양한 음식을 조금씩 준비하여 반찬의 색깔을 보기 좋게 담아내 식욕을 돋운다.

37 ①, ② 건강한 쪽(왼쪽)을 아래로 하여 옆으로 눕히고 베개로 마비된 쪽(오른쪽)을 지지하게 하여 얼굴을 요양보호사가 있는 방향으로 돌린다.

38 ④ 위의 모양이 왼쪽으로 기울어져 있어, 오른쪽으로 누우면 기도로의 역류 가능성이 줄어들고, 중력에 의해 영양액이 잘 흘러 내려간다.

39 ① 대상자를 갑자기 침대에서 일으키면 혈압이 떨어지고 어지러울 수 있다. 안전을 위해 잠시 침대에 앉아 있게 한다.

40 ① 비교적 건강한 쪽으로 돌려 눕힌다.
③ 프라이버시 보호를 위해 배변 시 불필요한 노출을 방지한다.
④ 침대머리를 낮추고 무릎덮개를 걷어낸다.
⑤ 화장지로 회음부와 항문을 닦고, 따뜻한 물수건(물티슈)으로 닦고, 마지막에 마른 수건으로 닦는다.

41 ① 밖에서 기다려 주길 원하면 밖에서 중간 중간 말을 걸어 안에서 문제없이 용변을 보는지 계속 신경 쓴다.
② 미지근한 물을 끼었으면 괄약근과 주변 근육이 이완되면서 변의를 느낄 수 있다.
③ 대상자의 오른쪽(건강한 쪽)에 놓는다.
④ 침대높이와 같도록 맞춘다.

42 ⑤ • 몸 한쪽에 베개나 방석을 대는 등의 방식으로 체위를 자주 바꾸어 준다.
• 대상자 성별, 상태별로 기저귀 사용 방법을 달리 적용하고 기저귀를 신속하게 갈아 준다.

43 ① 물이 들어가지 않으니 주머니를 착용하거나 떼고 해도 괜찮다.
② 우측 하복부에 위치한다.
④ 주머니는 주 2~3회 정도 교환한다.
⑤ 출혈, 피부 감염증상을 확인하고 간호사(시설장, 책임자 등)에게 보고한다.

44 ① 치매 대상자는 6~7시간, 치매가 아니라면 최소 8시간은 의치를 빼놓아 잇몸의 압박을 줄인다.
② 흐르는 찬물에 세척한다.
③ 위쪽 → 아래쪽 순서로 뺀다.
⑤ 밤에는 구강내 압박을 덜기 위해 의치를 빼어 놓는다.

45 ① 머리와 두피를 손톱이 아닌 손끝으로 마사지한다.
③ 솜으로 귀를 막고, 눈을 수건으로 덮어 보호한다.
④ 두피에서 모발 끝쪽으로 빗질한다.
⑤ 상처 발견 시 관리자에게 보고한다.

46 ① 1회용 장갑을 끼고 전용 물수건을 사용한다.
② 누워서 무릎을 세운자세로 닦는다.
③ 악취나, 염증, 분비물 등 이상이 있는지 살피고 책임자(시설장, 간호사 등)에게 알린다.
④ 둔부 밑에 방수포와 목욕수건을 겹쳐서 깔고 변기를 밀어 넣는다.

47 ①, ③ 목욕물의 적정 온도(35℃)와 실내온도(22~26℃)를 유지하고, 제한된 시간(20~30분)안에 최대한 대상자의 요구를 충족한다.
② 두통이나 어지럼, 피로감 등 증상이 있는지 관찰하고, 시설장이나 간호사와 상의하여 조치한다.

48 ① 겨울에는 요양보호사의 손으로 의복의 보온을 유지한다.
② 편마비 대상자는 옷을 벗을 때 건강한 쪽부터 벗는다. (건·벗 – 불·입)
③ 왼쪽 편마비 대상자는 불편한 쪽(왼쪽)부터 입힌다.
⑤ 옷의 색상, 개인의 생활리듬을 고려한다.

49 ③ 도둑망상이 있을 때 대처방법

> • 치매 대상자의 말을 부정하지 말고 감정에 공감해 준다.
> • 치매 대상자가 스스로 잃어버린 물건을 찾도록 옆에서 도와준다.
> • 치매 대상자가 중요하게 생각하는 물건을 대상자 눈에 잘 보이는 곳에 보관한다.
> • 비난하거나 훈계하지 않는다.

50 ② 바로 누운 자세에서 고관절과 무릎관절의 굽힌 구축을 발생할 수 있으므로 장시간의 사용은 주의한다.

51 ③ 앞바퀴를 살짝 들어 올린 상태로 휠체어를 약간 뒤로 젖힌 상태에서 이동한다.

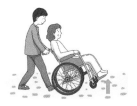

52

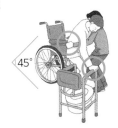

53 ③ 1패드 : 오른쪽 빗장뼈 아래
2패드 : 왼쪽 젖꼭지 아래 중간 겨드랑이선에 부착한다.
패드 부착 부위에 이물질이 있다면 제거하며, 패드와 심장충격기 본체가 분리되어 있는 경우 연결한다.

54 ① 응급상황 발생 시에는 배수밸브를 열어 즉시 물을 빼야 한다.
② 접촉하는 면이 매끄러워야 한다.
③ 쉽게 풀리지 않는 구조여야 한다.
④ 한 번에 한 사람만 사용한다.

55 ③ 젓갈류, 장아찌, 소금에 절인 생선 등, 햄, 소시지 등에는 소금을 포함한 간장, 된장 등 조미료와 가공식품에 많이 있으므로 적게 섭취한다.

56 ① 삶을 때는 뚜껑을 덮고 세탁물이 직접 공기층에 노출되지 않게 한다.
③, ④ 체액은 찬물로 닦고 더운 물로 헹군다.
⑤ 붕산수에 담갔다가 헹구지 말고 탈수하여 말린다.

57 ① 당뇨대상자는 저혈당에 배비하여 당뇨약과 사탕을 챙겨 나간다.
② 대상자의 외출목적과 욕구를 파악하고 사전에 외출계획을 세운다.
③ 외출에 필요한 준비물과 개인소지품을 확인한다.(병원 진료 시 신분증, 기저귀, 여벌옷, 약, 물 등)
④ 도보 시 보폭은 작게, 계단을 오를 때는 몇 걸음에 한 번씩 혹은 걸음, 두 다리를 한 곳에 모아 쉬면서 천천히 이동한다.

⑤ 함께 외출해서 요양보호사의 사적인 일은 처리하지 않는다.

58 ①, ⑤ 습관적으로 해오던 일들을 할 수 있게 한다.
② 가벼운 산책, 요양보호사가 지켜볼 수 있는 곳에서 활동하게 한다.
③ 대상자의 생활자체를 소중히 여기고 환경을 바꾸지 않는다.

59 ① 민감하게 반응하지 않고, 비난하거나 화를 내지 않는다.
② 대상자의 방을 화장실에서 가까운 곳에 배정한다.
③ 배뇨 스케줄에 따라 계획된 배뇨 훈련을 시행해 본다.
④ 고무줄 바지를 입도록 하고 세탁하기 편하고 빨리 마르는 옷감이 좋다.
⑤ 하루 식사량과 수분 섭취량은 적당량을 유지하고, 배뇨곤란이 있는 경우 야간에 수분섭취를 제한한다.

60 ③ 함께 쓰레기봉투를 사러 가자고 치매대상자의 주의를 환기시킨다.

61 ③ 치매 대상자가 좋아하는 다른 간식과 교환한다.

62 ② 실내온도, 습도를 확인한다. (15~25℃, 50~60%) 통기성이 좋고 선호하는 침구를 사용한다.

63 ① 친숙한 것으로 채워주고 환경을 바꾸지 않는다.
② 텔레비전이나 라디오를 크게 틀어 놓지 않는다.
③ 치매 대상자가 신분증을 소지하도록 한다.
④ 창문 등 출입이 가능한 모든 곳의 문을 잠근다.

64 ⑤ 의심, 망상, 환각이 있는 대상자가 식사를 거부할 경우 억지로 먹도록 하기 위해 대상자와 부정하거나 다투기 보다는 감정을 이해하고 수용한다. 대상자를 안심시키고, 잠시 후에 기분을 살펴 다시 한 번 음식을 권해본다.

65 ④ 자극을 주지 말고 조용한 장소에서 쉬게 한다. 천천히 치매 대상자의 관심 변화를 유도한다.

66 ① 지퍼가 없는 바지를 입는다거나, 평소에 좋아하던 흥미 있는 활동에 참여시키거나, 양쪽에서 손을 잡고 함께하는 행동을 하거나, 아끼는 물건을 손에 들게 하는 것도 해결 방법이 될 수 있다.

67 ⑤ 과제를 통해 주의집중력, 억제력, 소근육을 증진한다.

68 ②, ③, ④, ⑤ 경청하는 자세

69
• 행동이나 상황을 그대로 비난 없이 : 옷을 갈아입지 않으면
• 느낌이나 바람을 솔직하게 표현 : 감기에 걸리실까 봐 걱정이 돼요.

70 ① 천천히 차분하게 이야기 한다. 보청기를 사용할 때 입력은 크게 출력은 낮게 조절한다. 보청기 사용 시 건전지와 전원 스위치가 작동하는지 확인한다.

71 ② 명확하고 간단하게 단계적으로 제시한다.
③ 단순한 활동을 먼저 제시한다.
④ 대상자의 감정에 초점을 맞추고, 일관성 있게 대한다.
⑤ 실물, 그림판, 문자판 등을 이용하여 이해를 돕는다.

72 ③ 영화, 연극, 음악회, 전시회 등

73 ② 흔들리는 동안은 탁자 아래로 들어가 몸을 보호하고, 탁자 다리를 꼭 잡는다.
③, ⑤ 흔들림이 잠시 멈추면 전기와 가스를 차단하고, 문을 열어 출구를 확보한다.
④ 계단을 이용하여 신속하게 이동한다. (엘리베이터 사용 금지)

74 ① 젖은 수건은 세균이 서식할 수 있으므로 세탁한 마른 수건으로 닦는다.
③ 재사용하지 않는다.
⑤ 흐르는 물에 비누로 30초 이상 구석구석 꼼꼼하게 씻는다.

75 ① 혈압이 90/60 이하, 맥박이 100회 이상 오르면 쇼크 증상이므로 즉시 119에 신고한다.
② 다리가 30cm 정도 올라가도록 한다.
④ 신속하게 혈압과 맥박을 측정한다.
⑤ 물이나 음식을 주어서는 안 된다.

76 ① 대상자의 입에 무언가를 물리는 행위는 금지된다.
②, ③ 침대나 바닥에 눕히고 베개를 받쳐 머리의 손상을 예방한다.
④ 경련을 멈추기 위해 억제를 시도해서는 안 된다.

77 ① 간장, 기름, 된장, 핸드크림 등은 절대 바르면 안 된다.
② 반지, 팔찌, 귀고리 등이 있다면 신속하게 미리 벗겨낸다.
③ 얼음조각이나 얼음물을 직접 대지 않는다.
⑤ 통증이 없어질 때까지 15분 이상 찬물에 담근다.

78 ① 가슴뼈 아래쪽 절반 부위에 깍지를 낀 두 손의 손바닥 뒤꿈치를 댄다. 손가락이 가슴에 닿지 않도록 주의하면서, 양팔을 쭉 편 상태로 체중을 실어서 대상자의 몸과 수직이 되도록 가슴을 압박한다.

79 ② 계단을 오를 때 : 지팡이 → 건강한 다리 → 마비된 다리

80 ③ 왼쪽 손을 쓸 수 있는 대상자이므로 건강한 손(왼쪽 손)으로 침대 머리 쪽 난간을 잡게 한 후 '하나, 둘, 셋' 등의 신호를 하여 같이 이동하고자 하는 방향으로 이동한다.

필기시험

01 ⑤	02 ④	03 ②	04 ②	05 ④
06 ③	07 ④	08 ②	09 ③	10 ②
11 ③	12 ③	13 ①	14 ②	15 ③
16 ④	17 ③	18 ①	19 ③	20 ⑤
21 ④	22 ①	23 ③	24 ⑤	25 ①
26 ④	27 ②	28 ①	29 ②	30 ②
31 ③	32 ③	33 ③	34 ⑤	35 ①

실기시험

36 ②	37 ②	38 ③	39 ④	40 ②
41 ④	42 ⑤	43 ⑤	44 ⑤	45 ①
46 ③	47 ③	48 ④	49 ⑤	50 ②
51 ④	52 ④	53 ①	54 ⑤	55 ③
56 ③	57 ①	58 ⑤	59 ③	60 ④
61 ④	62 ①	63 ③	64 ②	65 ①
66 ②	67 ⑤	68 ②	69 ④	70 ⑤
71 ②	72 ⑤	73 ⑤	74 ③	75 ⑤
76 ⑤	77 ③	78 ①	79 ④	80 ②

필기시험 →

01 ① 우울증 경향의 증가 – 매사에 흥미와 의욕이 상실되는 심리증상을 겪는다.
　② 내향성의 증가 – 사회적 활동이 감소하고 내향적인 성격이 되어간다.
　③ 조심성의 증가 – 결단이나 행동이 느려지고 매사에 신중해진다.
　④ 경직성의 증가 – 새로운 방식으로 일 처리하는 데에 저항한다.
　⑤ 생에 대한 회고의 경향, 그 외 친근한 사물에 대한 애착심, 유산을 남기려는 경향, 의존성이 증가한다.

02 ① 가족이 부양해야 한다는 비중은 낮아지고 사회가 부양해야 한다는 비중은 증가되고 있다.
　② 세대 간 갈등으로 상호존중과 적극적인 의사소통으로 상호작용과 사회통합 인식이 필요하다.
　③ 혼자 살거나 노부부만 사는 세대가 늘어나는 추세이다.
　⑤ 가족의 역할을 요양보호사가 대신하거나 대체하는 것이 아니라 돕는다는 점을 명확히 인식할 필요가 있다.

03 ② 지원내용은 후견심판 청구 절차 및 비용 지원, 공공후견인 활동비로 월 20만 원(월 최대 40만 원)까지 지원한다.

04 ② 국민건강보험 공단(등급판정위원회)

> • 장기요양 등급판정
> • 개인별 장기요양이용계획서 제공
> • 서비스 이용지원

05 ④ 장기요양인정서

> • 국민건강보험공단은 등급판정을 받은 대상자에게 장기요양인정서를 발급
> • 기본 인적사항과 장기요양등급, 유효기간, 이용할 수 있는 급여의 종류와 내용, 대상자가 장기요양 제공받을 때 필요한 안내 사항 등을 포함한다.

06 ① 옷 갈아입기 도움 – 신체활동지원 서비스
　② 물품관리 – 시설환경관리 서비스
　④ 생활상담 – 정서지원·의사소통 서비스
　⑤ 신체기능의 유지증진 – 신체활동 지원 서비스

07 ① 관찰자 ② 옹호자
　③ 숙련된 수발자 ⑤ 말벗과 상담자

08 ② 시설은 안전하고 깨끗하며 가정과 같은 환경을 제공하기 위해 환기, 온도, 습도, 소음, 채광, 조명, 청소 등에 만전을 기해야 한다.

09 ① 신체적 학대
② 신체적 학대
④ 경제적 학대
⑤ 유기

10 ② 의견과 표현의 자유를 누릴 권리 보장, 사상, 양심, 종교의 자유를 누릴 권리 보장, 자유 및 신체의 안전에 대한 권리 보장 등이 필요하다.

11 ③ 요양보호사에게 성적인 농담이나 신체접촉을 할 때에는 단호하게 거부한 후 대상자의 가족과 관리책임자 혹은 시설장에게 이러한 사실을 알리겠다고 대상자에게 전한다.

12 • 직무를 수행하는 데 필요한 전문적 지식과 기술을 갖추어야 한다.
• 보수교육에 적극적으로 참여하여 자기계발의 기회로 삼는다.

13 ① 본인의 어려운 가정 사정을 얘기하면서 불법을 요구할 때는 먼저 노인장기요양보험법 제69조를 설명하고, 불법행위를 신고하면 신고 포상금을 받을 수 있다는 정보를 제공한다.

14 ⑤ 보수교육에 적극적으로 참여하여 자기계발의 기회로 삼는다.

15 근골격계 질환의 초기 치료
①, ⑤ 손상 부위의 추가적인 손상을 예방하기 위해 휴식이 필요하다. 고정하거나 보조 장치를 착용하여 외상을 조절하고 추가적인 조직손상을 막기 위해 휴식을 취한다.
② 손상 부위를 심장보다 높게 올려 부종을 줄인다. 부종이 줄면 조직의 손상이 감소된다.
③ 손목 부위에 압박붕대를 감아 부종을 조절하고 움직임을 줄여 통증을 줄인다.
④ 손목 부위에 냉찜질을 하여 손상과 부종을 감소시킨다.

16 ④ • 결핵 감염대상자와 접촉한 요양보호사와 가족은 2주~1개월 이후 반드시 보건소에서 흉부방사선 촬영(X-ray) 등을 통해 감염 여부를 확인해야 한다.
• 결핵전파가 우려되는 대상자를 돌볼 때는 보호장구(마스크, 장갑 등)를 착용해야 한다.

17 ③ 직무스트레스나 우울증이 의심될 때의 대처

• 빨리 인식하여 일찍 대처할수록 빨리 좋아진다는 것을 알아야 한다.
• 직장의 동료나 상사, 또는 가족이나 친구 등 상담할 수 있는 사람이나 도와줄 사람을 찾아 의논한다.
• 증상이 계속되면 휴양이나 약물치료를 고려한다.

18 ② 위액의 산도 감소
③ 지방의 흡수력 감소
④ 타액분비의 감소
⑤ 칼슘의 흡수 감소

19 ① 호흡근력의 약화
② 섬모운동의 감소
④ 폐순환량 감소로 폐활량이 줄어들어 쉽게 숨참
⑤ 폐포의 탄력성 저하

20 ① 혈관이 좁아져 혈압이 높아진다.
② 저염식이, 저지방식이가 도움이 된다.
③ 심장질환이 이차성 고혈압의 원인이 된다.
④ 최고 혈압(수축기혈압)은 심장에서 피를 짜낼 때 압력이다. 최저 혈압(이완기혈압)은 심장이 늘어나면서 피를 가득 담고 있을 때의 압력이다.

21 ④ 관절에 부담되지 않는 규칙적인 운동을 한다. (예 수영, 평평한 흙길 걷기, 체조 등)
※ 조조강직 : 아침에 일어나면 관절이 뻣뻣해져 있는 경직현상

22 ① 골반근육 강화 운동, 충분한 수분 섭취로 방광의 기능을 유지, 식이섬유가 풍부한 과일 섭취로 변비를 예방하고, 비만은 복부 내 압력을 증가시켜 복압성 요실금을 유발하므로 체중조절, 발생 원인에 따른 약물 및 수술치료를 한다.

23 ① 1단계
② 1단계
④ 3단계
⑤ 4단계

24 ① 후각 기능의 감소
② 혀의 유두 돌기 위축
③, ④ 침 분비량 감소로 구강건조 증상 증가

25 ① 식사량 감소 및 활동량 증가, 공복 시 혈당강하제 복용이나 인슐린 투약 시 저혈당의 증상(땀을 많이 흘림, 두통, 시야 몽롱, 배고픔, 어지럼증 등)이 나타날 수 있다.

26 ① 지남력 유지를 위해 낮에는 창문이나 커튼을 열어 시간을 알게 한다.
②, ③ 접촉하는 사람의 수를 줄이고 가족구성원이 자주 방문하도록 격려한다.
④ "좋은 아침입니다. 저는 어르신을 도와드릴 요양보호사 OOO 입니다."
⑤ 개인 사물, 사랑하는 사람의 사진, 달력, 시계 등을 가까이에 둔다.

27 ② 손상된 뇌의 반대쪽(왼쪽)의 팔다리, 안면하부에 갑작스러운 마비가 온다.

28 ① 운동증상
　　②, ③, ④, ⑤ 비운동 증상
　　※ 운동증상 : 통제되지 않는 떨림으로 나타나는 운동장애

29 ①, ② 취침 전 음식을 먹지 않는다. 공복으로 잠이 안 오는 경우 따뜻한 우유를 마신다.
　　③ 말을 걸어 자극을 준다.
　　④ 소음, 빛 등이 수면을 방해할 수 있으므로 텔레비전은 끄고, 늦은 시간까지 시청하지 않는다.
　　⑤ 일정한 시각에 잠자리에 든다.

30 ② 시금치는 부정맥 등이 있을 때 복용하는 와파린과 함께 먹으면 약의 효과를 줄일 수 있어 과량 섭취하지 않는 것이 좋다.

31 ③ 낮은 기온으로 인해 관절 주변 인대나 힘줄이 뻣뻣해져 발생하는 낙상도 증가한다.

32 ③ 요양보호서비스를 표준화하는 데 도움이 되며, 요양보호사의 책임성을 높인다.

33 ③ 보고내용이 복잡하거나 숫자나 지표가 필요한 경우, 정확히 보고할 필요가 있거나 자료를 보존할 필요가 있을 경우에는 서면보고를 한다. 그러나 신속하게 보고할 수 없다는 단점이 있다.

35 ① 연명의료를 중단한다고 명시해도 통증완화를 위한 의료행위와 영양분, 물, 산소의 단순 공급은 보류하거나 중단할 수 없다.

실기시험 →

36 ① 수분이 많은 형태의 음식은 사레들기 쉬우므로 증점제를 이용하여 목 넘김을 좋게 한다.
　　③ 완전히 삼켰는지 확인한 다음에 음식을 입에 넣어 준다.
　　④ 신맛이 강한 음식, 마른 음식(김, 뻥튀기), 점도가 높은 음식(떡), 잘 부서지는 음식(유과, 비스킷), 자극적인 음식은 피한다.
　　⑤ 텔레비전 보기, 전화하기, 대상자에게 질문 등을 하지 않는다.

37 ① 편마비 대상자는 건강한 쪽(왼쪽)에 넣어준다.
　　② 누워있는 경우 침대 머리를 30~60˚ 정도 상체를 올리고 건강한 쪽을 아래로 하여 옆으로 눕히고 베개로 마비된 쪽을 지지하게 하여 얼굴을 요양보호사가 있는 방향으로 돌린다.

38 ① 50cc 주사기로 제공한다.
　　②, ⑤ 이상증상(비위관이 빠지거나, 새거나, 역류되거나, 구토, 청색증)이 나타나면 비위관을 잠근 후 바로 시설장이나 관리책임자 등에게 알린다.
　　④ 중력에 의해 흘러 내려와 위장 속으로 들어가도록 위장보다 높은 위치에 건다.

39 ① 휠체어 이동 중 바퀴나 팔걸이에 옷 등이 끼이거나 걸리지 않도록 주의하고, 크고 헐렁한 옷은 입지 않는다.
　　② 잠금장치를 하지 않으면 휠체어가 미끄러져 다칠 수 있다.
　　③ 대상자의 눈높이에 맞추어 '화장실' 표시를 한다.
　　⑤ 요양보호사가 밖에서 기다려주기를 원한다면 대상자 옆에 호출기를 두고 도움이 필요할 시 요청하도록 알린다.

40 ① 불필요한 노출은 피하고 방문과 창문을 닫는다. 배설이 끝난 후 창문을 열어 환기시킨다.
　　③ 소변기 입구를 높게 대어준다.
　　④ 먼저 화장지로 음부를 닦고 물수건으로 한 번 더 닦아준다.
　　⑤ 수분섭취를 충분히 하여 방광의 기능을 유지한다.

41 ① 편안히 오랫동안 앉아있을 수 있도록 팔걸이와 등받이가 있어야 한다.
　　② 침대 높이와 이동변기의 높이가 같도록 맞춘다.
　　③, ④경우 이동변기는 건강한 쪽(오른쪽)으로 침대 난간에 빈틈없이 붙이거나, 30~45˚ 비스듬히 붙인다.
　　⑤ 배설 중에는 몸이 기울어지지 않도록 대상자의 불편한 쪽(왼)쪽을 지지해 준다.

42 ⑤ • 피부이상으로 그럴 수 있음으로 습진, 발진이 있는지 확인한다.
　　• 손톱을 항상 짧게 잘라주고 손을 청결히 한다.

43 ① 출혈, 피부 감염증상을 확인하고 간호사(시설장, 책임자 등)에게 보고한다.
　　② 통 목욕 시 주머니를 착용하고 목욕한다.
　　③ 수분을 충분히 섭취한다.
　　④ 샤워 시 요루 안으로 물이 들어가지 않는다.

44 ①, ③ 의치를 미온수로 닦고, 찬물에 헹군다.
　　② 의치세정제나 물이 잠긴 보관용기를 사용하며, 냉수에 담아두면 변형을 막을 수 있다.
　　④ 잇몸에 대한 압박자극을 해소하기 위해 자기 전에는 의치를 빼서 보관한다.

45 ② 침대모서리에 머리가 오도록 몸을 비스듬히 한다.
　　③ 침대보를 보호하기 위해 방수포를 어깨 밑까지 깔고, 방수포 위에 수건을 깔아 어깨를 감싼다.
　　④ 손톱이 아닌 손가락 끝으로 마사지한다.
　　⑤ 마른 수건으로 제거 후 헤어드라이어로 말린다.

46 ① 목욕 담요를 마름모꼴로 펴서 몸통과 다리를 덮어준다.
② 회음부를 앞쪽에서부터 뒤쪽으로 닦아낸다.
④ 악취나, 염증, 분비물 등 이상이 있는지 살피고 책임자(시설장, 간호사 등)에게 알린다.
⑤ 가볍게 짠 물수건을 사용하고 마른 수건으로 닦아낸다.

47 ① 바닥에 미끄럼 방지 매트를 깐다.
② 욕실로 이동하여 옷 벗는 것을 돕는다.
④ 샤워기 온도를 미리 확인하고 대상자 손등에 확인한다.
⑤ 발 → 다리 → 팔 → 몸통 → 회음부 → 머리감기 순서로 닦는다.

48 ① 상의와 하의가 분리되고 앞여밈이 있는 옷으로 선택한다.
② 혼란을 예방하기 위해 색깔이 요란하지 않고 장식이 없는 옷을 선택한다.
③ 옆에서 지켜보고, 앉아서 입게한다.
④ 입는 것을 거부하면 다투지 말고 잠시 기다린 뒤 다시 시도하거나 목욕시간을 이용하여 갈아입힌다.
⑤ 몸에 꼭 끼지 않고, 조이지 않는 옷을 선택한다.

49 ② 상반신은 요양보호사의 한 손으로 대상자의 목에서 겨드랑이를 향해 넣어서 받치며, 다른 한 손은 허리 아래에 넣어 이동시킨다.
⑤ 하반신은 허리와 엉덩이 아래에 손을 깊숙이 넣고 이동시킨다.

50 ② 다리 쪽의 침대를 살짝 올려 주면 대상자가 미끄러져 내려가지 않고 편안하다.

51 ④ 앞바퀴를 살짝 들어 올리고 휠체어를 약간 뒤로 젖힌 상태에서 이동한다.

52 ① 대상자의 무릎과 허리를 지지한다.
② 건강한 쪽 손으로 변기의 먼 쪽 손잡이를 잡게 한다.
③ 건강한 쪽에 이동변기와 휠체어를 45° 비스듬히 놓는다.

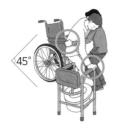

53 ① 지팡이 없이 계단을 내려갈 때 : 건강한 손으로 계단 손잡이 → 불편한 쪽 다리 → 건강한 다리

54 ① 열을 발산하는 제품(찜질기 등)과 함께 사용하지 않는다.
② 대상자 이외의 다른 사람이 매트리스에 올라가지 않는다.
③ 하루에 한 번은 기구의 정상 동작을 확인한다.
④ 흐르는 물로 씻거나 세탁해서 말린다.

55 ① 유제품류는 마시는 형태보다 떠먹는 형태를 선택한다.
② 밥은 국이나 물에 말아 먹지 않는다.
③ 과일류는 부드러운 과육을 잘게 잘라먹거나 숟가락으로 긁어 먹는다.
④ 신맛이 강한 음식은 침을 많이 나오게 하여 사레들릴 수 있으니 주의한다.
⑤ 삶은 계란은 걸쭉한 퓨레형태로 먹인다.

56 ① 다림질은 다리미가 앞으로 나갈 때는 뒤에 힘을 주고 뒤로 보낼 때는 앞에 힘을 준다.
② 풀 먹인 천을 다릴 때는 천을 깔고 다린다.
④ 사용한 실리카겔은 분홍색으로 바뀌고 다시 건조시키면 청색으로 변한다.
⑤ 방충제는 공기보다 무거우므로 보관용기의 위쪽 구석에 넣어둔다.

57 ② 대상자의 욕구를 확인한다.
③ 요양보호사는 자신의 사적인 업무를 병행하지 않는다.
④ 대상자에게 확인한다.
⑤ 대상자 및 가족과 상의하여 상황에 맞게 대처한다.

58 ⑤ 습관적으로 해오던 일들은 할 수 있다. 할 수 있는 일은 스스로 하도록 하여 남아 있는 기능을 유지하게 한다.

59 ① 고무줄 바지를 입도록 하고 세탁하기 편하고 빨리 마르는 옷감이 좋다.
② 하루 식사량과 수분 섭취량은 적당량을 유지한다.
③ 뒤처리 후에는 아무 일도 없었던 것처럼 행동한다.
④ 치매대상자의 방을 화장실에서 가까운 곳에 배정한다.
⑤ 화장실 위치를 알기 쉽게 표시해 둔다.

60 ④ 크게 손뼉을 치는 등 관심을 바꾸며 대상자가 좋아하는 음식을 준다.

61 ⑤ 위험한 물건을 먹지 못하도록 치운다. 대상자가 위험한 물건을 빼앗기지 않으려고 하는 경우, 치매 대상자가 좋아하는 다른 간식과 교환한다.

62 ①, ③ 수면에 좋은 환경과 실내온도를 유지한다. (온도 15~25℃, 습도 50~60%)
② 저녁에는 커피나 술과 같은 음료(카페인이 포함된)를 주지 않는다.
④ 잠에서 깨어나 외출하려고 하면 요양보호사가 함께 동행한다.
⑤ 산책과 같은 야외활동을 통해 신선한 공기를 접하며 운동하도록 돕는다.

63 ③ 잠에서 깨어나 외출하려고 하면 요양보호사가 함께 동행한다.

64　③ 의심, 망상, 환각이 있는 대상자가 **식사를 거부할 경우 억** 지로 먹도록 하기 위해 **대상자와 부정하거나 다투기 보** 다는 감정을 이해하고 수용한다. 대상자를 **안심시키고,** 잠시 후에 기분을 살펴 다시 한 번 음식을 권해**본다.**

65　⑤ 천천히 안정적인 태도로 **치매** 대상자의 관심 변화를 유 도한다.

66　② 노출증을 감소시키기 위해 적절한 제한과 보상을 사용한다.
　　④ 시설장이나 간호사 등에게 알리고 상의한다.
　　⑤ 공공장소에 가는 것을 삼가고, 방문객을 제한한다.

67　⑤ 여러 가지 단어 말하기로 언어의 유창성과 자발성을 높 이기 위한 활동이다.

68　② 효과적인 의사소통 방법

69
> - 행동이나 상황을 그대로 비난 없이 : 옷을 갈아입지 않으면
> - 느낌이나 바람을 솔직하게 표현 : 피부염이 생길까 봐 걱정이 돼요.

70　①, ④ 어깨를 다독이거나 눈짓으로 신호를 주면서 이야기를 시작한다.
　　② 밝은 방에서 입 모양을 볼 수 있도록 시선을 맞추며 말한다.
　　③ 너무 작거나 크게 말하지 않는다.

71　① 대상자와 눈을 맞춘다.
　　② 명확하고 간단하게 설명한다.
　　④ 메시지를 천천히, 조용히 반복한다.
　　⑤ 단순한 활동을 먼저 제시한다.

72　⑤ 텃밭 야채 가꾸기, 식물 가꾸기, 신문 보기, 텔레비전 시 청, 종이접기, 퍼즐놀이 등

73　⑤ 전류가 차단 될 때까지 접촉하지 않는다.

74　① 최소 2주간의 항결핵치료를 시행해야 한다.
　　② 퇴원 후에도 전담간호사가 관리한다.
　　④ 호흡기를 통해 감염되므로 물건을 함께 사용해도 괜찮다.
　　⑤ 공기를 통한 직접 전파가 가능하므로 마스크를 착용한다.

75　①, ⑤ 천장을 바라보는 자세로 눕히고 다리가 30cm 정도 올라가게 한다.

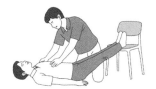

②　신속하게 혈압과 맥박을 측정한다.
③　입에서 혈액 또는 토사물이 나오면 고개를 옆으로 돌린다.
④　상황이 종료될 때까지 물이나 음식을 주어선 안 된다.

76　② 출혈이 너무 많으면 두 번째 패드를 덧대서 계속해서 압 박한다.
　　③ 출혈이 멈추면 드레싱을 한다.

77　①, ②, ④ 통증이 없어질 때까지 15분 이상 찬물에 담근다.
　　얼음조각이나 얼음물을 직접 대지 않는다.
　　⑤ 간장, 기름, 된장, 핸드크림 등은 절대 바르면 안 된다.

78　① 1패드 : 오른쪽 빗장뼈 아래
　　2패드 : 왼쪽 젖꼭지 아래 중간 겨드랑이선에 부착한다.
　　패드 부착 부위에 이물질이 있다면 제거하며, 패드와 심 장충격기 본체가 분리되어 있는 경우 연결한다.

79　④ 가슴뼈(흉골)의 아래쪽 절반 부위

80　②
> - 치매 대상자의 주장을 인정해 준다.
> - 착각을 일으킬 만한 물건이 있거나 어두운 조명은 밝혀 단순한 환경을 유지한다.
> - 순간, 주의를 돌리는 전환요법을 사용한다.
> - 환각증상이 지속되면 전문의와 상의하여 약물요법 을 받도록 한다.

③　조명을 밝게 하고 요양보호사나 가족이 함께 있는다.
④　소음은 치매 대상자로 하여금 그들에게 포위당했다는 느 낌이 들게 할 수 있다.
⑤　침대 옆에 매달려 있거나 부주의하게 내던져진 옷가지는 착각과 환각을 일으킬 수 있다.

필기시험

01 ①	02 ④	03 ②	04 ③	05 ②
06 ②	07 ②	08 ①	09 ④	10 ①
11 ④	12 ③	13 ②	14 ①	15 ⑤
16 ⑤	17 ④	18 ③	19 ④	20 ④
21 ⑤	22 ①	23 ④	24 ⑤	25 ④
26 ②	27 ②	28 ③	29 ⑤	30 ⑤
31 ②	32 ③	33 ③	34 ④	35 ③

실기시험

36 ①	37 ④	38 ④	39 ③	40 ⑤
41 ④	42 ③	43 ②	44 ④	45 ⑤
46 ④	47 ③	48 ④	49 ③	50 ①
51 ②	52 ⑤	53 ①	54 ⑤	55 ③
56 ①	57 ②	58 ④	59 ③	60 ①
61 ⑤	62 ④	63 ⑤	64 ①	65 ②
66 ⑤	67 ③	68 ④	69 ⑤	70 ③
71 ①	72 ④	73 ⑤	74 ④	75 ①
76 ⑤	77 ②	78 ②	79 ④	80 ④

필기시험 →

02 ④ 노인부양 문제를 개선하기 위한 방안

- 사회와 가족의 협력(노인복지서비스, 장기요양보험 제도 등 국가나 사회가 노인의 생활지원)
- 세대 간의 갈등 조절(적극적인 의사소통, 상호작용으로 사회통합 달성)
- 노인의 개인적 대처(사회보험과 개인보험 병행)
- 노인복지정책의 강화(연금강화, 소득보전, 돌봄서비스 제공)

03 ② 소득, 건강, 주거, 사회적 접촉 등에 취약한 65세 이상의 독거노인 중 자체 운영기준에 따라 선정된 사람이며 사업은 개별 공동생활 홈의 유형 및 여건에 따라 탄력적으로 운영가능하다.

04 ③ 노후의 건강 증진 및 생활안정을 도모하고 그 가족의 부담을 덜어줌으로써 국민의 삶의 질을 향상하는 것이 제도의 목적이다.

05 장기요양인정서
② 기본 인적사항과 장기요양등급, 유효기간, 이용할 수 있는 급여의 종류와 내용, 대상자 장기요양서비스를 제공받을 때 필요한 안내 사항 등이 포함한다.

06 ① 식사준비 – 가사 및 일상생활지원 서비스(식사도움은 신체활동지원)
③ 기본동작 훈련 – 기능회복훈련 서비스
④ 외출 시 동행 – 가사 및 일상생활지원(개인활동지원) 서비스
⑤ 청소 및 주변 정돈 – 가사 및 일상생활지원 서비스

07 ② 가정이나 시설, 지역사회에서 학대를 당하거나 소외되고 차별받는 대상자를 위해 대상자의 입장에서 편들어 주고 지켜준다.

08 ① 개인적 생활스타일을 선택하거나 결정할 수 있는 권리를 보장해야 한다(예 헤어스타일, 의복 등)

09 ④ 노인 학대를 알게 된 때에는 노인보호전문기관 또는 수사기관에 신고할 수 있으며, 특히 요양보호사가 직무상 노인 학대를 알게 된 때에는 즉시 노인보호전문기관 또는 수사기관에 신고할 것을 의무화하고 있다.

10 ① 휴식 및 여가를 누릴 권리 보장, 노동시간의 합리적 제한, 노동과 관련된 의견을 자유롭게 표현할 권리, 동등한 노동에 대한 동등한 보수의 보장, 공정하고 유리한 노동조건을 확보 받을 권리 보장이 필요하다.

11 ④ 요양보호사의 대처방법

> - 감정적인 대응은 삼가고, 단호히 거부의사를 표현한다.
> - 모든 피해사실에 대하여 기관의 담당자에게 보고하여 기관에서 적절한 조치를 취하게 한다.
> - 심리적 치유상담 및 법적 대응이 필요하다고 판단될 경우 외부의 전문기관(성폭력상담소, 여성노동상담소 등)에 상담하여 도움을 받는다.
> - 평소 성폭력에 대한 충분한 예비지식과 대처방법을 숙지한다.

12 ① 시설장 또는 관리책임자에게 보고한다.
② 개인 업무를 병행하지 않는다.
④ 시설장(관리책임자)에게 보고하여 수정한다.
⑤ 유아어, 반말, 명령어를 사용하지 않는다.

13 ① 대상자가 학대를 받는다고 의심되는 경우는 보고하거나 신고한다.
③ 고의로 위조, 변조하여 기록하지 않는다.
④ 서비스 방법이 확실하지 않을 때는 시설장(책임자)과 상의하여 진행한다.
⑤ 대상자에게 제공한 서비스를 정확히 기록한다.

14 ① 불법 행위임을 설명하고, 노인장기요양보험법 제69조를 설명하고, 그런 불법행위를 신고하면 신고 포상금을 받을 수 있다고 정보를 제공한다.

15 스트레칭 시 주의사항

> - 같은 동작은 5~10회 반복하고, 동작과 동작 사이에 5~10초 정도 쉰다.
> - 천천히 안정되게 한다.
> - 통증을 느끼지 않고 시원하다고 느낄 때까지 계속한다.
> - 스트레칭된 자세로 10~15초 정도 유지해야 근섬유가 충분히 늘어난 효과를 볼 수 있다.
> - 상·하·좌·우 균형있게 교대로 한다.
> - 호흡은 편안하고 자연스럽게 한다.

16 ⑤ 임신한 요양보호사는 풍진수두 등 선천성 기형을 유발할 수 있는 감염성 질환을 가진 대상자와 접촉을 하지 않는다.

17 의미약화 시키기
④ 자신의 생각을 변화시켜 상황을 긍정적으로 인지한다.

18 ① 복부 마사지는 변비예방에 도움이 된다.
② 물을 자주 마셔 탈수를 예방한다.
④ 너무 뜨겁거나 찬 음식을 섭취하지 않는다.
⑤ 위의 부담을 주는 맵고 짠 음식, 단 음식 등의 자극적인 음식은 피한다.

19 ① 폐포의 탄력성 저하, 폐 순환량 감소로 폐활량이 줄어들어 쉽게 숨이 찬다.
② 기침반사와 섬모운동 저하로 미세 물질들을 걸러내지 못한다.
③ 수분 함유량의 감소로 콧속의 점막이 건조하게 되어 공기를 효과적으로 흡입하지 못한다.
⑤ 기관지 내 분비물이 증가되어 호흡기계 감염이 쉽게 발생한다.

20 ① 고혈압은 증상이 없는 경우가 대부분이기 때문에 의사의 처방이 있으면 계속 약을 먹어야 한다.
② 표준체중을 유지하고 의사의 처방이 있다면 약을 계속 먹는다.
③ 의사와 상의하여 약을 바꾸거나 정밀검사를 받아야 한다.
⑤ 절대 2배 용량을 복용해서는 안 된다.

21 ① 날씨나 활동 정도에 따라 호전과 악화가 반복된다.
② 계단 오르내리기 등 관절을 많이 사용할수록 통증이 심해진다.
③ 아침에 일어나면 관절이 뻣뻣해져 있는 경직현상은 일반적으로 30분 이내에 풀어진다.
④ 관절의 부담을 완화하기 위해 체중을 조절한다.

22 ② 기침, 웃음, 재채기, 달리기, 줄넘기 등은 복압을 증가시킨다.
③ 2~3시간 정도의 배뇨 간격을 늘린다.
④ 충분한 수분 섭취로 방광의 기능을 유지한다.
⑤ 저 잔여식은 변비의 원인이 되므로 식이섬유소가 풍부한 식단으로 변비를 예방한다.

23 ④ 천골 부위에 욕창 예방을 위한 도넛 모양의 베개 사용은 오히려 압박을 받는 부위의 순환을 저해할 수 있으므로 삼간다.

24 ① 통증에 대한 민감성이 감소되어 둔감한 반응을 보인다.
② 고막이 두꺼워져 음의 전달 능력이 감소된다.
③ 같은 계열의 여러 색을 잘 구별하지 못한다.
④ '스, 츠, 트, 프, 크'와 같은 고음에서의 난청이 있다.

25 ① 혈당이 떨어질 때는 저혈당에 대비한다.
② 매일 규칙적으로 할 수 있는 쉬운 운동을 무리하지 않게 한다.
③ 공복, 인슐린, 혈당강하제 복용 후 저혈당에 대비한다.
④ 식후 30분~1시경 혈당이 오르기 시작할 때, 하루에 최소 30분, 주 5회 이상 운동한다.
⑤ 300mg/dL 이상인 경우에는 혈당을 조절한 후에 운동을 시작한다.

26 ① 막대한 영향을 준다.
③ 특정한 병적 상태로 설명되지 않는 경우가 많다.

④ 연관성이 없이 동시에 관여되기도 한다.(예 요로감염으로 섬망 증상이 나타남)
⑤ 많은 위험 인자들이 공유한다.

27 ② 소뇌에 뇌졸중이 발생하면 몸의 불균형을 보인다.

28 ① 진전(떨림)은 가만히 있을 때 나타나고 움직이면 사라진다.
② 행동의 느려짐은 서서히 진행된다.
④ 낮 동안의 졸림, 기면증이 나타나고 밤에는 불면증으로 수면장애가 나타난다.
⑤ 기억력 저하는 흔히 동반되는 증상이다.

29 ① 수면 전의 습관(음주, 음악듣기 등), 커피, 담배는 수면을 방해한다.
② 습도는 50~60%로 유지한다.
③ 텔레비전의 소음, 빛 등이 수면을 방해한다.
④ 침구는 통기성이 좋고, 선호하는 침구를 사용한다.

30 ① 시금치   ② 자몽주스
③, ⑤ 예상치 못한 문제가 생길 수 있으므로 약은 물과 함께 복용한다.
④ 파킨슨 질환자의 단백질(육류, 생선, 콩류 등) 섭취는 약물의 흡수를 방해하므로 약물 복용과는 시간간격을 두고 먹는다.

31 ① 실내운동을 권장한다.
③, ④ 추운 날에는 야외활동을 하지 않는다.
⑤ 장갑, 모자, 목도리, 마스크, 부츠, 방한화를 착용한다.

32 ③ 시설장 및 관련 전문가(사회복지사, 간호사, 물리치료사 등)는 요양보호사가 기록한 정보를 바탕으로 서비스 내용 및 방법 등을 점검하고 평가하는 데 활용한다.

33 ③ 사례회의 목적

> • 서비스의 질을 지속적으로 관리한다.
> • 정보를 교환하고 요양보호의 목표를 공유하여 서비스의 질을 높인다.
> • 서비스제공 계획의 타당성을 검토하여 서비스 내용을 조정한다.
> • 관련 직종들의 역할 분담을 명확히 한다.

34 ④ 신에게 무언가 자신의 계획을 설명하면서 회복을 위한 현실적 또는 비현실적 노력을 기울인다.

35 ③ 대한민국에 거주하는 19세 이상의 사람은 누구나(말기환자 또는 임종과정에 있는 환자에 한하여 적용) 사전연명의료의향서를 작성할 수 있다. 단 등록기관을 통해 작성·등록된 사전의료의향서만이 법적효력을 갖는다. 언제든지 내용을 변경, 철회할 수 있다.

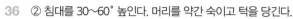
36 ② 침대를 30~60° 높인다. 머리를 약간 숙이고 턱을 당긴다.
③ 텔레비전 보기, 전화하기, 대상자에게 질문 등을 하지 않는다.
④⑤ 신맛이 강한 음식, 마른 음식(김, 뻥튀기), 점도가 높은 음식(떡), 잘 부서지는 음식(유과, 비스킷), 자극적인 음식은 피한다.

37 ① 텔레비전 보기, 전화하기, 대상자에게 질문 등을 하지 않는다.
② 식사에 집중하도록 조용한 환경을 만들고 큰소리로 이야기 하지 않는다.
③ 식도역류나 식도부근에 음식물이 남아 있다가 나오는 연하곤란 증상이므로 즉시 식사를 중단하고 관리책임자(간호사 등)에게 알린다.
④ 식사 전에 물, 차, 국 등으로 입을 축이고 음식을 먹게 한다.
⑤ 식사 도중에 사레들릴 수 있으므로 주의 깊게 관찰한다.

38 ① 의식이 없어도 청각기능이 남아 있어 들을 수 있으므로 식사 시작과 끝을 알린다.
② 유통기한 이내의 것만 사용하고, 지난 것은 상의하여 버린다.
③, ⑤ 이상증상(비위관이 빠지거나, 새거나, 역류되거나, 구토, 청색증)이 나타나면 비위관을 잠근 후 바로 시설장이나 관리책임자 등에게 알린다

39 ① 처음부터 끝까지 대상자를 돕는 것은 대상자를 의존하게 만들고 자존감을 저하시킬 수도 있다.
②, ④ 문턱을 없애고, 발에 걸려 넘어질 우려가 있는 물건을 치워 넘어지지 않게 한다.
⑤ 화장실은 밝고 바닥에 물기가 없게 하여 미끄럽지 않게 한다.

40 ① 변기 밑에 화장지를 깔고, 텔레비전을 켜거나 음악을 틀어놓아 심리적으로 안정된 상태에서 용변을 보게 한다.
② 프라이버시 보호를 위해 배변 시 불필요한 노출을 방지한다. 배설이 끝나면 창문을 열어 환기시킨다.
③ 남은 물기는 피부를 짓무르게 하거나 손상을 일으킬 수 있으므로 마른 수건으로 닦아준다.
④ 변의를 호소하면 즉시 배설할 수 있도록 돕는다.

41 ① 침대높이와 이동변기의 높이가 같도록 맞춘다.
② 변기 밑에 미끄럼 방지매트를 깔아준다.
③ 건강한 쪽으로 침대난간에 빈틈없이 또는 30~45° 비스듬이 붙인다.
⑤ 밖에서 기다리면서 문제없이 용변을 보는지 신경쓴다.

42 ③ • 거부하는 이유를 파악하고 요양보호사에게 신뢰감을 가질 수 있도록 한다.
• "기저귀가 더러워졌으니 깨끗하게 갈아요." "개운할 거예요." 등의 부드러운 표현을 한다.

43 ①, ⑤ 샤워 시 요루 주머니를 떼거나 착용해도 되고, 통 목욕시 주머니를 착용하고 목욕한다.
③ 요루 주머니의 1/3~1/2 정도 소변이 차면 비운다.
④ 요루 주머니는 주 2~3회 정도 교환한다.

44 ① 치약은 틀니 표면에 흠집이 생겨 세균이 번식할 수 있어 전용세제나 주방세제로 닦는다.
② 흐르는 미온수에 닦은 후, 냉수 담긴 전용 용기에 담아 보관한다.
③, ⑤ 흐르는 미온수에 닦아내고, 물로 입안을 헹구어 낸 후 사용한다.

45 ① 공복과 식후는 피한다.
② 추울 때에는 따뜻한 낮 시간대 이용한다.
③ 침대모서리에 머리가 오도록 몸을 비스듬히 한다.
④ 방수포를 어깨 밑까지 깐다.

46 ① 누워서 무릎을 세우게 한다.
② 가볍게 짠 물수건을 사용하고 마른 수건으로 닦아낸다.
③ 악취나, 염증, 분비물 등 이상이 있는지 살피고 책임자(시설장, 간호사 등)에게 알린다.
⑤ 목욕담요를 마름모꼴로 펴서 몸통과 다리를 덮어준다.

47 ① 바닥에 미끄럼방지 매트를 깐다.
② 건강한 쪽 다리, 마비된 쪽 다리 순서로 옮겨 놓게 한다.
④ 욕조에 있는 시간은 5분 정도로 한다.
⑤ 욕조에서 나와 머리를 감긴다.

48 ① 시작 전 요양보호사 쪽의 난간을 내린다.
② 유방은 원을 그리듯 닦는다.
③ 다리는 발끝 → 허벅지 쪽으로 닦는다.
⑤ 눈 주변은 비누를 사용하지 않는다.

49 ③ 침대 오른쪽 또는 왼쪽으로 이동하기

> 요양보호사쪽 난간 내리기 → 반대쪽 난간 올리기 → 이동하는 쪽에 선다 → 두 팔 가슴위 포개기 → 목, 겨드랑이, 허리 이동 → 허리, 엉덩이 이동 → 침대 난간 올리기

50 ① 숨이 차거나 얼굴을 씻을 때, 식사시나 위관 영양을 할 때 자세

51 ② 뒤로 들어가서 앞으로 밀고 나온다. 엘리베이터에서 돌려야 하는 불편함을 피할 수 있다.

52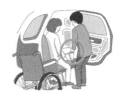

53 ② 15분 이상 찬물에 담그고, 얼음이나 얼음물을 직접 대지 않는다.
③ 간장, 기름, 된장, 핸드크림 등은 절대 바르면 안 된다.
④ 어느 정도 심한지 모르겠다면 병원 진료를 받도록 한다.
⑤ 면역기능이 낮은 후기고령자는 경미한 화상에도 심각한 합병증이 발생할 수 있어 병원진료를 받는다.

54 ① 부착된 지퍼는 대상자와 신체적 접촉이 되지 않도록 감춰져 있어야 한다.
②③ 내부 충전재가 커버 밖으로 나오지 않아야 하며, 딱딱하지 않아야 한다.
④ 커버는 분리해서 세척, 소독할 수 있어야 한다.

55 ① 작은 숟가락을 사용하여 천천히 식사한다.
② 머리는 정면을 보고 턱은 몸 쪽으로 약간 당긴다.
④ 채소는 적게 먹고 부드러운 형태로 잘게 잘라 먹는다.
⑤ 부드러운 과육을 잘게 잘라 먹거나 숟가락으로 긁어 먹는다.

56 탈수표시

약하게	
• 손으로 약하게 짬 • 세탁기에서는 단시간에 짜야함	• 짜면 안 됨

57 ① 신체상태를 고려한 이동보조 기구를 및 장비를 요양보호사가 직접 점검한다.
③ 대상자 옆자리에 밀착하여 앉는다.
④ 외출 후 손발, 얼굴을 씻고 평상복으로 갈아입고 쉬게 한다.
⑤ 의도대로 만족스러웠는지 대상자에게 확인한다.

58 ④ 대상자의 생활자체를 소중히 여기고 환경을 바꾸지 않는다.

59 ① 요양보호사가 미리 컵에 물을 담아 놓기, 생선 등의 가시, 뼈는 미리 제거해둔다.
② 투명한 유리제품보다는 색깔이 있는 플라스틱 제품을 사용하는 것이 좋다.
③ 식사 도중 음식을 삼킬 때 의치가 식도로 같이 넘어가거나 기도를 막을 수 있다.

④ 안정된 식사분위기를 조성하기 위해 조용한 음악 틀거나, 텔레비전은 끈다.
⑤ 소금, 간장과 같은 양념은 식탁 위에 두지 않는다.

60 ① 반복적인 행동이 해가 되지 않으면 무리하게 중단시키지 말고 그대로 놔두어도 된다. 관심을 바꾸는 등의 전환요법을 수행한다.

61 ⑤ 위험할 수 있으므로 치우거나 위험하지 않은 물건으로 대체한다.

62 ④ 낙상의 위험 등 여러 가지 위험상황을 예방하기 위해 동행한다.

63 ①, ③, ⑤ 신분증을 소지하게 하고, 주소, 전화번호가 적힌 이름표를 대상자의 옷에 꿰매어 준다.
② 절대 혼자 돌아다니게 하지 말고 요양보호사가 함께 동행한다.
④ 부주하게 내던져진 옷가지는 착각과 환각을 일으킬 수 있다.

64 ① 다른 것에 신경을 쓰도록 계속 관심을 돌린다.

65 ④ 텔레비전이나 라디오에서 들려오는 소음은 대상자로 하여금 그들에게 포위당했다는 느낌이 들게 할 수 있다. 관심을 다른 곳으로 돌림으로써 정서적 불안을 줄여준다.

66 ④ 보호자에게 연락 경고 : 일반적인 대상자
⑤ 이성과 거리를 두어 좌석을 배치 : 치매 대상자

67 ③ 청각적 자극을 통해 주의력, 얼굴과 손 등 소근육 기능, 표현력 및 기억력을 향상시킨다. 우울, 불안감과 스트레스 해소를 통해 정서적 안정을 도모한다.

68 ①, ②, ③, ⑤ 효과적인 말하기를 방해하는 경우

69
> • 행동이나 상황을 그대로 비난 없이 : 식사량이 줄어서
> • 느낌이나 바람을 솔직하게 표현 : 건강이 나빠질까 봐 너무 걱정이 되요.

70

전원 켜기 ➜	패드 부착 ➜	심장리듬 분석 ➜	심장충격 시행 ➜	즉시 심폐소생술 시행

71 ② 주의력에 영향을 주는 환경적 자극을 최대한 줄인다.
③ 익숙한 사물을 가지고 대화한다.

④ 주의력 결핍장애 치매에 대한 이해를 구한다.
⑤ 한 번에 한 가지씩 천천히 짧은 문장으로 말한다.

72 ① 의사전달을 못하는 치매 대상자의 경우 가족에게 예전에 좋아했던 여가활동을 확인하고 선택한다.
② 심신기능 및 환경에 있어 강점과 약점을 파악한다.
③ 대상자의 말과 행동 등에 대하여 기록한다.
⑤ 정기적으로 여가활동의 결과와 효과 등을 파악하고, 향후 방향성을 결정한다.

73 ①, ② 전기공사업체에 수리를 의뢰한다.
④ 녹아버린 냉동식품은 재 냉동하지 않고 버린다.

74 ① 햇빛에 약해서 직사광선을 쪼이면 수분 내에 사멸하므로 평소 침구류를 일광 소독하는 것은 중요하다.
②, ③ 노로바이러스 장염
⑤ 결핵균에 의한 공기를 통한 감염질환이다.

75 ② 고개를 옆으로 돌린다.
③ 천장을 바라보는 자세로 눕히고 다리가 30cm 정도 올라가게 한다.
④ 물이나 음식을 주어서는 안 된다.
⑤ 침착하고 편안하게 숨을 쉬도록 안내한다.

76 ⑤ 지혈을 시도할 경우, 가급적 장갑을 낀 후 만지도록 한다. 어쩔 수 없이 맨손을 사용했다면, 비누와 물로 깨끗이 씻도록 한다.

77 ① 평지를 갈 때·계단을 내려갈 때 : 지팡이 → 마비된 다리 → 건강한 다리(평·내·지·마·건)

79 ①, ②, ③ 대상자의 눈을 보면서 입을 크게 벌리며 정확하게 천천히 차분하게 이야기한다.
④, ⑤ 보청기를 사용할 때는 건전지와 전원 스위치가 작동하는지 확인한다. 입력은 크게, 출력은 낮게 조절한다.

80 치매가족과의 의사소통기법 중 ①, ②는 관심전달, ③ 조언 및 정보 전달, ④ 공감, ⑤ 나-메세지 전달법에 해당한다.

필기시험

01 ③	02 ④	03 ③	04 ⑤	05 ②
06 ②	07 ⑤	08 ③	09 ②	10 ③
11 ③	12 ①	13 ⑤	14 ③	15 ④
16 ①	17 ③	18 ⑤	19 ②	20 ⑤
21 ③	22 ③	23 ③	24 ②	25 ②
26 ④	27 ④	28 ⑤	29 ⑤	30 ⑤
31 ①	32 ①	33 ④	34 ②	35 ③

실기시험

36 ⑤	37 ②	38 ①	39 ⑤	40 ④
41 ②	42 ④	43 ③	44 ⑤	45 ②
46 ④	47 ③	48 ⑤	49 ③	50 ①
51 ⑤	52 ③	53 ①	54 ⑤	55 ④
56 ④	57 ③	58 ④	59 ②	60 ⑤
61 ④	62 ④	63 ④	64 ②	65 ⑤
66 ④	67 ⑤	68 ⑤	69 ④	70 ③
71 ⑤	72 ④	73 ④	74 ⑤	75 ①
76 ⑤	77 ②	78 ④	79 ④	80 ③

필기시험 →

01 ①, ②, ④ 제공자 중심의 부정적 사례
⑤ 사고방지만을 강조하는 부정적 사례

02 ①, ② 사회와 가족의 협력을 통해 공적·사적부양이 필요하다.
③ 국민연금, 장기요양보험제도를 통한 세대 간 위험의 분산, 소득재분배 등 사회통합을 달성한다.
⑤ 돌봄서비스에 대한 국가의 책임을 강화한다.

03 ③ 노인학대에 전문적이고 체계적으로 대처하여 노인권익을 보호하는 한편, 노인학대 예방 및 노인인식 개선 등을 통해 노인의 삶의 질 향상을 도모하기 위한 사업을 한다.

04 ⑤ 고령이나 노인성 질병 등의 사유로 일상생활을 혼자서 수행하기 어려운 노인 등에게 신체활동 또는 가사활동 지원 등의 장기요양급여를 제공한다.

06 ①, ③, ④, ⑤ 간호처치(건강관리 및 간호관리) 서비스로 해당 분야의 전문적인 교육과 훈련을 받고 자격을 갖춘 자가 제공해야 하므로 요양보호사의 업무에서 단독이나 전적으로 수행하는 것은 제외된다.

07 ⑤ 가정이나 시설, 지역사회에서 학대를 당하거나 소외되고 차별받는 대상자를 위해 대상자의 입장에서 편들어 주고 지켜준다.

08 ③ 개별화된 서비스를 제공받고 선택할 수 있는 권리로, 개인적 생활스타일을 선택하거나 결정할 수 있는 권리를 보장해야 한다. (헤어스타일, 의복 등)

09 ③ 학대를 발견한 즉시 노인보호전문기관 또는 수사기관에 신고한다.
④ 학대피해노인은 학대피해노인 전용쉼터에서 보호한다.
⑤ 신고의무 불이행시 500만 원 이하의 과태료가 부관된다.

10 ③ 휴식 및 여가를 누릴 권리 보장, 노동시간의 합리적 제한, 노동과 관련된 의견을 자유롭게 표현할 권리, 동등한 노동에 대한 동등한 보수의 보장, 공정하고 유리한 노동조건을 확보 받을 권리 보장이 필요하다.

11 ① 기관은 성희롱 예방교육을 1년에 1회 이상 실시한다.
② 시정 요구에도 상습적으로 계속할 경우 녹취하거나 일지를 작성해 둔다.
④ 대상자 가족에게 사정을 말하고 시정해 줄 것을 요구한다.
⑤ 업무변경을 하지 않는다.

12 ②, ⑤ 요양보호사는 인종, 연령, 성별, 성격, 종교, 경제적 지위, 정치적 신념, 신체·정신적 장애, 기타 개인적 선호 등을 이유로 대상자를 차별 대우 하지 않는다.
③ 대상자 앞에서는 피로하거나 나태한 모습을 보이지 않는다.
④ 요양보호사의 모든 서비스는 대상자에게만 제공한다.

13 ⑤ • 직무를 수행하는 데 필요한 전문적 지식과 기술을 갖추어야 한다.
　　　 • 보수교육에 적극적으로 참여하여 자기계발의 기회로 삼는다.

14 ③ 본인의 어려운 가정 사정을 말하면서 불법을 요구할 때는 먼저 노인장기요양보험법 제69조를 설명하고, 불법행위를 신고하면 포상금을 받을 수 있다고 정보를 제공한다.

15 ① 천천히 안정되게 한다.
② 통증을 느끼지 않고 시원하다고 느낄 때까지 계속한다.
③ 동작과 동작 사이에 5~10초 정도 쉰다.
⑤ 호흡은 편안하고 자연스럽게 한다.

16 ① 요양보호사가 감염된 경우 대상자에게도 전염될 수 있으므로 대상자와 접촉하지 않는다. 대상자가 감염된 경우 요양보호사는 보호장구를 착용한 후 접촉한다.

18 ①, ② 과식, 과음을 피하고, 너무 뜨겁거나 찬 음식을 섭취하지 않는다.
③ 처방받은 제산제, 진정제 등의 약물을 사용하여 치료하기도 한다.
⑤ 금식 후에는 미음 등의 유동식을 섭취한 후 된죽을 먹는다.

19 ① 사람들이 많은 장소에 출입을 제한한다.
③ 매년 1회 인플루엔자 예방접종을 한다.
④ 만성기관지염 환자는 기관지확장제를 사용한다.

20 ①, ⑤ 약을 오래 복용하는 것이 몸에 좋지는 않지만, 고혈압의 합병증을 발생시키는 것보다는 안전하다.
② 고혈압은 증상이 없는 경우가 대부분이기 때문에 의사의 처방이 있으면 계속 약을 먹어야 한다.
③ 주 3~5회, 30분~1시간, 땀이 날 정도로 운동을 한다.
④ 혈압이 조절되다가도 약을 안 먹으면 약효가 떨어지자마자 혈압이 다시 올라간다. 따라서 의사의 처방이 있으면 계속 약을 먹어야 한다.

21 ① 저 잔여식이는 변비를 유발한다.
② 관절의 부담을 완화하기 위해 체중을 조절한다.
③ 평평한 흙길 걷기, 수영, 체조 등의 운동을 한다.
④ 오래된 만성퇴행성 질환에는 온찜질을 한다.
⑤ 음주·흡연은 뼈 생성을 억제하므로 금주한다.

22 ②, ④, ⑤ 복부 내 압력을 증가시키는 기침, 웃음, 재채기, 달리기, 줄넘기 등은 피한다. 적절한 체중으로 복부비만을 예방한다.
③ 식이섬유소가 풍부한 채소와 과일 섭취로 변비를 예방한다.

23 ① 압박 부위의 혈액순환을 저해할 수 있으므로 삼간다.
② 침상은 2시간 마다, 의자나 휠체어는 1시간마다 변경한다.

④ 파우더는 화학물질이 피부를 자극하거나 땀구멍을 막아 사용을 금한다.
⑤ 즉시 부드러운 천, 스펀지, 자극이 없는 비누, 미지근한 물을 사용하여 씻고 말린다.

24 ① 맛에 대한 감지능력이 저하된다.
③ 접촉의 강도가 높아야 접촉감을 느낄 수 있다.
④ 통증에 대한 민감성이 감소한다.
⑤ 넓은 홀에서나 전화걸 때, 소음이 있는 상황에서는 더 듣기 어렵다고 한다.

25 ① 매일 규칙적으로 할 수 있는 쉬운 운동을 무리하지 않게 한다.
② 식후 30분~1시간 뒤에 혈당이 오르기 시작할 때 운동을 시작한다.
③ 혈당이 300mg/dL 이상이면 에는 혈당을 조절한 후에 운동을 시작한다.
④ 약물 복용 중에도 식이요법과 운동요법을 병행해야만 치료 효과를 얻을 수 있다.
⑤ 개인의 능력에 맞는, 매일 규칙적으로 할 수 있는 쉬운 운동을 무리하지 않게 한다.

26 ① 노쇠한 노인들에게 많이 생긴다.
② 삶의 질에 막대한 영향을 끼친다.
③, ⑤ 여러 원인들이 영향을 주어 발생한다.
④ 서로 연관성이 없는 두 기관에 동시에 관여하기도 한다.

27 ④ 운동실조증 : 술 취한 사람처럼 비틀거리고 한쪽으로 자꾸 쓰러지려 하고, 물건을 잡으려고 할 때 정확하게 잡지 못한다.

28 ① 약물은 지속적으로 정확한 시간에 복용한다.
②, ③ 서있는 것이 불안정하다면 앉거나 누워서 한다.
④ 단백질 식품은 약물복용과는 시간차를 두고 먹는다.

29 ① 분비물 감소로 성교 시에 불편감과 통증이 증가한다.
②, ⑤ 자궁적출술과 유방절제술을 한 여성 노인의 성기능은 변화되지 않는다.
③ 항 염증성 약물도 성적욕구를 감소시킬 수 있다.
④ 과도한 알코올 섭취는 여성에게는 오르가즘 지연, 남성에게는 발기 지연이 나타난다.

30 ⑤ 동맥경화증, 뇌혈관질환 등 심혈관질환과 만성폐쇄성폐질환, 폐렴, 천식 등 호흡기계 질환의 원인이 된다.

31 ① 구급차가 올 때까지 가능한 환자를 따뜻한 장소로 이동시킨다.
② 젖은 옷을 벗기고 담요로 감싼다.
③ 동상은 따뜻한 물에 담근다.

32　② 요양보호서비스를 표준화하는데 도움이 되며, 요양보호
　　　사의 책임성을 높인다.
　　③, ⑤ 서비스 내용에 대한 기록을 공유하여 가족과의 원활
　　　한 의사소통, 서비스의 연속성 유지, 서비스 내용,　방법
　　　을 점검하고 평가하는 데 활용된다.
　　④ 가족과 의사소통을 원활하게 한다.

33　① 사례관리에서 요양보호사는 사례팀의 일원으로 역할을
　　　수행한다.
　　② 요양보호의 주된 서비스 제공자는 요양보호사이다.
　　③ 사회복지사와 협업하여 수급자의 욕구에 맞는 서비스를
　　　제공한다.
　　⑤ 주된 서비스제공자로서 대상자의 기능상태나 가족의 요
　　　구사항, 서비스 제공 전반에 대해 의견을 교환한다.

34　② 목소리를 높여 불평을 하면서 주위로부터 관심을 끌려고
　　　하기도 한다. 돌봄을 제공하는 사람에게 화를 낼 수 있다.

35　① 침상과 피부청결을 유지하기 위해 방수포를 깔고 필요시
　　　기저귀를 착용한다.
　　② 담요를 덮어 따뜻하게 하고, 전기기구는 사용하지 않는다.
　　④ 부드러우면서 분명한 어조로 돌봄 제공에 대해 설명해준
　　　다. 물론 대답을 기대할 필요는 없다.
　　⑤ 상체와 머리를 높여준다.

실기시험 →

36　① 몸을 움직이거나 가벼운 산책을 통해 식욕을 증진시킨다.
　　② 신맛이 강한 음식, 마른 음식(김, 뻥튀기), 점도가 높은 음
　　　식(떡), 잘 부서지는 음식(유과, 비스킷), 자극적인 음식은
　　　피한다.
　　③ 텔레비전 보기, 전화하기, 대상자에게 질문 등을 하지 않
　　　는다.
　　④ 식사 후 30분 정도 앉아 있게 한다.

37　연하곤란 증상

> • 평소 침 흘림이 관찰된다.
> • 잘 씹지 못한다.
> • 잘 삼키지 않고 입안에 음식을 오래 머금고 있다.
> • 입 밖으로 음식을 흘린다.
> • 음식을 삼킨 직후 재채기 또는 기침(기도로 흡인되는
> 　현상)을 한다.
> • 음식 섭취 후 목에서 쉰 또는 젖은 소리가 난다.
> • 음식을 먹을 때 딸꾹질을 한다.
> • 구역질하는 모습이 관찰된다.
> • 트림하면서 음식물이 나온다. (식도역류나 식도에 음
> 　식물이 남아 있다 나오는 증상)

38　② 이상증상(비위관이 빠지거나, 새거나, 역류되거나, 구토,
　　　청색증)이 나타나면 비위관을 잠근 후 바로 시설장이나
　　　관리책임자 등에게 알린다.
　　③ 1분에 50mL 이상 주입되지 않도록 주의한다.
　　④ 요양보호사는 흡인기를 사용하지 않는다. 입안건조를 위
　　　해 입술보호제를 바른다.
　　⑤ 청각 기능이 남아 있으므로 시작과 끝을 알린다.

39　⑤ 시설장이나 간호사에게 배설물 상태를 보고해야 하는 경우

> • 소변이 탁하거나 뿌옇다.
> • 거품이 많이 난다
> • 소변의 색이 진하다.
> • 소변 냄새가 심하다.
> • 소변에 피가 섞여 나오거나 푸른빛의 소변이 나온다.
> • 대변에 피가 섞여 나와 선홍빛이거나 검붉다.
> • 대변이 심하게 묽거나, 대변에 점액질이 섞여 나온다.

40　① 변기 밑에 화장지를 깔고, 텔레비전을 켜거나 음악을 틀
　　　어놓아 심리적으로 안정된 상태에서 용변을 보게 한다.
　　② 변기는 따뜻한 물로 데워서 침대 옆이나 의자 위에 놓는다.
　　③ 배뇨 스케줄에 따라 배뇨훈련을 시행하고, 수분을 충분히
　　　섭취하여 방광의 기능을 유지한다.
　　⑤ 건강한 쪽으로 돌려 눕혀 변기를 대어주고 반듯한 자세
　　　에서 항문이 변기 중앙에 오게 한다.

41　① 편마비의 경우 이동변기는 건강한 쪽으로 놓는다.
　　③ 피부에 닿았을 때 놀라게 되므로 미리 따뜻한 물로 데워
　　　(또는 따뜻한 수건) 둔다.
　　④ 변기 안에 화장지를 깔아주거나 음악을 틀어주어 배설
　　　시 나는 소리가 잘 들리지 않게 한다.
　　⑤ 배설물을 즉시 처리하고 환기시킨다.

42　④ • 몸 한쪽에 베개나 방석을 대는 등의 방식으로 체위를
　　　　자주 바꾸어 준다.
　　　• 대상자 성별, 상태별로 기저귀 사용 방법을 달리 적용
　　　　하고 기저귀를 신속하게 갈아 준다.

43　① 복벽을 통해 체외로 대변을 배설시키는 인공항문이다.
　　② 주머니의 1/3~1/2 정도 채워지면 비운다.
　　④ 장루 주변의 피부상태, 배변량의 특성, 불편감 등을 관찰
　　　한다.
　　⑤ 적은 수분섭취는 탈수를 일으킬 수 있어 충분한 수분을
　　　섭취(하루 6~7잔 1,000mL 정도)한다.

44　① 침대의 난간을 세워 고정한다.
　　② 침대와 침대난간을 고정하는 볼트 등을 항상 확인하여
　　　흔들리지 않게 해야 한다.
　　③ 침대난간을 잡고 침대를 움직이지 않는다.
　　④ 무릎 올리기와 등 올리기를 교대로 조금씩 올린다.

⑤ 사용하지 않을 경우에는 안전을 위하여 안으로 들어가는 수납 방식이어야 한다.

45 ① 창문을 닫고 실내온도 22~26 ℃를 유지한다.
③ 한 손은 모발을 잡고 다른 한 손으로 두피에서부터 모발 끝 쪽으로 빗는다.
④ 35℃의 따뜻한 물로 감긴다.
⑤ 가능한 앞 쪽으로 머리를 숙이게 한다.

46 ① 일회용 장갑을 사용한다.
② 똑바로 누운 상태에서 닦는다.
③ 따뜻한 물을 음부에 끼얹은 다음 물수건에 비눗물을 묻힌다.
⑤ 회음부나 음경을 닦을 때는 가볍게 짠 물수건으로 닦고 마른 수건으로 닦는다.

47 ① 다리 → 팔 → 몸통 → 회음부 순서로 닦는다.
② 욕조에 있는 시간은 5분 정도로 한다.
③ 건강한 다리 → 마비된 다리 순서로 옮겨 놓는다.
④ 마비된 쪽 겨드랑이를 잡고 이동한다.
⑤ 부력으로 불안정해지므로 등을 대고 안전하게 앉아 있도록 한다.

48 ① 동의를 얻고 목욕한다는 것을 알린다.
② 바닥에 미끄럼방지 매트를 깐다.
③ 욕실의 온도를 22~26℃로 유지한다. 목욕물의 온도 35℃를 유지한다.
④ 샤워기 온도가 일정한지 확인 후 대상자의 손등에 대어 확인한다.

49 ③ 엉덩이를 뒤로 하고 엉덩관절과 무릎관절 모두 굽힌다.

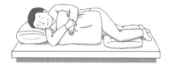

50 ① 엎드린 자세 복위 : 아랫배에 낮은 베개를 놓아 허리 앞 굽음을 감소시키고, 아랫배와 발목 밑에 작은 배게 등을 받치면 허리와 대퇴(넙다리)의 긴장을 완화할 수 있다.

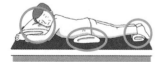

51

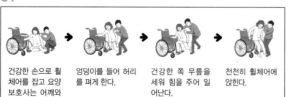

건강한 손으로 휠 체어를 잡고 요양 보호사는 어깨와 허리를 받친다.

엉덩이를 들어 허리 를 펴게 한다.

건강한 쪽 무릎을 세워 힘을 주어 일 어난다.

천천히 휠체어에 앉힌다.

52 ①, ②, ④, ⑤ 효과적인 말하기를 방해하는 경우

53 ④ 고무받침, 손잡이는 수시로 확인한다.
③ 대상자 뒤쪽에 비스듬히 서서 속도를 맞추어 걷는다.
⑤ 팔꿈치가 약 30° 구부러지도록 손잡이를 엉덩이 높이로 조절한다.

54 ① 잇몸에 대한 압박자극을 해소하기 위해 자기 전에는 의치를 빼서 보관한다.
② 흐르는 미온수에 의치를 헹군다.
③ 뚜껑이 있고 찬물이 담긴 용기에 넣어 보관한다.
④ 위쪽 의치를 끼울 때는 엄지와 검지로 잡아 엄지가 입안으로 들어가게 하여 한 번에 끼운다.

55 ④ 재료를 부드럽게 하며 모양을 유지할 수 있다.

56
• 햇볕+옷걸이 = 흰색 면직물
• 햇볕+뉘어서 = 니트, 스웨터
• 그늘+옷걸이 = 합성섬유, 색상의류

57 ④ 모섬유나 견섬유와 같이 흡습성이 큰 천연섬유는 높은 온도와 습도에서 해충의 피해를 받기 쉬우므로 보관할 때는 방충제를 넣어 둔다.

58 ④ 노인은 3일에서 3주만 움직이지 않고 누워있어도 더 이상 걷지 못하게 된다고 한다. 최소 하루 20분 정도는 일 부러라도 서있거나 일어서서 걷도록 도와야 한다.

59 ① 식사 전에 음식의 온도를 요양보호사가 미리 확인한다.
③ 식탁에 앉으면, 바로 식사하도록 준비하기
    예 컵에 미리 물을 담아 놓기, 생선 등의 가시, 뼈는 미리 제거해주기
④ 턱받이보다는 앞치마를 입혀 옷을 깨끗이 유지한다.
⑤ 혼란 예방을 위하여, 한 가지 음식을 먹고 난 후 다른 음식을 내어 놓는다.

60 ① 관심을 바꾸는 등의 전환요법을 수행한다.

61 ④ 치매 대상자가 위험한 물건을 빼앗기지 않으려고 하는 경우나 먹으려 할 때, 좋아하는 다른 간식으로 교환한다.

62 ④ 신체적 질병, 신체적 욕구, 심리적 불안과 걱정이 많을 때도 수면장애가 심해진다.

63 ④ 고향이나 가족에 대한 대화를 나누어 관심을 다른 곳으로 돌림으로써 정서불안에 의한 배회를 줄여 준다.

64 ② • 치매 대상자의 감정을 이해하고 수용한다.
    • 보고 들은 것에 대해 아니라고 부정하거나 다투지 않는다.

65 ① 왜 그랬는지 질문하거나 이상행동에 대해 상기시키지 않는다.
②, ③ 자극을 주지 말고 조용한 장소에서 쉬게 한다.
④ 불필요한 신체적 구속은 피한다.
⑤ 온화하게 이야기하고, 치매 대상자가 당황하고 흥분되어 있음을 이해한다는 표현을 한다.

66 ④ 감정적인 대응은 삼가고, 단호히 거부의사를 표현한다. 심할 경우 시설장에게 알리고 상의한다.

67 ① 원하는 활동은 옆에서 감독하되, 스스로 할 수 있는 기회를 제공한다.
② 기분이 좋고 집중이 잘 되는 활동은 오후에 배치한다.
③ 대상자가 일상생활에서 자주 했던 활동을 제안한다.
④ 갑작스런 환경변화는 불안을 느끼고 수행능력이 저하되므로 주의한다.

68 ① 휠체어를 자동차와 평행하게(약간 비스듬히) 놓는다.
② 두 발이 바닥을 지지할 수 있도록 내려놓는다.
③ 대상자의 마비된 쪽 무릎에 대어 지지한다.
④ 대상자와 동승하는 경우 반드시 대상자 옆자리에 앉는다.

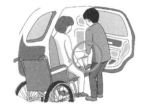

69
• 행동이나 상황을 그대로 비난 없이 : 누워만 계시니
• 느낌이나 바람을 솔직하게 표현 : 근력이 떨어질까 봐 걱정이 되네요.

70 ① 고유명사 등은 자세히 설명한다.
② 반보 앞으로 나와 대상자의 팔을 끄는 듯한 자세가 좋다.
④ 대상자의 정면에서 이야기한다.
⑤ 이미지 전달하기가 어려운 형태나 사물 등은 촉각으로 이해시킨다.

71 ⑤ 공간 입구에 이름표 등 눈높이 위치에 공간정보를 활용하여 혼란을 줄여 쉽게 알게 한다.

72 신체와 인지 기능의 감소를 예방하고 건강 증진에 도움이 된다.

73 ② 전류를 차단하고 접촉해서는 안 된다. 이후 119에 신고한다.

74 ① 코로나-19 바이러스는 비말을 통해 공기 중으로 전파된다.
② 환기가 잘 되지 않는 실내 공간에서 전파속도가 빠르다.
③ 감염된 사람이 만진 물체를 통한 간접접촉으로도 감염된다.
④ 최대 2주간의 잠복기를 거친다.

75 ① 중력에 의해 말초기관에 있는 혈액의 일부가 심장과 뇌로 흐를 수 있게 된다.

76 ③ 119에 신고한다.
④ 깨끗한 수건이나 옷을 활용하여 상처를 압박한다.

77 ①, ②, ⑤ 15분 이상 찬물에 담그고, 얼음이나 얼음물을 직접 대지 않는다.
③ 시간이 지체되면 부종으로 뺄 수 없기 때문에 최대한 빨리 제거한다.
④ 반지, 팔찌, 귀고리 등이 있다면 신속하게 미리 벗겨낸다.

79 ④ 고개를 끄덕이거나 손을 잡아주는 등의 비언어적인 행동을 통한 방법도 공감하고 있다는 좋은 표현이 된다.

80 ③

의식 확인 ➜	도움 요청 ➜	호흡 확인 ➜	가슴 압박 ➜	자동심장충격기

필기시험

01 ④	02 ④	03 ①	04 ②	05 ④
06 ②	07 ③	08 ④	09 ③	10 ③
11 ⑤	12 ①	13 ②	14 ③	15 ①
16 ③	17 ③	18 ③	19 ②	20 ⑤
21 ②	22 ①	23 ③	24 ①	25 ④
26 ④	27 ⑤	28 ⑤	29 ⑤	30 ⑤
31 ⑤	32 ③	33 ②	34 ①	35 ④

실기시험

36 ⑤	37 ①	38 ①	39 ⑤	40 ③
41 ⑤	42 ③	43 ②	44 ②	45 ④
46 ②	47 ④	48 ①	49 ③	50 ①
51 ③	52 ①	53 ③	54 ②	55 ⑤
56 ⑤	57 ③	58 ③	59 ③	60 ①
61 ④	62 ③	63 ①	64 ①	65 ②
66 ③	67 ②	68 ④	69 ③	70 ⑤
71 ①	72 ③	73 ②	74 ④	75 ②
76 ④	77 ④	78 ②	79 ⑤	80 ②

필기시험 →

02 ① 사회통합을 달성한다.
② 가능한 오랫동안 가정에서 살 수 있어야 한다. (독립의 원칙)
③ 사회와 가족의 협력을 통해 공적·사적부양이 필요하다.
④, ⑤ 노인장기요양보험제도를 통한 세대 간 위험의 분산, 소득재분배 등이 바람직한 세대통합을 달성한다.

03 ① 학대피해노인 보호와 숙식 제공 등의 쉼터 생활 지원, 학대피해노인의 심리적 안정을 위한 전문심리상담 등 치유 프로그램 제공, 노인학대행위자 등에게 전문상담서비스 등을 제공한다.

04 ① 공단에 신청한다.
② 사회복지전담공무원, 치매안심센터의 장이 대리 신청하는 경우, 본인 또는 가족의 동의를 받아야 한다.
③ 교육을 이수한 공단 직원(사회복지사, 간호사 등)이 신청인의 거주지를 방문하여 조사한다.
④, ⑤ 등급판정위원회의는 심의를 거쳐 판정한다.

05 ① 서비스 제공 계획을 수립할 때는 대상자의 기능상태와 욕구를 바탕으로 설정한다.
② 대상자와 가족이 서비스 제공 계획에 동의를 하면 서비스 이용 계약을 체결한다.
③ 서비스 이용 계약을 체결할 때는 계약서 내용을 꼼꼼히 확인하고 서명해야 한다.
④ 장기요양서비스를 이용하고자 할 때는 장기요양인정서와 개인별 장기요양이용계획서가 필요하다.
⑤ 대상자가 사망하거나, 스스로 종료를 원할 때, 혹은 타 기관으로 이관되었을 때 종료된다.

06 ② 계획적이고, 전문적인 요양보호서비스를 제공하여 장기요양 대상자들의 신체기능 증진 및 삶의 질 향상에 기여하는 것이다.

07 ③ 수급자의 가족만을 위한 행위, 가족의 생업을 지원하는 행위, 일상생활에 지장이 없는 행위를 요양보호사에게 요구해서는 안 된다.

10 ③ 고용형태, 연령, 성별, 학력, 출신지역 및 종교 등에서 차별받지 않아야 한다.

11 ⑤ 모든 피해사실에 대하여 기관의 담당자에게 보고하여 기관에서 적절한 조치를 취하게 한다.

12 ① 요양보호사는 인종, 연령, 성별, 성격, 종교, 경제적 지위, 정치적 신념, 신체·정신적 장애, 기타 개인적 선호 등을 이유로 대상자를 차별 대우 하지 않는다.

13 ① 대상자에게 영향을 미칠 수 있으므로 책임감을 갖고 활동한다.

③ 판매, 알선, 대여는 할 수 없고 정보를 제공한다.

④ 서비스 제공 시 일어날 수 있는 사고(분실, 파손, 부상)를 예방하여야 하고 사고 발생 시에는 즉시 시설장 또는 관리책임자에게 보고한다.

⑤ 자신의 업무 활동을 점검하고 일의 경과를 기록하여 자가 평가, 지도받은 내용, 앞으로의 발전 등을 자료로 보관한다.

14　③ 본인의 어려운 가정 사정을 얘기하면서 불법을 요구할 때는 먼저 노인장기요양보험법 제69조를 설명하고, 불법행위를 신고하면 신고 포상금을 받을 수 있다고 정보를 제공한다.

15　② 스트레칭된 자세로 10~15초 정도 유지한다.

③ 동작과 동작 사이에 5~10초 정도 쉰다.

④ 통증을 느끼지 않고 시원하다고 느낄 때까지 계속한다.

⑤ 호흡은 편안하고 자연스럽게 한다.

16　③ 마스크를 착용하지 않았다면 손이 아닌 옷소매로 입과 코를 가린다.

17　① 균형 있는 식사로 건강을 유지한다.

② 나름대로의 능력범위 내에서 30분~1시간 정도 등에 땀이 날 정도의 빠르기로 걷는다.

④ 현실적인 기대와 목표를 설정한다.

⑤ 일에만 치중하지 말고, 가정, 사회활동 등에도 시간을 투자하여 자신감을 갖는다.

18　③ 새벽 1~2시에 발생하는 속쓰림과 상복부 불편감, 위 출혈, 위 천공, 위 협착의 증상이 나타난다.

19　① 지나치게 뜨겁거나 차가운 음식은 피한다.

③ 방향제가 호흡기에 과민하게 반응할 수 있어 방향제 사용은 피한다.

④ 갑작스러운 온도변화, 차가운 기후, 습기가 많은 기후에 노출되지 않게 한다.

⑤ 증상이 있을 때 적절히 사용한다.

20　① 증상이 없는 경우가 대부분이기 때문에 의사의 처방이 있으면 계속 약을 먹어야 한다.

② 약물과 상호작용이 있어 부작용을 일으킬 가능성이 높다.

③ 혈압이 조절되지 않으면 의사와 상의하여 약을 바꾸거나 정밀검사를 받아야 한다.

④ 증상이 없어도 혈압이 높으면 치료해야 한다.

21　② 흡연, 음주, 과다한 카페인은 성호르몬을 감소시키며, 뼈 생성을 억제한다.

22　① 노화에 따른 남성호르몬의 감소, 여성호르몬의 증가 등으로 호르몬의 불균형, 비만, 고지방, 고콜레스테롤 음식 섭취

23　① 압박을 받는 부위의 순환을 저해할 수 있으므로 삼간다.

② 화상의 위험이 있으므로 사용을 삼간다.

③ 침상은 2시간 마다, 의자나 휠체어는 1시간마다 변경한다.

④ 젖은 침대 시트는 바로 교체하고 습기나 오염 물질은 재빨리 씻고 말린다.

⑤ 단백질을 충분히 공급하여 피부궤양의 회복을 돕는다.

24　① 좁은 시야, 이물감, 안구 통증 등이 주요 증상

25　①, ③ 차갑거나 뜨거운 것에 노출을 금한다.

② 티눈은 발견즉시 책임자(시설장, 간호사)에게 보고한다.

⑤ 각질제거를 함부로 하지 말고, 발을 씻고 말린 후, 보습을 유지한다.

26　① 만성질환

② 치아불량

③ 체중감소

⑤ 의존적인 생활

27　①, ④ 후두엽의 시각기능장애

② 뇌간의 손상

③ 좌측 측두엽의 손상

28　⑤ 함께 복용 시 약물의 효과가 감소될 수 있으므로 시간차를 두고 복용한다.

29　① 당뇨병 노인은 발기부전을 일으킨다.

② 과도한 알코올 섭취는 여성에게는 오르가즘 지연, 남성에게는 발기 지연이 나타난다.

③ 복용 중인 질병 치료제가 정상적인 성 활동을 방해할 수 있다.

④ 분비물 감소로 성교 시에 불편감과 통증이 증가한다.

⑤ 통증을 완화하기 위한 항 염증성 약물도 성적 욕구를 감소시킬 수 있다.

30　⑤ 담배를 끊는 즉시 혈압이 정상으로 돌아오고 2주 ~3개월이 지나면 폐기능이 좋아지며, 1년이 지나면 심장병에 걸릴 위험이 흡연할 때의 절반으로 줄어든다.

31　① 낙상사고

② 심혈관계 증상

③ 동상

32　① 제3자에게 노출되어서는 안 된다, 서비스와 관련된 사람만 열람하고, 외부로 반출하지 않는다.

② 요양보호서비스의 표준화와 요양보호사의 책임성을 높일 수 있다.

③, ④ 시설장 및 관련 전문가는 요양보호사가 기록한 정보를 바탕으로 서비스 내용 및 방법 등을 점검하고 평가하는 데 활용한다.

⑤ 요양보호사의 활동을 입증할 수 있다.

33 ② 관리자가 요양보호사의 출근시간 엄수, 급여제공기록지 사용에 대한 설명, 응급사항대처 등 요양보호사의 입원 및 해외출국에 대한 철저한 보고의 필요성을 전달한다. 기관의 운영, 인사, 복리후생에 대한 애로사항 등을 듣는다. 요양보호사는 대상자의 건강, 사고 등에 대한 정보를 전달한다.

34 ① 자신의 죽음을 받아들이지 않는다. 아무런 일이 일어나지 않은 듯 행동하며, 죽음에 대한 어떠한 이야기도 꺼내는 것 자체를 거부한다. 때때로 다시 회복할 수 있다는 비현실적인 믿음을 가질 수도 있다.

35 ① 근본적인 결정 권한은 근본적으로 대상자에게 있다.
② 인지적 역량이 부족한 상황이라면, 가족들에 의해 대상자의 기본적인 의향이 판단될 것이다.
③ 어떠한 결정을 내리든지 요양보호사는 이에 대한 판단을 내려서는 안 된다.
⑤ 사적 비밀은 누설해서는 안 되고 명예와 신용을 낮출 수 있는 잠재적 행동도 안 된다.

실기시험 →

36 ① TV보기, 전화하기, 대상자에게 질문하기 등은 하지 않는다.
②, ③ 신맛이 강한 음식, 마른 음식(김, 뻥튀기), 점도가 높은 음식(찹쌀떡, 떡국), 잘 부서지는 음식(유과, 비스킷), 자극적인 음식은 피한다.
④ 대상자의 눈높이에 앉아서 대상자가 눈으로 음식을 볼 수 있는 위치에서 음식물을 입에 넣어준다.

37 ①, ② 수저를 상에 놓거나 음식을 다 삼킨 것을 확인 후 말을 걸어 속도를 조절한다.

38 ②, ④, ⑤ 이상증상(비위관이 빠지거나, 새거나, 역류되거나, 구토, 청색증)이 나타나면 비위관을 잠근 후 바로, 시설장이나 관리책임자 등에게 알린다.
③ 영양액은 처방에 따라 따뜻하게 준비한다. (체온과 비슷한 온도 / 차가운 온도는 통증유발)

39 ⑤ 배설요구의 표현 중 비언어적 표현을 잘 관찰하여 판단한다.

> • 끙끙거림, 안절부절못함, 손으로 배 또는 엉덩이를 가리킴, 얼굴표정이 일그러짐, 허리를 들썩임, 바지를 내리려고 함 등

40 ① 소리 나는 것에 부담을 느끼지 않도록 변기 밑에 화장지를 깔아주거나 TV를 켜서 심리적 안정을 돕는다.
② 허리 아래 부분을 무릎덮개로 늘어뜨려 덮은 후 바지를 내린다.
④ 배설이 끝난 것을 확인한 후 회음부와 항문을 닦을 때 확인한다.
⑤ 항문은 앞에서 뒤로 닦아야 요로계 감염을 예방할 수 있다.

42 ① 피부감염 예방을 위해 재사용하지 않는다.
② 간호사(시설장,책임자 등)에게 보고한다.

43 ① 통 목욕, 수영 시에는 주머니를 착용하고 비누를 사용해도 상관이 없다.
③ 주머니의 1/3~1/2 정도 채워지면 비운다.
④ 주의사항을 잘 지키면 일상생활에 제한을 받는 일은 거의 없다.
⑤ 장루 주변의 피부상태, 배변량의 특성, 불편감 등을 관찰한다.

44 ② 최소한 하루에 8시간 의치를 빼놓아 잇몸의 압박을 줄인다.

45 ① 공복과 식후는 피한다.
② 머리감기 전 미리 대·소변을 보게 한다.
③ 머리카락을 비비지 말고 큰 수건으로 감싸 두드려 말린다.
⑤ 머리에 물을 붓기 전 손으로 온도를 확인한다.

46 ① 여성의 회음부를 앞쪽에서 뒤쪽으로 닦는다.
③ 최대한 대상자 스스로 하도록 도와준다.
④ 남성 : 바로 누운 자세(앙와위)에서 음경을 수건으로 잡고, 겹치는 부분과 음낭의 뒷면도 잘 닦는다.
⑤ 여성 : 바로 누운 자세(앙와위)에서 무릎을 세우고 살짝 벌린 상태 목욕담요를 마름모꼴로 펴서 대상자의 무릎 아래를 덮는다. 목욕담요를 마름모꼴로 펴서 대상의 몸과 다리를 덮는다.

47 ① 왼쪽 손으로 안전손잡이를 잡고 욕조에 앉는다.
② 건강한 쪽 다리(왼쪽다리) → 마비된 쪽 다리(오른쪽 다리) 순서로 욕조에서 나온다.
③ 욕조에서 나와 머리를 감긴다.
⑤ 낙상의 위험이 있으므로 의자에 앉아서 옷 입는 것을 돕는다.

48 ① 팔 – 손끝에서 겨드랑이 쪽으로 닦는다.
③ 유방 – 손끝에서 겨드랑이 쪽으로 닦는다.
④ 복부 – 배꼽을 중심으로 시계방향으로 닦는다.
⑤ 회음부 – 요도에서 항문 쪽으로 닦는다.

49 ① 요양보호사는 건강한 쪽에 선다.
② 돌려 눕히려고 하는 쪽으로 머리를 돌린다.
④ 머리 → 어깨 → 엉덩이 순서로 돌아눕는다.

⑤ 피부가 손상되거나 통증을 유발할 수 있으므로 조금씩 들어서 이동시킨다.

50 ① 아랫배와 발목 밑에 낮은 베개를 받치면 허리와 대퇴(넙다리)의 긴장을 완화할 수 있다.

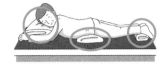

51 ① 젓가락 보다는 작고 평평한 숟가락을 사용한다.
② 밥을 국이나 물에 말아 먹지 않는다.
③ 대화 도중 사레를 유발할 수 있으므로 대화하지 않는다.
④ 요구르트는 마시는 형태보다 떠먹는 형태를 선택한다.

52

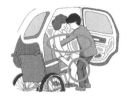

53 ⑤

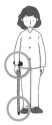 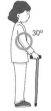 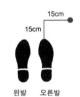

15cm
15cm
왼발   오른발
• 지팡이의 위치

• 바닥면에서 신체의 큰돌기(둔부)까지
• 발 앞 15cm, 옆 15cm 지점에 지팡이 끝

• 건강한 쪽 손에 지팡이
• 지팡이를 한 걸음 앞에 놓았을 때 30° 구부러지는 팔꿈치

30°

54 ① 물에 젖으면 오작동될 수 있으므로 주의해야 한다.
③④ 손목밴드형과 목걸이형으로 대상자의 위치를 컴퓨터나 휴대폰으로 가족이나 보호자에게 알려준다.
⑤ 수시로 점검하고 재발급 받는다.

55

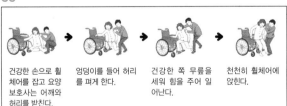

건강한 손으로 휠체어를 잡고 요양보호사는 어깨와 허리를 받친다.

엉덩이를 들어 허리를 펴게 한다.

건강한 쪽 무릎을 세워 힘을 주어 일어난다.

천천히 휠체어에 앉힌다.

56 ⑤ 그늘에 건조, 옷걸이에 걸어서 건조

58 ③ 습관적으로 해오던 일은 할 수 있게 한다. 남아 있는 기능을 유지하게 한다. 위험하지 않는 상황이면 수용하는 것이 좋다.

59 ① 투명한 유리제품보다는 색깔이 있는 플라스틱 제품을 사용한다.
② 씹는 행위를 잊어버린 치매 대상자에게는 질식의 위험이 있으므로 작고 딱딱한 사탕이나 땅콩, 팝콘 등은 삼간다.
④ 소금이나 간장은 식탁 위에 두지 않는다.
⑤ 졸려하거나 초조해하는 경우 식사를 제공하지 않는다.

60 ① • 반복적인 행동이 해가 되지 않으면 무리하게 중단시키지 말고 그냥 놔두어도 된다.
• 심리적 안정감과 자신감을 갖도록 입고 자게 한다.

61 ①, ⑤ 칼로리가 높지 않은 음식, 그릇의 크기를 조정하여 식사량을 조정한다.

62 ① 오후와 저녁에는 커피나 술과 같은 음료를 주지 않는다.
② 말을 걸어 자극을 준다.
③, ④ 산책과 같은 야외활동을 통해 신선한 공기를 접하며 운동하도록 돕는다.
⑤ 늦게까지 텔레비전을 시청하는 등 지나치게 집중하는 일을 하지 않는다.

63 ① 집 청소, 산책, 목욕 등 건설적인 일을 주며, 밖에 나가거나 쇼핑을 하는 것은 활력제가 되며 수면의 질도 향상한다.

64 ② • 치매 대상자의 감정을 이해하고 수용한다.
• 보고 들은 것에 대해 아니라고 부정하거나 다투지 않는다.

65 ⑤ 온화하게 이야기하고, 치매 대상자가 당황하고 흥분되어 있음을 이해한다는 표현을 한다.

66 ③ 좋아하는 물건이나 활동(요양보호사 변경)을 통해 관심을 전환하도록 유도한다.

67 ② 대상자를 중심으로 오른쪽, 왼쪽을 설명하여 원칙을 정하여 두는 것이 좋다. 대상자와 보행할 때에는 요양보호사가 반보 앞으로 나와 대상자의 팔을 끄는 듯한 자세가 좋다.

69 ③ 공감능력은 '나는 당신의 상황을 알고, 당신의 기분을 이해한다.' 처럼 다른 사람의 상황이나 기분을 같이 느낄 수 있는 능력을 말한다.

70
• 행동이나 상황을 그대로 비난 없이 : 갈아입지 입지 않으면
• 느낌이나 바람을 솔직하게 표현 : 피부질환이 생길까봐 염려돼요.

71 ① 익숙한 환경에서 생활화한다.
   ② 시간, 장소(시설), 사람(가족사진이나 방문, 시설직원), 날짜, 달력, 시계 등을 자주 인식시킨다.
   ④ 대상자의 이름과 존칭을 함께 사용한다.

72 ① 침대 혹은 휠체어에서 쉽게 할 수 있는 여가 활동을 선택하여 지원한다.
   ②, ③ 획일적인 여가활동 프로그램을 진행하기 보다는 대상자 개인의 욕구에 맞게 프로그램을 선택하고 개별 혹은 소그룹으로 진행하도록 한다.
   ④ 대상자의 신체적 기능이나 상태에 맞는 프로그램으로 진행한다.
   ⑤ 대상자에게 여가활동을 충분히 설명하고 동의를 구한다.

73 ① 콘센트 하나에 여러 개의 전열기구 플러그를 꽂지 않는다.
   ③ 반드시 엘리베이터가 아닌 계단으로 이동해야 한다.
   ④ 난로 곁에는 불이 붙는 물건을 치우고 세탁물 등을 널어놓지 않는다.
   ⑤ 가스밸브를 잠근다.

74 ① 패드를 부착 후 심장리듬분석을 한다.
   ② 오른쪽 빗장뼈 아래, 왼쪽 젖꼭지 아래 중간 겨드랑이선에 부착한다.
   ③ 심폐소생술을 멈추고 대상자에게서 손을 뗀다.
   ⑤ 즉시 가슴압박을 다시 시작한다.

75 ① 가급적 장갑을 착용하고, 맨손을 사용했다면 비누와 물로 깨끗이 닦는다.
   ④ 출혈이 멈추거나 119구급대원이 올 때까지 출혈부위를 누르고 있는다.

76 ② 다리를 높이는 자세를 취해준다.
   ③ 장갑을 끼고 출혈부위를 노출한다.
   ⑤ 출혈부위에 덧댄 패드는 제거해서는 안 된다.

77 ④ 119에 신고하고 즉시 도움을 청한다.

78 ②

전원 켜기 ➡	패드 부착 ➡	심장리듬 분석 ➡	심장충격 시행 ➡	즉시 심폐소생술 시행

79 ① 급성 호흡기질환으로 분류된다.
   ② 대부분 가벼운 증상으로 넘어가지만 일부 면역력이 약한 질환자는 중증으로 넘어가기도 한다.

③ 악성종양, 만성폐쇄성 폐질환 등 주요한 질병을 갖고 있는 후기 고령자가 고위험군에 속한다.
④ 최소 7일간의 자택에서 자가 격리를 한다.

80 ④ 치매가족과의 의사소통기법 중 '힘 돋우기'는 격려하기와 희망부여하기가 있다.

> "지금도 너무 잘하고 계세요, 조금만 더 힘을 내세요."
> 등의 격려하기로 칭찬하기, 인정하기 등을 표현한다.

투약돕기

01 ⑤	02 ⑤	03 ④	04 ⑤	05 ⑤
06 ④	07 ②	08 ⑤	09 ⑤	10 ⑤
11 ③	12 ④	13 ⑤	14 ⑤	15 ②
16 ③	17 ②	18 ①	19 ⑤	20 ④
21 ②	22 ②	23 ②	24 ④	25 ②
26 ②	27 ⑤	28 ④	29 ②	30 ①

주거환경관리

01 ⑤	02 ⑤	03 ②	04 ③	05 ④
06 ④	07 ②	08 ⑤	09 ④	10 ⑤

투약돕기 →

01 ④, ⑤ 가루약은 숟가락을 사용하여 약간의 물에 녹인 후 투약하거나, 바늘을 제거한 주사기(무침 주사기)를 이용하여 녹인 가루약을 흡인하여 입 안으로 조금씩 주입한다.

02 ⑤ 가루약은 숟가락을 사용하여 약간의 물에 녹인 후 투약하거나, 바늘을 제거한 주사기(무침 주사기)를 이용하여 녹인 가루약을 흡인하여 입 안으로 조금씩 주입한다.

03 ④ 숟가락을 사용하여 약간의 물에 녹인 후 투약하거나, 바늘을 제거한 주사기를 이용한다.

04 ⑤ 대상자가 손을 떨거나 입 안에 넣다가 떨어뜨려 약을 잃어버릴 우려가 있으면 직접 입 안에 넣어준다.

05 ⑤ 삼킴장애가 있는 경우 기도흡인의 위험이 있을 수 있어 나누어 복용하게 한다.

06 ④ 라벨이 젖지 않도록 용액병의 라벨이 붙은 쪽을 잡고, 라벨의 반대쪽 방향으로 용액을 따른다.

07 ② 라벨이 젖지 않도록 용액병의 라벨이 붙은 쪽을 잡고, 라벨의 반대쪽 방향으로 용액을 따른다.

08 ⑤ 물약은 계량컵을 눈높이로 들고 처방된 양만큼 따른 후 대상자에게 투약한다.

09 ⑤ 대상자에게 천장을 보게 하고 대상자의 아래 눈꺼풀(하안검)을 아래로 부드럽게 당겨서 결막낭을 노출하여 아래 눈꺼풀(하안검) 중앙이나 외측으로 1~2cm 높이에서 안약용액을 투여한다.

10 ⑤ 점적이 끝난 후 비루관을 잠시 가볍게 눌러 안약이 코 안으로 흘러 내려가는 것을 막아준다.

11 ③ 아래 눈꺼풀(하안검)을 잡아당겨 아래 결막낭 위에 튜브를 놓고 안쪽에서 바깥쪽으로 안연고를 2cm 정도 짜 넣는다.

12 ④ 안연고를 사용할 때 처음 나오는 것은 거즈로 닦아버린다. 외부 공기에 오염되었을 수 있기 때문이다.

13 ⑤ 오염의 예방하기 위해 생리식염수를 적신 멸균 솜으로 닦아낸다.

14 ⑤ 하부결막낭을 노출하여 아래 눈꺼풀(하안검)의 중앙이나 외측으로 1~2cm 높이에서 안약 용액을 투여한다. 각막에 직접 점안하여 오염되거나 눈을 다치게 할 위험이 줄어들고 각막이 보호된다.

15 ② 아래 눈꺼풀(하안검)을 잡아당겨 아래 결막낭 위에 튜브를 놓고 안쪽에서 바깥쪽으로 안연고를 2cm 정도 짜 넣는다.

16 ③ 수액이 있는 상의를 갈아입힐 때는 건강한 팔 → 수액 → 마비된 팔을 벗기고, 마비된 팔 → 수액 → 건강한 팔 순서로 입힌다.

17 ② 귓바퀴를 후상방으로 잡아당겨 약물투여가 쉽도록 한 후 측면을 따라 정확한 방울 수의 약물을 점적한다.

18 ① 귀약이 차거나 뜨거우면 내이를 자극하여 오심, 구토, 어지러움을 일으킬 수 있다. 손으로 약병을 따뜻하게 하거나 미온수에 잠시 담근다.

19 ⑤ 귓바퀴를 후상방으로 잡아당겨 약물투여가 쉽도록 한 후 측면을 따라 정확한 방울 수의 약물을 점적한다.

20 ④ 면봉에 용액을 묻혀 대상자의 귓바퀴와 외이도를 깨끗하게 닦는다.

21 ② 1~2분간 알코올 솜으로 지그시 누르고, 절대 비비지 않는다. 비비면 피멍이 들기 때문이다. 일정 시간 이상 눌러도 지혈이 되지 않으면 간호사에게 알린다.

22 ② 귀 입구를 잠깐 부드럽게 눌러주고 약물이 흡수 되도록 약 5분간 누워있도록 한다.

23 ② 주사 부위가 붉게 되거나, 붓거나, 통증이 있는 경우 조절기를 잠근 후 즉시 간호사, 시설장, 관리책임자에게 보고한다.

24 ④ 정맥주입속도가 일정하게 유지 되는지 수시로 확인한다.

25 ③ 안약이나 귀약은 투약 후 입구를 생리식염수 솜으로 잘 닦아 상온의 그늘진 곳에서 보관

26 ② 알약은 원래의 약용기에 넣어 건조한 곳, 햇빛을 피해 보관해야 습기가 차지 않고 약성분이 변질되지 않는다.

27 ⑤ 꺼낸 시럽을 다시 병에 넣으면, 약이 변질되는 원인이 되므로 잘못 따른 약은 반드시 버려야 한다.

28 ④ 1~2분간 알코올 솜으로 지그시 누르고, 절대 비비지 않는다. 비비면 피멍이 들기 때문이다.

29 ② 물을 충분히 제공하여 약을 잘 삼키고 위장관에서 잘 흡수되게 한다.

30 ① 알약은 약병에서 약 뚜껑으로 옮긴 후에 손으로 옮기며 손으로 만진 약은 약병에 다시 넣지 않는다.

주거환경관리 →

01 ⑤ 야간에는 화장실, 계단, 복도 등 넘어질 위험이 있는 장소에는 조명을 켜둔다.

02 휠체어에 앉아서도 이용할 수 있는 것으로 선택하고 대상자의 앉은 키와 휠체어의 높이를 고려하여 충분히 움직일 수 있는 공간이 확보될 수 있도록 한다.

03 현관에서 안전하게 신발을 신고 벗을 수 있도록 의자를 놓아둔다.

04 ③ 조명은 현관 밖과 발밑을 비출 수 있게 설치한다.

05 ④ 환기는 하루에 2~3시간 간격으로 3번, 최소한 10~30분 창문을 열어 환기한다.

06 ④ 습도는 40~60%가 적합하며, 습도가 너무 낮으면 호흡기 점막과 피부를 건조시키고 땀 증발을 가속시켜 오한이 생기고, 습도가 너무 높으면 불쾌감을 느끼게 한다.

07 ② 휠체어에 앉아서도 이용할 수 있는 것으로 선택하고 대상자의 앉은 키와 휠체어의 높이를 고려하여 충분히 움직일 수 있는 공간이 확보될 수 있도록 한다.

08 ⑤ 환기는 하루에 2~3시간 간격으로 3번, 최소한 10~30분 창문을 열어 환기한다.

09 ④ 양변기에 물때가 끼었을 때는 솔에 식초를 묻혀 변기 안쪽을 닦는다.

10 ⑤ 현관 조명은 현관 밖과 발밑을 비출 수 있게 설치한다.

MEMO